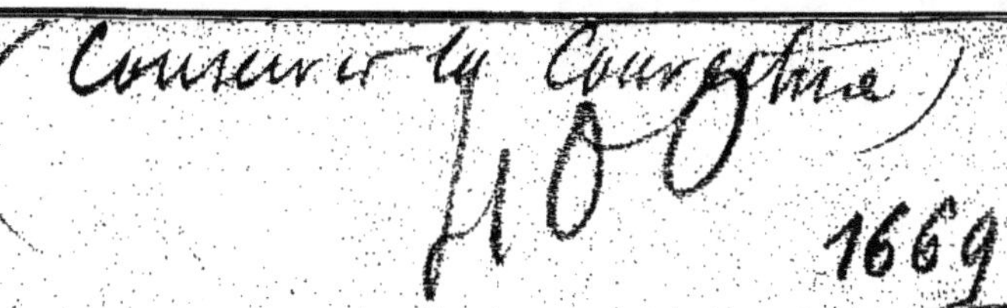

L'ALIMENTATION

ET LES RÉGIMES

CHEZ L'HOMME SAIN ET CHEZ LES MALADES

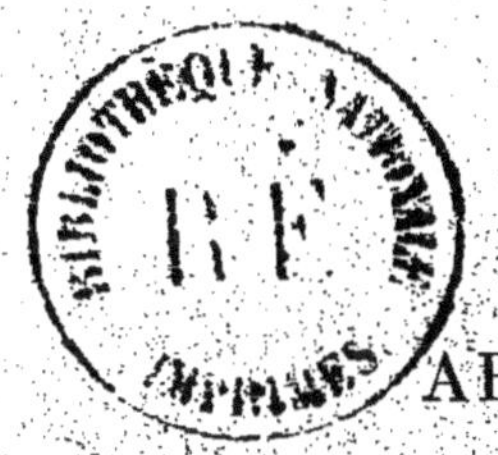

PAR

ARMAND GAUTIER

MEMBRE DE L'INSTITUT ET DE L'ACADÉMIE DE MÉDECINE
PROFESSEUR A LA FACULTÉ DE MÉDECINE DE PARIS

DEUXIÈME ÉDITION

REVUE ET AUGMENTÉE

PARIS

MASSON ET Cie, ÉDITEURS

LIBRAIRES DE L'ACADÉMIE DE MÉDECINE

120, BOULEVARD SAINT-GERMAIN

—

1904

L'ALIMENTATION

ET LES RÉGIMES

CHEZ L'HOMME SAIN ET CHEZ LES MALADES

DU MÊME AUTEUR

A LA MÊME LIBRAIRIE

Chimie appliquée à la physiologie, à la pathologie, à l'hygiène. 2 vol. in-8 de 1200 pages, avec figures dans le texte. . . . . **18 fr.**

Cours de chimie minérale et organique. *Deuxième édition,* revue et mise au courant des travaux les plus récents. 2 volumes grand in-8 avec figures dans le texte.

Tome I. **Chimie minérale.** Paris, 1895. 1 vol. gr. in-8 avec 244 figures. **16 fr.**
Tome II. **Chimie organique.** Paris, 1896. 1 vol. gr. in-8 avec 72 figures. **16 fr.**

Leçons de Chimie biologique normale et pathologique. *Deuxième édition.* publiée avec la collaboration de M. Arthus, professeur de physiologie à l'Université de Fribourg. Paris, 1897. 1 vol. in-8 avec 110 figures. . . . . **18 fr.**

La Chimie de la cellule vivante. *Deuxième édition.* 1 vol. petit in-8, de l'*Encyclopédie des Aide-mémoire*; 2 fr. 50, cartonné. . . . . **3 fr.**

Emplois thérapeutiques de l'acide cacodylique et de ses dérivés. 1 brochure in-8. . . . . **1 fr. 50**

La médication par l'arsenic latent. 1 broch. in-8. . . . . **1 fr. 50**

Cent vingt exercices de chimie pratique, décrits d'après les textes originaux et les notes de laboratoire et choisis pour former les chimistes. En collaboration avec J. Albahary, doct. phil. des laboratoires de *E. Fischer* et *A. Gautier.* 1 vol. in-16 avec fig. dans le texte, cartonné toile. . . . . . **3 fr.**

343-04. — Coulommiers. Imp. Paul BRODARD. — 6-04.

L'ALIMENTATION

ET LES RÉGIMES

CHEZ L'HOMME SAIN ET CHEZ LES MALADES

PAR

ARMAND GAUTIER

MEMBRE DE L'INSTITUT ET DE L'ACADÉMIE DE MÉDECINE
PROFESSEUR A LA FACULTÉ DE MÉDECINE DE PARIS

DEUXIÈME ÉDITION
REVUE ET AUGMENTÉE

PARIS

MASSON ET Cie, ÉDITEURS

LIBRAIRES DE L'ACADÉMIE DE MÉDECINE

120, BOULEVARD SAINT-GERMAIN

1904

PRÉFACE

DE LA SECONDE ÉDITION

Quoique paraissant quelques mois seulement après la Première, cette Seconde édition a été beaucoup modifiée et, pensons-nous, améliorée. De nombreux chapitres et documents nouveaux sont venus compléter l'ouvrage : nous nous bornerons à indiquer parmi les additions, les tableaux de l'alimentation parisienne durant la période décennale 1890-1900, les développements relatifs à l'établissement des coefficients d'utilisation intestinale des aliments ; l'étude expérimentale des besoins en énergie de l'homme au repos ou au travail d'après les dernières recherches d'Atwater ; l'exposé du mécanisme de la nutrition générale, de l'action des ferments assimilateurs et désassimilateurs et de l'origine de l'énergie vitale. Dans un tout autre ordre d'idées on trouvera dans ce volume de nombreux détails que nous n'avions pas encore donnés sur les aliments toxiques ; sur le rôle des sels dans l'économie ; sur les règles qui permettent de fixer le taux et la nature de l'alimentation suivant les climats, le poids, la taille des sujets. En ce qui concerne les régimes des malades, les chapitres relatifs à l'arthritisme, aux affections du foie, aux maladies nerveuses, etc., sont modifiés et complétés. J'ai donné (p. 619) une assez longue note exposant le nouveau projet d'alimentation des hospitalisés proposé par la Société médicale des médecins des hôpitaux de Paris, etc. C'est ainsi que cette Seconde édition s'est augmentée de plus de 130 pages nouvelles.

En m'efforçant de faire disparaître les imperfections et ommissions de la première édition, j'ai voulu répondre à la confiance de ceux qui ont espéré trouver dans cet ouvrage la solution d'une foule de questions dont dépend la santé publique et qui touchent à tant de problèmes médicaux et sociologiques.

Paris, mai 1904.

TABLE DES MATIÈRES

SECONDE PARTIE

ALIMENTS

TROISIÈME PARTIE

RÉGIMES

INTRODUCTION

La vie est un perpétuel fonctionnement; il a pour siège les organes qui, travaillant et se modifiant sans cesse, tendent sans cesse à revenir à leur type primitif. De là un continuel courant d'échanges, dont l'alimentation est chargée de faire les frais. Suivant sa nature, elle conserve normales la composition et la texture des organes, ou bien en transforme lentement la substance et, avec elle, les actes fonctionnels.

Rien ne saurait donc être plus important que de s'alimenter régulièrement; rien cependant n'est plus difficile ni plus méconnu, et sur l'une des conditions essentielles dont dépend étroitement la santé de l'individu, la prospérité de la famille, l'amélioration des constitutions et des races, on vit de traditions et de sentiments dès qu'il s'agit de l'espèce humaine. On sait nourrir rationnellement un bœuf, une vache, un cheval, un mouton et leur faire produire le maximum de viande, de lait, de travail ou de laine; on sait moins bien nourrir un homme. Suivant les époques, les peuples, les idées régnantes, l'alimentation a varié; elle varie encore beaucoup, et le problème si grave et si complexe de la réparation journalière des instruments de la vie, sans apports inutiles ni déficits, se résout le plus souvent empiriquement, ou d'après des thèses préconçues : les uns, croyant voir dans la chair musculaire la principale source de la vigueur physique et de l'énergie volontaire, la veulent surabondante; d'autres affirment que nous mangeons déjà trop de viande; qu'elle charge le foie et le sang de toxines et de déchets azotés, et qu'elle doit être, au contraire, beaucoup réduite ; d'autres prônent le régime végétarien ; il suffit, suivant eux, à tous nos besoins et nous expose bien moins à la maladie. Beaucoup de médecins interdisent aujourd'hui les liqueurs fermentées, le vin, la bière, qu'ils déclarent tout au moins inutiles, sinon toxiques ; d'autres y voient des excitants et même des aliments précieux. Tel prescrit les mets épicés et salés, et tel autre les proscrit. Hier il était recommandé de boire le moins possible en mangeant ; aujourd'hui il faut laver le sang par des boissons aqueuses abondantes qui emportent toutes les toxines et tous les résidus.

Cependant l'alimentation fait son œuvre : irrationnelle, elle laisse tous les jours un déficit, ou bien apporte au contraire un excès fâcheux de graisses, de chair, d'eau, de sels minéraux, et de ce régime inconsidéré, les effets s'accumulant au sein des plasmas nutritifs peu à peu modifiés, les cellules et les organes subissent une lente déchéance, la santé s'affaiblit, la constitution morbide s'accentue, la sénilité s'établit, la maladie survient.

Il importe donc beaucoup que l'homme apprenne à se nourrir normalement et garde sa jeunesse et sa vigueur alors qu'il en est encore temps. Il faut aussi que le médecin sache lui appliquer le régime alimentaire le plus efficace s'il vient à tomber malade. Ce sont les règles qui répondent à ces besoins fondamentaux que j'essaie d'exposer dans cet Ouvrage.

Il est divisé en trois parties :

Dans la *Première*, je développe les principes généraux de l'alimentation normale chez l'homme sain ;

Dans la *Seconde*, je fais connaître la nature et les applications de chacune des substances alimentaires ;

Dans la *Troisième*, j'étudie la variation des régimes suivant les individus, les races, les climats, les âges, chez l'homme en santé ou chez les malades.

Les lois de la diététique alimentaire ont une triple origine : la *tradition*, lorsque celle-ci a résisté au temps et aux théories ; la *connaissance physiologique* du fonctionnement normal des organes ; la *statistique chimique*, qui lie leur composition et leurs dépenses journalières à la composition et au bilan des aliments. Ces trois ordres de considérations doivent s'appuyer et s'expliquer l'une l'autre, et seules sont valables, pour établir les règles d'une bonne diététique alimentaire, celles qui découlent simultanément de ces trois sources de connaissances et qui les satisfont.

J'ai toujours essayé de conformer mes conclusions à ces considérations générales.

A mesure que j'ai plus réfléchi au sujet que je traite dans cet Ouvrage, je suis resté plus convaincu qu'un long empirisme est parvenu à faire pénétrer peu à peu dans nos usages alimentaires de fâcheuses habitudes. Il m'a paru que les divers états diathésiques qu'on est convenu d'attribuer vaguement à des tempéraments délicats, à des constitutions vicieuses, à des idiosyncrasies, tiennent le plus souvent à des modes défectueux de se nourrir, individuels ou héréditaires. L'arthritisme, la goutte, les états migraineux ou névralgiques, la neurasthénie, les dyspepsies, les gastralgies, les entérites, le rachitisme, l'artériosclose, beaucoup de maladies de la peau, les dégénérescences physiques et intellectuelles qu'amène l'alcoolisme, et d'une façon indirecte un grand nombre d'affections du cœur, du foie et des reins, enfin quelques-unes des formes du diabète lui-même, se rattachent immédiatement ou médiatement à des habitudes d'alimentation exagérées ou irrationnelles, et peuvent se modifier ou disparaître avec elles.

J'ai donc pensé qu'il pouvait être utile que les problèmes nombreux et délicats qui se rattachent à l'étude de l'alimentation, soit des valides, soit des malades, fussent examinés par un biologiste et un chimiste, à la lumière si pénétrante et si claire que nos connaissances modernes projettent sur ces importantes questions. C'est la raison d'être de cet Ouvrage.

L'ALIMENTATION

ET

LES RÉGIMES

CHEZ L'HOMME SAIN ET CHEZ LES MALADES

PREMIÈRE PARTIE

PRINCIPES ET MÉTHODES

1

L'ALIMENTATION. — SON ROLE. — MÉCANISME DE L'ASSIMILATION.

L'*alimentation* a pour rôle de nourrir les organes et d'entretenir leur fonctionnement régulier.

La vie ne se poursuit que grâce à des échanges et des dépenses continues qui créent les besoins alimentaires corrélatifs. Un homme adulte en plein fonctionnement normal détruit chaque jour, calculée à l'état frais, environ 500 gr. de sa chair ou des autres composés albumineux qui forment son sang et ses tissus. Il brûle une partie de ses graisses, et fournit par leur combustion, et par celle des sucres et amidons que mettent à sa disposition les aliments ou que lui fournissent ses organes, une quantité d'énergie qui, calculée en chaleur, s'élève chez l'adulte à 2 400 Calories environ par 24 heures. Il perd en outre tous les jours de l'eau : 1 300 à 1 350 cc. par les urines, 600 à 700 cc. par la peau, 450 par les poumons. Il exhale une quantité d'acide carbonique[1] contenant 610 à 690 gr. d'oxygène et 230 à 260 gr. de carbone. Il rejette à peu près 240 à 270 gr. de ce dernier élément par l'ensemble de ses excrétions. Il perd par ses fèces ou par ses urines 22 à 23 gr. de sels minéraux divers formés pour plus de moitié de sel marin. L'alimentation journalière doit fournir à toutes ces dépenses.

Les aliments sont donc les matériaux, solides, liquides ou gazeux, aptes, lorsqu'ils sont introduits dans l'économie, à réparer les pertes faites par les organes et à en assurer le fonctionnement. La viande des animaux, leur graisse, le gluten et l'amidon des céréales, le sucre ordinaire, l'eau, le sel marin, l'oxygène de l'air lui-même, sont des aliments parce qu'ils ont la propriété d'assurer l'entretien de nos fonctions et d'empêcher la déchéance organique. Au contraire, la chair et les œufs de certains poissons et reptiles, les matières albuminoïdes de quelques légumineuses et de beaucoup de champignons, certaines gommes et les sucres qui leur correspondent, les sels des métaux lourds, l'azote de l'air, l'ozone, etc., ne sont pas des aliments parce que, malgré leur analogie avec les précédentes, ces substances sont impropres à l'entretien de la vie ou à la reconstitution des tissus.

C'est qu'en effet, quelle que soit sa composition et sa forme actuelle, un principe n'est alimentaire que s'il peut être mis, en traversant le tube digestif ou en arrivant à nos organes, sous une forme telle que ceux-ci puissent l'utiliser soit comme matière de construction, soit comme moyen d'action.

Sur ce point il convient de donner tout de suite quelques éclaircissements.

Voici des cellules de levure, levure de bière ou *mucor racemosus* de la pellicule du raisin; ensemencées à l'abri de l'air dans du moût sucré, ou même dans une solution de sucre de canne à laquelle on ajoute une petite quantité de phosphates de potasse et d'ammoniaque et des traces de sulfate de magnésie et de chaux, ces petits organismes se nourrissent, se multiplient, et de leur fonctionnement résulte, avec émission de chaleur, une production de matériaux de nouvelle formation, matériaux

---

1. En moyenne 470 litres.

complexes servant à construire les cellules qui se sont produites.

En 100 grammes, calculés à l'état sec, de levure nouvelle ainsi formée grâce à l'active nutrition et à la reproduction des cellules mères, on trouve [1] :

Matières albuminoïdes azotées.........	38 gr.
Graisses.............................	2,8
Matières cellulosiques	5,47
Matières amylacées et glycogène.......	44,00
Leucine, xanthine, adenine, etc........	3,00
Acides organiques divers..............	1,00
Matières minérales...................	5,50

D'où proviennent toutes ces matières organiques? *Ces albumines, ces graisses, les celluloses, la matière amylacée n'existaient pas dans la liqueur sucrée primitive dont s'est nourrie et où s'est reproduite la levure.* Il faut donc que ces principes se soient fixés dans les cellules en voie d'accroissement ou de reproduction, non pas en vertu d'une véritable intussusception, d'une sorte de choix, grâce auquel la levure enlèverait à la liqueur où elle vit les matériaux préformés qui lui conviennent, mais bien en raison de cette aptitude mystérieuse propre à tout organisme vivant qui lui permet de modifier, dédoubler, associer les substances que lui présente le plasma nutritif qui le baigne pour construire avec les produits ainsi façonnés par lui les matériaux spécifiques indispensables à son fonctionnement et à la reconstitution de ses protoplasmas. La cellule de levure ne choisit donc pas dans le milieu nutritif où elle vit les substances mêmes dont elle est construite et qui n'y existent d'ailleurs pas; elle les fabrique sur place au moyen de principes plus simples qu'elle associe pour reproduire les substances spécifiques compliquées de ses protoplamas. Tel est le phénomène mystérieux de la nutrition de la cellule vivante.

Essayons de l'analyser d'aussi près que possible dans le cas, relativement simple, que nous avons intentionnellement choisi.

Mise au contact de la liqueur sucrée, la cellule de levure de bière s'est emparée d'abord de tout l'azote de sels ammoniacaux, du soufre des sulfates, du phosphore des phosphates mis à sa disposition. Tous ces sels ont à peu près disparu dès

1. Claudon et Morin, *Comptes rendus*, t. CV, p. 1109.

le début. Au sucre préexistant de la liqueur nutritive elle a emprunté son carbone et l'oxygène lui-même qui lui est nécessaire, car elle vit dans un milieu privé d'air. De l'ensemble de ces éléments (mais sans que nous puisions, dans l'état actuel de nos connaissances, indiquer la suite des intermédiaires), elle a formé les substances les plus complexes : ces albuminoïdes, ces protéides phosphorées, cette cellulose, ce glycogène, etc., que nous trouvons dans les cellules de nouvelle formation.

La nutrition de la levure, loin d'être un acte de simple intussusception ou de dépôt chimique, dans les cellules vivantes, de matières préexistant dans la liqueur primitive, comme lorsqu'un cristal, par exemple, grossit dans son eau mère, a donc été en réalité un acte extrêmement complexe. Le petit organisme a disséqué les matériaux chimiques qu'on lui offre ; il en a extrait les radicaux, les parties qui lui conviennent ; il les a associés entre eux sous la forme des principes mêmes que le fonctionnement vital avait fait disparaître ; et de ces matériaux ainsi formés, il s'est nourri jusques au point où, arrivé à son complet développement, il a utilisé ces aliments à reproduire des cellules nouvelles aptes à recommencer le même œuvre.

Se nourrir, c'est donc, en réalité, produire aux dépens de l'aliment, quel qu'il soit, une série d'actes de dislocations, de simplifications, et comme corrollaire et complément, d'associations nouvelles, d'où résulte la reproduction des principes spécifiques constitutifs qu'avait détruits le fonctionnement vital.

A cette construction de matériaux organiques complexes et spécifiques en partant de principes différents, dans le cas très simple que nous avons choisi, la cellule de levure ajoute un acte nouveau. Avec un peu de sucre et des substances chimiquement inertes, sels ammoniacaux, phosphates, sulfates, etc., substances saturées d'oxygène, elle forme les principes albumineux, les graisses, l'amidon, le glycogène, la cellulose, etc., matières combustibles chargées de potentiel chimique. Pour arriver à changer ainsi la matière inerte en matière combustible, il fallait à cet organisme une source où elle puisât l'énergie contenue dans ces produits de nouvelle formation. La vie peut bien façonner la matière ; mais elle ne saurait ni la créer, ni la douer de puissance. Dans le cas qui nous occupe, la cellule de levure trouve la source de l'énergie qui lui est indispensable dans la destruction de la majeure partie du sucre alimentaire, transformé par elle en acide carbonique et alcool, système nouveau contenant moins de puissance chimique que le sucre dont il provient. La différence s'est en partie fixée sur les substances organiques de nouvelle formation, en partie perdue au sein de la liqueur qui s'est échauffée en fermentant.

Le sucre est donc un aliment de la cellule de levure puisqu'il lui permet de fonctionner, mais un aliment indirect, aliment qu'elle n'assimile, ni ne fixe d'une façon sensible dans ses protoplasmas. C'est l'un des aliments qui lui fournissent les matériaux de ses constructions ; c'est aussi la source passagère, apte à fournir à la levure la puissance dont elle avait besoin pour créer de nouveaux corps à haut potentiel chimique, en particulier ces substances protéiques propres, par leurs simples dédoublements hydrolytiques, à livrer à la cellule qui les détruira en fonctionnant, une partie de l'énergie emmagasinée d'avance dans ces corps.

On voit que l'aliment n'est pas seulement toute matière dont les éléments peuvent entrer en s'assimilant dans la constitution des organes vivants, mais aussi toute substance apte à leur permettre de fonctionner, ces substances ne fussent-elles à aucun moment assimilées en nature.

Si au lieu de faire vivre la cellule de levure dans une solution de sucre additionné de sels divers, nous l'eussions plongée dans du moût de raisin sucré, après avoir consommé *dès le début* les 0 gr. 15 à 0 gr. 30 de sels ammoniacaux que ce moût pouvait contenir par litre à l'état naturel, la levure, manquant alors d'azote ammoniacal, se fût emparée de celui qu'elle eût trouvé dans les albuminoïdes et autres substances azotées du jus de raisin. Placée dans ses conditions d'existence, cette cellule, pour construire ses protoplasmas, utilise donc tout d'abord les substances azotées les plus simples (azotates, sels ammoniacaux) ; et ce n'est qu'après leur disparition qu'elle touche aux albuminoïdes du moût qui cependant par leur constitution se rapprochent bien plus des principes qui forment ses protoplasmas. C'est que les substances protéiques du moût, tout en étant de la *même famille* que celles qui entrent dans la composition de la cellule du ferment, ne leur sont cependant pas identiques. Pour transformer la substance de ces corps albuminoïdes dont elle doit se nourrir dans les principes protéiques qui lui sont propres, et les fixer dans les tissus nouveaux qu'elle forme, la levure est obligée à un travail d'*assimilation* qui semble plus difficile et plus coûteux à ce petit organisme que lorsqu'il fabrique ces mêmes substances albumineuses spécifiques en partant des sels ammoniacaux, des sulfates minéraux et du sucre. Mais cette dernière aptitude n'est propre qu'aux organismes inférieurs, et les cellules des tissus animaux sont incapables de former ainsi des corps protéiques de toute pièce.

Chose intéressante (et nous en verrons les applications à nos propres tissus), la levure peut avoir deux modes d'existence : au lieu de vivre en l'absence complète d'air, elle peut aussi fonctionner en respirant et absorbant abondamment l'oxygène. Par ce nouveau système de fonctionnement, tout en continuant à s'alimenter de sucre, elle va transformer ce principe non plus, comme par le mode anaérobie, en alcool et en acide carbonique, mais comme le fait l'animal lui-même, en changeant, par oxydation, le sucre en eau et acide carbonique. Cette seconde forme d'utilisation de son principal aliment, non plus par simple dédoublement du sucre en alcool et acide carbonique, mais par destruction totale, procure à la cellule de levure une quantité d'énergie chimique bien plus grande. Grâce à cet excès d'énergie, elle peut se développer bien plus rapidement dans ce second cas; elle assimile alors avec activité les matières ambiantes, bourgeonne non plus en maigres chapelets de cellules filles, mais en paquets rameux turgescents, et; *pour la même quantité de sucre dépensé*, elle fabrique un poids quinze à vingt fois plus grand de cellules nouvelles.

Nous nous rapprochons singulièrement ici du mode de nutrition et de fonctionnement des animaux. Ils n'ont pas, comme les levures, l'aptitude de vivre au besoin sans air; mais une partie du fonctionnement interne des cellules de leurs tissus se produit anaérobiquement dans un milieu désoxygéné et réducteur. Mais ce que la cellule animale ne saurait faire, c'est de transformer en substances alibiles des matières minérales telles que les sels ammoniacaux, les sulfates, les phosphates, etc., tombés dans l'indifférence chimique. Comme la cellule de levure vivant sous le mode aérobie, les animaux respirent et fonctionnent en vertu de l'énergie qu'ils retirent surtout de la combustion de leurs aliments par l'oxygène aérien. Ces aliments sont plus complexes que pour la cellule de levure. Ils doivent contenir nécessairement, outre les sucres et les corps ternaires analogues, des principes albumineux, que l'animal est impropre à produire de toute pièce [1]. Mais ces albuminoïdes alimentaires ne sont jamais exactement ceux qui constituent les organes des êtres qui s'en nourrissent; il faut que chaque espèce animale, que chacun des organes, dans une même espèce ou un même individu, façonnent les principes alimentaires qu'ils reçoivent et les identifient aux principes dont ils sont constitués. Il faut en un mot qu'ils les *assimilent*, dans le sens textuel de ce mot, à leur propre substance; et c'est là un premier travail et une première dépense.

Ce n'est pas la principale. Vivre, c'est fonctionner; chez l'animal à sang chaud, c'est aussi fournir incessamment de la chaleur et de la force mécanique. On verra que, comme la cellule de levure vivant à l'air, l'animal ne peut suffire à cette dépense d'énergie que grâce à la combustion par l'oxygène des matériaux ternaires (sucres et graisses) que lui fournissent ses aliments. Et comme ses organes s'usent en travaillant, il faut aussi perpétuellement les restaurer par des apports nouveaux de matériaux protéiques que l'animal doit d'abord couler, pour ainsi dire, dans le moule de son organisation propre avant de les utiiser à la reconstruction de ses protoplasmas.

Tel est, d'une façon générale, le phénomène de la nutrition et de l'assimilation animales et les sources auxquelles le fonctionnement vital emprunte l'énergie qu'il dépense.

L'homme adulte en plein état de santé récupère journellement par son alimentation ce qu'il perd en fonctionnant. A l'état normal les deux termes s'équilibrent. Mais si, en vertu d'une cause interne ou externe, la déséquilibration se produit; si l'individu vient à perdre plus qu'il ne gagne, ou à accumuler plus qu'il ne perd; si la nutrition est anormale, telles ou telles cellules se chargeant d'albumines, de graisses, de matières azotées incomplètement usées ou oxydées: si les organes de désassimilation s'encombrent ou s'épuisent; si les filtres éliminateurs

---

1. Exception faite, peut-être, pour les produits du dédoublement des protéoses par l'érepsine intestinale.

des matériaux impropres à la vie ne fonctionnent qu'imparfaitement; si l'alimentation ne fournit plus les quantités d'azote, de
fer, de phosphore, de potasse, de chaux, de magnésie, etc.,
nécessaires; si quelques-unes de ces matières spécifiques rares,
dont la signification nous a longtemps échappé, l'iode, le brome,
l'arsenic, le manganèse, etc., viennent à diminuer ou disparaître
des aliments et des organes; si les oxydations ne sont pas suffisamment assurées faute d'oxydases; si les autres ferments de
l'économie sont en trop grande ou en trop faible proportion, ou
bien s'ils sont rendus inertes par des ferments pathogènes
d'action opposée, etc., alors le tempérament vicieux, la diathèse morbide, la prédisposition, l'état pathologique, la maladie
aiguë ou chronique s'établissent, quelquefois brusquement, plus
souvent petit à petit. Les *régimes alimentaires* sont les modes
d'alimentation spéciaux destinés, dans ces cas, à nourrir l'individu prédisposé ou malade, de façon à concourir, avec la
médicamentation proprement dite, au rétablissement de l'état
normal des organes et du fonctionnement.

Comment échapper aux multiples causes de déchéance que
l'on vient de signaler et comment régler normalement son
alimentation? La théorie, les formules *a priori* seraient impuis-
santes à résoudre ce problème trop complexe. Nous en cherche-
rons d'abord la solution pratique dans l'examen des faits et dans
la statistique, sauf à la contrôler ensuite méthodiquement.

II

LES ALIMENTS SONT EMPRUNTÉS PAR L'HOMME AUX TROIS RÈGNES. — TYPE D'ALIMENTATION MOYENNE.

Dans tous les pays et de tout temps, l'homme a retiré des trois règnes, végétal, animal et minéral, la nourriture qui lui est indispensable. Sans doute, dans les climats extrêmes, le Lapon ou le Groënlandais se nourrit-il presque exclusivement de la chair et de la graisse des poissons ou des cétacés qu'il pêche, le nègre des racines et des fruits de ses forêts ; mais les uns comme les autres n'en recherchent pas moins avec avidité le peu de nourriture végétale ou animale que leur fournissent les maigres herbages des régions polaires, et le gibier ou les rares animaux domestiques qui peuvent vivre dans la zone torride. Pauvre ou riche, l'homme civilisé de nos pays compose sa nourriture de viande, de lait, de pain, de fruits, d'eau et des sels divers que lui apportent ses aliments ou qu'il y ajoute.

En variant ainsi sa nourriture, et l'empruntant à la fois aux animaux, aux plantes et aux minéraux, il obéit, comme on va le voir, à un instinct qui le guide plus sûrement que sa raison.

De tous les mécanismes matériels, vivants ou non, celui de l'animal est le plus complexe : il entre normalement dans sa constitution 17 à 18 corps simples : l'hydrogène, l'oxygène, le soufre, le fluor, le chlore, le brome, l'iode, l'azote, le phosphore, l'arsenic, le carbone, le silicium, le potassium, le sodium, le calcium, le magnésium, le fer et peut-être le cuivre, le manganèse, l'aluminium, le bore et le vanadium. Tous ces éléments (et ceux que nous méconnaissons encore peut-être), associés de façon très complexe, sont comme les pièces spéciales, les rouages ou parties constitutives des principes complexes sans lesquels la vie de certains organes et la vie générale de l'individu restent irréalisables. Il semble donc bien improbable, sinon impossible, qu'une unique matière alimentaire, fût-ce le lait, la viande ou le pain, et même qu'un seul règne exclusivement, celui des animaux ou des plantes, puisse nous fournir tous ces éléments à la fois, du moins en quantités relatives acceptables et sous un poids suffisant.

Les animaux carnivores, il est vrai, peuvent se nourrir indéfiniment de viandes et se passer de végétaux en raison de l'aptitude qu'ils ont de transformer en ammoniaque une quantité notable de leurs aliments azotés et d'alcaliniser ainsi leur sang. Mais l'homme ne possède cette faculté qu'à un bien faible degré.

L'herbivore ou le végétarien peuvent, assurément, vivre uniquement d'herbes ou de légumes, mais c'est en accumulant une masse de nourriture telle qu'une portion notable en reste inutilisée. Elle est rejetée après avoir fourni les principes nécessaires grâce à la surabondance et à l'inutilisation des autres.

N'ayant ni les aptitudes du carnivore, ni les capacités digestives de l'herbivore, l'homme de tous les temps, et chez tous les peuples, a donc eu recours, pour se nourrir, à un régime mixte à la fois végétal, animal et minéral. L'aliment le plus naturel pour notre espèce après le lait, le pain, même lorsqu'on l'additionne d'eau et de sel marin, ne suffit pas indéfiniment, comme l'a démontré l'expérience de l'Anglais Stark dont il fut victime.

D'une manière générale on conçoit que, se détruisant par leur fonctionnement même, nos organes aient, avant tout, besoin de tirer de la nourriture les matériaux dont ils sont construits, ou ceux qui s'en rapprochent le plus par leur constitution.

A l'état normal, ces organes sont formés de cellules composées d'une membrane remplie d'un protoplasma albumineux très complexe enveloppant un noyau richement phosphoré.

Ces substances albumineuses, qui associées à l'eau et à quelques sels composent chez le jeune animal la presque totalité du poids des tissus, forment la grande famille des *matières albuminoïdes ou protéiques*, principes les plus compliqués de l'économie animale ou végétale. Ils sont dits *albuminoïdes*, parce qu'ils ont les propriétés générales de la matière principale du blanc d'œuf.

ou *albumen*. Tous les principes albuminoïdes ou protéiques de la jeune cellule et de son noyau contiennent le carbone, associé à l'hydrogène, à l'oxygène, à l'azote, au soufre, au phosphore, plus rarement à l'iode ou au fer. Ces albuminoïdes protoplasmiques sont le plus souvent amorphes, indialysables, de texture intime asymétrique, car ils agissent tous sur la lumière polarisée. Indifférents au point de vue chimique, ils peuvent jouer à la fois le rôle de bases ou d'acides très faibles. Ils sont tous aptes à s'hydrolyser (c'est-à-dire à se dédoubler en s'hydratant) sous l'influence des acides étendus d'eau, des bases, des acides ou des ferments, etc. Grâce à ce premier degré d'hydratation, après avoir donné une série de dérivés phosphorés, les *nucléines*, et divers corps intermédiaires, ils se transforment définitivement en une suite d'amides complexes, leucine, tyrosine, oxamide, aurine, glycocolle, urée, etc., que nous retrouvons dans la plupart de nos humeurs et de nos tissus.

A côté de ces substances protéiques fondamentales qui composent les parties essentielles des cellules, substances à la fois azotées, sulfurées et phosphorées (*cytoprotéides et nucléoprotéides*), il s'en trouve de plus simples, albuminoïdes comme celles-ci, mais dénuées de phosphore. L'albumine d'œuf en est le prototype. Elles paraissent dériver des précédentes par dédoublements ou provenir des matières alimentaires. A côté d'elles on trouve toujours dans les cellules animales des graisses résultant de l'union des acides gras à un alcool commun, la glycérine, des hydrates de carbone, comme l'amidon et les sucres, le glycogène $(C^6H^{10}O^5)^n$, la glycose $(C^6H^{12}O^6)$, l'inosite ou sucre musculaire $(C^4H^{12}O^6)$, etc.

Les substances albuminoïdes, phosphorées ou non, ne sont pas libres dans la cellule. Elles sont unies à l'eau et à des sels divers, principalement à des phosphates de potasse, de magnésie et de chaux.

Les éléments cellulaires de chaque tissu baignent, pour ainsi dire, dans une humeur ou plasma intersticiel, d'origine lymphatique ou sanguine, qui reçoit les produits résultant du fonctionnement des organes (ferments ou matériaux destinés à nourrir d'autres tissus ou à être excrétés) et qui apporte en même temps, à chaque cellule, les principes nutritifs d'origine alimentaire.

De ces derniers principes, les uns, le plus petit nombre, sont emmagasinés tels qu'ils existaient dans les aliments, les autres doivent être modifiés, dans leur composition et leur structure, avant d'être utilisés, ainsi qu'on l'a déjà vu (p. 4 à 6). Il importe donc, pour la meilleure économie des forces dont dispose l'être vivant, que l'alimentation lui fournisse ces substances nutritives sous la forme la plus rapprochée de celle qui permettra leur assimilation définitive. De là, sans doute, l'avantage de cette alimentation variée que nous a fait adopter une longue expérience guidée par l'instinct.

La nécessité de fournir à chaque organe de multiples matériaux spécifiques variables suivant le tissu, explique l'inanité des tentatives faites pour nourrir artificiellement les animaux avec des mélanges en apparence raisonnables, de principes alimentaires trop simplifiés, ou même avec des aliments naturels complets, tels que la viande ou le pain, exclusivement consommés.

On doit donc se tenir en garde contre toute alimentation théorique, fût-elle parfaitement rationnelle en apparence, et pour s'alimenter normalement, il est avant tout nécessaire d'examiner comment se nourrissent les populations aisées et prospères, sauf à déterminer les abus qu'un long usage pourrait avoir introduit peu à peu dans les habitudes générales, abus dont les signes sont la dégénérescence physique et l'affaiblissement des aptitudes de l'esprit ou de la volonté. Nous établirons plus loin qu'il est bien plus exact et plus sûr (sinon plus scientifique en apparence) de prendre comme type d'alimentation normale celle des populations vivant sous un climat et dans des conditions moyennes de santé et de travail mécanique, que de fonder les règles du régime sur l'étude de quelques cas individuels particuliers, qui peuvent fausser les résultats. On ne saurait assez se tenir en garde contre les variantes ou exceptions qui résultent des tempéraments, des habitudes de races, du choix arbitraire fait par les expérimentateurs les plus consciencieux. L'indécision augmente proportionnellement au petit nombre de sujets qu'on met ainsi à l'étude, et l'analyse compliquée du problème si délicat de l'établissement du bilan alimentaire l'augmente encore.

Alimentation moyenne de Paris. — Me plaçant à ce point de vue, j'ai donc pensé que rien ne serait plus démonstratif que l'examen détaillé de l'alimentation libre de l'ensemble des habitants d'une agglomération comme Paris. Les 2 800 000 individus

Consommation annuelle moyenne d'un habitant de Paris; période décennale 1890 à 1899.

D'après les *Renseignements statistiques* sur les services municipaux de l'approvisionnement de Paris (Préfecture de la Seine) [1].

(La population a varié de 2 344 530 habitants à 2 536 834 habitants, non compris un 15e environ d'étrangers.)

ANNÉES	1890	1891	1892	1893	1894	1895	1896	1897	1898	1899	1900 [2]	MOYENNE PAR TÊTE ET PAR AN
Pain	146kg	146kg	146kg,400	146kg	146kg	146kg	146kg,400	»	»	»	»	146kg,100
Pâtes, pâtés, pâtisseries	»	»	»	»	»	»	»	»	»	»	»	7,400
Viandes de boucherie	64,876	63,624	64,586	65,410	60,719	61,027	62,298	62kg,497	65kg,564	66kg,856	72kg,902	64kg,020
Viande de porc, salaison, charcuterie	10,745	10,249	10,542	10,441	9,710	9,811	11,555	12,026	11,823	11,871	12,891	10,850
Volaille et gibier	11,472	10,595	11,239	11,288	10,285	11,495	12,242	11,540	10,703	11,723	12,559	11,290
Poisson	13,096	13,744	10,206	10,400	11,076	11,086	11,199	10,712	15,583	15,153	15,833	12,220
Œufs (en kilogrammes)	9,520	9,499	9,572	9,620	10,000	10,045	10,118	10,457	10,609	10,737	12,114	10,010
Fromages secs	2,275	2,237	2,645	2,523	2,432	2,765	2,660	2,771	2,750	2,918	3,276	2,610
Légumes frais herbacés	»	»	»	»	»	»	»	»	»	»	»	»
Légumes en grains	»	»	»	»	»	»	»	»	»	»	»	»
Pommes de terre	»	»	»	»	»	»	»	»	»	»	»	»
Riz et autres féculents	»	»	»	»	»	»	»	»	»	»	»	»
Sucre	»	»	»	»	»	»	»	»	»	»	»	»
Beurre et huile [3]	8,501	8,164	8,029	8,075	8,031	8,375	8,316	8,688	8,539	8,710	8,986	8,35
Lait	»	»	»	66lit,12	67lit,50	67lit,50	73lit,30	79lit,90	88lit,00	95lit,90	103lit,1	77lit,86
Vin	178lit,62	183lit,940	183,770	186,00	194,00	200,00	190,73	193,69	177,17	205,00	204,42	189,32
Cidre, poire, hydromel	3,04	4,52	»	»	9,28	6,26	6,90	3,16	1,94	3,70	6,75	3,88
Bière	11,67	11,49	»	11,90	10,52	11,90	10,35	9,51	9,47	10,46	13,96	10,82
Eau-de-vie (trois-six et liqueurs à 50° environ)	6,40	7,23	8,20	6,68	7,18	7,22	7,19	7,16	8,07	6,00	8,06	7,12
Sel marin	7kg,301	7kg,067	7kg,179	7kg,100	7kg,291	7kg,267	7kg,237	7kg,586	7kg,037	7kg,557	8kg,175	7kg,27

1. Dans ce tableau ne sont pas compris les aliments non sujets aux droits d'octroi tels que : biscuits, cacao, confitures, conserves de fruits, fruits frais ou secs, légumes verts, légumes secs, pâtes alimentaires, pommes de terre, sucre, saindoux, salaisons, thé, café, chocolat. Nous en tiendrons compte toutefois plus loin, dans notre moyenne définitive, en nous appuyant sur des renseignements puisés à d'autres sources et sur nos statistiques personnelles établies pour plusieurs familles parisiennes.

2. On a donné ici les résultats de l'année 1900, mais on n'a pas compris les nombres de cette année exceptionnelle (*Exposition universelle*) dans la moyenne décennale calculée à la colonne suivante des moyennes.

3. Non compris le saindoux.

(Parisiens ou étrangers) compris dans son enceinte murée reçoivent annuellement une quantité énorme d'aliments les plus divers, quantité que j'ai contrôlée par les registres des entrées de l'octroi complétés par la statistique du poids de légumes frais et secs non inscrits aux livres de Ville, mais que j'ai déterminée d'après la consommation d'un certain nombre de familles moyennes. Il m'a été possible d'établir ainsi non seulement le quantum de l'alimentation moyenne de Paris, mais la consommation qu'on y fait de chacune des principales denrées alimentaires[1]. Voici le résultat de cette enquête pour la dernière période décennale 1890-1899 [2]. (*Voir le tableau page précédente.*)

De ces nombres, complétés pour les légumes secs ou verts et les pommes de terre, les pâtes, les saindoux, les sucres et conserves sucrées, etc., grâce aux constatations que j'ai relevées moi-même sur un certain nombre de familles moyennes, il résulte que la *consommation quotidienne* d'un habitant de Paris a été la suivante dans la dernière période décennale [3].

Consommation journalière moyenne d'un habitant de Paris

(*Période 1890-1899*).

Pain......................	400^{gr}	} Pain et pâtes........	420^{gr}
Pâtes, pâtisseries............	20		
Viande de boucherie[4] (bœuf, veau, mouton, cheval).....	175 ,3	} Total brut avec os et plumes 269,7	} Poids net en viande désossée 216^{gr}
Viande de porc; salaisons, charcuterie................	30 ,0		
Volaille, gibier..............	31 ,0		
Poisson	33, 4		

1. J'ai fait pour la première fois l'étude détaillée de l'alimentation de Paris à la demande du Ministère de la Guerre, en vue des règles à suivre et des approvisionnements à déterminer pour assurer en temps de guerre la défense des camps retranchés. La consommation faite à Paris m'a servi de base. Pour Paris, j'ai confondu volontairement les adultes hommes, les femmes et les enfants, considérant que le travail des uns compensant à peu près le moindre poids des autres, la moyenne de cette alimentation pouvait représenter très approximativement la quantité d'aliments utilisés par un homme adulte moyen *au repos*. Reprenant ce calcul et essayant de tenir compte du nombre et des poids relatifs des femmes et des enfants, mon collègue et ami, M. Ch. Richet, est arrivé à des nombres un peu plus élevés que les miens, mais que je crois sensiblement trop forts parce que ce savant n'a pas tenu suffisamment compte de la population étrangère flottante, ni de l'excès de consommation due au travail des ouvriers.

2. J'ai fait aussi cette enquête pour la période décennale précédente 1880-1889 et j'en ai donné les résultats dans la *Première édition* de cet ouvrage (p. 12). (Voir Note 3, page suivante de ce volume.)

3. Obtenue en divisant la consommation moyenne annuelle résultant du tableau général ci-dessus (Décade 1890 à 1900) par le nombre de jours de l'année.

4. Y compris les os comptés pour un cinquième.

Consommation quotidienne de Paris (Suite).

OEufs (en poids, avec la coquille)	27^{gr},4	net	24^{gr},1
Fromages (secs ou gras)	8 ,1	—	8^{gr},1
Beurre, huile, etc.	28	—	28^{gr} (1)
Fruits frais	70	—	70^{gr}
Légumes herbacés	250	—	250
Légumes en grains	40	—	40
Pommes de terre, riz	100	—	100
Sucre	40	—	40
Lait	213^{cc}	—	213^{cc}
Vin	518^{cc},6		
Cidre, poiré, hydromel	10^{cc},6	*Total* : 557^{cc},6 ou 532^{cc} à 9°.	532^{cc} (2)
Bière	29^{cc},0		
Eau-de-vie, liqueurs, etc.	19^{cc},2	*En alcool absolu.*	9^{cc},5
Sel de cuisine	20^{gr}		20^{gr}
	2 078^{gr}		

On remarquera combien reste constante la consommation
alimentaire d'un habitant de Paris, en comparant la moyenne
pour la période décennale 1890-1900 à la moyenne pour la
période décennale précédente 1880-1889 que j'inscris ici en
note [3]. La consommation du pain et de la viande est restée
presque la même. Grâce aux avis des médecins et à la pratique
de la stérilisation, celle du lait a très sensiblement augmenté :
de 150 cc. par tête et par jour, elle est montée à 213 c. cubes.
C'est seulement en raison d'une vérification de moyennes, que je
considère comme plus exacte, que j'ai porté la consommation

1. Compris les graisses et saindoux.
2. Toutes les liqueurs alcooliques sont ici réduites ou calculées à 9° centésimaux.
3. Dans notre *première édition* nous avions donné pour l'alimentation moyenne par jour, d'un habitant de Paris (*Période antérieure*, 1880 à 1889), les nombres suivants :

Pain, pâtes, pâtisseries	430^{gr}
Viande, gibier, poissons, abatis (*brut*)	266
Lait	150
OEufs	30
Fruits frais	90
Légumes herbacés	200
Légumes en grains	40
Pommes de terre, riz et autres aliments féculents	100
Fromage	12
Sucre	40
Beurre, huile, graisse	28
Vin, bière, eau-de-vie calculés à 10° centésimaux	650
Total	2036^{gr}.

des légumes herbacés de 200 à 250 gr. par jour. L'usage du vin paraît avoir un peu diminué dans la période décennale dernière. Il se relève cependant dans les dernières années. En revanche, les liqueurs alcooliques sont passées de 4 lit. à 7 litres par tête et par an.

Remarquons que ces nombres se rapportent à un habitant moyen de Paris, y compris les enfants et les femmes. Les quantités, par tête et par jour, de pain, de viande, de légumes et de vin, seraient un peu plus élevées si elles étaient calculées pour les adultes seuls. Mais il semble qu'on peut considérer comme se compensant à peu près la moindre alimentation de la femme et de l'enfant qui pèsent moins et ne travaillent pas, et celle des ouvriers adultes qui travaillent et mangent plus que l'enfant et que le bourgeois au repos. Nous considérons que le déficit des uns compense l'excès de consommation des autres et que l'alimentation ainsi calculée répond à peu près à l'entretien de l'homme moyen de nos climats, à l'état de repos. Nous démontrerons d'ailleurs plus loin que nos chiffres répondent, en effet, bien exactement à la mesure des besoins de l'adulte qui ne fournit pas de travail mécanique, besoins calculés d'après d'autres méthodes, en particulier d'après la nature et la quantité de l'ensemble des excrétions, ou d'après les dépenses en énergie de l'homme moyen, et nous tirerons les conséquences de ces faits.

Pour le moment bornons-nous à constater, d'après les données des tableaux ci-dessus, qu'à Paris, les aliments consommés (l'eau de boisson non comprise) pèsent 2 kilogrammes environ par 24 heures et que, dans cette alimentation moyenne, pour 100 parties d'aliments (les boissons alimentaires, vin, cidre, bière, alcool non comprises) on trouve :

Aliments d'origine animale.. 22,8
   —   —   végétale................................... 77,2

Sur les 22,8 p. 100 de matières d'origine animale, la viande et ses congénères sont compris pour 19,3 pour 100 ; le lait et les œufs pour 3,5 p. 100.

Dans les 77 p. 100 d'aliments d'origine végétale de l'alimentation parisienne, le pain et ses analogues interviennent pour

30 p. 100; les légumes secs, pommes de terre et fécules, sucre, pour 13; les légumes frais et les fruits pour 22 à 23 p. 100.

Les boissons alimentaires alcooliques forment le quart environ, ou 25 p. 100 de la ration totale.

Ajoutons enfin que les légumes frais se composent de choux pour un cinquième environ, et pour un cinquième de carottes, navets, raves, etc.; le reste comprend l'oseille, les épinards, salades diverses, oignons, céleris, asperges, champignons, pois, haricots verts, etc., de l'alimentation journalière.

On voit tous les renseignements de détails que nous fournit l'étude de l'alimentation de cette grande association humaine. On sent aussi déjà combien le régime végétal apporte de variété et d'éléments divers empruntés au sol qui nourrit la plante.

Nous ajoutons enfin directement à nos mets de tous les jours 8 à 9 gr. à peu près de sel marin.

Ce n'est pas tout. Les aliments introduisent dans nos organes une quantité d'eau insuffisante à compenser nos pertes; d'où le sentiment de la soif. Nous calculons ici l'eau fournie par la ration précédente :

Par jour.	Quantité d'aliments à l'état frais.	Quantité d'aliments à l'état sec.	Eau correspondante.
Viande, lait, œufs, fromage...........	492 gr.	123 gr.	369 gr.
Pain et congénères...................	490	319	171
Fruits, légumes, pommes de terrre, etc.	480	59	421
Vin, cidre ou bière (calculée à 9° centésimaux pour le vin)...............	557	62	495
Eau totale des aliments, environ...........................			1 456 gr.

Excrétant journellement par les reins, la peau et les poumons environ 2 450 gr. d'eau, l'adulte aura donc besoin de la différence (soit 2 450 — 1 456), ou à peu près 994 cc. d'eau, un litre environ, pour sa boisson journalière.

Tel est le bilan de la ration alimentaire normale d'une population moyenne où le nombre de ceux qui vivent d'épargne et disposent à peine du nécessaire compense à peu près le superflu de ceux qui se permettent une alimentation de luxe; population active, intelligente, d'ouvriers, de bourgeois, de femmes et d'enfants, où le travail des uns, sans être exagéré, contrebalance le repos des autres; agglomération immense, vivant

dans un climat tempéré, ayant un contingent relatif considérable
d'étrangers venus de tous les points de notre pays et du monde
civilisé [1] ; représentant, en un mot, une bonne moyenne comme
type d'alimentation des peuples modernes, énergiques et travailleurs. Nous considérerons, par conséquent, les chiffres précédents comme une base provisoire, mais suffisante de discussion, *établie en dehors de toute prévention ou considérations
théoriques*, sauf à vérifier ensuite ces nombres en les comparant
aux résultats fournis par d'autres méthodes.

On montrera plus loin que ces données, déduites du pur
empirisme, répondent en effet très exactement aux expériences
de laboratoire les plus précises et aux besoins théoriques les
mieux étudiés.

Sans doute, même dans nos climats et dans notre pays, sur
les côtes de la Bretagne, dans le Limousin et l'Auvergne, aux
bords de la Méditerranée, il est des populations qui, tout en
fournissant une quantité suffisante de travail, semblent se contenter d'une ration journalière bien inférieure à celle du Parisien. Du pain de sarrasin, du beurre et, en temps d'abondance,
quelque peu de poisson et de porc, suffisent chaque jour à
une pauvre famille de pêcheurs bretons. Nos paysans du Midi,
les durs travailleurs que nous envoient la Catalogne espagnole
surtout et le Piémont, se contentent de pain, de sel, d'huile et
d'ail, avec de la viande une à deux fois par semaine. Il suffit à
l'Hindou et à l'Arabe de quelques poignées de riz ou de dattes
pour passer sa journée sans souffrir de la faim. Mais à des individus ou à des populations mal nourris, il ne faut pas demander
l'activité intellectuelle, le travail pénible et continu ; il ne faut
pas attendre d'eux une énergie indéfiniment soutenue, ni surtout cette résistance aux causes de dépérissement d'où résulte
une vieillesse précoce. Tout en fournissant un travail suffisant,
excessif même par périodes, ces pauvres gens, insuffisamment
alimentés, finissent par s'alanguir dans une sorte de passivité
et de rêve et s'épuisent plus ou moins vite. Avec ces régimes
insuffisants, l'homme s'use rapidement et disparaît à un âge
moyen, où l'ouvrier mieux nourri de nos grandes villes, malgré
les habitudes souvent vicieuses qu'amène et permet l'excès de

1. Environ le 15ᵉ de la population totale.

la civilisation, a généralement devant lui plusieurs années encore à vivre.

Ainsi que nous l'avons déjà remarqué plus haut, le régime alimentaire tel qu'il se déduit de l'observation des grandes agglomérations humaines laborieuses et prospères est un régime *mixte* et non exclusivement borné au végétarisme. A Paris, sur 100 parties d'aliments, y compris les liqueurs alimentaires, 23 sont empruntées au règne animal, 77 au végétal. Nous verrons plus loin que le propre de ces régimes mixtes, c'est de porter à son maximum l'utilisation des matériaux alimentaires. Grâce à l'association des végétaux à la nourriture animale, 92 p. 100 environ des substances albuminoides, 95 p. 100 des graisses, 97 p. 100 des sucres et amidons sont digérés dans l'intestin, puis utilisés, alors qu'avec un régime purement animal ou végétal l'utilisation des albuminoïdes peut tomber à 85 p. 100 et moins et celle des graisses à 70 p. 100. Preuve nouvelle que, si l'on se place dans les conditions normales, les faits déduits de l'observation sont les plus solides bases de nos théories. Le critérium de l'exactitude de ces dernières sera toujours de s'adapter aux faits d'observation les plus généraux.

Nous essayerons plus loin de déterminer exactement la variation des besoins alimentaires des diverses populations, avec le climat, le mode d'existence, les habitudes, l'âge, la race, le travail fourni par l'ouvrier, etc.

III

PROPORTIONS NORMALES DES PRINCIPES ORGANIQUES
FONDAMENTAUX DE L'ALIMENTATION ORDINAIRE.
MÉTHODES D'ÉTUDE EXPÉRIMENTALE DU BILAN NUTRITIF.

Ainsi que nous l'avons dit, les tissus des animaux sont essentiellement composés d'eau et de matières *albuminoïdes* ou *protéiques phosphorées* unies à quelques sels. Les tissus et plasmas contiennent à l'état frais les quantités centésimales suivantes de ces matériaux albumineux ici calculés à l'état sec pour quelques-uns de nos organes les plus importants :

	Albuminoïdes.	Eau.
Muscles	20,7	72,0
Sang total	20,3	78,9
Globules rouges du sang	20,6	63,0
Plasma sanguin	8,3	89,8
Lymphe	3,4	95
Foie	12,9	73,0
Cerveau	11,6	77,0
Etc.		

Les graisses, et quelques hydrates de carbone de la nature des sucres et de l'amidon, corps fournis directement par l'alimentation ou dérivés pour une part d'un premier degré de dédoublement des albuminoïdes protoplasmiques, accompagnent généralement ces dernières substances dans la cellule en proportions variables ou s'accumulent dans quelques tissus. En même temps, on y trouve, dérivant du fonctionnement vital, les produits de la destruction continue des protoplasmas : urée, amides divers, corps extractifs azotés complexes, chlorures, sulfates et phosphates, acide carbonique, etc., autant de produits de déchets emportés par la circulation et destinés à être rejetés par le rein, la peau, le poumon ou l'intestin.

Dans quelles mesure et proportions relatives les principes albumineux propres à reconstruire les protoplasmas, d'une part, de l'autre les corps ternaires de réserve, les sucres et graisses qui constituent la principale source de l'énergie dont dispose l'animal, dans quelles proportions ces divers principes doivent-ils nous être fournis par l'alimentation journalière? Il est théoriquement impossible de le calculer sans grande incertitude, car, ainsi que nous l'établirons, pour réparer sans à-coups l'usure des protoplasmas et fournir aux dépenses de substances azotées, il faut, non pas le strict nécessaire répondant aux pertes de l'économie mesurées durant la diète d'aliments, mais le superflu. Les réserves ou déficits des corps azotés et ternaires déjà assimilés ou perdus influent grandement aussi sur les proportions sous lesquelles ces diverses substances doivent se trouver associées dans l'alimentation. C'est donc un problème fort délicat, en dehors des constatations statistiques faites sur de grandes agglomérations humaines, que d'essayer de déterminer logiquement, par l'étude expérimentale d'un petit nombre d'individus, la proportion journellement nécessaire de chacun des principes fondamentaux de l'alimentation normale. On a essayé toutefois de résoudre ce problème par diverses méthodes qu'on va exposer.

A. *Méthodes empiriques.* — Il semble logique d'essayer de r ésoudre la question par la stricte observation des faits, soit qu'on prenne comme exemple un petit nombre d'individus fonc ti onnant et se nourrissant librement et dans des conditions bien définies d'âge, de poids, de constitution, etc., et qu'on généralise ensuite ces observations; soit qu'on parte de l'examen de l'alimentation d'une grande agglomération vivant dans des conditions normales, et que l'on calcule le taux des principes albumineux et ternaires existant dans la ration moyenne générale ainsi déterminée, sauf à comparer ou contrôler ensuite les résultats empiriques obtenus avec ceux auxquels amènent l'étude de l'alimentation de sujets *pris comme types.* C'est la méthode de la moyenne empirique à laquelle j'ai cru préférable de recourir d'abord pour les raisons déjà exposées (p. 13). Connaissant le nombre d'habitants et, jusque dans ses détails, la quantité et la *nature* des aliments consommés par l'immense agglomération de Paris durant une période entière de dix ans, et me reportant aux tableaux de la composition moyenne des aliments que je donnerai plus loin (chap. xii), il m'a été facile de calculer, par jour et par tête, la quantité de chacun des principes nutritifs fondamentaux (corps albuminoïdes, graisses, hydrates de carbone, sels), contenus dans la ration moyenne quotidienne ainsi déterminée. J'ai fait ce calcul pour l'ensemble de Paris et pour les 3 652 jours de la période décennale 1890-1899. Voici les résultats rapportés à vingt-quatre heures et pour l'individu moyen :

Tableau de l'alimentation journalière moyenne d'un habitant de Paris.
(Période décennale 1890-1899).

MATIÈRE ET POIDS DES ALIMENTS CONSOMMÉS PAR TÊTE ET PAR JOUR	POIDS BRUT	POIDS NET (exempt de déchets, os, plumes)	GROUPES ALIMENTAIRES FONDAMENTAUX		
			ALBUMINES	GRAISSES	HYDRATES DE CARBONE
Pain..................	400^{gr}	420^{gr}	30^{gr},20	1^{gr},95	201^{gr},0
Pâtes, pâtisseries, pâtés.	20				
Viande de boucherie..	175 ,3	net 216^{gr}	43 ,76	15 ,88	6 ,50
Viande de porc, salaisons, charcuterie...	30 ,0				
Volaille, gibier.......	31 ,0				
Poisson..............	33 ,4				
Œufs (avec coquille) en poids..............	27 ,4	24 ,2	3 ,10	3 ,00	0 ,10
Fromages............	8 ,1	8 ,1	7 ,09	2 ,53	0 ,13
Beurre, huile, etc.....	28 ,0	28 ,0	0 ,25	24 ,0	0 ,00
Fruits frais..........	70 ,0	70	0 ,15	—	5 ,00
Légumes herbacés (épluchés)...........	250 ,0	250	4 ,55	0 ,50	11 ,25
Légumes en grains...	40 ,0	40	9 ,44	0 ,80	22 ,24
Pommes de terre, riz.	100 ,0	100	1 ,30	0 ,15	20 ,00
Sucre...............	40	40	—	—	38 ,40
Lait.................	213^{cc}	213	7 ,79	7 ,73	0 ,48
Vin.................	518^{cc}	532^{cc} 1	—	—	69 1
Cidre, poiré, etc......	10^{cc},6				
Bière...............	29^{cc},0				
Eau-de-vie, liqueurs..	19^{cc},2	9^{cc},5 2	—	—	17 ,2
Sel marin...........	20^{gr},2	20^{gr}	—	—	—
Poids total de la ration journalière	2 078^{gr},0		102^{gr},1	56^{gr},54	400^{gr},40 3

1. Calculé en liqueurs alcooliques ramenées à 9°. L'alcool a été ensuite transformé et compté en glycose correspondant.

2. Calculées en alcool absolu et sucre correspondant.

3. Ce poids de 400^{gr},4 se réduit à 314^{gr} d'hydrates de carbone en moyenne si l'on n'ajoute pas, comme on l'a fait ici, le sucre répondant à l'alcool des liqueurs fermentées consommées par jour.

Telle est en quantités, nature et proportions la ration moyenne journalière d'entretien d'un habitant de Paris.

En passant, on remarquera, pour en tirer plus loin les conséquences, que sur 102 gr. d'albuminoïdes, 56 gr. 6, ou plus de moitié, sont d'origine animale. C. Voit avait déjà fait observer que tandis que chez quelques bourgeois aisés l'albumine animale monte à 77 p. 100, la végétale à 33 p. 100 seulement, chez l'ouvrier la viande ne fournit que 37 p. 100 de la totalité des substances protéiques. Uffelmann, dans la nourriture de quatre artisans vigoureux, trouva 46 p. 100 d'albumine dans la viande et 54 dans les végétaux de leur régime. Ce sont à peu près les proportions qui résultent de l'ensemble de la ville de Paris.

Nous pensons, comme Uffelmann, qu'il y a danger de dépasser sensiblement ces proportions et de demander à la chair musculaire plus de 60 à 65 p. 100 de l'azote alimentaire.

Du tableau si instructif de l'alimentation parisienne, nous tirerons encore cette remarque que, conformément à ce qui est admis par les hygiénistes les plus compétents, le rapport des substances protéiques aux principes ternaires (graisses et amylacés) est de 1 à 4,5 ou de 22 des premières pour 100 des secondes. Il est désavantageux, on le verra, que le poids des matières protéiques dépasse le quart de celui des substances ternaires.

Aux constatations quantitatives si détaillées et si précises que résume ce tableau, on objectera, sans doute, que l'alimentation parisienne, quoique calculée sur un grand nombre d'individus à la fois et pour une période de 10 années, peut ne pas représenter exactement l'*alimentation moyenne d'entretien de l'individu adulte vivant au repos*; qu'il n'est pas certain que le travail des uns soit compensé exactement par le repos des autres ou par leur plus faible poids; que l'homme mangeant plus que la femme, cette compensation est encore douteuse de ce chef. Ces objections pourraient sembler valables, mais elles disparaissent entièrement si l'on rapproche les nombres ainsi calculés de ceux qui dérivent des autres méthodes que l'on va exposer.

B. *Méthode d'alimentation libre de quelques individus pris comme types.* — La méthode suivie par Forster [1], Hock,

1. *Zeitsch. f. Biolog.*, Bd. IX, p. 381.

C. Voit, Smolensky, etc., pour déterminer la ration d'entretien et sa composition moyenne consiste à étudier l'alimentation journalière libre de quelques individus spécialement choisis comme types, vivant dans des conditions relativement simples, en état de santé parfaite, et ne variant pas ou fort peu de poids ; à tenir compte de la quantité et de la nature des aliments qu'ils consomment pour rester dans cet état d'équilibre et de santé, puis à déduire de ces observations, faites dans des conditions aussi bien définies que possible, les quantités de chacun des principes alimentaires nécessaires au maintien de la santé et à généraliser enfin les observations ainsi faites. A cette méthode je ferai l'objection des influences qu'introduit volontairement ou non dans son alimentation tout individu qui s'observe ou qu'on observe. Pour compenser les hasards ou les caprices possibles de ces régimes personnels, il faudrait que l'observation fût faite sur un très grand nombre de personnes à la fois et pendant longtemps. En un mot, l'étude de l'alimentation restreinte à l'observation d'un trop petit nombre de personnes chez lesquelles le poids, l'état de santé actuel, celui des réserves ou des déficits, l'origine, les habitudes, l'âge, la sugestion ou préoccupation de l'expérience, etc., peuvent faire beaucoup varier les besoins, toutes ces causes exposent à des erreurs d'appréciations qu'on ne saurait faire disparaître que par des moyennes résumant de très nombreux essais, en admettant même que les individus choisis répondent bien au type moyen, condition toujours fort difficile à constater.

Quoi qu'il en soit, voici, au point de vue des principes alimentaires fondamentaux de la ration journalière d'entretien, les nombres qui ont été obtenus en procédant par cette méthode :

Principes nutritifs contenus dans le régime d'entretien de quelques individus, ou groupes d'individus, moyens soumis à l'alimentation libre.

SUJETS OBSERVÈS	PRINCIPES NUTRITIFS			AUTEURS
	ALBUMINE	GRAISSES	HYDRATES DE CARBONE	
Jeune médecin.................	127^{gr}	89^{gr}	362^{gr}	Forster.
Id.	134	102	292	Id.
Homme de 25 ans..............	116	68	345	Id.
Bourgeois anglais..............	130	95	325	Id.
Ouvrier anglais (travail très modéré).....................	132	90	450	Id.
Ouvrier anglais non occupé......	90	80	285	Id.
Ouvrier allemand au repos (70 kg.).	137	72	352	C. Voit.
Médecin (48 ans)................	92	61	235	Beaunis.
Médecin anglais (25 ans).........	108	77	378	Hock.
Ouvrier au repos du Midi de la France, 29 ans, 67 kg. (vin non compris).....................	85	50	378	A. Gautier.
Juristes, professeurs, savants des États-Unis (11 observations)...	112	80	305	Atwater.
Hommes et femmes sédentaires ou ne faisant qu'un travail très modéré	100	»	»	Atwater.
2 familles pauvres d'ouvriers à Pittsbourg...................	80	95	308	Atwater.
Médecins, professeurs, avocats (Allemagne), moyenne.........	110	102	269	Beneke. Ranke. Forster.
Médecin suédois pesant 60 kg. 7..	99 ,5	103	299	Siven.
Médecin danois (37 ans), 73 kg. 5..	135	140	250	Juergensen.
Médecin du poids de 62 kg. 5 (Allemagne)	90	79	285	Beneke.
Russie, régime familial..........	100	44 ,3	470	Smolensky.
Étudiants aisés de Padoue.......	104	50 ,4	351	Serafini et Zagato.
Moyenne........	110^{gr}	80^{gr},9	317^{gr},1	

Si, comme dans notre calcul de la consommation moyenne de Paris, nous ajoutons à ces nombres l'alcool (non compté par les auteurs précédents) et que j'apprécie à 40 gr. par jour environ, quelle qu'en soit la forme, ce qui répond à peu près à 80 gr. de glycose, le chiffre moyen de 317 gr. 6 d'hydrates de carbone obtenu devient 397 gr. 6.

Malgré les grands écarts des nombres fournis par cette

méthode, écarts qui suffiraient à démontrer son insuffisance, on voit que la moyenne à laquelle elle conduit pour les poids et proportions des principes albumineux, gras et hydro-carbonés de la ration journalière d'entretien de l'adulte au repos s'éloigne très peu de la nôtre.

C. *Méthode d'étude de l'alimentation normale fondée sur la conservation de l'équilibre nutritif.* — Une troisième méthode, la plus rationnelle en apparence, consiste à alimenter un certain nombre d'individus moyens et en santé, de telle façon que les pertes en azote et carbone de l'ensemble de leurs déjections soient à peu près équilibrées par les gains alimentaires. Si, dans ces conditions, l'état de santé et le poids du corps se maintiennent presque constants, et si, dans la période considérée, les poids de carbone et d'azote perdus et gagnés se compensent approximativement, on peut admettre que la composition du sujet en expérience est restée la même et que les besoins de son organisme ont été exactement représentés par les apports alimentaires faits dans ce même temps, à une petite correction près que nous allons faire connaître. Dans ces conditions, on peut même, à tels ou tels des principes de la ration à l'étude, en substituer d'autres de poids connus, et chercher s'ils s'équivalent, l'équivalence étant démontrée par la conservation de l'équilibre de poids du sujet et aussi par une même production d'énergie calorifique ou mécanique dans les deux cas.

Sur la mesure des éléments de calcul de ce bilan nutritif nous donnerons plus tard des explications détaillées (voir Chapitre VII). Pour le moment raisonnons seulement d'après les résultats numériques :

Soit un sujet qui, après quelques tâtonnements et modifications dans sa ration alimentaire, est arrivé à perdre par l'ensemble de ses excrétions, durant une période de 3 à 4 jours, presque la même quantité d'azote et de carbone que celle qu'il ingère par ses aliments. Supposons que le calcul nous ait donné pour une journée :

		Azote.	Carbone.
	Par les urines	17^{gr},5	9^{gr},5
Pertes en 24 h.	— les excréments	1 ,5	5 ,0
	— la respiration, la transpiration.	0 ,0	260 ,4
	Total	19^{gr},0	274^{gr},9

		Azote.	Carbone,
Gain en 24 h. $\Big\{$	112^{gr},5 d'albumine............	18^{gr}	61^{gr},5
	54^{gr} de graisse............	o, o	41 ,3
	324^{gr} d'hydrates de carbone.	o, o	154 ,o

256^{gr},8

Le sujet en observation a donc perdu en 24 heures : $Azote = 19^{gr} — 18^{gr} = 1^{gr}$, et $Carbone = 274^{gr},9 — 256^{gr},8 = 18^{gr},1$.

L'azote ayant été emprunté aux dédoublements des substances albuminoïdes, et celles-ci en contenant 16 p. 100, l'excès de 1 gr. d'azote perdu en plus de celui des aliments, répond donc à 6 gr. 25 d'albumine consommée par jour aux dépens des tissus du sujet en observation. Mais ces 6 gr. 25 d'albumine perdus répondant, comme on le sait, à 3 gr. 36 de carbone [1], il s'ensuit que sur les 18 gr. 1 de carbone perdus par le sujet au cours des 24 heures, 3 gr. 36 sont attribuables à la destruction de ses propres substances protéiques et que 18,1 — 3,36 = 14 gr. 65 proviennent de ses graisses, car celles-ci sont les seuls principes non azotés aptes à se détruire qui soient abondants chez l'animal. Or, d'après la composition moyenne des corps gras (76,5 p. 100 de carbone), ces 14 gr. 65 de carbone répondent à 19 gr. 12 de graisse [2]. Il suit de ce calcul que l'individu en expérience a consommé dans les 24 heures considérées :

	Apportés par les aliments.	Empruntés à son corps.	Total.
Albuminoïdes........	112^{gr},5	6^{gr},25	118^{gr},75
Graisses	54 ,o	19 ,12	73 ,12
Hydrates de carbone.	324	—	324

La ration d'entretien a donc été, pour le sujet en expérience, non pas : *albuminoïdes*, 112 gr. 5 ; *graisses*, 54 ; *hydrates de carbone*, 324, mais bien : *albuminoïdes*, 118 gr. 75 ; *graisses*, 73 gr. 1 ; *hydrates de carbone*, 324 gr.

Si, au lieu de perdre de sa substance, le sujet s'était, au contraire, enrichi en azote et carbone, on déduirait proportionnellement de la ration apparente les quantités d'albuminoïdes et de graisse emmagasinées, dans ce second cas, par les tissus.

Cette méthode de déterminatum du bilan nutritif a ses avan-

---

1. L'albumine contient, en effet, 52^{gr},1 de carbone pour 100.
2. Le poids de carbone multiplié par 1,307 donne le poids des graisses.

tages et ses inconvénients. Les avantages sont que, sur un même sujet, on peut mesurer exactement les quantités d'aliments utilisés et les poids de substances protéiques ou grasses accumulées ou dépensées dans les tissus. On peut étudier la suppléance de telle ou telle substance par telle autre, de la viande par exemple par la gélatine, la graisse ou l'amidon, des corps ternaires par l'alcool. On peut aussi, par cette méthode, se rendre compte des effets des agents dits d'épargne, tels que le café, le thé, la kola, les matières aromatiques. Mais cette méthode a aussi ses défauts. Ils viennent surtout de sa technique. Sa complication est telle qu'on ne peut faire les multiples déterminations qu'elle comporte que grâce à des appareils délicats et coûteux (*Cloches respiratoires de Regnault et Reiset, Appareils de Reiset, de Pettenkoffer et Voit; calorimètre respiratoire d'Atwater*, voir Chap. vii). La méthode oblige aussi (et c'est là sa principale cause d'indécision) à se borner à l'étude d'un petit nombre de sujets, choisis un peu arbitrairement, avec le risque de tomber sur des cas particuliers, des habitudes acquises ou ataviques qui font d'autant plus grandement varier les moyennes que le nombre des observations est nécessairement restreint en raison de la multiplicité des déterminations et de la complication des expériences.

A propos de cette troisième méthode, remarquons aussi qu'il n'est pas tout à fait certain que la totalité de l'azote se retrouve dans les excrétions, urines et fèces, des sujets à l'étude, et qu'une partie peut, dans certaines conditions, se perdre à l'état d'azote libre ou non, par le poumon et la peau. Il est vrai que les expériences de Bidder et Schmidt, Ranke, Pettenkoffer et Voit (*Zeitsch. f. Biolog.*, t. XVI, p. 508), enfin d'Atwater, ont établi, qu'au repos du moins, la majeure partie de l'azote se retrouve dans les urines et les fèces. Mais Seegen et Nowak (*Pflüger Arch.*, t. XIX, p. 347, et t. XXVI, p. 292) ont soutenu le contraire, et j'objecterai à mon tour que le non dégagement d'azote par la perspiration et l'expiration a besoin d'être confirmée, surtout pour les individus à l'état de travail[1]. Tout l'azote perdu par ces dernières voies et celui perdu par l'épiderme et les cheveux

---

1. On verra que l'urée augmente de 2 à 4 gr. par jour durant le travail, alors que la ration alimentaire augmente de 25 à 35 gr. d'albuminoïdes. A l'état de repos le déficit azoté par la peau et le poumon paraît à peu près négligeable.

échappe dans le calcul du bilan respiratoire et est compté comme accumulé par le sujet.

Enfin, et c'est ici la plus grave cause d'indétermination, il a été reconnu possible de faire varier dans une large mesure le taux relatif des aliments qui maintiennent l'équilibre azoté et carboné suivant que le sujet est gras ou maigre, et suivant l'état et la nature de réserves qu'il a déjà accumulées. Tout en conservant l'équilibre azoté, on peut, sur un même individu, changer dans son régime les rapports entre les albuminoïdes et les corps ternaires, un excès de ceux-ci exerçant sur les premiers une action d'épargne et réciproquement. De sorte que les proportions entre les principes fondamentaux de l'alimentation qui permettent de conserver l'équilibre azoté et carboné peuvent varier beaucoup suivant l'état actuel du sujet.

Quoi qu'il en soit, par cette troisième méthode, dite *de l'équilibre azoté et carboné*, la moyenne des diverses déterminations a donné pour la ration journalière moyenne de l'homme ne se livrant qu'à un travail très léger ou nul :

Albumine	110 gr.
Graisses	56 gr.
Hydrates de carbone	425 gr. [1]

Si nous comparons maintenant entre elles les moyennes données par chacune des trois méthodes que nous venons d'analyser nous aurons :

	Alimentation calculée d'après la consommation parisienne moyenne [2].	Alimentation calculée d'après le libre choix de quelques sujets types en santé.	Alimentation d'après l'équilibre en azote et carbone.
Albumine	102 (²)	110,2	110
Graisse	56,5	80,9	56
Hydrates de carbone	400	397,0	425

1. Le chiffre moyen donné par les auteurs allemands est 345 gr., mais pour rendre leurs calculs comparables aux miens, il faut tenir compte de l'alcool ingéré non compté par eux et qui pour 1 250 cc. de bière par jour à 4° (quantité moyenne) représente 40 gr. d'alcool répondant à 80 gr. de sucre.

2. Suivant Pflüger et Bohland, Bleibtreu (*Pflügers Arch.*, t. XXXVI, p. 165, et t. XXXVIII, p. 1), la moyenne de *l'azote total* trouvé dans les urines des 24 heures sur *99 adultes choisissant librement leur nourriture* a été de 14 gr. 95. Nous verrons plus loin qu'avec une nourriture mixte 92 p. 100 seulement des substances albuminoïdes alimentaires pénètrent dans le sang et sont utilisés. Pour calculer la quantité d'azote alimentaire qui avait été reçue par ces adultes, il faut

De ces trois moyennes, la première me paraît de beaucoup la plus sûre, celle qui a le plus de *poids*, étant donné le nombre énorme d'individus sur lesquels elle repose. Toutefois, si nous tenons compte des deux autres, qui en diffèrent du reste assez peu, nous arrivons à cette conclusion définitive, qu'*au repos*, l'adulte moyen, en santé, a besoin, par 24 heures, pour son alimentation *d'entretien* des principes organiques fondamentaux suivants :

	Par jour[1].
Albuminoïdes.................	107,3
Graisses......................	64,5
Hydrates de carbone.........	407,5

Tel est, en quantités absolues et relatives, d'après des calculs que l'on peut considérer comme très sensiblement conformes à la réalité, le poids des principes alimentaires organiques journellement nécessaires à un homme adulte moyen des races de l'Europe ou de l'Amérique du Nord, pour se maintenir en bon état de santé, mais en ne fournissant toutefois qu'une quantité minimum ou nulle de travail. Tous les jours son *entretien* consomme environ 107 gr. d'albuminoïdes, 65 gr. de graisses et 407 gr. de sucre ou d'amidon dont une partie (le 5ᵉ environ) peut être remplacée par son demi-poids d'alcool, ainsi que le démontre l'observation de Paris et comme nous l'établirons amplement plus loin[2].

Toutes les déterminations jusqu'ici faites se rapportent à l'homme adulte. Pour la femme, qui est plus petite, moins lourde, relativement plus riche en graisse, on admet généralement que les besoins nutritifs représentant environ les 4/5 de ceux de l'homme. Ils seront donc pour elle, en moyenne et par jour :

donc multiplier 14 gr. 95 par la fraction 100/92, ce qui porte l'azote introduit par les aliments à 16 gr. 25. Ce poids multiplié par le facteur 6,25 donne (on l'a vu plus haut) la quantité correspondante d'albuminoïdes alimentaires par 24 heures. Elle est donc, d'après cette moyenne, de 101 gr. 56, nombre qui se rapproche singulièrement du chiffre de 102 gr. que nous avons trouvé en tenant compte de l'alimentation de Paris tout entier. C'est là une confirmation des plus remarquables de notre moyenne.

1. Calcul pour 100 d'albuminoïdes : 100 ; graisses, 61 ; hydrates de carbone, 371.

2. Nous montrerons, à propos des boissons alcooliques, la possibilité théorique et quelquefois la nécessité de ce remplacement partiel des hydrates de carbone par leur poids isodyname d'alcool. Pour le moment, nous nous bornons à tirer cette conclusion de l'observation des faits d'alimentation, et particulièrement de l'alimentation de Paris.

Albuminoïdes .... 86^{gr}
Graisses...................... 52
Hydrates de carbone........... 326

Les constatations et les moyennes précédentes, quelles que soient les méthodes qui aient servi à les obtenir, sont toutes passibles d'une même objection : par atavisme, par habitude, par plaisir, il semble qu'on mange un peu trop; par conséquent les moyennes obtenues peuvent toutes être légèrement exagérées, en raison de cet abus qui est entré dans nos mœurs. Dans un intéressant mémoire paru au *Bulletin général de thérapeutique* (Novembre 1902), M. le Dr Bordet essaye d'établir que 60 à 80 gr. d'albuminoïdes, 50 à 60 de graisses, 235 à 300 d'hydrates de carbone peuvent journellement suffire, comme ration d'entretien, à des hommes de poids ordinaire; de sorte que notre alimentation serait arrivée à dépasser les limites raisonnables et nécessaires d'un tiers environ. Le professeur Maurel (de Toulouse) accepterait des chiffres à peine un peu plus élevés. A l'appui de son opinion, M. Bordet cite le cas de l'administrateur d'une grande affaire industrielle, d'une excellente santé du reste, et pesant 80 kilos, vivant depuis vingt ans (il en a soixantedix à cette heure) avec la ration suivante :

Matin. Tasse de thé, 20 gr. de sucre; 15 à 20 gr. de lait; un croissant (100 gr.).
Midi. 60 à 75 gr. de viande; 100 gr. de légumes en grains ou de légumes verts; 100 gr. pain; 15 à 20 gr. de fromage; une tasse de café avec 20 gr. sucre.
Le soir. Même repas qu'à midi, avec potage en plus, mais pas de café.
800 cc. à 1 litre d'eau vineuse dans les 24 heures.

Le calcul de cette ration revient à :

Albuminoïdes .... 63^{gr}
Graisses...................... 53
Hydrates de carbone.......... 245

A ces faits, j'objecterai que les particularités et les exceptions ne font pas la règle; que s'il est vrai que quelques personnes peuvent vivre et se bien porter avec ces rations d'anachorète, s'il est bon et logique de conseiller en général de réduire plutôt le régime que de l'exagérer, nous n'en vivons pas moins avec la constitution que notre atavisme et les besoins de notre race nous ont transmise. Y a-t-il beaucoup d'exagération dans les habitudes alimentaires modernes? Remarquons que, d'après les faits et les chiffres que j'ai relatés plus haut, les mêmes bilans nutritifs résultent de l'examen de l'alimentation des populations les plus diverses ; que, pour le plus grand nombre, les ouvriers et les paysans, les besoins sont généralement non pas stimulés, mais réduits par les ressources modiques que leur procure le travail manuel ; de telle sorte que la grande majorité ne reçoit, en somme, que le strict nécessaire. Il y a certainement quelques exagérations dans les habitudes de ceux que ne limitent pas les dures nécessités de la vie journalière. Devant ceux-là l'hygiéniste et le médecin peuvent plaider la sobriété ; mais même pour eux, ces habitudes ne sauraient disparaître du jour au lendemain sans malaise immédiat. Pour certaines personnes dans l'aisance, pour quelques populations travailleuses, mais habituées à se bien nourrir, un peu d'exagération alimentaire constitue presque une nécessité et dès que l'aliment qui semble instinctivement indispensable vient à diminuer, l'individu souffre, dépérit quelquefois, fournit moins de travail, ou cherche un supplément momentané de vigueur dans les boissons alcooliques.

On remarquera que les trois sortes de principes fondamentaux de l'alimentation courante, *albuminoïdes*, *graisses*, *hydrates de carbone*, ne se rencontrent, dans les proportions normales déduites ci-dessus de l'étude du bilan nutritif, dans aucun des aliments naturels pris séparément : ni la viande, ni le pain, ni le lait ne sauraient, à cet égard, nous satisfaire. Les principes alimentaires fondamentaux y sont contenus, en effet, dans les rapports suivants que je calcule pour 100 d'albuminoïdes :

	Albuminoïdes.	Graisses.	Hydrates de carbone.
Alimentation moyenne normale.........	100	59	385
Chair musculaire....................	100	28	0,3
Pain............................	100	6,5	750
Lait............................	100	99	118
Lait et pain par parties égales..........	100	52,5	434
Une partie de viande et trois p. de pain.	100	12	562

Ainsi ni le lait, ni le pain, ni un régime composé de pain et de viande, en proportions quelconques, ne sauraient nous fournir les principes alimentaires fondamentaux dans les rapports normaux *déduits de l'observation des faits*. Seuls le lait et le pain, pris par parties égales, satisfont aux rapports exigibles entre les matières protéiques et les substances ternaires alimentaires. Il est notoire d'ailleurs que l'on peut vivre à peu près indéfiniment de lait et de pain.

Il reste à se demander maintenant si les trois sortes de principes organiques nutritifs que l'on trouve dans toute alimentation complète et libre sont bien réellement indispensables, si leur association dans les proportions déterminées par l'examen des faits n'est pas un peu fortuite, et si tels ou tels de ces principes ne pourraient pas se remplacer les uns les autres. C'est là une question fort importante que nous discuterons plus loin à propos de l'isodynamie ou équivalence des aliments. Pour le moment bornons-nous à remarquer que, dans quatre pays à pratiques alimentaires assez différentes, la France, l'Allemagne, l'Angleterre, les États-Unis, les physiologistes et hygiénistes modernes sont tous arrivés, par des méthodes souvent fort différentes, à des moyennes concordantes et des rapports presque identiques entre les quantités de principes alimentaires fondamentaux qui entrent dans la ration habituelle de l'homme en santé : pour 100 parties d'albuminoïdes l'expérience a établi qu'il faut de 50 à 68 gr. de corps gras et de 366 à 386 gr. d'hydrates de carbone réels (alcool non compris) ou, en totalisant les composés ternaires, il faut de ceux-ci environ 4 fois et demi le poids des albuminoïdes.

Mais l'étude détaillée de la ration alimentaire, nous permet d'aller plus loin : dans l'alimentation du Parisien, sur 102 gr. d'albuminoïdes, 563 gr., soit 55 p. 100, sont fournis par le règne animal et 467, soit 45 p. 100, par le règne végétal. Dans la nourriture de quatre artisans vigoureux et bien portants, Uffelmann trouva que l'albumine animale était à la végétale dans le rapport de 1 à 2. Chez deux ouvriers aisés, C. Voit observa que 47,5 p. 100 d'albumine étaient fournis par la viande et 52,5 par le pain. On peut donc dire qu'en général les bonnes proportions relatives de viande, de pain et de légumes sont celles qui nous fournissent entre 40 à 60 p. 100 d'albuminoïdes par la nourriture animale et 60 à 40 p. 100 par la végétale. Tout régime qui introduit plus de 60 p. 100 de son azote sous forme animale est trop riche en viande et expose à l'arthritisme, à la goutte, à l'herpétisme, etc.; elle expose à ces multiples états morbides tous ceux au moins qui ne corrigent pas l'excès d'aliments ou l'excès de chair musculaire par un exercice musculaire suffisant à plus forte raison ceux qui mènent une vie sédentaire, claustrée, ou qui abusent des travaux de l'esprit.

Nous avons déjà remarqué, à propos de l'alimentation moyenne de Paris, que les aliments d'origine animale forment, en poids, le quart environ de ceux d'origine végétale, boissons alimentaires comprises, et le tiers si l'on ne comprend pas dans ce calcul le vin et la bière. Dans cette alimentation qui a fait ses preuves, nous trouvons donc pour 100 parties :

```
Aliments d'origine animale........................  23 parties.
   —      végétaux (pain, légumes verts et secs, etc.).   44
Vin (650 cc. par jour)............................  33
                                                   ─────
                                                   100 parties.
```

Ces rapports seraient un peu différents si le vin était remplacé par une quantité de bière ou de cidre alimentairement équivalente. Nous verrons plus loin comment, et dans quels cas, les rapports que nous venons expérimentalement d'établir peuvent être utilement modifiés.

IV

Sels minéraux nécessaires à l'économie.

Le chlorure de sodium, les phosphates de potasse, de soude, de chaux, de magnésie, les sulfates, les oxydes de fer, avec un peu de silice, de fluorures, etc., se trouvent de façon constante dans le résidu laissé par l'incinération de la plupart de nos organes et de nos humeurs. Leurs éléments : chlore, phosphore, soufre, potassium, sodium, calcium, magnésium, fer, silicium, fluor, etc., unis entre eux et aux matières organiques des protoplasmas et des humeurs, constituent, pour ainsi dire, le squelette minéral des protoplasmas constitutifs des cellules tels qu'ils fonctionnent. Ces principes minéraux sont donc absolument indispensables aux tissus.

Volkmann, sur le cadavre d'un homme pesant 62 kg. 5, trouva pour le poids des cendres :

$$
\begin{aligned}
&\text{Dans le squelette} \ldots\ldots\ldots\ldots\ldots\ldots\ldots\ldots\ldots\ldots && 2\,247^{gr},3 \\
&\quad\text{— les parties molles} \ldots\ldots\ldots\ldots\ldots\ldots\ldots\ldots && 468\ \ ,3 \\
&\qquad\qquad\text{Total} \ldots\ldots\ldots\ldots\ldots\ldots\ldots\ldots && 2\,715^{gr},5
\end{aligned}
$$

Le poids de l'ensemble des composés minéraux dépasse donc les 4,3 p. 100 du poids du corps humain tout entier, et les sels alcalins ou terreux forment 0,76 p. 100 environ des tissus mous. Les os et les cartilages contiennent les 5/6 de la totalité des sels minéraux de l'économie ; tandis que l'ensemble des parties molles ou liquides ne donne pas plus de 450 à 60J gr. de substances salines.

Il est évidemment nécessaire que nous trouvions dans nos différents aliments toutes ces matières minérales en quantité suffisante et sous des formes assimilables, car l'économie s'en appauvrit continûment par ses excrétions, et particulièrement par les urines.

Ces matériaux salins existent d'ailleurs en quantités différentes dans les divers organes, mais leur proportion est fort peu variable pour un même organe d'un individu à l'autre. Dans le sang les sels varient de 0,9 à 1,3 p. 100; dans les muscles de 0,9 à 1,2; dans les os frais de 34 à 37 p. 100 de matière fraîche.

Le tableau suivant indique les proportions et la nature des substances minérales qui entrent dans la composition de quelques-uns des principaux tissus et humeurs de l'économie.

Matières minérales contenues dans les principaux organes

(Pour 1000 parties fraîches; sauf les os).

	MUSCLES DES MAMMIFÈRES	SUBSTANCE NERVEUSE	OS SECS	GLANDE HÉPATIQUE	GLOBULES DE 1000 C. CUB. DE SANG	PLASMA DE 1000 C. CUB. DE SANG	LYMPHE GÉNÉRALE
Matières minérales pour 1000 gr. de substance fraîche...	9^{gr} à 12^{gr}	2^{gr} à 7^{gr}	620^{gr} à 690^{gr}	9^{gr} à 11^{gr}	en 1000 c. cub. de sang TOTAL $7^{gr},5$ à $10^{gr},12$		$7^{gr},47$
Contenant :							
Chlore...	0,5 à 0,7	0,4	0,6 à 0,7	0,25 à 0,42	0,36 à 0,9	1,7 à 1,4	3,08
P^2O^5....	3,4 à 5	0,85 à 1,4	196 à 247	5,02 à 4,27	0,69 à 0,65	0,71 à 2,2	0,18
SO^3.....	2,2	0,14	0,20	0,09 à 0,092	»	»	0,09
SiO^2.....	»	»	»	0,027 à 0,018	»	»	»
K^2O.....	3 à 3,9	0,71 à 2,12	»	2,52 à 3,47	1,6 à 1,4	0,15 à 0,20	0,16
Na^2O....	0,4 à 0,7	0,75 à 1,3	»	1,45 à 1,13	0,24 à 0,65	1,66 à 1,9	3,07
CaO.....	0,9 à 0,18	0,03	270 à 500	0,36 à 0,03	0,19 à 0,25	0,06 à 0,08	0,15
MgO.....	0,4	0,065 à 0,75	4 à 6	0,02 à 0,007	0,07	0,02 à 0,05	
Fe^2O^3...	0,03 à 0,02	0,04 à 0,12	»	0,27 à 0,17	0,77	0,006	»
CO^2.....	»	0,21 à 0,33	3,2 à 4,5	»	»	»	0,50

Ces éléments minéraux existent dans nos tissus, en partie sous les formes mêmes sous lesquelles ils s'éliminent par les urines, les fèces, la desquamation épidermique, etc., en partie, et surtout, à l'état de combinaisons organiques complexes, comme le soufre dans les albuminoïdes, le phosphore dans les nucléines, les lécithines et l'acide tétraméthylènephosphorique, etc., ou comme le magnésium l'est dans la substance nerveuse et dans la chlorophylle, le fer dans l'hémoglobine du sang et dans l'hématogène de l'œuf.

Indispensables au fonctionnement, ces éléments minéraux sont donc nécessaires à la vie de la cellule, et l'alimentation doit pouvoir nous les fournir à l'état assimilable et en quantités suffisantes, au même titre qu'elle nous fournit les principes organiques, albuminoïdes, gras ou amylacés.

J. Forster a d'ailleurs établi que les souris, les pigeons, les chiens, nourris avec de la viande en excès mais épuisée de ses sels par l'eau chaude, ajoutât-on à cette viande, ensemble ou séparément, l'amidon, le sucre, les graisses nécessaires, ne vivent pas au delà de vingt à trente jours. Privés de matières minérales, ces animaux se comportent à peu près comme s'ils étaient soumis à l'abstinence absolue d'aliments.

Nous éliminons en 24 heures par les urines, les sueurs et les fèces les quantités suivantes de matières minérales :

	URINES DES 24 HEURES	MATIÈRES FÉCALES DES 24 HEURES [1]	SUEUR DES 24 HEURES	MOYENNE PAR JOUR
	grammes	grammes	grammes	
Eau............................	1 300 à 1 350	100 à 119	600 à 750	
Matières salines totales........	17,3 à 21	4,35 à 6	1,3 à 2,0	25^{gr},9
Ces matières salines comprennent :				
Chlore.........................	4,9 à 7,2	0,015 à 0,035	1,12	7 ,4
Anhydride phosphorique (P^2O^3).	1,6 à 3	0,76 à 0,82	Traces	3 ,05
— sulfurique (SO^3).....	1,8 à 2,8	0,060 à 0,17	0,005	3 ,00
— silicique (SiO^2)......	0,003 à 0,004	0,17 à 0,35	»	0 ,26
— carbonique (CO^2)....	»	0,05	»	»
Oxyde de potassium (K^2O).....	1,6 à 3,1	0,75 à 0,30	0,178	2 ,88
— de sodium (Na^2O).......	4,16 à 5,9	0,25 à 0,35	0,80	5 ,60
— de calcium (CaO)	0,25 à 0,36	0,65 à 0,70	Traces	0 ,85
— de magnésium (MgO) ...	0,56 »	»	Traces	0 ,56
Peroxyde de fer (Fe^2O^3)........	0,004 à 0,013 [2]	0,023 à 0,040 [3]	»	0 ,004
Poids moyen de matière minérale solide en 24 heures..........	19 gr. 6	4 gr. 3	2 gr. 0	

De ces principes les uns sont éliminés tels qu'ils préexistaient dans les plasmas et les tissus ; les autres, comme SO^3, P^2O^5,

1. D'après Bischoff et Voit, et pour les fèces de chiens ; mais les quantités de matières et d'eau ici calculées sont celles des fèces humaines d'après Wehsarg.
2. D'après Magnier de la Source.
3. D'après Lapicque (*C. R. Soc. Biolog.*, 3 avril 1897).

MgO, Fe²O³, et peut-être SiO², proviennent soit des dédoublements hydrolytiques des principes constitutifs, soit de l'oxydation du soufre, du phosphore, du silicium, du magnésium, du fer, etc., intimement unis à certains principes organiques. D'autres sont excrétés sous des formes complexes mal déterminées, par la chute des cheveux, de l'épiderme, avec les matières extractives des urines, etc.

C'est ainsi que, soit à l'état de sels minéraux proprement dits, soit sous formé de composés mixtes, nous perdons chaque jour de 24 à 28 gr. (26 gr. en moyenne) de substances minérales, composées pour moitié environ de chlorure de sodium, le reste étant représenté surtout par du phosphate et du sulfate de potasse, et par les sels correspondants de soude, de chaux et de magnésie en bien moindre proportion. Chaque jour 1 gr. 2 à 1 gr. 5 de soufre et 1 gr. 1 en moyenne de phosphore sont ainsi rejetés à l'état de sels minéraux. Il faut y ajouter quelques milligrammes de fer et de silice, et des centièmes ou millièmes de milligramme d'arsenic, de cuivre, de manganèse, d'iode, de brome, de bore, etc. Ces derniers éléments sont éliminés grâce surtout à la desquamation épithéliale ou par les poils et les cheveux.

Notre ration alimentaire journalière doit donc être suffisante et assez variée pour nous apporter l'ensemble complexe de ces aliments minéraux et sous des formes assimilables.

Il est évident qu'à l'état normal, elle nous les fournit, au moins pour la majeure partie, puisque la statistique précédente est fondée sur l'observation des excrétions de l'adulte en santé tel qu'il se nourrit moyennement. De sorte que pour établir l'importance de la désassimilation minérale nous n'avons constaté, en définitive, que ce qui se passe dans le cas de l'alimentation ordinaire qui pourrait peut-être beaucoup varier. Mais nous savons aujourd'hui que la potasse et les phosphates font partie intégrante et nécessaire de toutes les cellules végétales ou animales; le chlorure de sodium, de tous les plasmas; le fer, des globules du sang; l'iode, de la glande thyroïde; l'arsenic, des tissus ectodermiques; le brome, de la peau et des cheveux, etc. Ces éléments sont spécifiques, localisés, et par conséquent indispensables. De là, encore à ce point de vue, la nécessité et le rôle de la variété des aliments. Elle explique l'instinct qui nous fait recourir à de multiples sources alimentaires pouvant nous apporter chacune quelques-uns de ces éléments qui, tels que le magnésium, le manganèse, le fer, l'arsenic, l'iode, le brome, le silicium, etc., sont loin de se trouver partout répandus et sous des formes acceptables.

Nous nous étendrons plus loin, dans un chapitre spécialement consacré à cet important sujet, sur la composition, l'origine et le fonctionnement des principes minéraux de l'économie; mais il semble d'ores et déjà instructif d'établir quelle est la quantité de matières salines ordinaire que nous apporte l'alimentation moyenne, telle que nous l'avons constatée pour Paris en particulier (p. 14). Le tableau suivant donne les résultats du calcul que j'ai fait à ce sujet :

Matières minérales de la ration alimentaire moyenne.

Nature des aliments.	Poids par jour.	Matières minérales correspondantes.
Pain et pâtes	420^{gr}	3^{gr},10
Viandes	216	2 ,48
Lait	213	1 ,33
Œufs	24	0 ,22
Fruits frais	70	0 ,55
Légumes frais	250	2 ,70
Légumes secs	40	1 ,10
Pommes de terre	100	1 ,00
Fromage	8,1	0 ,22
Sucre	40	0 ,25
Beurre	28	0 ,02
Vin (calculé à 10° centésimaux)	557	1 ,54
Eau de boisson	1 litre	0 ,30

Par jour :   14^{gr},81

A ces 14 gr. 81 de matières minérales apportées par les aliments avec la ration quotidienne et l'eau potable, il faut ajouter 8 à 10 gr. de sel marin que nous mélangeons journellement et directement à nos mets, ce qui fait un poids total de 24 gr. de matières salines. Nous en excrétons en moyenne 25 gr. 9 par les urines, les sueurs, l'épiderme, etc., ainsi qu'on l'a vu. La petite différence est due soit à ce qu'une partie du soufre et du phosphore organiques est perdue à l'incinération, soit à une légère erreur d'appréciation.

On remarquera dans la ration moyenne l'apport énorme de matières minérales d'origine végétale. Sur les 14 gr. 3 de sels et substances salifiables introduits par les aliments (en dehors du sel marin ajouté), les végétaux nous en fournissent 10,24, soit les 69 centièmes. Étant donné la quantité notable de phosphore et de soufre organiques qui nous vient de cette origine, et le rôle des bases alcalines et terreuses que nous fournissent aussi les plantes sous forme de sels à acides combustibles, sels d'où les tissus et les plasmas tirent surtout leur alcalinité comme nous l'établirons, on voit le rôle important que jouent à ce point de vue dans l'alimentation les matières végétales.

Les plantes nous apportent surtout la potasse, la magnésie et le phosphore, fort peu de chlore et de sodium, enfin une quantité de chaux qui égale à peine la dixième partie du poids des bases alcalines.

Nous reviendrons avec détail sur le rôle que joue dans l'économie animale chacun de ces éléments minéraux. Il suffit d'avoir pour le moment montré dans quelle proportion ils entrent dans la statistique alimentaire générale.

Principes alimentaires accessoires. — Substances
douteuses ou nuisibles.

Comme principes alimentaires fondamentaux, nous trouvons, avons-nous dit, dans nos aliments, comme dans nos tissus, des matières albuminoïdes phosphorées et non phosphorées, des graisses, des hydrates de carbone et congénères, de l'eau et des sels dont on vient de parler. Mais il ne faudrait pas penser que tous les corps albuminoïdes, tous les principes gras, tous les sucres et autres hydrates de carbone soient aptes à nous alimenter. Est alimentaire tout ce qui, pénétrant dans le tube digestif, peut être transformé en principes constitutifs identiques à ceux de nos tissus, ou tout ce qui est propre, après avoir pénétré dans le sang, à nous fournir de l'énergie disponible.

Beaucoup de substances albumineuses ne possèdent pas ces aptitudes, ou ne les possèdent que très relativement et seulement vis-à-vis de certains tissus bien spécialisés. Ainsi l'osséine de l'os, le chondromucoïde du cartilage, l'élastine, etc., principes digestibles et solubifiables en partie dans l'intestin, paraissent très faiblement aptes à nourrir les protoplasmas vivants, au moins chez l'homme. C'est que ces substances existant presque exclusivement dans des tissus particularisés, tissus osseux, cartilagineux, conjonctif, fibres élastiques, etc., tissus dont la nutrition est d'ailleurs assez lente, ne sont pas transformables dans l'économie en albumines ordinaires (sérine, musculine, fibrine, etc.), ou ne le sont pas sans perte ni grande difficulté. Une certaine quantité de gélatine peut bien être absorbée, utilisée même; mais la majeure partie de cette substance, *si on la consomme en abondance*, est finalement détruite et ne sert, à la façon de la graisse ou des matières amylacées, qu'à protéger les albuminoïdes des tissus ordinaires, de la chair musculaire, du sang, etc., albuminoïdes qu'elle ne paraît pas apte à reproduire sensiblement. La gélatine peut empêcher la perte en graisse; elle permet de faire fonctionner l'animal avec une ration moindre de substances albumineuses, mais elle ne saurait entièrement remplacer celles-ci, même si on la donne en surabondance. Cependant tant qu'elle ne dépasse pas le 6e ou le 5e des albuminoïdes ingérés, on peut considérer la gélatine comme presque équivalente à l'albumine, du moins pour les jeunes animaux, ainsi que je l'ai établi.

D'autres albuminoïdes, tels que la mucine, la conjonctine, la kératine, la chitine, l'élastine, etc., ne paraissent pas assimilables par l'homme. Ceci montre bien qu'il ne suffit pas qu'une substance, même *digestible* ou *solubilisable* dans l'intestin, comme l'élastine, puisse faire partie de nos tissus pour qu'elle soit nutritive.

Les nucléoprotéides, qui forment surtout le noyau des cellules, et les cycloprotéides des protoplasmas, sont-elles assimilables? Elles s'hydrolysent au contact des sucs pancréatique et intestinal, et l'on retrouve une partie de leur acide phosphorique dans les urines [1]. Il semble donc qu'elles peuvent contribuer à la formation des corps albuminoïdes phosphorés de l'économie. Mais la preuve n'en est pas encore complètement faite. J'en dirai autant des lécithines et des jecorines; cependant, leur présence dans le jaune d'œuf et dans les graisses paraît bien indiquer qu'elles jouent un rôle alimentaire, au moins pour les jeunes tissus en voie de formation.

---

1. Gumlich, *Zeitsch. f. Physiolog.*, Bd. XVIII, p. 508; — Popoff, *ibid.*, p. 533.

Les produits azotés de dédoublements des albuminoïdes animaux et végétaux, tels que les amides complexes, l'asparagine, les lécithines, les bases puriques, les matières extractives du bouillon, etc., paraissent, les unes indifférentes, les autres actives ; ces dernières, non plus à la façon des aliments ordinaires, mais comme de véritables excitateurs nerveux. Nous y reviendrons à propos des aliments nervins et des condiments.

Quelques matières de dédoublement, azotées ou non azotées, produites par certaines cellules, sont transportées par le sang et réagissent comme des ferments activants, ou comme des modificateurs des substances assimilables. D'autres, issues du dédoublement de corps bien plus complexes, ou d'une sorte de désassimilation de quelques tissus, vont servir à l'accomplissement de fonctions diverses : tel est le cas du glycogène et du glycose formés particulièrement dans le foie par dédoublement de ses matériaux spécifiques, et qui, versés dans le sang, vont servir à la contraction musculaire et à l'entretien de la chaleur animale. Les graisses produites dans les cellules ont à peu près la même origine et le même sort.

En général, les matériaux d'excrétions, non seulement ne sont pas alimentaires, quelle que soit d'ailleurs leur composition, mais ils entravent les fonctions dès qu'ils s'accumulent dans les tissus : tels sont l'urée, les corps puriques (acide urique, allantoïne, sarcine, guanine, carnine, etc.), les leucomaïnes (choline, névrine, protamines, etc.); les acides aminés (glycocolle, leucine, taurine), l'indol, l'indogène, etc.

Parmi les substances organiques non azotées, les hydrates de carbone sont loin de pouvoir tous servir à l'alimentation humaine. Le ligneux que mange l'insecte xylophage, la cellulose qui nourrit l'herbivore, la laine que dévore la larve de l'insecte, etc., ne nous conviennent pas, ou du moins, en ce qui touche la cellulose, par exemple, ne s'assimilent que très imparfaitement, et seulement certaines variétés. Kniriem a observé sur lui-même que l'homme n'absorbe, en moyenne, que 25 p. 100 des tissus cellulosiques de nouvelle formation (salade, légumes frais). Les mucilages, les gommes, ne semblent pas aptes, ou ne sont que très difficilement et partiellement propres à être utilisés. Il en est généralement ainsi de tous les sucres et hydrates de carbone, aldéhydiques ou acétoniques, aussi bien que des

alcools correspondants, qui ont par molécule un nombre d'atomes de carbone qui n'est pas un multiple de 3 : tétroses ou érythroses $C^4H^8O^4$, pentoses $C^5H^{10}O^5$, heptoses $C^7H^{14}O^7$, etc. (*E. Fischer*).

Les corps dits *aromatiques* ou *cycliques* sont généralement inassimilables; mais certains peuvent jouer un rôle d'excitateurs ou, tout au contraire, d'inhibiteurs des fonctions vitales. Tels sont les alcools aromatiques, les alcaloïdes naturels, les matières colorantes, végétales ou animales, les hydrocarbures, les phénols, les essences proprement dites, etc.

Quant à l'alcool ordinaire, à l'alcool du vin et de la bière, nous verrons plus loin qu'il peut fournir à l'économie presque toute l'énergie chimique qu'il contient à l'état latent, et que, par conséquent, il doit être considéré comme propre à alimenter, quoique ce soit là un aliment d'un ordre spécial, à la fois producteur d'énergie et excitateur nerveux.

Végétales ou animales, les graisses formées par le mélange de divers éthers de la glycérine (butyrine, margarine, stéarine, oléine, etc.) sont toutes alimentaires. Il n'en est pas de même de divers corps, d'aspect gras, mais qui n'ont pas la glycérine pour base : tels sont les éthers du spermaceti, ceux de l'alcool cétylique de la cire de Chine, de l'alcool mélissique de la cire d'abeille, etc. Quoique combustibles et gras, ces corps et leurs dérivés ne sont pas assimilables.

A plus forte raison sont inassimilables les hydrocarbures proprement dits (oléfines, vaselines, etc.). Tous ces corps ne sauraient subir l'assimilation et se couler dans les formes du moule animal.

Nous verrons au contraire que les sels des acides gras et congénères (acétates, butyrates, stéarates, oléates,... de potasse, de soude, de chaux, etc.), les citrates, malates, tartrates alcalins, etc., et les acides gras eux-mêmes, autant de substances que nous fournissent assez abondamment les légumes, les fruits et quelques produits animaux, etc., sont de véritables aliments. Ils s'oxydent, en effet, dans l'économie en nous fournissant de l'énergie calorifique, tandis que de leur combustion dérivent de l'acide carbonique, de l'eau et des carbonates ou bicarbonates solubles qui vont alcaliniser les humeurs et assurer ainsi les oxydations et le fonctionnement général.

V

DIGESTIBILITÉ ET COEFFICIENT D'UTILISATION DES ALIMENTS

ASSIMILATION DES DIVERS PRINCIPES NUTRITIFS

Dans les précédents chapitres nous avons établi par la statistique à la fois et par le calcul, les proportions et la nature des principaux matériaux organiques et minéraux que l'alimentation journalière fournit à l'homme au repos. Mais pour connaître les quantités efficaces qui arrivent réellement jusqu'à nos organes, soit comme substances assimilables et plastiques, soit comme sources utilisables d'énergie, il faut déterminer pour chaque principe la quantité centésimale qui franchit les parois intestinales pour être déversée dans le torrent circulatoire et arriver aux organes.

DIGESTIBILITÉ DES PRINCIPES ALIMENTAIRES

En parcourant le tube digestif, les matières alimentaires subissent l'action des ferments salivaires, stomacaux, intestinaux, et sont transformées, mais en partie seulement, en substances nouvelles aptes à être résorbées par les parois de l'intestin et à pénétrer dans les lymphatiques et le sang. Ces substances sont dès lors, non pas encore *assimilées*, mais *digérées* ; et l'on peut, pour chaque aliment, ou principe alimentaire, mesurer cette digestibilité par l'inverse du temps qui est nécessaire pour le transformer en matériaux aptes à franchir les parois de l'intestin.

La digestibilité est surtout intéressante à comparer entre principes de même espèce : amidons de nature et d'origines différentes ; dextrines et sucres spéciaux ; graisses diverses, huiles animales et végétales ; principes albumineux originaires des divers organes ; aliments empruntés aux animaux ou aux plantes et pouvant avoir subi certaines préparations, telles que viande crue, bouillie, rôtie, fumée, etc., par exemple.

Il faut distinguer la digestibilité stomacale de la digestibilité intestinale, les ferments de l'estomac et de l'intestin agissant différemment sur chaque principe alimentaire, et ce qui se passe dans le premier de ces organes ne pouvant en rien servir de mesure à ce qui se produit dans le second. Aussi ne parlerai-je ici que pour mémoire des idées de Leube sur la digestibilité : examinant d'heure en heure, grâce à la pompe gastrique, le contenu de l'estomac, Leube classait les aliments d'après la rapidité suivant laquelle chacun d'eux passait de l'estomac dans l'intestin. Le bouillon, les œufs à la coque, les biscuits formaient le groupe le plus digestible. Les œufs en neige, les viandes de poulet et de pigeon cuites à l'étuvée, la cervelle, le ris de veau, les potages au tapioca, à la semoule, constituaient le second groupe. La viande de bœuf crue râpée, le jambon haché, le bifteck légèrement grillé, la purée de pommes de terre, le pain rassis, le café au lait, etc., le troisième. Le poulet, le pigeon, le perdreau rôti, le rosbif froid, le veau rôti, les œufs brouillés ou en omelettes, le poisson bouilli, le riz cuit à l'eau, le macaroni, les épinards, les pommes cuites, les vins blancs ou rouges étendus d'eau, composaient le quatrième groupe. Tout ceci nous paraît bien arbitraire. Qui ne sait que les divers aliments sont plus ou moins digestibles suivant chaque estomac ; qu'il en est qui digèrent le lait plus difficilement que la viande ; que la viande crue est généralement beaucoup mieux supportée (pourvu qu'on l'avale sans dégoût et sans la mâcher) que la viande bouillie, le poulet et surtout le pigeon ; que le poisson bouilli est bien souvent digéré par les convalescents qui ne peuvent supporter ni le bifteck, ni les œufs, ni le macaroni ? J'ai connu une dame qui, prise de vomissements incoercibles pendant sa grossesse, et ayant été délivrée avant terme, ne put rien digérer, après une diète forcée qui durait depuis trois semaines, que des fraises et des écrevisses, le tout, il est vrai, en faible quantité. J'ai vu, durant le siège de Paris, un jeune homme pris de vomissements en pleine et facile digestion de pâté de viande de cheval, parce qu'un mauvais plaisant lui affirma tout à coup qu'il venait de se nourrir de rat d'égout. La digestibilité des aliments, on le sait depuis longtemps, mais surtout depuis les expériences de Pawlow, est grandement influencée par les réflexes stomacaux, les habitudes, et même, comme on vient de le dire, par les états psychiques qui accompagnent leur digestion.

Ainsi s'expliquent les différences créées par l'atavisme et par l'éducation. Mais les idiosyncrasies mises de côté, je pense que chez l'homme en santé, les estomacs moyens sont à peu près les mêmes en chaque pays; et qu'un Marseillais, un Parisien ou un Flamand, s'ils eussent été chacun dépaysés ou habitués dès l'enfance, auraient pu être aisément amenés à digérer les mets du pays où on les eût transplantés. Cependant, donnez à un Marseillais la bouillie au beurre ou le potage à la bière, à un Flamand la soupe à l'ail, à un Parisien l'aïoli de Marseille ou le poisson séché à la vergue des pêcheurs de Dunkerque, et vous provoquerez chez les uns et les autres le dégoût ou l'indigestion.

Les souvenirs et les idées qui escortent tels ou tels aliments influent tellement sur leur réceptivité par l'estomac et sur leur digestibilité que ces états psychiques peuvent même arriver à changer entièrement, et pour longtemps, les aptitudes digestives de l'individu. J'ai été témoin des faits suivants : Un jeune enfant de sept ans ayant été forcé de manger, dans un moment où il était mal disposé, de la salade qu'il aimait cependant, en eut une indigestion; durant plus de dix années, il resta dans l'impossibilité de digérer cet aliment qu'il mangeait fort bien auparavant. Une petite fille ayant à l'âge de cinq ans reçu de l'ipéca dans du café, prit un tel dégoût de ce dernier que son odeur seule provoquait chez elle des nausées et qu'elle ne put se résoudre à absorber désormais la moindre quantité d'une boisson qu'elle aimait avant cet événement.

Ces réserves faites, et en ne nous occupant que de l'état de choses le plus habituel, il est nécessaire que le médecin soit renseigné sur le temps moyen que, dans les circonstances ordinaires, exige la digestion stomacale de telle ou telle matière alimentaire, l'estomac ne devant recevoir, en règle générale, de nouveaux aliments qu'après s'être débarrassé de ceux du repas précédent. A cet égard les observations suivantes, dues à Penzoldt, présentent un intérêt pratique :

Temps moyen nécessaire à l'estomac pour renvoyer à l'intestin les diverses matières alimentaires qu'il digère.

A. *Eaux et boissons alimentaires.*

	Quantités en grammes.	Temps en heures.
Eau pure ou gazeuse..	100 à 200	1 à 2
— — ..	300 à 500	2 à 3
Infusion de thé faible.	200	1 à 2
Café..............	200	1 à 2
Café à la crème......	200	2 à 3
Cacao pur...........	200	1 à 2
Cacao au lait.......	200	1 à 2
Bière..............	200	1 à 2
—	300 à 500	2 à 3
Vin léger...........	200cc	1 à 2
— ordinaire........	200cc	2 à 3
— Malaga..........	200cc	2 à 3
Bouillon de viande...	200cc	1 à 2

B. *Viande de mammifères ou d'oiseaux.*

	grammes.	heures.
Bifteck cuit, chaud ou froid..............	100	3 à 4
Rôti de bœuf.........	250	4 à 5
Filet de bœuf rôti...	100	3 à 4
Viande de bœuf crue, maigre............	250	3 à 4
La même bouillie.....	250	3 à 4
Jambon cru..........	160	3 à 4
Jambon cuit.........	160	3 à 4
Rôti de veau, chaud ou froid, maigre...	100	3 à 4
Viande fumée........	100	4 à 5
Langue de bœuf fumée.	250	4 à 5
Saucisson de bœuf cru.	100	2 à 3
Lièvre rôti..........	250	4 à 5
Oie rôtie moyennement grasse	250	4 à 5
Canard rôti..........	250	4 à 5
Perdreau rôti........	230	3 à 4
Pigeon bouilli........	230	3 à 4
Pigeon rôti..........	195	3 à 4
Poulet bouilli ou rôti.	250	3 à 4

C. *Autres mets originaires des animaux.*

Ris de veau..........	250	2 à 3
Pied de veau bouilli..	250	3 à 4
Cervelle de veau.....	250	2 à 3
Lait bouilli..........	100 à 200	1 à 2
—	300 à 500	2 à 3
Œufs à la coque.....	100	1 à 2
Œufs durs ou en omelette..............	100	2 à 3
Bouillon de viande..	200	1 à 2

D. *Poissons et mets analogues.*

	Quantités en grammes.	Temps en heures.
Carpe bouillie........	200	2 à 3
Brochet bouilli.......	200	2 à 3
Aiglefin bouilli.......	200	2 à 3
Morue fraîche bouillie.	200	2 à 3
Lamproie au vinaigre.	200	3 à 4
Saumon du Rhin bouilli	200	3 à 4
Harengs salés ou fumés................	200	4 à 5
Caviar salé...........	72	3 à 4
Huîtres crues........	72	2 à 3

E. *Légumes cuits.*

Pommes de terre étuvées mangées au sel.	150	2 à 3
Pommes de terre en purée	150	2 à 3
Pommes de terre avec légumes...........	150	3 à 4
Choux-fleurs bouillis.	150	2 à 3
Choux-fleurs cuits en salade..............	150	2 à 3
Asperges cuites......	150	2 à 3
Riz cuit à l'*eau*......	150	3 à 4
Chou-rave cuit.......	150	3 à 4
Carottes bouillies....	150	3 à 4
Épinards bouillis.....	150	3 à 4
Haricots verts........	150	4 à 5
Pois en purée........	200	4 à 5
Lentilles en purée...	150	4 à 5
Pois verts cuits à l'eau.	150	4 à 5

F. *Légumes crus.*

Salade de concombre.	150	3 à 4
Radis crus...........	150	3 à 4

G. *Pains et biscuits.*

Pain blanc, frais ou rassis, sec ou avec thé	70	2 à 3
Le même, *id.*, *id*.....	150	3 à 4
Pain de seigle........	150	3 à 4
Biscuits Albert.......	50	2 à 3
— —	150	3 à 4

H. *Fruits.*

Pommes	150	3 à 4
Cerises crues........	150	2 à 3
Compote de cerises...	150	2 à 3
Cacao (tasse de)......	200cc	1 à 2

Toutes réserves faites, nous voyons que les aliments qui passent le plus rapidement de l'estomac dans l'intestin sont les boissons alimentaires (café au lait, chocolat léger, vin, bouillon de viande et de légumes, etc.); viennent ensuite le lait bouilli ou non, les œufs à la coque, les fruits cuits, les biscuits, les cervelles et ris de veau, le poisson bouilli. Se placent à la suite, le riz, les légumes herbacés et, presque au même rang, la viande crue ou cuite et la volaille. Les viandes grasses, le gibier, le poisson salé, et quelques légumes de digestion difficile, enfin les poissons très gras sont les aliments les moins faciles à digérer. C'est bien là ce que l'observation ordinaire nous avait appris en effet.

Les formes sous lesquelles on présente les aliments influent grandement sur l'appétence et la digestibilité des divers mets. C'est le rôle des préparations culinaires, des épices, des liqueurs fermentées. Nous y reviendrons. En général, la forme qui permet la digestion la plus rapide est celle qui, pour un même aliment, le présente dans l'état le plus divisé possible. Les émulsions, le lait, le cacao cuit, etc., sont dans ce cas. La façon même dont une substance alimentaire est déglutie peut influer grandement sur sa digestibilité. Donnez à un sujet, du reste habitué à la viande crue, cette matière alimentaire sous forme de pulpe à prendre à la cuiller, au début du repas, vous provoquerez rapidement chez lui la satiété et l'inappétence pour les aliments qui suivront. Faites-lui au contraire manger d'abord ces mêmes aliments, et donnez seulement, à la fin du repas, cette même quantité de viande crue et pulpée, en grosses boules de 20 à 30 gr. chacune, en veillant à ce *qu'elle soit déglutie sans mâcher*, et vous ne provoquerez, dans ce second cas, ni dégoût ni satiété. Le sujet parviendra à digérer parfaitement ainsi ce qui, pris autrement ou en sens inverse, aurait provoqué des réflexes fâcheux et longtemps chargé l'estomac.

Pour avoir quitté cet organe et pénétré dans l'intestin, les aliments ne sont pas pour cela digérés; mais la digestion intestinale échappant à l'observation directe, on s'est déterminé à mesurer la digestibilité de chaque aliment par l'inverse du temps nécessaire à sa digestion stomacale. On admet qu'elle dure de 4 à 6 h. pour l'ensemble d'un repas normal et qu'un intervalle de 6 à 7 h. suffit entre deux repas. Encore ce temps varie-t-il beaucoup : il se raccourcit singulièrement dans les climats froids, avec l'exercice ou le travail physique, chez l'homme aux différents âges, et surtout chez l'enfant qui digère bien plus rapidement.

Coefficients d'utilisation intestinale des aliments. — Il importe de déterminer, pour chaque aliment et chaque régime, le *quantum* qui, dans les conditions ordinaires, est utilisé et résorbé dans l'intestin, et la proportion qui reste indigérée puis rejetée au dehors. D'après les expériences de Rübner, on admet que 5,5 p. 100 des matières organiques d'une alimentation mixte moyenne sont excrétées comme fèces [1]. Pour une alimentation normale composée de 107 gr. d'albuminoïdes, 64 gr. de graisses et 321 gr. d'hydrates de carbone réels [2], ce coefficient, pour le poids total de 492 gr. de matières alimentaires calculées sèches, donnerait 27 gr. de résidu fécal organique. Or nous rejetons chaque jour, d'après Wehsarg, 140 gr., en moyenne, d'excréments. Ce poids répond à 35 gr. de résidu sec, contenant 5 gr. 3 de sels insolubles divers, ce qui porte le résidu organique des fèces à 28 gr. 7. Encore entre-t-il dans ce résidu une certaine proportion de cellulose et autres matières organiques indigestibles. Il semble donc bien que le coefficient d'inutilisation de Rübner (5,5 p. 100) soit un peu élevé ; il ne doit pas sensiblement dépasser 5 p. 100 pour une bonne alimentation et une digestion normale. Nous allons voir qu'Atwater est en effet arrivé à 4,5 0/0 dans le cas de l'alimentation normale [3].

Ce coefficient, variable suivant l'alimentation, étant établi pour une ration bien déterminée, pour établir le tant pour cent d'utilisation de chaque sorte de principe alimentaire, Rübner réduit cette ration dans une proportion connue et rem-

1. Entre deux séries d'aliments à examiner, Rübner, pour bien séparer les matières fécales correspondant à chaque série, donnait plusieurs jours de suite du lait qui décolore ces matières et permet ainsi de reconnaître et séparer les excréments répondant aux divers essais consécutifs. Il vaut encore mieux, comme faisait Cramer, faire prendre au patient un peu de noir de fumée ou de noir animal, qui sépare visiblement chaque série excrémentitielle.

2. Il faut distraire, en effet, du poids calculé, 407 gr. 5, celui correspondant à l'alcool des boissons fermentées, poids que nous avons ajouté sous forme de glycose, soit 86 gr. 5. Il reste donc 321 gr. d'hydrates de carbone réels.

3. L'homme en inanition excrète encore près de 2 gr. à 2 gr. 5 par jour, *calculés à l'état sec*, de fèces contenant de 0,1 à 0,3 d'azote. Il en résulte que, le calcul relatif à la nourriture utilisée déduisant cet azote ainsi sécrété à l'état de mucosités intestinales, donne des nombres trop bas.

place ce déficit par les aliments dont il veut déterminer le coefficient d'absorption. En défalquant du poids des excréments la fraction qui revient à la proportion conservée de la ration primitive, on a, par différence, le poids d'excréments provenant de l'addition de l'aliment dont on veut étudier la digestibilité, et par conséquent le poids centésimal qui en a été absorbé. Quant à l'utilisation de chacun des principes albuminoïdes, gras ou amylacés, composant l'aliment à l'étude, elle résulte : 1° du dosage de l'azote excrémentitiel, qui permet de calculer proportionnellement les albuminoïdes résiduaires et par différence la proportion qui en a été résorbée dans l'intestin; et 2° de celui des graisses ou des hydrates de carbone dont se sont enrichis les fèces sous l'influence de la modification introduite dans la ration normale. Tout ce qui ne se retrouve pas dans les matières excrémentitielles a été utilisé. On reviendra sur cette technique à la fin de l'Ouvrage.

En procédant ainsi, Rübner, Prausnitz, E. Meyer, Woroschiloff, Ranke, von Noorden, Züntz et Magnus Levy, Uffelmann, Atwater, etc., sont arrivés aux résultats que je résume dans les tableaux suivants [1] :

1. Voir, au sujet de ces recherches, Rübner, *Zeitsch. f. Biolog.*, Bd. XV, p. 115, t. XVI, p. 119. — Ranke, *Die Ernährung des Menschen* (1877), p. 31. — Prausnitz, *Zeitsch. f. Biolog.*, Bd. XXV, p. 533; Bd. XXVI, p. 231; Bd. XXX, p. 354. — Züntz et Magnus Levy, *Pflüger's Arch.*, Bd. XLIX, p. 438; Bd. LIII, p. 544. — Uffelmann, *Pflüger's Arch.*, Bd. XXIX, p. 339, etc. — Atwater, *Nutrition investigations*, Annual Report, Bd. S., 30 june 1901, p. 470.

Tableau de l'utilisation intestinale des principes alimentaires suivant les régimes. (*Expériences antérieures à celles d'Atwater.*)

A. Aliments simples (Rübner).

	Poids des substances alimentaires à l'état frais.	Poids des substances alimentaires à l'état sec.	Poids des matières fécales à l'état frais.	Poids des matières fécales à l'état sec.	Pour 100 de la substance sèche rejeté par les fèces.	PROPORTION UTILISÉE POUR 100 PARTIES				
						de matière sèche	d'albumines.	de graisses.	d'hydrates de carbone.	de sels.
	gr.	gr.	gr.	gr.	gr.					
Pain blanc..........	1237	779	109	28,9	3,7	96,3	79	»	99	93
Pain de seigle........	1360	773	815	115,8	15,0	85,0	68 à 78	»	89	64
Macaroni...........	695	626	98	27,0	4,3	95,7	83	94	99	76
Riz..............	638	660	195	27,2	4,1	95,9	80	93	99	85
Lait..............	2438	315	96	24,8	8,8	92,2	89 à 99	96 à 97	100	63
OEufs entiers........	948	247	64	13,0	5,2	94,8	97	95	»	82
Viande cuite........	1172	307	53	17,2	5,6	94,2	97	95	»	82
Pommes de terre.....	3078	819	645	93,8	9,4	90,6	78	»	93	»
Pommes de terre en purée (avec beurre).	»	»	»	»	»	95,0	80	»	96 / »	»
Choux frisés bouillis.	3831	494	1 670	73,8	14,9	85,1	»	»	»	»
Carottes.............	5133	412	1 092	85,0	20,7	79,3	»	»	96	»
Petits pois en purée..	»	»	»	»	»	91,0	83	»	»	68
Graisses.............	»	545	299	46,5	8,5	91,5	»	»		»

B. Alimentation complexe.

RÉGIMES	gr.	gr.	gr.	gr.	gr.	de matière sèche	d'albumines.	de graisses.	d'hydrates de carbone.	de sels.
	»	615	131	34,0	5,5	94,5	86,6	94,4	97	85,4
Lait............... 2 291 Fromage........... 200	}	420	98	27,3	6,0	94	96	97	100	74
1 litre de lait, 300 gr. viande, 175 gr. pain blanc, 60 gr. beurre.	1 540	»	»	»	»	»	94	95	99	»
Viande, pois, biscuits, fromage, riz, beurre, bière..............	4 500	805	»	»	»	91,0	83	85	96	72
Viande, gruau, pommes de terre, pain, beurre frais, fromage.	4 330	787	»	»	»	87,0	78	77	91	59
Potage, macaroni, légumes, pommes de terre, pain blanc, viande (8 exp^ces *Manfredi*).	»	»	»	»	»	93,2	81,4	87,6	95,9	»
Pain de seigle, viande salée, lait, beurre, fromage, pommes de terre, bière (*Johansen*)..	»	»	»	»	»	92,4	90,6	94,5	94,7	71,5

RÉGIMES (suite)	Poids des substances alimentaires à l'état frais.	Poids des substances alimentaires calculées à l'état sec.	Poids des matières fécales à l'état frais.	Poids des matières fécales à l'état sec.	Pour 100 de la substance sèche rejeté par les fèces.	PROPORTION UTILISÉE POUR 100 PARTIES			
						de matière sèche utilisée.	d'albumines.	de graisses.	d'hydrates de carbone.	de sels.
Régime des étudiants italiens : pain, viande, poisson, œufs, pommes de terre, riz, pois, vin (*Serafini* et *Zagato*).	»	»	»	»	»	93,6	89,3	92,3	76,3	78,7
Pain blanc, viande hachée, œufs, beurre, sucre, bouillon, thé (*Khlopine*)	»	»	»	»	»	97,2	93,3	95,6	99	»
Végétarisme : pumpernikel ou pain de seigle avec son, fruits, beurre (*Vict* et *Constantinidi*).	»	»	»	»	»	90,0	59	70	91	»
Végétarisme : pain noir au son, pommes, dattes, gruau d'avoine, riz, sucre, noix (*Rumpf* et *Schumm*).	»	»	»	»	»	»	66,1	76,5	»	»
Alimentation mixte des Européens (*Eijkman*).	»	»	»	»	»	94,3	88,6	94,4	97	85,4

D'après les dernières recherches d'Atwater, les coefficients d'utilisation intestinale des principes alimentaires de diverses origines, sont les suivants :

Principes :	UTILISÉS POUR 100 PARTIES		
	Albuminoïdes	Graisses	Hydrates de carbone
Empruntés aux viandes, œufs et lait.	97	95	98
— aux céréales.	85	90	98
— aux légumes en grains. . .	78	90	97
— aux légumes herbacés. . .	83	90	95
— aux fruits.	85	90	90
— Amidon.	»	»	98
— Sucre	»	»	98
Moyenne pour l'alimentation animale.	97	95	98
Moyenne pour l'alimentation végétale.	85	90	97
Moyenne pour l'alimentation mixte ordinaire	**92**	**95**	**97**

Ces recherches ont montré que le pain blanc est l'aliment qui, pris exclusivement, est le mieux utilisé. Il s'absorbe dans une proportion de 96,3 p. 100. D'après Rübner, le régime mixte *pain et lait*, par parties égales, l'est dans la proportion de 93,8 ; le régime *pain et œufs*, dans celle de 95,6 p. 100 ; le régime *pain* (2 parties), *viande* (1 partie), qui forme une alimentation moyenne répondant bien aux besoins de l'économie en principes albumineux et ternaires, a donné à Rübner, comme utilisation alimentaire moyenne, le nombre de 94,4 p. 100. Le coefficient moyen de l'alimentation mixte calculé d'après les expériences d'Atwater conduit au coefficient d'utilisation de 95,5, c'est-à-dire que, pour une bonne alimentation moyenne, 4,5 p. 100 seulement de l'ensemble des produits organiques alimentaires, calculés secs restent inutilisés dans l'intestin.

Les régimes complets : *lait, viande, pain, beurre* ; ou *viande, pain, riz, fromage, beurre, bière* ; ou *viande, pommes de terre, gruau, pois, beurre, fromage*, qui répondent à peu près aux régimes habituels de l'ouvrier, donnent une utilisation totale variant de 95 p. 100 (premier cas) à 87 p. 100 (dernier cas).

On doit rappeler encore qu'en raison des sécrétions intestinales on compte comme azote inassimilé l'azote rejeté avec les mucosités de l'intestin. Les nombres précédents, ceux surtout qui se rapportent aux albuminoïdes, sont donc des minimums.

Si les éléments végétaux prédominent dans l'alimentation, l'utilisation totale diminue : 14 à 18 p. 100 de la matière alimentaire utilisable se retrouvent alors dans les fèces. Ils sont accompagnés en outre de la partie ligneuse et cellulosique, abondante dans ces cas, et presque inutilisable.

Les végétaux herbacés laissent donc de forts résidus excrémentitiels, parce que leur cellulose n'est pas, ou n'est que très difficilement digérée dans l'intestin humain ; parce qu'ils apportent aussi des substances amylacées ou mucilagineuses souvent difficiles à transformer en sucres ; enfin, parce que leurs matières protéiques elles-mêmes n'ont pas le temps de subir chez l'homme, au cours d'un trajet intestinal trop court, les transformations digestives qui précèdent leur assimilation.

Ces recherches de Rübner et celles d'Atwater démontrent donc que le quantum d'utilisation de quantités égales d'albuminoïdes, de graisses ou d'amylacés empruntés à diverses origines est loin de s'équivaloir. L'intestin les utilise chacune très différemment, et pour notre espèce en particulier, les matières d'origine animale sont toujours beaucoup mieux digérées et absorbées que celles que nous fournissent les plantes.

De tous les aliments, c'est la viande et le poisson qui nous apportent les albuminoïdes sous la forme la mieux utilisable : 97,5 à 97,3 p. 100 de ces principes traversent l'intestin et arrivent au sang. Sur 100 p. de caséine du lait, 95 seulement sont absorbées. Mais si nous empruntons les albuminoïdes au pain, sur 100 p. de gluten calculé sec, 78,9 traversent l'intestin et passent dans le chyle. Enfin, il n'en passe que 80 à 60 p. 100 si nous empruntons les protéides aux légumes proprement dits.

L'expérience journalière confirme entièrement ces recherches de laboratoire : tout le monde sait que les légumes *nourrissent bien moins que la viande*; mais on voit ici de plus, et de façon précise, qu'ils nourrissent moins bien à poids égal d'albuminoïdes; dans le rapport de 85 à 97, ou de 87,5 (*Aliments végétaux*) à 100 (*Aliments d'origine animale*). Nous reviendrons sur les applications importantes dérivant de ces observations.

ASSIMILATION DES ALIMENTS

Quand les aliments ont été digérés, transformés dans l'intestin en produits résorbables, ils n'ont pas encore acquis la faculté de nourrir. En effet, les substances protéiques des tissus diffèrent non seulement dans les diverses espèces animales, mais en chaque sorte de cellule d'un même animal, et pour nourrir chaque espèce de cellule, il faut que la matière albuminoïde apportée par la circulation subisse en chacune d'elles une dernière digestion. Il en est de même des graisses et des différents sucres : le glycose et le lévulose, provenant de la digestion intestinale du sucre de canne, arrivent l'un et l'autre aux lymphatiques, mais le lévulose disparaît ou se transforme au passage en glycose que seul on trouve dans le sang de la veine porte. Arrivé dans le foie, ce glycose lui-même est changé en glycogène, identique à celui de l'organe hépatique de l'animal et sensiblement différent, comme je l'ai établi autrefois, en chaque espèce animale. C'est seulement après avoir subi ces multiples transformations qu'on peut dire que la saccharose primitive a été assimilée.

De même la matière albuminoïde, animale ou végétale, lorsqu'elle a été changée dans l'intestin en peptones et acides amidés résorbables par les villosités intestinales, n'est pas encore apte à nourrir les protoplasmas. En traversant la membrane intestinale, tous ces produits de la digestion des corps protéiques sont encore modifiées par un dernier ferment, l'érepsine, si bien qu'en pleine digestion, dans le sang des veines mésaraïques et de la veine porte, on ne trouve plus trace des peptones de l'intestin. Mais dans le plasma sanguin on ne rencontre encore ni musculine, ni caséine, ni mucine, ni osséine, ni chondromucoïde, ni élastine, ni nucléine, ni protagon, etc.; en un mot aucun des produits spécifiques dont sont formés les divers tissus qu'alimente le sang. C'est donc que le mécanisme par lequel chaque cellule se nourrit et s'accroît ne consiste pas dans une sorte d'attraction élective, de sélection que chaque tissu exercerait sur les matériaux nutritifs pêle-mêle dissous dans le milieu hétérogène que représentent la lymphe ou le sang enrichis de sucs digestifs (p. 4 et 6). En réalité, chaque espèce de cellule, celles du muscle, du tissu nerveux, du tissu conjonctif, des diverses glandes, de l'os, du cartilage, etc., fabrique en ses protoplasmas des produits différents en puisant dans le sang des principes nutritifs *qui ne sont pas ceux dont elle est constituée, mais qu'elle peut former en les assemblant entre eux*. Chaque cellule *assimile*, c'est-à-dire transforme en substances identiques aux siennes des substances différentes apportées par le sang. Chacune produit les cytoprotéides et nucléoprotéides, les graisses différentes qui lui conviennent, suivant les régions et les tissus nourris du même sang.

On conçoit donc que l'origine des produits à assimiler influe sur la rapidité de leur adaptation définitive à chaque organe. Les principes albumineux végétaux s'assimilent plus difficilement et plus incomplètement que ceux d'origine animale, et il est, parmi les produits animaux, des matières albuminoïdes spécifiques, qui sont inassimilables, ou difficilement assimilables, celles des os, des cartilages, du tissu élastique, par exemple.

C'est ainsi que les coefficients d'utilisation alimentaire de Röhner et ceux d'Atwater montrent qu'on ne saurait, sans désavantage, remplacer, poids pour poids, les albuminoïdes d'origine animale par ceux empruntés aux végétaux. Il en est de même de la substitution de l'amidon ou des sucres aux graisses, en proportions chimiquement équivalentes. Fr. Hoffmann alimenta un homme pendant quelques jours avec 1 000 grammes de pommes de terre, 207 gr. de lentilles et 40 gr. de pain. Cette ration contenait 66 gr. d'albuminoïdes, 18 gr. de graisse et 255 gr. d'hydrates de carbone. Dans ces conditions, le sujet en expérience perdait 24 p. 100 du poids de sa ration calculée à l'état sec, et 47 p. 100 de l'azote total. A ce moment, on remplaça la ration ci-dessus par la suivante, principalement animale, et renfermant presque la même quantité d'azote et de carbone assimilables : viande, 390 gr., graisse, 126 gr., et pain, 40 gr. Le sujet ne perdit dès lors plus que 17 p. 100 de l'azote ingéré, et fournit un travail supérieur à celui qu'il développait dans le premier cas, quoique dans les deux, les quantités calculées d'énergie alimentaire fournies au sujet par 24 heures eussent été très sensiblement les mêmes.

L'adaptation des différentes substances nutritives aux besoins de l'économie commence donc dans l'intestin, se continue à travers ses parois et dans les ganglions lymphatiques du mésentère, se poursuit dans le foie et va se terminer en chaque cellule par une assimilation spécifique. Dans le tube digestif et ses annexes, il ne se fait qu'une demi-assimilation. Mais ce serait, bien à tort, qu'on regarderait la digestion intestinale de l'aliment comme une simple liquéfaction destinée seulement à lui permettre de pénétrer dans le sang. Si ce travail intestinal préliminaire n'est pas accompli, l'assimilation définitive ne peut se parfaire. De là l'impossibilité, comme nous le verrons plus loin, de nourrir les patients par injections sous-cutanées de peptones ou de savons à acides gras, etc., parce que ces substances n'ont pas subi les transformations préparatoires que leur impriment l'ensemble des ferments de l'intestin et des ganglions mésentériques. Les albumines solubles, telles que le blanc d'œuf, les peptones, la gélatine, non modifiées par digestion intra-intestinale, si l'on vient à les injecter sous la peau, passent rapidement dans les urines. Quoique solubles, ces substances restent inassimilables lorsqu'on les introduit par cette voie directe, souvent même elles sont toxiques.

VI

Lorsque, au cours d'une période donnée, un animal adulte et en santé ne varie ni d'état ni de poids, on peut admettre que l'énergie virtuelle des aliments qu'il absorbe, dans les vingt-quatre heures par exemple, est totalement employée à compenser les dépenses en chaleur, travail, etc., occasionnées dans le même temps par le jeu de ses fonctions. Il est vrai que les hydratations, combustions, dédoublements, etc., qui lui fournissent l'énergie nécessaire se produisent surtout aux dépens des matériaux déjà assimilés et emmagasinés dans ses organes, mais ces matériaux étant remplacés aussitôt par les principes que fournit continûment l'alimentation, on peut dire que dans un organisme en santé qui reste en équilibre de poids, de composition générale et d'état, toute l'énergie dépensée correspond à celle qu'ont introduite les aliments dans la période considérée.

Les besoins alimentaires seront donc, chez l'homme adulte normal, proportionnels à la dépense d'énergie dont il est le siège, et tel est le principe d'une méthode nouvelle qui va nous donner à son tour la mesure de ces besoins, méthode toute différente de celles qui reposent sur la statistique de la consommation générale des grandes agglomérations humaines, ou sur l'observation méthodique et précise de quelques cas particuliers ou sur celle du bilan nutritif.

Il est d'ailleurs nécessaire de se demander quels sont les besoins et dépenses d'énergie de l'homme qui fonctionne normalement, comment on mesure ces besoins et comment ils peuvent varier suivant le fonctionnement.

Essayons de déterminer quelle est la dépense d'énergie faite par l'être vivant.

Cette dépense, si l'animal est en santé et ne varie pas de poids et d'état, consiste en pertes de chaleur, production de travail, et phénomènes d'ordre nerveux ou psychiques.

Nous mentionnons ces derniers puisqu'ils constituent l'une des formes du fonctionnement vital, mais ils ne sauraient, en réalité, répondre à une dépense d'énergie matérielle sensible. Une impression frappe nos sens, elle parcourt le nerf spécial qui l'a reçue et qui la transmet aux cellules nerveuses où cette impression est transformée, conservée, perçue ou non par les centres psychiques. Cette impression agit donc matériellement sur les cellules nerveuses ganglionnaires ou sur les centrales, mais elle ne saurait avoir pour équivalent matériel que le travail que représente elle-même l'énergie impressionnante. Or il suffit de milliardièmes de gramme d'une matière odorante comme le musc, de la quantité de lumière à peine capable de modifier un millionième de milligramme de sels d'argent, de l'énergie inappréciable contenue dans les ondes sonores que nous envoie la parole, etc., pour mettre en jeu nos organes olfactifs, visuels ou auditifs. Les transformations subies sous l'action des agents extérieurs par les centres nerveux sont bien réelles, mais d'une grandeur inappréciable, équivalentes qu'elles sont à une quantité d'énergie presque insensible, comparable, comme grandeur, à celle qu'apporte la faible lumière qui impressionne en un millième de seconde un papier photographique très sensible. Il est vrai que l'acte nerveux ainsi provoqué peut secondairement mettre en jeu tels ou tels organes fonctionnels, exciter ou inhiber leur activité, leur circulation, la sécrétion de leurs ferments, etc., et produire ainsi des effets définitifs répondant à une dépense d'énergie supérieure à celle de la mise en train. Mais tous ces phénomènes nerveux intermédiaires, quels qu'ils puissent être, se traduisant par des *travaux intérieurs* se succédant et s'équivalant les uns les autres, *disparaissent mathématiquement* dans le calcul de la dépense définitive d'énergie, lorsque l'individu est revenu à son état matériel primitif.

Or, si après la série de ces transformations passagères, le

sujet n'a changé ni de poids, ni de constitution chimique ou physique (à la modification matérielle insensible près correspondant à l'acte physique ou chimique de l'impression), la dépense d'énergie relative au cycle d'opérations considéré se mesurera toujours par la perte de chaleur ou la production de *travail extérieur* du sujet en expérience. Les états *intermédiaires intérieurs* ne joueront, en un mot, absolument aucun rôle dans le calcul de la dépense de cette énergie.

Les actes de l'esprit qui peuvent se produire après que les modifications fonctionnelles qui les ont préparés ont disparu et avec elles l'énergie qui les a successivement déterminées, ces actes psychiques ne sauraient donc équivaloir à aucune partie de ce travail préparatoire de réception et d'enregistrement des impressions. *Après que ces phénomènes matériels se sont produits, l'aptitude à revoir ces impressions par la conscience, à les comparer avec des impressions précédentes, à juger leurs rapports d'analogie ou de causalité*, comparaison qui constitue le fait même de *la pensée*, tous ces actes, plus ou moins sensibles à notre conscience, n'équivalent à aucune dépense d'énergie parce que *sentir, comparer et vouloir n'est pas agir* et que seul l'acte matériel se traduisant par des modifications matérielles, même passagères, correspond à une quantité d'énergie équivalente.

Chez l'adulte en état de santé, les besoins alimentaires journaliers équivalent donc uniquement aux pertes extérieures de chaleur et au travail mécanique. Or, il est possible de calculer l'énergie relative à ces deux sortes de dépenses. D'après les observations directes de **M.** d'Arsonval faites avec son anémocalorimètre, à la température de 18°, un homme de 74 kilogrammes, assis et habillé, perdait, une heure après son déjeuner, 69 Cal. 6. MM. Bergonié et Ségalas, pour deux hommes de 72 kg. 750 et 70 kg., ont trouvé :

Température ambiante.	CALORIES PERDUES PAR HEURE	
	Homme de 72^k,750	Homme de 70 kg.
12°,	69^C,5	57^C,78
14°,	68 ,5	79
15°,5	56 ,5	68 ,5

En prenant la moyenne de ces chiffres et les rapportant à 15° et à 65 kilogrammes, poids moyen de l'adulte, on trouve que la dépense de chaleur chez un homme moyen, habillé, au repos, et dans un climat tempéré, s'élève à environ 64 Calories par heure ou 1 536 Calories par 24 heures. Il faut à cette perte de chaleur ajouter : 1° celle qui devient latente par la transformation en vapeur de 1 200 cc. d'eau rejetés par la perspiration, la sueur et l'évaporation pulmonaire, soit 1 kg. 050 $\times$ 582 $=$ 611 Calories[1]; 2° l'échauffement de l'air qui arrive froid et qui sort chaud des poumons, soit 80 Calories; 3° environ 53 Calories pour porter de 14° à 38° la partie des aliments que nous ingérons froids, ainsi que l'eau de boisson de notre alimentation journalière; 4° à peu près 50 Calories (en calculant l'énergie mécanique en Calories) correspondant à la dépense du travail des muscles de la respiration; 5° enfin, 150 Calories, répondant aux mouvements et petits déplacements et travaux involontaires d'un homme au repos. En additionnant tous ces nombres nous aurons la dépense totale en Calories perdues directement ou répondant aux faibles dépenses en travail de l'homme moyen au repos. C'est ce calcul que nous résumons ici :

	Calories.
Rayonnement du corps d'un homme moyen vêtu.....	1 536
Chaleur latente due à l'évaporation de 1 100ᵉʳ d'eau, environ, par la peau et les poumons.............	611
Échauffement de l'air expiré........................	80
Échauffement des aliments et de l'eau de boisson pris froids et portés à la température du corps; chaleur perdue par urines et fèces : total.................	53
Travail du cœur et de la respiration. Autres travaux intérieurs et petits travaux extérieurs pour l'entretien du fonctionnement[2]......................	150
Total de la dépense (exprimée en Calories)...	2 430 Calories

1. La quantité Q de chaleur nécessaire pour faire passer 1 kg. d'eau liquide à l'état de vapeur à la même température a été trouvée par V. Regnault de :

$$Q = (606,5 - 0,695\,t)\ \text{Calories; soit } 581^C,8 \text{ pour } t = 38°.$$

Dans le calcul de la page suivante cette quantité de chaleur doit être diminuée de celle qui a été déjà recueillie par le calorimètre quand cette vapeur s'est refroidie de 38° à la température ambiante.

2. Les travaux du cœur et des muscles respiratoires, si on les comptait séparément dépasseraient beaucoup, à eux seuls, 50 Calories; mais il faut remarquer que la majeure partie de ces travaux se transforme en frottements du sang dans les vaisseaux, des muscles respiratoires, etc., et que le travail qui est ainsi changé en chaleur est compris et compté dans les Calories rayonnées par la peau. Du reste le dernier nombre de 150 Calories relatifs aux travaux extérieurs indéterminés ou involontaires peut subir de grandes variations suivant la façon dont se comporte le sujet même au repos *relatif*.

Telle est approximativement la dépense journalière, exprimée en Calories, de l'adulte moyen vivant au repos sous nos climats tempérés.

Principes relatifs à la réalisation de l'énergie disponible des aliments. — Nos aliments nous fournissent-ils quotidiennement une quantité d'énergie disponible correspondant à cette dépense moyenne? Nous la fournissent-ils en quantité différente si l'homme vient à produire du travail mécanique? Dans ce second cas, quelle est la part de l'énergie alimentaire transformable en travail? Avant de traiter ces questions, rappelons d'abord qu'un individu en santé qui ne change pas de poids, s'il reçoit un aliment et le fait passer à l'état de déjections solides, liquides ou gazeuses après s'en être nourri, bénéficie d'une quantité constante d'énergie si les états initial, *corps et aliment*, et final, *corps et déjections*, sont les mêmes dans les divers cas considérés, *et quels qu'aient été, en chaque cas, la nature des états intermédiaires*. Qu'une certaine quantité de sucre, 10 gr. par exemple, soit brûlée au calorimètre lentement ou subitement, ou bien que, livrée à un animal quelconque, elle soit utilisée par lui pour s'en nourrir, si ce sucre est rejeté en entier par cet animal, comme au sortir du calorimètre, à l'état d'eau et d'acide carbonique, pourvu que l'être vivant reste ce qu'il était matériellement avant de s'alimenter de cette substance, ces 10 gr. de sucre en se transformant en eau et acide carbonique auront toujours dégagé une quantité de chaleur de 39 Cal. 6, identique à celle qu'on peut mesurer par sa combustion au calorimètre, et cela quels qu'aient été les états intermédiaires par lesquels l'animal et le sucre ont pu passer.

Dans le cas où, en traversant l'organisme, un aliment se transformerait en résidus incomplètement oxydés, aptes encore à se brûler si on les portait au rouge en présence d'un excès d'oxygène, la chaleur produite par cet aliment ainsi détruit incomplètement, par oxydation ou autrement, est égale à celle qu'il donnerait si on le brûlait entièrement au calorimètre, diminuée de la chaleur de combustion totale de l'ensemble des produits résiduaires encore combustibles dans lesquels cet aliment s'est définitivement transformé. Par exemple, si 10 gr. d'albumine se transforment totalement dans l'économie (en absorbant 17 gr. d'oxygène) en eau, acide carbonique et 2 gr. 8 d'urée,

quels qu'aient été les divers états intermédiaires et les organes
où s'est passée cette transformation, ces 10 gr. d'albumine, en
se détruisant ainsi, mettront à la disposition de l'animal 48 Calories 57, c'est-à-dire la quantité de chaleur que produiraient ces
10 gr. d'albumine par leur combustion vive et totale au calorimètre diminuée du nombre de Calories répondant à la combustion totale des 2 gr. 8 d'urée seul résidu encore combustible de
ces 10 gr. d'albumine absorbés et transformés. Et si, comme il
se passe d'ordinaire, il ne s'est produit que les 84 à 85 centièmes de la quantité théorique d'urée (soit dans ce cas 2 gr. 38,
15 p. 100 de l'albumine ayant donné d'autres corps azotés
que l'urée), il faudra, dans le calcul de la quantité de chaleur
réelle produite, soustraire des calories qui seraient fournies par
la combustion totale des 10 gr. d'albumine, les quantités de
chaleur que donneraient la combustion des 2 gr. 38 d'urée et
des autres corps azotes formés en même temps.

Si, durant la période d'alimentation que l'on considère, l'animal a fourni un travail extérieur, la chaleur rayonnée par lui
ou rendue latente au cours de cette période, est égale à la
chaleur produite par les métamorphoses chimiques des principes
immédiats de ses aliments, diminuée de la chaleur équivalente
aux travaux extérieurs effectués par l'animal, soit 1 Calorie disparue par 425 kilogrammètres produits.

Il résulte de ces considérations, comme l'a déjà remarqué
M. Berthelot, que « *l'entretien de la vie ne consomme aucune
énergie qui lui soit propre et que la nature des transformations
intermédiaires par lesquelles passe l'animal ne joue aucun rôle
dans le calcul de l'énergie nécessaire à son entretien, pourvu que
les états initial et final de l'être vivant restent les mêmes* [1] ».

Ces préliminaires exposés, on voit qu'il serait possible de calculer la quantité d'énergie totale que la ration alimentaire
moyenne, expérimentalement déterminée comme on l'a dit plus
haut, met à notre disposition pourvu que nous connaissions à
la fois la composition des aliments en principes assimilables
et combustibles ; la nature des transformations finales de ces
principes dans l'économie ; enfin, la chaleur de combustion de
chacun de ces principes et de leurs résidus. Pour calculer

---

1. M. Berthelot, *Essai de mécanique chimique*, t. I, p. 94.

l'énergie qui répond à la destruction réelle de ces matières, il nous faut tenir compte : 1° non des proportions qui en sont introduites par l'alimentation, mais bien *des quantités qui en sont résorbées et qui traversent les parois intestinales*; 2° des formes sous lesquelles sont rejetés par l'économie les résidus alimentaires. Mais avant d'aborder pratiquement l'ensemble du problème, je crois utile de donner dans les tableaux suivants les quantités de chaleur produites : 1° par la *combustion totale au calorimètre* des principes organiques alimentaires les plus importants, 2° par la combustion totale des albuminoïdes, diminuée de celle de la quantité d'urée qui leur correspond théoriquement. Les nombres de ces tableaux donnent la mesure des quantités de chaleur qui correspondent, en chaque cas, à la combustion de chaque principe alimentaire, en admettant que cette combustion soit complète. Dans le cas des albuminoïdes, ils donnent leurs chaleurs de combustion complète d'une part, et de l'autre celles que l'on peut calculer en admettant que la totalité de leur azote passât finalement à l'état d'urée :

A. *Calories produites par la combustion totale, au calorimètre, des divers principes alimentaires non azotés.*

NOMS DES SUBSTANCES	FORMULES	CHALEUR DE COMBUSTION EN GRANDES CALORIES ET POUR 1^{gr} DE MATIÈRE	QUANTITÉ DE MATIÈRE DONNANT 1 CALORIE
Alcool vinique	C^2H^6O	7,061	$0^{gr},1417$
— butylique	$C^4H^{10}O$	8,55	»
— amylique	$C^5H^{12}O$	9.96	»
Glycol	$C^2H^6O^2$	4,564	»
Glycérine	$C^3H^8O^3$	4,317	0 ,2347
Mannite	$C^6H^{14}O^6$	4,003	»
Glucose et ses isomères	$C^6H^{12}O^6$	3,739	0 ,2674
Inosite	$C^6H^{12}O^6$	3,702	»
Arabinose	$C^5H^{10}O^5$	3,726	»
Amidon	$(C^6H^{10}O^5)^m$	4,227	0 ,2364
Inuline	$(C^6H^{10}O^5)^m$	4,184	0 ,2390
Dextrine	$(C^6H^{10}O^5)p$	4,180	0 ,2429
Cellulose	$(C^6H^{10}O^5)q$	4,209	0 ,2376
Saccharose	$C^{12}H^{22}O^{11}$	3,962	0 ,2524
Lactose	$C^{12}H^{22}O^{11}$	3,777	0 ,2648
Acide acétique	$C^2H^4O^2$	3,505	0 ,2853
— butyrique	$C^4H^8O^2$	5,912	»
— valérique	$C^5H^{10}O^2$	6,608	»
— caproïque	$C^6H^{12}O^2$	7,164	0, 10795
— margarique	$C^{16}H^{32}O^2$	9,262	0 ,10601
— stéarique	$C^{18}H^{36}O^2$	9,433	0 ,10515
— oléique	$C^{18}H^{34}O^2$	9,510	»
— oxalique	$C^2H^2O^4$	0,667	»
— succinique	$C^4H^6O^4$	3,000	0 ,2731
— lactique	$C^3H^6O^3$	3,661	»
— citrique	$C^6H^6O^7$	2,500	0 ,4000
— malique	$C^4H^8O^3$	4,549	0 ,2198
— benzoïque	$C^7H^6O^2$	6,319	»
— quinique	$C^7H^{12}O^6$	4,389	»
Trilaurine	$C^{57}H^{104}O^6$	8,945	0 ,10140
Trioléine		9,862	
Tristéarine	$C^{57}H^{110}O^6$	9,840	0 ,10163
Graisse de porc	»	9,380	0 ,1066
— de mouton	»	9,406	0 ,1063
Beurre	»	9,192	0 ,1088
Huile d'olive	»	9,328	0 ,1072

B. *Calories produites par les principales substances alimentaires azotées :
1° lors de leur combustion totale au calorimètre; 2° dans le cas où il y a
production d'urée.*

NOMS DES SUBSTANCES	FORMULES	CALORIES PRODUITES PAR LA COMBUSTION TOTALE AU CALORIMÈTRE DE 1ᵉʳ DE SUBSTANCE	CHALEUR CALCULÉE POUR LA TRANSFORMATION EN H_2O, CO_2 ET URÉE DE 1ᵉʳ DE SUBSTANCE
Oxamide	$C_2H_4Az_2O_2$	3,250	»
Alanine	$C_3H_7Az_2O_2$	4,370	3,562
Asparagine	$C_4H_8Az_2O_3$	3,395	2,306
Acide hippurique	$C_9H_9AzO_3$	5,659	5,490
Urée	CH_4Az_2O	2,690	0,00
Tyrosine	$C_9H_{11}AzO_3$	5,918	5,203
Taurine	$C_2H_7AzSO_2$	2,503	0,000
Leucine	$C_6H_{13}AzO_2$	6,526	6,191
Acide urique	$C_5H_4Az_4O_3$	2,747	1,040

C. *Calories produites : 1° par la combustion totale de la substance; 2° en
admettant que la totalité de l'azote s'élimine à l'état d'urée.*

NOMS DES SUBSTANCES[1]	CHALEUR DE COMBUSTION TOTALE DE 1ᵉʳ DE SUBSTANCE AU CALORIMÈTRE	CHALEUR DE COMBUSTION DE 1ᵉʳ EN ADMETTANT LA FORMATION DE L'URÉE	QUANTITÉ DE MATIÈRE DONNANT 1 CALORIE EN PRODUISANT DE L'URÉE
Albumine d'œuf	5,687	4,857	0ᵍʳ,2059
Fibrine du sang	5,529	4,749	0 ,2104
Hémoglobine	5,914	4,964	0 ,2015
Caséine	5,629	4,820	0 ,2075
Osséine	5,414	4,546	0 ,2209
Colle de poisson	5,242	»	»
Vitelline	5,784	4,954	0 ,2018
Gluten	5,994	5,245	0 ,1906
Chitine	4,655	4,235	0 ,2361
Jaune d'œuf sec '	8,124	7,704	0 ,1298

1. Voici quelques autres chiffres, empruntés à Danilewsky, donnant la quantité de
Calories obtenues par la combustion totale de diverses matières comestibles, et par
gramme de substance sèche.

Farine de froment	4,47	Riz	4,81
Viande de bœuf dégraissée	5,43	Pain de seigle	4,47
— de grenouille	5,53	Lentilles	4,89
Sang de bœuf	5,90	Maïs	5,19
Lait de vache (calculé sec)	5,73	Cervelle	7,14
— de femme	4,23	Avoine (*entière*)	5,10
Pommes de terre	4,84	Choux	4,12
Pain blanc	4,35	Foin	4,35

Tous les nombres de Danilewsky sont seulement approximatifs.

Un litre de lait de vache répond à 750 Calories en moyenne. Avec 60 gr. de sucre
en plus il représente environ 1 000 Calories.

Coefficients d'utilisation réelle des principes alimentaires.

Il est possible maintenant de calculer, du moins théoriquement, et sous forme de Calories, l'énergie contenue dans la ration alimentaire des vingt-quatre heures telle qu'elle résulte des trois méthodes qu'on a exposées. Nous avons trouvé que la nourriture journalière de l'adulte au repos doit contenir, en moyenne, 107 gr. d'albuminoïdes, 64 gr. 5 de graisses et 407 d'hydrates de carbone (voir p. 30). D'après les tableaux ci-dessus ces principes, s'ils étaient entièrement absorbés dans l'intestin, puis transformés en eau, acide carbonique et urée, donneraient *théoriquement*, en traversant l'organisme :

Poids à l'état sec.		Calories produites.
Albuminoïdes............	107^{gr}	$107^{gr}, \times 4,8 = 514$
Graisses................	$64 ,5$	$64 ,5 \times 9,8 = 63_2$
Hydrates de carbone.....	$407 ,5$	$407 ,5 \times 4,22 = 1\ 720$
	Total.....................	$2\ 866$

Mais on a vu que Rübner, puis Atwater, ont établi que dans l'alimentation moyenne normale, 5 à 5,5 p. 100 environ de la ration moyenne pour le premier, 4,5 p. 100 pour le second de ces auteurs, restent inutilisées et passent dans les fèces. De ce chef, le nombre de Calories correspondant à la ration moyenne devrait donc être diminué de 5 p. 100 environ, soit 145 Calories.

Ce n'est pas tout : comme nous le disions plus haut, les matières protéiques, les graisses, les sucres qui pénètrent dans l'économie ne sont pas intégralement transformés, après absorption intestinale, l'albumine, en eau, acide carbonique et urée, les graisses et sucres en eau et acide carbonique. Une partie de ces substances se change en produits d'excrétions moins oxygénés, d'où un rendement moindre en chaleur. C'est ainsi que, à l'état de santé normale, sur 100 parties d'albumine absorbée, 83 à 90 au maximum se décomposent en donnant de l'urée, mais 10 à 17 p. 100 passent à l'état d'autres substances azotées (acides urique et hippurique, corps xanthiques, substances extractives, matières colorantes ; etc.). De même, outre l'eau et l'acide carbonique, les sucres et les graisses donnent un peu d'acides oxalique, succinique, lactique, benzoïque, etc., qu'on retrouve dans les diverses excrétions. De là un coefficient énergétique ou calorifique réel, ou pratique, toujours au-dessous du coefficient théorique. Ce coefficient pratique a été établi, soit d'après l'analyse des excrétions et le calcul de leur énergie calorique résiduaire que l'on retranche de l'énergie correspondant à la destruction totale de l'aliment considéré, soit expérimentalement et directement en recueillant et mesurant les chaleurs produites en chaque cas. Nous donnons ici ces coefficients pratiques d'après Rübner et d'après Atwater, et, pour la comparaison, nous en rapprochons aussi les coefficients théoriques :

1 gramme de matière assimilée donne en se détruisant :

	Théoriquement	dans l'économie	
		Rübner	Atwater
Albumine animale (avec formation d'urée)	4,85	$4^{Cal},2$	$4^{gr},25$
Albumine végétale (gluten, etc.).	5,24	4 ,1	3 ,55
Graisses animales	9,40	9 ,3	8 ,95
Graisses végétales (huile d'olive).	9,32	9 ,0	8 ,35
Sucre (glycose)	3,74	4 ,0	4 ,00
Matières amylacées	4,23	4 ,1	3 ,60

Telles sont en moyenne les quantités d'énergie réelle, comptées en Calories, que fournit chacun des principes alimentaires pour chaque gramme qui, après avoir pénétré dans les lymphatiques et le sang, est ensuite désassimilé et détruit dans nos organes.

Mais Rübner avait déjà reconnu, et Atwater a confirmé, que suivant la nature de l'aliment dont ils proviennent et celle du régime qui leur est associé, les rendements en énergie des divers principes protéiques, gras, amylacés, sucrés, varient sensiblement. Par une longue série de recherches faites dans sa chambre calorimétrique respiratoire, que nous allons bientôt faire connaître avec quelque détail. Suivant les régimes, Atwater a fixé ces coefficients de la façon suivante :

Calories produites par la destruction dans l'économie de 1 gramme des divers principes alimentaires fondamentaux d'après Atwater.

ORIGINES	Calories pour 1 gr. de protéides désassimilé dans l'économie.	Calories pour 1 gr. de graisses détruit dans les tissus.	Calories pour 1 gr. d'hydrates de carbone désassimilé.	Proportion de l'énergie des aliments réellement utilisable sur 100 parties.
Viandes de mammifères et de poissons........	4,25	9,00	»	87
OEufs..................	4,35	9.00	»	89
Laits et dérivés.........	4,25	8,80	3,80	93
Moyenne de la nourriture animale	**4,25**	**8,95**	**3,80**	**89**
Pain et céréales........	3,70	8,35	4,10	91
Légumes en grains.....	3,20	8,35	4,05	83
Légumes verts..........	2,90	8,35	3,85	98
Fruits.................	3,15	8,35	4,10	98
Sucre..................	»	»	4,00	91
Amidon	»	»	3,60	88
Moyenne de la nourriture végétale..............	**3,55**	**8,35**	**4,00**	**02**
Moyenne de la nourriture mixte	**4,00**	**8,90**	**4,00**	**91**

Ainsi, désassimilé dans l'économie, 1 gr. d'albumine, en s'y transformant pour la majeure part seulement en urée, eau et acide carbonique, ne donnera pas 4 Cal. 86, mais 4 Cal. 25 s'il est emprunté à la viande et 3 Cal. 70 seulement s'il est emprunté au pain. En brûlant dans nos organes 1 gr. de graisse animale donnera non pas 9 Cal. 3, mais 9 Cal. 0 et, si cette graisse provient des végétaux 8 Cal. 35 seulement. Le tableau d'Atwater montre aussi que dans le cas général d'une alimentation mixte, on peut compter sur les nombres moyens de Calories suivantes :

Pour 1 gr. d'albuminoïdes désassimilé .... 4^{Cal},00
— 1 gr. de graisses   id.   .... 8 ,90
— 1 gr. d'hydrates de carbone id.   .... 4 ,00

Enfin la dernière colonne du tableau donne les *coefficients alimentaires pratiques*. Elle indique, pour 100 parties d'énergie virtuellement contenue dans chacun des principes nutritifs que l'on considère, la proportion qui en est utilisable suivant la nature de l'aliment, en tenant compte, d'une part, de la perte subie par la non-utilisation intestinale d'une fraction de ces principes, et de l'autre, du coefficient de rendement énergétique de chacun d'eux suivant leur origine, lorsqu'ils se désassimilent dans l'économie. Cette dernière colonne montre, par exemple, que sur 100 Calories répondant théoriquement à une partie d'albumine empruntée à la viande, si elle pouvait être entièrement absorbée dans l'intestin et transformée en eau acide carbonique et urée, 87 seulement sont réellement utilisables par l'homme. Elle indique qu'en moyenne nous réalisons 89 p. 100 de l'énergie de nos aliments animaux, 92 p. 100 de celle de nos aliments végétaux et 91 p. 100 de l'énergie totale de l'alimentation moyenne.

On a vu que pour un régime mixte l'utilisation intestinale de chaque principe est la suivante :

Pour 1 gramme.	Absorbé dans l'intestin.	Reste dans les matières fécales.
Albuminoïdes.............	$0^{gr},92$	$0^{gr},08$
Graisses..................	0 ,95	0 ,05
Hydrates de carbone......	0 ,97	0 ,03

Les quantités d'énergie exprimées en Calories *réellement utilisable* pour une alimentation mixte sont donc les suivantes :

Alimentation mixte.	Coefficient moyen d'absorption intestinale.	Calories par gramme désassimilé.	Calories par gr. contenu dans l'aliment.
Pour 1 gr. d'albumine..	0.92	$4^{Cal}.00$	$3^{Cal}.68$
— 1 gr. de graisses..	0,95	8 ,90	8 ,65
— 1 gr. d'hydrates de carbone............	0,97	4 ,00	3 ,88

Tels sont les *multiplicateurs pratiques* qui, pour une nourriture mixte, nous permettent de calculer en calorique, quand on connaît la composition des aliments et la quantité qui en est journellement consommée, l'énergie utilisable de chaque ration.

On voit qu'en général, soit par incomplète absorption intestinale, soit par combustion imparfaite dans les organes, l'économie perd à peu près un 10ᵉ de l'énergie théorique dont elle disposerait si la totalité des produits alimentaires était brûlée à l'état d'eau, d'acide carbonique et d'urée.

Appliquons ces notions au régime normal moyen de l'adulte au repos, tel que nous l'avons établi (p. 30), nous aurons :

	Quantités des 24 heures multipliées par les Coeff. d'Atwater.	Calories correspondantes.
Albuminoïdes..........	$107^{gr},3 \times 3,68$	$394^{Cal}.8$
Graisses..............	$64 \ ,5 \times 8,65$	$557 \ ,9$
Hydrates de carbone....	$407 \ ,5 \times 3,88$	$1\,581 \ ,1$
Énergie exprimée en calories, par 24 heures.		$2\,533^{Cal}.8$

Telle serait définitivement, exprimée en Calories, la vraie valeur de l'énergie chaque jour disponible, grâce à l'alimentation moyenne, par l'homme en état d'entretien.

Voici sur ce point quelques déterminations antérieures aux nôtres, mais calculées avec les coefficients de Rübner.

	Énergie de la ration journalière (en Calories).	Auteurs.
Médecins, employés, etc., ration d'entretien........	2 631 Cal.	Rübner.
Bourgeois anglais..........	2 641	Förster.
Ouvrier allemand au repos.	2 859	Pettenkoffer et Voit.

Ces nombres, et particulièrement le dernier, ont été depuis reconnus trop élevés. Il faudrait les corriger de 1/20 environ. Nous-même, en nous fondant sur le calcul de l'énergie dépensée par l'adulte au repos (p. 61), avons trouvé plus haut le chiffre de 3 459 Calories par 24 heures. Le nombre tiré de l'alimentation moyenne de Paris est de 2 416 Calories [1].

Toutes ces valeurs sont très concordantes.

On voit donc, en admettant, comme les mieux établis, les coefficients d'Atwater, on voit que pour un homme moyen de 65 kilos, vivant au repos relatif, l'énergie utilisable de l'alimentation normale s'élève à 39 Calories environ par kilogramme de poids corporel.

Nous ne parlons ici que du régime d'entretien ou de repos relatif. A l'état de repos complet au lit, le nombre de Calories nécessaires tombe, en moyenne, à 31 Calories nettes d'après Ranke et même à 24 Calories, d'après Tigerstedt [2], par kilo de poids corporel et par 24 heures.

---

1. Voici le calcul d'après les données de la p. 22 :

Albuminoïdes..........	$102^{gr} \times 3^{Cal}.68 =$	$375^{Cal}.4$
Graisses	$56 \ ,5 \times 8 \ ,65 =$	$488 \ ,7$
Hydrates de carbone...	$400 \times 3 \ ,88 =$	$1\,552 \ ,0$
Total..............		2 416 Cal.

2. *Calories nettes*, c'est-à-dire pratiquement disponibles.

Ces chiffres sont applicables à l'homme adulte, moyen, mais ils varient beaucoup suivant l'âge. Les nombres suivants ont été *calculés* par Rübner[1] pour les enfants, les jeunes gens et les hommes faits.

	Poids du corps.	Dépense totale en Calorie par 24 h.	Calories par kilog. corporel.
Enfants de.....	4^{kg},o3o	368 Cal.	91 Cal.,3
—	11 ,8oo	966	81 ,5
—	16 ,4oo	1 2i3	73 ,9
—	23 ,7oo	1 4ii	59 ,3
Jeunes gens....	4o ,4oo	2 io6	52 ,1
Hommes.......	67 ,ooo	2 843	42 ,4 [2]

Nous verrons dans notre Troisième Partie, à propos des variations des régimes avec l'âge et la taille, que les besoins de l'économie en aliments sont surtout réglés par le refroidissement du corps et dépendent de la surface des sujets plus encore que de leur poids.

1. *Zeitsch. f. Biolog.*, t. XXI, p. 396.
2. Tous ces nombres sont certainement trop élevés de un 10ᵉ à un 20ᵉ environ.

VII

CALORIMÉTRIE EXPÉRIMENTALE CHEZ L'HOMME VIVANT ET
FONCTIONNANT. — CHAMBRE RESPIRATOIRE D'ATWATER. —
RÉSULTATS OBTENUS.

La détermination de la quantité moyenne d'aliments nécessaire au fonctionnement d'un homme au repos relatif, c'est-à-dire ne faisant que le travail indispensable à son entretien, a été faite aux précédents chapitres : 1° en déterminant le poids de son alimentation moyenne et des principes qui la composent et multipliant leur poids par les coefficients d'utilisation calorifique de chacun d'eux ; 2° en calculant les besoins que crée la dépense d'énergie représentée : par la chaleur perdue par rayonnement, convection, évaporation aqueuse pulmonaire ou cutanée ; par le travail de dilatation respiratoire de la cage thoracique ; enfin par les petites dépenses difficiles à apprécier exactement répondant aux légers et multiples travaux d'un homme en santé, fonctionnant librement, mais ne faisant que l'exercice indispensable pour vivre (voir p. 61).

Il est aujourd'hui possible, grâce surtout aux importants travaux de W. O. Atwater, le savant directeur de la *Station expérimentale d'alimentation du Département de l'Agriculture des États-Unis*, non plus seulement de calculer, mais de *mesurer exactement*, directement, et totalement sous forme de chaleur, les pertes d'énergie (refroidissement, évaporation cutanée et respiratoire, travaux mécaniques, etc.) de l'animal, de l'homme en particulier, vivant, fonctionnant et travaillant, et de comparer en chaque cas, à l'énergie ainsi recueillie, l'énergie fournie par les aliments.

Mieux que toutes celles qui les ont précédées, les belles recherches que nous allons analyser[1] ont permis :

1° La mesure de l'énergie totale dépensée par l'homme vivant en santé et les proportions relatives de cette énergie apparues sous forme de calorique perdu et de travail produit;

2° La détermination exacte des coefficients de rendement en énergie de chaque principe alimentaire (voir le chapitre précédent) et la variation de ces coefficients suivant les régimes;

3° La solution des questions suivantes :

a. Si le rendement ou l'utilisation de l'énergie alimentaire varie avec l'état de repos et l'état de travail mécanique ou psychique;

b. S'il existe des substances excitantes ou inhibitrices pouvant augmenter ou diminuer le rendement de l'alimentation en énergie, ou modifier les coefficients d'utilisation de chaque principe alimentaire;

c. S'il est des substances combustibles (alcools, éthers, corps aromatiques, etc.) aptes à traverser l'économie sans s'y brûler, et dans quelle mesure certaines d'entre elles peuvent être utilisées par les organes.

Les expériences d'Atwater et de ses collaborateurs ont permis de mesurer en outre, sur des hommes vivants plusieurs jours de suite dans la chambre calorimétrique, les quantités d'oxygène consommé, d'acide carbonique, d'eau, d'azote excrétés, etc., et d'établir ainsi, tant au point de vue chimique qu'énergétique, le bilan complet du fonctionnement nutritif.

L'étude de toutes ces questions délicates, déjà résolues en partie pour les gros animaux de ferme par M. Reiset[2] et pour l'homme par MM. Pettenkoffer et Voit[3], a été reprise par Atwater d'une façon tout à fait magistrale et précise, au point de vue de l'utilisation des aliments par l'homme, grâce à sa chambre calorimétrique, ou *calorimètre respiratoire.*

Le sujet en expérience y mange, y travaille, y dort durant

1. Publiées par Atwatter et ses collaborateurs, de 1898 jusqu'à ce jour, par U. S. *Département of Agriculture*; dans *Annual Report of the Office of expe-riment. Stations. Washington.*

2. *Recherches chimiques sur la respiration des animaux d'une ferme. Ann. chim. phys.* (3), t. LXIX, p. 129.

3. *Ann. Chem. Pharm.*, t. CXLI, p. 295; *Sitzungsber. d. bayerischen Akad. d. Wissenschaft*, 1867, t. I; *Zeitsch. f. Chem.* (2), t. III, p. 30.

plusieurs jours; il y vit sainement, au sein d'un air sans cesse renouvelé et maintenu à température constante, tandis que s'inscrivent ou se recueillent au dehors les quantités de chaleur perdue, de travail effectué, d'oxygène absorbé, d'eau, d'acide carbonique, d'excrétions perdues par lui. Ces données permettent de calculer, en même temps : *a* les variations légères subies par le corps du sujet mis au préalable à peu près en état d'équilibre azoté et carboné; *b* l'énergie dépensée par lui sous forme de chaleur rayonnée ou rendue latente et de travail mécanique; *c* l'influence de la substitution d'un régime à un autre et d'un principe combustible à un autre.

La *chambre respiratoire* d'Atwater AA (fig. 1) et D (fig. 2) (p. 76 et 77) est formée de cinq enceintes : les deux intérieures en métal, les trois externes en bois. La plus interne est en cuivre rouge poli. Elle est liée par des traverses de bois à la seconde enveloppe formée de zinc. Un intervalle de 76 mm. existe entre les deux parois métalliques. Dans cet intervalle, et très rapprochées de la paroi la plus interne, se trouvent placées les soudures de 304 couples thermo-électriques destinés à prendre et inscrire au dehors la température exacte de la chambre calorimétrique.

Outre le sujet, cette chambre contient une table, une chaise, un lit, une bicyclette fixe. Sa température reste constante au 100ᵉ de degré près, en raison de la circulation de l'air avant d'y pénétrer, entre les 5 enveloppes, et la soustraction continue de la chaleur qui peut s'y produire, grâce à un courant d'eau froide qu'on règle du dehors.

L'air respirable y est amené sec et à la température même de l'intérieur du calorimètre, et le volume de cet air est exactement mesuré, ainsi que l'on verra plus loin.

Les aliments, excrétions et produits de la respiration et de la perspiration du sujet en expérience sont tous analysés à l'entrée et à la sortie de l'appareil; on y dose le carbone, l'hydrogène, le soufre, le phosphore, le chlore, les métaux. On détermine à la sortie l'oxygène disparu de l'air circulant, l'acide carbonique, et au besoin l'azote apparus, l'eau totale qui a été expirée ou perspirée dans la chambre respiratoire. D'après les pertes ou gains d'azote et de carbone constatés pour l'ensemble des excrétions, par rapport aux mêmes éléments introduits par les aliments préalablement analysés, on calcule, suivant les règles déjà indiquées (p. 26), les gains et pertes en albuminoïdes et graisses faits par le sujet en expérience, gains que l'on déduit, ou pertes que l'on ajoute, à la consommation d'origine alimentaire de ces mêmes principes.

D'autre part, on mesure, comme on le dira tout à l'heure, la quantité de chaleur rayonnée par le sujet au cours de l'expérience. A cette quantité on ajoute celle qui répond à la vaporisation de l'eau expirée ou perspirée, au cours de la période considérée, par le sujet vivant dans le calorimètre, eau que l'on recueille au dehors. On obtient ainsi la perte totale d'énergie faite directement sous forme de chaleur. Une bicyclette fixe, munie d'un ergomètre, permet, à volonté, de faire travailler le sujet en expérience et de mesurer son travail. L'essieu de l'appareil est relié à une dynamo, grâce à laquelle on transforme tout le travail ainsi produit en un courant électrique qui est à son tour changé en chaleur équivalente en traversant une lampe à incandescence placée dans la chambre respiratoire. L'énergie perdue sous forme de chaleur rayonnée ou de travail produit par le sujet en expérience est ainsi complètement transformée en chaleur que l'on mesure par l'échauffement de l'eau qui sort de l'appareil.

Les deux figures 1 et 2 (p. 76 et 77) montrent, la première en perspective, la seconde en projection horizontale, l'ensemble de l'installation des appareils calorimétriques d'Atwater. Au milieu, AA (fig. 1), D (fig. 2), la chambre respiratoire avec ses 5 enveloppes. Cette chambre a 2 m. 15 de long sur 1 m. 22 de large et 1 m. 92 de hauteur. On y pénètre par la porte FG (fig. 1). Pendant toute la durée d'une expérience, cette porte, qui est à doubles parois, est hermétiquement scellée. C'est par le hublot B, à fermeture interne et externe, celle-ci bien protégée par un matelas non conducteur, que le sujet fait passer au dehors ses excrétions liquides ou solides, ou reçoit ce dont il peut avoir besoin.

Entre chacune des 5 enveloppes de la chambre respiratoire AA existe un intervalle où circule l'air qui passe régulièrement de l'une à l'autre à une température maintenue égale à celle de l'intérieur de la chambre, comme on le dira plus loin. Tout à gauche, sont la pompe à air E (fig. 2) et le moteur électrique F. En avant de la chambre respiratoire, un peu à gauche, la table de l'observateur CC (fig. 1) avec le galvanomètre où viennent

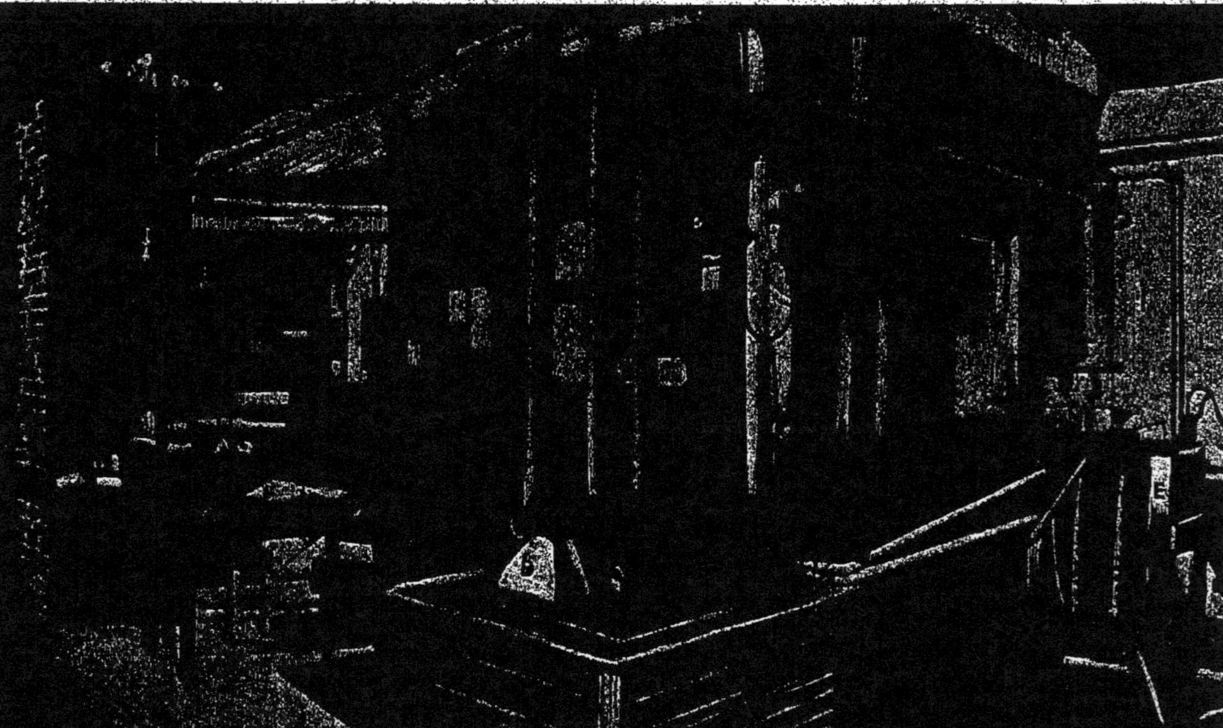

Fig. 1. — *Vue perspective de l'ensemble du laboratoire et des appareils respiratoires d'Atwater.* — AA, chambre ou calorimètre respiratoire. — DN, auge à refroidissement de l'air qui entre dans la chambre, et de celui qui sort et dépose son humidité dans les condenseurs métalliques plongés en N. — E, mesureur de l'eau calorimétrique qui sort de la chambre respiratoire. — M, table de l'observateur où s'inscrivent les températures de la...

s'enrouler les fils thermoélectriques et s'inscrire la température
de l'intérieur de la chambre. En avant de celle-ci, le bac refroidisseur à chlorure de calcium N dont on va voir l'usage. Tout
à droite, la pompe E (fig. 1), L_1 (fig. 2), qui sert à mesurer l'eau
calorimétrique qui sort de la chambre respiratoire. En N (fig. 2),
sont trois cloches aspirant une partie de l'air sortant de la
chambre (un cinquantième) pour le soumettre à l'analyse. En P_4

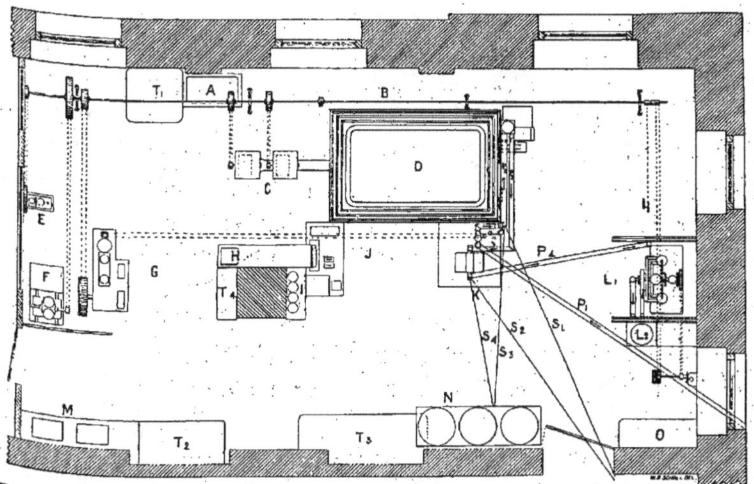

Fig. 2. — *Plan en projection de l'appareil complet d'Atwater pour la mesure des échanges
nutritifs.* — A, C, aspiration. — D, chambre respiratoire à 5 enceintes. — E, pompes à air.
— G, réfrigérateur à ammoniaque. — K, refroidisseur de l'air entrant. — L, pompe faisant
circuler et mesurant l'eau. — M, dessécheurs. — N, trois aspirateurs d'air. — P_1, entrée
de l'air. — P_4, sortie de l'air de la chambre respiratoire.

(fig. 2) est la sortie de l'air du refroidisseur D pour aller au
compteur E (fig. 1).

La chambre respiratoire AA (fig. 1) est éclairée par un double
carreau scellé dans les parois et par la double porte vitrée GF.

A droite (à côté de la porte) est le mesureur de l'eau qui
pénètre dans la chambre par un tube spécial et qui en ressort à
une température à peine plus élevée que celle de la chambre
respiratoire, après avoir enlevé l'excédent de chaleur produite
par le fonctionnement du sujet. La température de cette eau est
déterminée à des intervalles très rapprochés, et au 100e de degré
près, par des thermomètres à mercure placés dans les tubes
d'entrée et de sortie où elle circule. En pénétrant dans l'appa-

reil cette eau parcourt un tube métallique armé d'ailettes placé
contre la paroi interne du calorimètre qu'elle refroidit en empor-
tant l'excès de chaleur produite par le sujet. On peut faire couler
cette eau plus ou moins vite et tenir ainsi constante la température interne de la chambre. Cette dernière est déterminée,
avons-nous dit, grâce à une série de 304 couples thermoélectriques de fils dont les soudures *fer-argent* sont placées dans le
premier intervalle qui règne autour de la paroi métallique la plus
interne de la chambre et presque à son contact. Ces fils thermoélectriques se réunissent ensuite pour se rendre à un galvanomètre ou bolomètre placé sur la table CC de l'observateur,
où s'inscrivent les températures de l'intérieur de l'appareil. On
la régularise au 100ᵉ de degré près, en envoyant plus ou moins
d'eau dans le tube refroidisseur. Les mesures du volume de cette
eau par la pompe E (fig. 1) et celle de l'excès de sa température
à sa sortie du calorimètre permettent de calculer facilement la
quantité de chaleur produite.

L'air qui va pénétrer dans la chambre calorimétrique ne doit y
apporter absolument ni chaleur, ni humidité. Pour cela, l'air
aspiré du dehors circule d'abord dans un conducteur métallique
en cuivre immergé lui-même dans le bac refroidisseur ND (fig. 1)
à chlorure de calcium maintenu à — 19° ou — 20° par ébullition de gaz ammoniac liquéfié. En circulant ainsi dans des
cylindres métalliques plongés dans ce bac à cette basse température, cet air perd d'abord la majeure partie de son humidité
que le froid fait déposer à l'état de givre ; l'air qui sort presque sec
par les gros tubes HH est ensuite réchauffé à la température de
la chambre intérieure avant d'entrer dans le calorimètre. Dans
ce but, une lampe à incandescence placée à l'entrée des conduites
d'air après le refrigérant, peut être électriquement excitée de
façon à réchauffer l'air qui circule exactement à la température
de l'intérieur de la chambre respiratoire indiquée par le bolomètre. Ainsi réchauffé et sec l'air passe d'abord dans l'intervalle vide qui règne entre la première et la seconde paroi pro-
tectrice en bois ; il parcourt ensuite l'intervalle laissé entre la
deuxième et la troisième ; il va de celle-ci à la quatrième ; il entre
enfin dans le calorimètre exactement à la température de cette
chambre qui ne reçoit ainsi, ni ne perd de ce chef aucune chaleur. Au retour, en quittant la chambre respiratoire, l'air qui

s'est chargé de toute l'eau qui s'y forme par le fonctionnement du sujet, repasse de nouveau dans le réfrigérant ND du bac D où il parcourt deux cylindres de cuivre soigneusement tarés plongeant dans le bain à chlorure de calcium refroidi à — 20°. Cet air dépose dans ces cylindres toute l'eau qu'il contenait (à l'exception d'une minime fraction qu'on apprécie par l'analyse, comme il va être dit. L'augmentation de poids de ces cylindres de cuivre donne le poids de l'eau formée dans la chambre respiratoire entraînée par l'air sortant et condensée dans ces cylindres refroidis [1]. Ainsi privé de la majeure partie de son eau, l'air passe ensuite dans une pompe qui l'aspire et la mesure, en même temps qu'une fraction égale au cinquantième de son volume est prélevée automatiquement pour déterminer par une analyse exacte les quantités d'oxygène disparues, d'acide carbonique formé et d'eau résiduelle. Ces mêmes déterminations sont de temps en temps faites sur l'air avant son entrée dans la chambre calorimétrique.

Les expériences destinées à contrôler la valeur et le degré de précision des résultats donnés par cet appareil compliqué et délicat furent faites en brûlant de l'alcool pur dans la chambre calorimétrique. Elles permirent de retrouver les 99,9 centièmes de la chaleur de combustion de cet alcool mesurée au préalable à la bombe calorimétrique (7 cal. 067 par gr. d'alcool absolu). Atwater s'assura qu'on obtenait également, par l'analyse de l'air sortant de la chambre, les 99,9 p. 100 de carbone et 100,6, p. 100 théorique, de l'hydrogène brûlé dans la chambre respiratoire. Enfin, sur 13 expériences conduisant d'après le calcul des coefficients calorigènes à une moyenne journalière de 2 727 Calories, on recueillit 2 722 Calories, c'est-à-dire la quantité exacte à 2 millièmes près.

Comme résultats numériques, je me bornerai à citer ici ceux qu'a publiés Atwater en 1902. Les expériences [2] furent faites sur quatre personnes de son laboratoire ; E. O., sujet suédois, assistant du laboratoire, 32 ans, pesant 70 kilos ; — A. W. S., aide

---

1. Naturellement dans le calcul des calories produites dans la chambre respiratoire, il faudra ajouter à celles qui ont été recueillies par l'eau qui y circule les quantités de chaleur qui correspondent à la vaporisation de l'eau expirée et perspirée recueillie dans le cylindre de cuivre réfrigérant du bac D.

2. *Experiments on the metabolim of Mater und Energy in the human Body* (1898-1900), par Atwater et Benedict ; Washington, 1902.

physicien, 25 ans, pesant aussi 70 kilos environ; — O. F. T., chimiste, 24 ans, 60 kilos; — J. F. S., chimiste, Canadien, 20 ans, pesant 65 kilos. Dans les expériences *au repos*, les sujets en observation se bornaient à faire leur lit, renvoyer leurs excrétions au dehors par l'ouverture B, prendre quelques notes. Le reste du temps était employé à écrire, lire ou dormir. *A l'état de travail*, ils faisaient sur une bicyclette fixe 8 heures environ d'un exercice assez fatiguant, mais non excessif.

Le tableau de la page suivante donne quelques-uns des résultats obtenus. (*Voir l'ensemble de cette série d'expériences, p. 82.*)

Ces belles recherches, continuées depuis et confirmées par de nouveaux résultats conformes, aussi bien par Atwater que par ses élèves, sont importantes à beaucoup de points de vue.

Elles démontrent d'abord, par voie expérimentale, que *l'entretien de la vie*, ainsi que s'exprime M. Berthelot, *ne consomme aucune énergie qui lui soit propre*. Pour des sujets vivant, dormant, travaillant, pensant, dans la chambre calorimétrique d'Atwater, la somme d'énergie versée chaque jour au dehors est exactement celle qui aurait été trouvée au calorimètre si ces mêmes aliments avaient été transformés dans les mêmes produits par voie de combustion directe ou par toute autre voie. Mesurée au colorimètre, cette énergie eût été de 2 727 Calories en moyenne par 24 heures; elle a été trouvée, ainsi qu'on vient de le dire, égale au nombre presque identique sauf les légères erreurs d'observation, 2 722 calories.

De l'énergie dont il dispose, l'homme en plein fonctionnement ne dépense donc rien qui corresponde à son état de vie. Le muscle, par exemple, peut bien transformer en travail l'énergie latente reçue avec l'aliment, mais ce travail, s'il est inversement changé en chaleur, reproduit toute l'énergie correspondant à celle qu'eût donné l'aliment s'il eût été transformé au calorimètre ou autrement dans les mêmes produits. L'acte de mutation de l'énergie chimique en travail qui constitue le mode de vivre, de fonctionner, de l'organe musculaire n'a donc fait disparaître aucune fraction de l'énergie qui équivale à cet acte, parce que ce phénomène, quelle qu'en soit la cause ou le mécanisme, consiste seulement dans l'aptitude à faire passer l'énergie de la forme virtuelle chimique à la forme réelle mécanique. De même les centres nerveux fonctionnent quand l'énergie les tra-

Tableau des gains et pertes en azote, carbone, et dépenses d'énergie, observés sur 4 personnes en 19 expériences ayant duré 65 jours et faites au calorimètre respiratoire d'Atwater.

SUJET EN EXPÉRIENCE ET DURÉE	AZOTE				CARBONE					GAIN + OU PERTE — DES TISSUS		ÉNERGIE EN CALORIES						
	des aliments	des fèces	des urines	gain(+) ou perte(—)	des aliments	des fèces	des urines	des produits respirés	gain(+) ou perte(—)	protéides	graisses	des aliments	des fèces	des urines	des gains ou perte de protéides	des gains ou perte de graisses	d'après le calcul des matériaux détruits	mesure en chaleur produite
	Gr.	Gr.	Gr.	Gr.	Gr.	Gr.	Gr.	Gr.	Gr.	Gr.	Gr.	Calories.	Calories.	Calories.	Calories.	Calories.	Calories.	Calories.
A. EXPÉRIENCES FAITES EN ÉTAT DE REPOS.																		
E. O., 4 jours	19,1	1,7	18,1	— 0,7	248,9	13,8	11,6	231,7	— 8,2	— 4,2	— 7,8	2 655	143	128	— 24	— 73	2 482	2 379
Id. Id.	16,7	0,9	17,7	— 1,9	217,1	6,7	13,3	214,6	— 17,4	— 12,0	— 14,3	2 441	76	135	— 69	— 135	2 434	2 394
Id. Id.	20,8	1,3	19,5	0,0	270,7	10,6	13,9	224,5	+ 21,7	0,0	+ 28,3	2 897	117	153	0,0	+ 266	2 361	2 287
Id. Id.	19,1	1,3	18,4	— 0,6	261,6	13,4	12,6	223,6	+ 12,0	— 3,6	+ 18,2	2 717	142	149	— 21	+ 171	2 277	2 309
Id. Id.	19,8	1,4	19,5	— 1,1	252,8	11,8	13,5	214,9	+ 12,6	— 6,9	+ 21,2	2 701	127	147	— 40	+ 199	2 268	2 283
Id. 3 jours	18,7	1,1	19,5	— 1,9	245,8	11,1	15,1	205,2	+ 14,4	— 11,7	+ 26,9	2 596	125	173	— 67	+ 253	2 112	2 151
Id. 4 jours	15,1	0,9	16,2	— 2,0	239,0	7,4	12,2	207,3	+ 12,1	— 12,4	+ 24,5	2 513	82	142	— 71	+ 329	2 131	2 193
Id. 3 jours	19,8	1,1	19,0	— 0,3	244,9	10,2	13,2	216,4	+ 6,1	— 1,6	+ 9,0	2 546	114	141	— 9	+ 84	2 216	2 176
Id. Id.	19,8	1,3	18,2	+ 0,3	299,7	10,5	11,8	230,9	+ 46,5	+ 1,7	+ 59,7	3 061	116	136	+ 10	+ 561	2 238	2 272
Moyenne des 9 expériences ci-dessus sur E. O.	18,8	1,2	18,5	— 0,9	253,4	10,6	12,9	218,8	+ 11,1	— 5,6	+ 18,4	2 681	116	145	— 32	+ 173	2 280	2 272
A. W. S., 3 jours	15,5	1,0	15,4	— 0,9	215,2	9,0	10,8	217,4	— 22,0	— 5,6	— 24,9	2 264	100	126	— 32	— 234	2 304	2 279
J. F. S., 3 jours	17,7	1,0	16,4	+ 0,3	270,9	9,7	12,9	216,6	+ 31,7	+ 1,9	+ 40,4	2 896	111	147	+ 11	+ 385	2 242	2 244
Id. Id.	15,9	1,1	15,4	— 0,6	233,2	9,4	11,0	196,1	+ 16,7	— 3,5	+ 24,4	2 490	106	128	— 20	+ 233	2 043	2 085
Id. Id.	15,8	1,2	15,3	— 0,7	245,8	10,0	10,9	210,7	+ 14,2	— 4,5	+ 21,8	2 489	112	128	— 26	+ 208	2 067	2 079
Moyenne des 13 expériences ci-dessus (État de repos).	18,0	1,2	17,6	— 0,8	249,7	10,3	12,4	216,1	+ 10,8	— 4,8	+ 17,5	2 636	113	141	— 28	+ 165	2 244	2 241
B. EXPÉRIENCES SUR DES SUJETS FAISANT ENVIRON 8 HEURES DE TRAVAIL.																		
E. O., 4 jours	19,1	1,5	16,5	+ 1,1	336,7	12,4	12,5	345,2	— 33,4	+ 6,9	— 48,4	3 678	139	125	+ 40	— 455	3 829	3 726
Id. Id.	19,8	2,2	18,1	— 0,5	373,5	20,2	12,7	372,6	— 32,0	— 3,0	— 39,7	3 862	219	133	— 17	— 374	3 901	3 932
J. F. S., 3 jours	16,0	0,8	16,0	— 0,8	333,6	8,3	11,2	334,9	— 20,8	— 5,0	— 23,8	3 487	93	134	— 28	— 227	3 515	3 589
Id. Id.	16,1	0,8	15,6	— 0,3	321,5	8,1	10,9	315,8	— 13,3	— 2,3	— 15,9	3 495	91	129	— 13	— 151	3 439	3 420
Id. Id.	16,1	1,2	15,7	— 0,8	320,0	12,6	11,0	325,6	— 29,2	— 5,0	— 34,9	3 487	142	119	— 14	— 333	3 573	3 565
Id. Id.	16,0	1,2	16,7	— 1,9	335,7	11,6	11,6	345,4	— 32,9	— 11,9	— 35,0	3 493	126	126	— 54	— 334	3 629	3 487
Moyenne des 6 expériences ci-dessus (État de travail).	17,2	1,3	16,4	— 0,5	336,8	12,2	11,7	339,9	— 26,9	— 3,4	— 33,0	3 584	135	128	— 14	— 312	3 647	3 637
Moyenne de l'ensemble des 19 expériences (États de repos et de travail réunis.	17,7	1,2	18,3	— 0,6	282,2	11,1	12,1	283,1	— 1,0	— 3,8	+ 1,3	2 978	122	136	— 19	+ 12	2 727	2 722

verse; ils réagissent, sentent ou pensent; mais ce fonctionnement que réveille l'énergie ne lui équivaut pas. Quoiqu'il y ait pensée, jugement, comparaison, raisonnement, l'énergie n'en persiste pas moins tout entière et se retrouve intégralement à la sortie du cerveau, ainsi que le montrent les mesures d'Atwater, et alors que sont acquis et persistent même les phénomènes psychiques de conscience, de jugement ou de volition.

L'une de ces expériences, qui dura six jours, fut faite par ce savant spécialement pour se rendre compte de l'influence de ces phénomènes de l'esprit sur le bilan de l'énergie. Un jeune étudiant américain, de 26 ans, fut placé dans la chambre respiratoire. La première période de 2 jours fut consacrée à faire de l'exercice musculaire. Dans la seconde, le sujet resta au repos au lit, mangeant, dormant, ne faisant que les mouvements strictement indispensables. Les deux derniers jours furent consacrés par lui à des études physiques et mathématiques abstraites. Au cours de ces trois périodes le sujet reçut la même nature d'aliments. Dans chacun de ces cas: travail mécanique, repos, travail intellectuel, les quantités de chaleur sorties de l'appareil furent *exactement celles qu'on y introduisit par les aliments*. Remarquons que si les actes mécaniques avaient disparu, transformés par la dynamo en chaleur équivalente, les actes psychiques ou leurs résultats, comparaison, jugement, souvenir, persistaient sans avoir rien emprunté de sensible à l'énergie alimentaire.

En totalisant toutes les expériences faites jusqu'à ce jour, soit 155 jours de vie dans son calorimètre, Atwater a pu constater que les 450 000 calories ainsi recueillies par lui au cours du fonctionnement des sujets mis en expérience, représentaient, à 50 calories près, soit avec une erreur expérimentale minime de un huit millième, toute l'énergie introduite dans son calorimètre sous forme d'aliments.

Les expériences d'Atwater citées au tableau ci-contre démontrent donc *expérimentalement* que la vie, c'est-à-dire la succession ordonnée des actes fonctionnels nécessaires à la conservation de l'individu et au jeu harmonique de ses organes, ne consomme pour ses manifestations aucune partie de l'énergie matérielle et ne lui équivaut donc pas.

A un tout autre point de vue, ces expériences établissent que l'homme adulte moyen, pesant de 60 à 70 kilos, vivant au repos à une température d'environ 17° et *s'observant* pour éviter tout travail et tout mouvement inutiles, a besoin par jour de 2 250 calories environ, soit 33 calories par kilogr. Nous avons trouvé dans les chapitres précédents que l'adulte qui vit en plein air, et qui se livre, sans travailler, à un exercice très modéré, a besoin de 38 à 39 Calories par jour et par kilogramme de son poids. Le petit supplément de 5 à 6 calories par kilogramme chez l'homme qui fait un peu d'exercice est parfaitement rationel.

Les expériences d'Atwater permettent de mesurer exactement et directement le supplément de dépenses alimentaires occasionnées par le travail. Elles montrent, que pour un travail moyen, non excessif, de 8 h. par jour, un supplément de 1 400 calories environ est nécessaire. Nous reviendrons bientôt sur ce point important.

Ces belles observations ont permis aussi d'établir expérimentalement ce qui avait été déjà conçu de façon abstraite, que le rendement des aliments en énergie disponible est indépendant de la nature des états intermédiaires physiques, chimiques ou d'ordre vital. Si le sujet en expérience ne change ni de poids, ni de nature, ce rendement en énergie est bien celui que donneraient ces aliments au calorimètre s'ils y étaient transformés dans les produits même 'd'excrétion rejetés par le sujet vivant.

Ces expériences permettent, pour la première fois peut-être d'une façon exacte, du moins pour l'homme, de dresser le bilan complet du fonctionnement animal : quantités d'oxygène absorbé, acide carbonique et eau produites, matières protéiques et graisses perdues ou gagnées en chaque cas par le sujet et comparaison de leur énergie latente disparue avec l'énergie calorique apparue dans le même temps. Ces gains ou pertes d'albuminoïdes ou de graisses sont indiqués dans les 11e et 12e colonnes du tableau ci-dessus. On y voit que la perte en protéides faite par les sujets en expérience est restée presque constante, au repos aussi bien qu'au travail, variant de 3,5 à 5 gr. par jour, ce qui signifie seulement que ces individus recevaient un régime un peu faible en matières azotées. Mais, ce qui est bien caractéristique, c'est que, durant le repos, ils ont tous emmaganisé de la graisse, et que tous en ont perdu, au contraire, durant le travail, en moyenne, 33 gr. en plus de celle qu'ils recevaient par leur alimentation. On voit bien ici l'indication expérimentale formelle que le travail tire surtout son origine de la destruction, non pas de la chair musculaire, mais des corps gras et des autres matières ternaires.

Les expériences d'Atwater ont encore une fois permis de s'assurer qu'à l'état de santé, chez l'animal, la presque totalité de l'azote des aliments se retrouve dans ses excrétions liquides et solides, ce qu'avaient autrefois établi Boussingault, puis Pettenkoffer et C. Voit.

Les observations du même savant nous ont donné des indications plus exactes que celles publiées jusqu'à lui, relativement aux proportions sous lesquelles chaque sorte de principe alimentaire est utilisé par l'homme en santé. On a indiqué ces proportions à la page 69 et montré que chaque principe alimentaire donne des quantités de chaleur différentes suivant son origine animale ou végétale et suivant le régime auquel il contribue.

Le tableau de la page 51 donne les coefficients d'utilisation ainsi obtenus pour chaque aliment et chaque principe alimentaire albuminoïde, gras, ou amylacé, coefficients variables avec le régime. Nous allons revenir sur ce point dans le chapitre suivant.

Enfin les expériences d'Atwater ont pu définitivement établir que certaines substances souvent réputées encore comme toxiques par certains auteurs, et tout au moins inutilisables ou non alimentaires par d'autres, telles que l'alcool, se brûlent presque en totalité dans l'économie ; que d'autres, au contraire, quoique combustibles, ne sont pas utilisées par l'économie comme productrices d'énergie mais agissent comme des excitateurs nerveux. Nous reviendrons sur ces points intéressants, dans la *Seconde Partie* de cet Ouvrage.

VIII

Nous avons établi par différentes méthodes quelle est la *ration d'entretien*, ration alimentaire moyenne de l'homme en santé vivant sous un climat tempéré, à l'état de repos ou tout au moins de repos relatif. Avant d'examiner comment doit varier cette ration, suivant que le sujet vit dans un milieu à température glaciale ou chaude; qu'il travaille au lieu de se reposer; qu'il est enfant, adolescent ou vieillard; bien portant ou malade, etc., il convient de se demander si la ration journalière et le mode d'alimentation généralement adopté ne résulteraient pas d'habitudes factices, d'usages peu à peu viciés; si le mode d'alimentation des agglomérations humaines, des populations, des villes comme Londres, Berlin ou Paris, ne pourraient pas être utilement modifié et perfectionné et à quels caractères on pourrait reconnaître le bien fondé de ces modifications, soit comme quantité, soit comme nature d'aliments.

Il me semble que, pour résoudre ce problème délicat, il est deux principes incontestables qui peuvent nous éclairer et nous guider. Le premier c'est que, dans tous les cas, la ration de chaque jour doit apporter à chacun la quantité d'énergie indispensable à son fonctionnement et qu'à ce point de vue, toute modification du régime ou suppléance d'un principe par un autre devra s'équivaloir; le second, c'est que tout changement dans le régime, en quantité ou qualité, doit avoir pour garantie de son utilité, ou du moins de son innocuité, la conservation de l'état de santé et d'activité fonctionnelle de l'individu ou des populations qui l'ont adopté.

Voyons d'abord quelles peuvent être en réalité les équivalences alimentaires au point de vue de l'énergie qu'elles représentent.

Isodynamie des rations alimentaires. — La quantité d'énergie mise utilement à la disposition de l'animal par chaque aliment a pour mesure, avons-nous dit, le nombre de calories produites dans l'économie par la combustion ou destruction de toute la partie de cet aliment qui est réellement absorbé dans l'intestin.

L'énergie alimentaire utilisable de la ration totale est mesurée par la somme des énergies partielles ainsi déterminées, et peut s'exprimer en Calories.

Quelles que soient leurs compositions relatives, deux rations alimentaires seront dites *isodynames* si leur énergie totale répond au même nombre de Calories ainsi calculé (*Rübner*).

Les quantités de deux ou de plusieurs principes alimentaires différents seront dites *isodynames* ou isodynamiquement équivalentes, lorsque de leur combustion ou des modifications définitives qu'elles subissent en traversant le corps de l'animal, il résultera une même énergie disponible.

Réciproquement, si l'animal ne changeant ni de poids ni sensiblement de constitution chimique, on peut remplacer dans sa ration une certaine quantité d'un principe (de sucre, par exemple), par une quantité d'un autre principe, graisse, amidon, ou albumine telle qu'il se produise dans les deux cas une même quantité d'énergie sous forme de chaleur ou de travail extérieur, on appellera *quantités isodynames* les quantités de principes alimentaires qui, dans ces conditions, pourront se remplacer mutuellement. Rübner détermina de la sorte que les quantités de principes alimentaires suivants sont isodynames :

	Quantités détruites.	Chaleur correspondante produite dans l'organisme.
Graisse	100^{gr}	930 Calories.
Albumine musculaire	243	id.
Légumine	257	id.
Sucre de canne	234	id.
Glycose	256	id.

D'autre part on a dit au Chapitre **VI**, qu'au point de vue de la mesure de l'énergie alimentaire, Atwater, corrigeant légèrement les chiffres de Rübner, est arrivé aux résultats suivants qui indiquent le nombre de Calories, variable suivant l'origine de l'aliment, produites dans l'économie par la désassimilation de 1 gr. de matière alimentaire :

Coefficients calorifiques
pratiques.

MATIÈRES PROTÉIQUES. Nourriture	animale.......	$4^{Cal},25$
	végétale.......	3 ,55
	mixte	4 ,00
MATIÈRES GRASSES. Nourriture	animale.......	8 ,95
	végétale.......	8 ,35
	mixte	8 ,90
MATIÈRES AMYLACÉES............................		4 ,00
SUCRES ASSIMILABLES............................		3 ,60

Munis de ces coefficients pratiques, si nous voulons maintenant connaître les quantités x isodynames de chacun des principes alimentaires, celles par exemple qui donneront, en traversant l'économie, 100 Calories, représentant par M les coefficients ci-dessus, nous aurons, en chaque cas :

$$xM = 100 \qquad \text{d'où} \qquad x = \frac{100}{M}.$$

En appliquant cette formule, nous obtiendrons le tableau suivant des quantités isodynames de chacun des principes alimentaires aptes à produire 100 Calories utilisables en traversant l'organisme animal.

Quantités produisant
100 Calories
en se détruisant
dans l'économie.

Matières protéiques d'origine animale.........	$23^{gr},53$
— — *végétale*.........	28 ,19
— — *mixte*...........	25 ,0
Matières grasses d'origine animale...........	11 ,18
— — *végétale*...........	11 ,97
— — *mixte*.............	11 ,23
Matières amylacées.......................	25 ,00
Sucres assimilables	27 ,78

Encore faut-il se rappeler, dans ces calculs, qu'il convient de déduire, en pratique, la fraction assez variable pour chaque principe alimentaire qui reste inutilisée dans le tube intestinal et qui, pour une nourriture mixte, diminue le résultat du calcul général de 5,5 p. 100 environ d'après Rübner, de 4,5 p. 100 d'après Atwater.

Les *régimes isodynames* étant par définition ceux qui produisent en se détruisant dans l'économie des quantités d'énergie égales, il est facile de les calculer, comme on vient de le voir, en se servant des coefficients de Rübner ou d'Atwater.

Mais les régimes isodynames composés d'après les règles que nous venons de rappeler, sont-ils également efficaces? En particulier, pourra-t-on remplacer isodynamiquement dans le régime alimentaire une proportion notable de graisse, de sucre, d'amidon, les unes par les autres en quantités isodynames et surtout pourra-t-on les remplacer par leur poids isodyname d'albumine et réciproquement?

Cette question présente un grand intérêt pratique et théorique. *Pratique* parce que la valeur vénale de chaque espèce d'aliments diffère suivant son origine; que le prix des substances albuminoïdes utilisés par l'homme et les animaux est généralement beaucoup plus élevé que celui des aliments gras ou amylacés, calculés en poids isodynames, et que ce prix de revient influe, pour une grande part, sur la composition, la quantité et par conséquent l'efficacité des régimes généralement adoptés. *Théorique*, parce qu'il importe de savoir : 1° s'il est un minimum de matières albuminoïdes au-dessous duquel l'alimentation normale est impossible, et, dans le cas où il en serait ainsi, il faudrait se demander à quelle nécessité physiologique répond ce minimum ; 2° au cas où la suppléance, au moins partielle, des principes protéiques serait possible, il conviendrait de déterminer dans quelles limites et proportions les matières azotées, grasses, sucrées et amylacées pourraient mutuellement se remplacer.

On a déjà dit que l'animal ne peut créer de toutes pièces ses principes albumineux constitutifs. Tout au contraire, il détruit sans cesse ceux dont il est formé, et la sécrétion incessante de l'urée témoigne de cette désassimilation. Il faut donc nécessairement fournir à l'animal les albuminoïdes dont il ne saurait se passer et qu'il ne peut fabriquer avec les principes gras ou les hydrates de carbone, fussent-ils accompagnés des produits organiques azotés les plus rapprochés des corps albuminoïdes, ou d'amides plus ou moins complexes tels que la tyrosine, la leucine, les glutamine, asparagine [1], etc.

1. Weiskie et Munk ont montré que l'asparagine possède une action d'épargne sur les albuminoïdes existants, mais qu'elle ne saurait se substituer à eux.

Si les matières albuminoïdes sont nécessaires, sont-elles suffisantes? Pourvu qu'on nourrisse un animal avec une quantité surabondante de chair musculaire, par exemple, pourra-t-on supprimer entièrement de son alimentation les substances ternaires non azotées, tels que les sucres, les amidons, les graisses? C. Voit[1], C. Voit et Bischoff, Pettenkoffer et Voit[2], Pflüger[3] ont essayé de nourrir des chiens uniquement avec de la viande maigre. Ils y ont réussi, et les animaux ont pu vivre ainsi plusieurs mois et même fournir, durant cette période, un travail assez considérable. Mais tous ces expérimentateurs ont remarqué que, dans ce cas, la quantité de chair musculaire nécessaire à l'animal pour vivre et conserver son poids devient très considérable, une partie notable de l'aliment étant détruite et désassimilée pour reproduire la graisse qui tend toujours à disparaître et le sucre que consomme sans cesse la contraction musculaire. Si l'on vient à augmenter encore la quantité de viande, celle-ci est rejetée en nature comme l'indiquent l'analyse des fèces et la non-absorption proportionnelle d'oxygène. C'est ce que montrent les nombres suivants dus à C. Voit :

Gains ou pertes de l'économie (chien) soumise au régime exclusif de la viande dégraissée.

VIANDE DÉGRAISSÉE INGÉRÉE PAR JOUR	ALBUMINOÏDES DÉTRUITS CALCULÉS D'APRÈS L'AZOTE ÉLIMINÉ	GAINS (+) OU PERTES (−) DE L'ÉCONOMIE EN MATIÈRES AZOTÉES	GAINS (+) OU PERTES (−) DE L'ÉCONOMIE EN CORPS GRAS	OXYGÈNE ABSORBÉ	OXYGÈNE NÉCESSAIRE POUR OXYDER LES MATIÈRES DISPARUES
0gr	165gr	− 165gr	− 95gr	330gr	329gr
500	599	− 99	− 47	341	332
1 000	1 079	− 79	− 19	453	398
1 500	1 500	0,0	+ 4	487	477
1 800	1 757	+ 43	+ 1		592
2 000	2 044	− 44	+ 58	517	524
2 500	2 512	− 12	+ 27	(moyenne)	688

On voit que dans ces expériences on a pu maintenir, un chien (de 35 kg.) en état d'*équilibre albuminoïde ou azoté* en

M. Fiquet a établi, dans mon laboratoire, que les amides dérivés de l'hydrolyse ménagée des albuminoïdes ne peuvent pas davantage les remplacer.
1. *Zeitsch. f. Biolog.*, Bd. V, p. 344 et 444; Bd. X, p. 223.
2. *Ibid.*, Bd. VII, p. 133.
3. Annales de Pflüger, Bd. I, p. 98.

ne lui donnant que de la viande, mais il a fallu que celle-ci fût portée à la dose énorme de 1 500 gr. par jour alors que, par le régime mixte normal, il suffit de 530 gr. seulement de chair musculaire à un homme d'un poids deux fois plus élevé. Ces nombres montrent aussi, qu'à partir de 1 500 à 1 800 gr., si la chair musculaire dégraissée vient à augmenter encore, l'animal, loin d'en profiter, perd de l'azote albuminoïde tout en gagnant un peu de graisse.

D'autre part, on comprend que, si l'organisme des sujets qu'on étudie avait été antérieurement soumis à un régime pauvre en matières protéiques, sa perte journalière en azote en serait diminuée et dès lors une quantité moindre d'albuminoïdes serait suffisante pour maintenir l'équilibre azoté. Le maintien de cet équilibre, en un mot, est fonction de l'état actuel de l'animal. S'il s'est antérieurement appauvri en albumine, il en perdra peu chaque jour, et une quantité minime d'apports alimentaires couvrira cette perte ; si, au contraire, avant la période de mise en expérience, il avait reçu abondamment des aliments azotés et acquis le maximum d'azote qu'il puisse emmagasiner, les gains en azote ne pourront être que très réduits ou nuls, et ses pertes varieront à peu près à volonté avec les quantités d'albuminoïdes alimentaires. C'est ce qui résulte en effet des expériences de C. Voit.

La ration minimum d'albumine nécessaire pour maintenir l'équilibre azoté d'un sujet, dépend donc de son état présent et de son mode de nutrition antérieure, et les expériences faites relativement à cette détermination doivent être tentées seulement sur des sujets en état de santé parfaite normalement nourris depuis plusieurs jours, et ne variant plus de poids. On voit tout ce que ces conditions comportent d'indétermination réelle, et combien la méthode de la fixation du bilan nutritif d'après les conditions qui maintiennent l'équilibre en azote et carbone du sujet sur lequel on expérimente, présente d'incertitudes et de difficultés.

Mais il est encore d'autres causes d'indéterminations.

Par un mécanisme qui nous échappe en partie, l'animal, qu'il en reçoive ou non par ses aliments, tend toujours à se faire une réserve de corps gras. Si donc celle-ci est déjà suffisante, la quantité d'albumine emmagasinée par un régime exclusif ou prépondérant de viande maigre, augmentera plus que si l'animal avait déjà épuisé ses graisses, en d'autres termes, une quantité moindre d'albumine sera nécessaire à l'animal gras pour atteindre son équilibre azoté.

La graisse exerce donc une action d'épargne sur la consommation des matières alimentaires. Une ration moyenne de viande qui entretenait l'équilibre azoté, occasionnera un dépôt de chair musculaire et de graisse à la fois, si l'on ajoute au régime un excès de ces dernières.

Réciproquement, un excès d'alimentation carnée augmentera les réserves en graisse pour une même quantité de corps gras introduite.

Mais, quel que soit l'état initial de l'organisme, l'alimentation exclusive en albuminoïdes ne peut longtemps contribuer à faire croître les réserves, soit protéiques, soit grasses, de l'animal, et l'alimentation carnée exclusive devient à bref délai répugnante et nuisible. Les choses se passent chez l'homme comme chez le chien. Expérimentant sur lui-même, J. Ranke, qui était gras et relativement pauvre en chair, put prendre durant deux jours 2 000 gr. de viande par 24 heures, mais dès le troisième jour, quoique bien présentée et appétissante en apparence, la chair musculaire provoqua chez lui des nausées, de la céphalalgie et il ne put en absorber que 1 280 gr. environ. Ces quantités d'albuminoïdes auraient pu être supportées bien plus longtemps si Ranke eut été amaigri et si, par un exercice physique très actif, il eût constamment brûlé les graisses que tendaient à accumuler dans ses tissus cette incessante arrivée de composés protéiques en excès.

Toutes les substances albuminoïdes : fibrine, gélatine, poudre de viande dégraissée, etc., ont conduit aux mêmes résultats. Données exclusivement à l'homme ou aux animaux, elles n'ont pu être supportées longtemps, surtout chez les sujets au repos, et l'on n'est parvenu à entretenir par elles que très difficilement l'équilibre azoté.

Au contraire, à un régime purement carné vient-on à ajouter de la graisse, du sucre, de l'amidon, du pain, des légumes, non seulement tout dégoût disparaît, mais les quantités d'albuminoïdes nécessaires pour compenser les pertes de l'économie en azote diminuent considérablement. En un mot, comme on l'a dit plus haut, les substances ternaires assurent l'assimilation

azotée et ralentissent la désassimilation des substances protéiques.
C'est ce que démontrent les nombres suivants relatant des essais
de Voit, faits sur lui-même, et des observations de Forster :

	Viande ingérée.	Matières amylacées.	Graisses.	Albumidoïdes désassimilés.
C. Voit :				
1 jour	2 000^{gr}	o	o	2 044
5 jours	2 000	250	o	1 793
5 jours suivants......	2 000	o	250	1 883
Forster :				
4 jours..............	500	o	300	436
3 jours suivants......	500	o	o	522

La graisse, le sucre, et beaucoup d'autres hydrates de carbone
favorisent donc l'assimilation des substances protéiques ou entravent leur désassimilation, et réciproquement celles-ci peuvent
être, jusqu'à un certain point, substituées aux matières ternaires.

Nous avons dit que, même à l'état de repos absolu, l'animal
détruit une partie de ses albuminoïdes, et comme il ne saurait
reproduire ces substances de toutes pièces, il faut que l'alimentation lui en fournisse incessamment. A l'état de repos et
d'abstinence même lorsque celle-ci se prolonge, l'homme et
l'animal excrètent, par jour, une quantité d'urée qui est environ
la moitié de celle qu'ils rejetteraient s'ils s'alimentaient normalement. Il semblerait résulter de cette remarque que si, à l'état
ordinaire, 107 gr. d'albumine conviennent à l'adulte, 50 à 55 gr.
devraient pouvoir lui suffire pour réparer ses tissus azotés s'il reste
au repos complet. Mais il n'en est pas ainsi, comme on va le voir.

L'expérience a démontré que, quelles que soient les quantités
de matières ternaires (sucre, graisse, amidon) introduites par
l'alimentation, on n'arrive jamais à protéger l'animal contre la
désassimilation de ses tissus albuminoïdes. Les carnivores et
omnivores, s'ils sont exclusivement nourris d'hydrates de carbone ou de graisses, dépérissent rapidement, presque aussi vite
que s'ils étaient soumis au régime de l'inanition absolue
(*Magendie*). Ils consomment leurs tissus azotés, tout en faisant
quelquefois une légère provision de graisses, et meurent comme
s'ils n'étaient pas alimentés. Mais dès qu'à ce régime exclusif
on ajoute un peu de viande, aussitôt *l'excrétion de l'urée diminue,*
ils augmentent de poids et engraissent. Une faible quantité
d'albumine semblerait donc suffire à leurs besoins. Mais cette

proportion ne saurait être inférieure, ni même strictement égale, à celle qu'ils perdent durant l'inanition. Munk l'a démontré en donnant au chien, par exemple, avec une alimentation suffisante en hydrates de carbone et graisses, *juste* la quantité de viande nécessaire pour réparer ses pertes journalières en azote. L'équilibre azoté se maintient, il est vrai, mais au bout de quelques semaines, l'animal est pris de troubles intestinaux; il ne digère plus les graisses alimentaires, il devient ictérique, il refuse la nourriture et se laisse mourir. C'est que, dans ces régimes, l'excitant des centres trophiques, la viande et ses extraits, est insuffisant. D'ailleurs la variété manque et n'apporte plus, sans doute, tels ou tels principes spécifiques en quantité voulue ou sous des formes qui conviennent au fonctionnement de certains organes.

Dans l'alimentation, les hydrates de carbone peuvent remplacer les graisses presque absolument; et, réciproquement, on peut substituer celles-ci, à peu près complètement, aux hydrates de carbone. Mais ces dernières substances protègent l'albumine des tissus contre la désassimilation d'une façon bien plus puissante qu'une même quantité de graisses ainsi que le démontrent les nombres suivants :

Chair ingérée.	Substances ternaires ingérées.	Tissus albuminoïdes disparus.	Gains ou pertes de l'organisme en albuminoïdes.
500ᵍʳ	250ᵍʳ graisse.	558	— 58
500	300 amidon.	466	+ 34
800	250 hyd. de carbone.	745	+ 55
800	200 graisse.	773	+ 27
2 000	250 hyd. de carbone.	1 792	+ 208
2 000	250 graisse.	1 883	+ 117

Les hydrates de carbone s'opposent d'ailleurs non seulement à la désassimilation des albuminoïdes de l'économie, mais à celle des graisses et concourent même à en augmenter le poids.

Les sucres et amidons ne semblent cependant pas absolument nécessaires. Dans certains cas, et grâce à l'habitude, l'homme peut se nourrir presque exclusivement de chairs grasses. Il en est ainsi des Esquimaux, des Groenlandais, des Ostiaks, des habitants des bords de la mer Rouge, des gardiens des troupeaux des pampas de l'Amérique, qui vivent presque uniquement des produits de leur pêche ou de leur chasse. La graisse des viandes qu'ils consomment, et la petite proportion de glycogène qui les accompagne, suffit à leur faire assimiler la substance protéique. On peut donc s'habituer à vivre de chairs grasses, mais on ne saurait méconnaître que l'homme, par ses dents, son appareil digestif, ses goûts, est omnivore et frugivore, et que l'aptitude à vivre exclusivement de viandes est une exception créée par la nécessité.

De cette discussion nous conclurons que si les matières albuminoïdes seules sont absolument indispensables dans l'alimentation, leur bonne assimilation et utilisation ne peuvent se réaliser qu'en présence des corps ternaires : graisses, sucres et substances amylacées. Grâce à l'association de 100 parties des premières pour 400 à 450 des secondes, l'animal maintient son poids et sa santé avec le minimum de dépenses alimentaires, et, comme nous le verrons, en acquérant le maximum de résistance à la maladie et de rendement en travail mécanique.

Régimes isoglycosiques et isodynames. — Se basant sur ses remarquables observations qui démontrent que seule la glycose qui brûle dans le muscle qui travaille est le principe direct et à peu près unique de la production d'énergie mécanique, M. Chauveau considère que l'*équivalence* des aliments au point de vue de leur aptitude à fournir du travail doit être calculée d'après la quantité de glycose que ces aliments peuvent contribuer à produire dans l'économie. Les nombres de Rübner et d'Atwater, proportionnels seulement à l'énergie calorifique fournie par les aliments, ne sont pour M. Chauveau que des coefficients *isothermiques*; les vrais coefficients *isodynamiques* doivent être calculés d'après le pouvoir isoglycogénique de chaque principe alimentaire. Voici, d'après ce savant, les poids isoglycogéniques des principes fondamentaux, rapprochés de leurs poids isodynamiques. Dans les deux cas on a pris pour unité la graisse dont le coefficient isothermique et isodynamique est le plus élevé.

	Poids isothermiques.	Poids isoglycosiques.
Albumine................	$2^{gr},35$	$2^{gr},01$
Graisse.................	$1,00$	$1,00$
Amidon.................	$2,29$	$1,46$
Saccharose.............	$2,35$	$1,53$
Glycose.................	$2,55$	$1,61$

Ainsi, pour M. Chauveau, 1 gramme de graisse ou 1 gr. 53 de saccharose seraient aptes à fournir dans l'économie, le premier par oxydation, le second par réduction, la quantité de 1 gr. 61 de glycose ou 1 gr. 45 de glycogène. A ce point de vue ces quantités sont isoglycogénétiques et *isodynamiques*. Elles seraient aussi isodynames avec 2 gr. 01 d'albumine, quantité apte à donner dans l'économie 1 gr. de graisse en se détruisant.

La valeur isodynamique d'un aliment serait égale d'après M. Chauveau au poids de chacun de ses principes constitutifs multiplié par son équivalent isoglycosique.

Nous remarquerons seulement : 1° que les équivalents isoglycosiques de M. Chauveau paraissent quelque peu indéterminés; 2° que le principe même invoqué par ce savant physiologiste ne semble pas avoir reçu de démonstration suffisante.

Minimum d'albuminoïdes nécessaire pour la ration journalière d'entretien. — On vient de voir que dans la ration alimentaire, rien ne peut suppléer les substances albuminoïdes, mais que, suivant l'état actuel du sujet et la nature des corps ternaires qui entrent dans son régime, l'équilibre azoté peut se maintenir avec des quantités de matières protéiques fort différentes. C'est ainsi que F. Hirschfeld, qui pesait 73 kg., put se mettre en équilibre azoté grâce à un régime qui ne contenait que 43 gr. 3 d'albumine par jour, mais à la condition de prendre 165 gr. de beurre et 350 gr. d'hydrates de carbone. De même, sur deux sujets pesant 64 et 65 kg., Klemperer put maintenir l'équilibre azoté avec une dépense de 30 gr. d'albumine seulement, mais en donnant par jour les quantités excessives de 262 gr. de graisse, 406 gr. d'hydrates de carbone et 199 gr. d'alcool.

Avec des régimes exceptionnels on peut donc faire varier beaucoup la quantité des matières protéiques qui suffisent à maintenir l'équilibre azoté. D'autre part, on a vu qu'il n'est pas indifférent d'emprunter ces albuminoïdes à l'animal ou à la plante. L'utilisation intestinale des secondes n'est que les 87 et même les 83 centièmes des premières. De ce fait encore, il faudrait distinguer pour calculer le maximum d'albuminoïdes nécessaire et suffisant par 24 heures.

. Devant tant de causes de variations, pour déterminer le minimum d'albuminoïdes pratiquement indispensable, il semble donc qu'il vaut mieux, encore une fois, consulter les faits :

Durant le siège de Paris (1870-71) les quantités d'albuminoïdes ingérés par la population en grande partie privée de viande, de légumes et de pain, ont été certainement inférieures à la moitié des quantités habituelles. La ration officielle avait été fixée en effet à 30 gr. de viande de cheval et 120 gr. d'un pain de très mauvaise qualité, aliments auxquels chaque habitant pouvait, s'il avait quelques provisions, ajouter un peu de graisse, de riz, de conserves diverses, de vin, d'alcool, etc. Avec un rationnement aussi sévère, la santé générale de la partie saine de la population se maintint cependant bonne, malgré un hiver rigoureux et diverses épidémies.

Les bataillons de mobiles gardant les tranchées pendant les mois très froids de décembre 1870 et janvier 1871, bataillons formés de jeunes gens de 21 ans mal couverts, se livrant à des travaux souvent très pénibles, reçurent l'alimentation suivante que j'ai relevée sur les cahiers de l'Administration qui leur distribuait les vivres. J'ai complété ces données en tenant compte des légers achats personnels d'aliments qu'ajoutaient ces jeunes soldats à leur maigre ration. Voici le résultat de mon enquête à ce sujet; je la transcris ici sous forme de tableau :

Vivres par jour.	Poids des aliments frais.	Matières protéiques.	Graisses.	Hydrates de carbone.
Viande fraîche (ou 100^{gr} en conserve)	175^{gr}	35^{gr}	9^{gr},45	0^{gr},87
Riz (ou haricots assez rarement).	80	4 ,4	0 ,4	64
Pain de munition	250	17 ,5	2 ,85	251 ,9
Biscuit......................	250	22 ,5		
Graisse	20	»	19	»
Café délivré officiellement.....	30	3 ,3	»	6 ,50
— acheté par les hommes...	25			
Sucre délivré officiellement...	20	»	»	39
— acheté par les hommes..	20	»		
Vin:.......................	125	»	»	95 ,4 [1]
Eau-de-vie	75 [1]			
TOTAUX...............		82 ,8	31 ,70	457 ,4

Ainsi, quoique souffrant un peu de la faim, mais se portant généralement bien, ces jeunes gens ont pu résister à un hiver très froid avec 83 gr. environ d'albuminoïdes, dont 35 gr.

1. Le vin et l'eau-de-vie sont calculés ici en hydrates de carbone correspondants.

seulement d'origine animale, dans leur alimentation journalière [1]. La totalité de leur ration correspondait à 2 470 calories.

D'après la composition des portions et demi-portions distribuées aux ouvriers dans les *restaurants populaires* de Berlin, Hirschfeld apprécie ainsi la nourriture moyenne de la population pauvre de l'Allemagne du Nord :

Par jour [2].	Poids moyen Substances humides.	Poids moyen Substances sèches.	Matières albuminoïdes.	Graisses.	Hydrates de carbone.
Repas principal (de midi à 2 heures; demi-portion)...........	650gr	150gr	25gr	15gr	80gr
Pain	600	390	41	6	300
Graisse et beurre..............	80	»	»	72	»
Fromage....................	50	»	14	3	»
Café du matin et soupe du soir...	»	»	8	4	60
Totaux..............			88gr	100gr	440gr

Cette population, généralement bien portante, semble donc pouvoir suffire à ses dépenses journalières avec uue alimentation où nous ne trouvons que 88 gr. d'albuminoïdes par jour. La ration ainsi composée donnerait 2 800 Calories utilisables [3].

D'autre part, il résulte des statistiques relevées par Payen que dans les couvents, chez ceux qui mènent une vie sédentaire sans pouvoir, ou vouloir, augmenter une alimentation strictement suffisante, pourvu qu'ils ne se livrent à aucun travail fatigant, la santé se maintient bonne, quelquefois florissante,

[1]. Il faudrait ajouter, par jour, 10 gr., *environ*, d'albuminoïdes empruntés à leurs tissus et proportionnels à leur amaigrissement, ce qui revient en tout à 98 gr. d'albuminoïdes par jour.

[2]. Appréciation fondée sur l'alimentation de l'ouvrier de Berlin dans les restaurants populaires. Il y prend en général une demi-ration à laquelle il ajoute un peu de pain, de beurre et de fromage, plus le café le matin et la soupe le soir. La *demi-ration* du milieu du jour se compose de 560 gr. environ de haricots blancs, pommes de terre et viande de bœuf; ou 560 gr. pois, pommes de terre et viande de porc; ou 550 gr. poisson et pommes de terre; ou 600 gr. potage gras avec nouilles et bœuf bouilli.

[3]. En réalité, la graisse et le beurre ont été arbitrairement augmentés par Hirschfeld de 72 gr. en dehors des 28 gr. du repas de 1 heure et des 4 gr. de la soupe du soir. Je crois que ce chiffre de 72 gr. est trop fort, l'ouvrier allemand ne recevant pas, en général, 100 gr. de graisse dans sa ration journalière. — Pour 80 gr. de graisse et beurre au lieu de 100 gr., la ration de cet ouvrier répondrait seulement à 2 262 Calories, nombre qui correspond presque à l'alimentation parisienne moyenne. Mais Hirschfeld n'a pas tenu compte dans son calcul de l'alcool et de la bière qui doivent augmenter *approximativement* de 500 à 600 le nombre de calories dont dispose l'ouvrier allemand moyen de Berlin.

exempte surtout d'une foule de désordres gastriques, inflammatoires ou nerveux, à la condition que l'on fournisse à l'organisme 12 gr. à 12 gr. 5 d'azote alimentaire par jour, chiffre qui correspondrait à 75 ou 80 gr. d'albuminoïdes assimilables. Encore sont-ils, dans ces cas, empruntés aux légumes pour la majeure part.

Si nous déterminons enfin les besoins de l'organisme d'après la désassimilation des principes azotés, nous voyons que l'homme au repos complet, soumis à l'inanition, désassimile aux dépens de ses tissus, soit à l'état d'urée, soit sous toute autre forme, environ 12 à 12 gr. 5 d'azote correspondant à la destruction de 77 à 80 gr. d'albuminoïdes calculés à l'état sec.

Ainsi les quantités de 77 à 88 gr. d'albuminoïdes, en moyenne 82 à 83 gr., semblent être le minimum exigible dans la ration alimentaire de l'homme de nos climats d'un poids moyen de 63 à 70 kg. pour l'entretenir en santé. Pour le poids moyen de 65 kg., cette quantité minimum d'albumine répond à 1 gr. 27 d'albumine par kilogramme de poids corporel et par jour [1].

Mais nous savons aussi que 2 000 à 2 200 Calories au minimum sont chaque jour nécessaires à son entretien. Les 82 gr. d'albuminoïdes ci-dessus ne lui fournissant que 330 Cal., il s'ensuit que 1 800 Cal. devront être fournies par les graisses et les hydrates de carbone dans cette alimentation réduite au minimum d'albuminoïdes.

1. Nous ne pouvons donc admettre le chiffre de 0 gr. 75 d'albumine par kilogr. et par 24 heures que M. G. Bordet adopte comme suffisant à maintenir l'équilibre azoté (voir *Bull. thérapeutique*, 10 décembre 1900); surtout, si l'individu ne reste pas au repos complet au lit. Les nombres fournis par M. Lapicque pour les besoins en albumine ont presque tous cet inconvénient qu'ils résultent de l'observation de quelques individus étudiés durant fort peu de jours. Ils sont toutefois si intéressants, ne fût-ce que parce qu'ils s'appliquent à des individus de races différentes, que je les rapporte ici.

	Poids du corps.	Albumine par jour.	Albumine par kg. de poids corporel.
Hirschfeld (excès de corps ternaires).	73^{kgr}	39^{gr}	0^{gr},60
Kumagava	48	54 ,7	1 ,14
Breisacher	55	67 ,8	1 ,23
Japonais de Mori	50	60 ,0	1 ,03
Étudiant japonais	46	52	1 ,19
Abyssin	52	50	0 ,96
Malais	52	60	1 ,15

Il semble bien établi que les races habituées à la nourriture végétale pauvre en albumine (riz, sorgho, etc.) peuvent se contenter de 1 gr. à 1 gr. 2 d'albuminoïdes par kg. et par jour même en produisant un travail modéré. C'est presque le nombre que nous avons déduit plus haut de nos propres observations.

D'autre part, en tenant compte des besoins pratiques qui introduisent dans notre alimentation journalière au moins 50 gr. de corps gras, en se rappelant d'ailleurs que ceux-ci peuvent être facilement suppléés par les hydrates de carbone qui se transforment aisément en graisses dans l'économie, on voit que la ration alimentaire de l'adulte au repos, n'absorbant que la proportion d'albuminoïdes *indispensable*, devra contenir au moins :

		Calories
Albuminoïdes	82^{gr}	328
Graisses	50	455
Hydrates de carbone	388	1 417
	Calories calculées	2 200

Tel sera le régime réduit au minimum de principes azotés et ternaires de l'adulte au repos relatif. S'il ne fait qu'un travail très restreint, ce régime suffit à peu près à son entretien dans nos climats. C'est le régime pauvre; celui du prisonnier, du moine, de l'ouvrier qui chôme, du bourgeois sédentaire. Il suffit à l'entretien de la santé, il permet même une certaine activité mettant à leur disposition 2 200 Calories, alors que 1 900 suffiraient au repos absolu. Au repos au lit 77 gr. d'albumine, 50 gr. de graisse et 255 à 300 gr. d'amidon ou de sucre, régime fournissant de 1 800 à 2 000 Calories, seraient bien suffisants. Remarquons que cette alimentation, ainsi réduite au minimum de corps protéiques, est aussi celle qui produit le moins de déchets azotés. Elle nous servira de type pour rationner le goutteux, l'arthritique, le malade dont le foie, les reins ou le cœur exigent qu'on réduise le plus possible la fatigue de ces organes. Mais ce régime ne saurait satisfaire ni l'ouvrier qui produit un travail continu, ni l'habitant des climats froids, ni le convalescent dont les réserves sont épuisées. En ne lui fournissant que le minimum indispensable, il laisse l'individu dans un état relativement précaire, incapable de bien résister aux à-coups de la fatigue et aux influences des agents perturbateurs et morbides.

1. J'entends par *Calories brutes* le nombre de Calories calculées dans l'hypothèse de l'absorption et de la combustion à l'état de CO_2, H_2Cl et urée des aliments introduits.

IX

Les rations alimentaires que nous avons calculées jusqu'ici sont celles de l'adulte au repos relatif, en *régime d'entretien*. Nous les avons fixées à 80 gr. d'*albuminoïdes*, 50 gr. de *graisses* et 250 à 300 d'hydrates de carbone, au repos absolu; à 107 gr. d'albuminoïdes, 65 gr. de graisses et 400 gr. de sucres et amidons au repos relatif, c'est-à-dire à l'état d'activité, mais sans travail proprement dit. Si l'homme fournit du travail mécanique, il faudra ajouter à son alimentation un supplément proportionnel à cette dépense particulière d'énergie.

On admet qu'un bon ouvrier qui se livre à un exercice soutenu, sans être excessif, fournit en huit à neuf heures un *travail utilisable* de 80 000 à 100 000 kilogrammètres. Mais la fraction utilisable du travail dépend du mode d'exécution et d'emploi du *travail réel*, et c'est celui-ci qu'il convient de connaître s'il s'agit de calculer la dépense en aliments aptes à se transformer en force dynamique. Pour faire ce calcul, il faut placer cet ouvrier dans les conditions où l'on puisse facilement tenir compte des travaux secondaires de frottements, déplacements, soulèvements du corps, actes respiratoires, etc., qui accompagnent toute action mécanique, travaux qui, ajoutés au travail utile, représentent la somme de dépense d'énergie transformée en force.

En cherchant à me placer le mieux possible dans ces conditions, voici les observations que j'ai faites à ce sujet.

Un bon ouvrier peut élever en neuf à dix heures de 140 à 150 hectolitres d'eau à 10 mètres de hauteur au moyen d'une bonne pompe aspirante et foulante. Ce travail, couramment exécuté, et *pouvant se continuer durant plusieurs journées consé-cutives*, par les ouvriers de nos chais et caves à vin, réduit à peu près au minimum les pertes d'énergie mécanique par frottements, mouvements inutiles, déplacements du corps, etc. En manœuvrant la manivelle de la pompe qui joue en plein liquide, l'ouvrier ne se déplace pas dans l'espace, mais à chaque coup de piston (12 000 environ en neuf à dix heures), en même temps qu'il soulève la colonne du liquide, il élève et abaisse successivement le centre de gravité de la partie supé-rieure de son corps. Il a de plus à vaincre les frottements du piston de la pompe et de l'axe du volant, frottements très réduits dans ce cas. Enfin son cœur et ses muscles respirateurs travaillent de leur côté avec une énergie d'une moitié au moins plus grande qu'à l'état de repos, en poussant le sang à travers les capillaires, et en équilibrant l'élasticité des vaisseaux et la pression atmosphérique. L'ensemble de tous ces travaux est calculé, en kilogrammètres, dans le tableau suivant :

Remplissage d'une cuve de 150 hectolitres en portant l'eau à 10 mètres de hauteur.......	150 000 kilogrammètres.
Élévation de la moitié du corps (32 kg.) à chaque coup de piston ; pour 12 000 coups, environ.	52 700 —
Travail pour vaincre les frottements de la pompe et du volant, environ..............	9 500 —
Excès de travail du cœur et de la respiration par rapport à l'ouvrier au repos [1].........	38 250 —
Petites dépenses correspondant aux travaux sup-plémentaires des 24 heures après le travail..	10 000 —
Total de travail réel dépensé........	260 450 kilogrammètres.

Frankland avait trouvé, de son côté, 270 000 kilogrammètres pour le *travail total* de la journée d'un bon ouvrier allant jusqu'à la fatigue, et j'ai calculé qu'un bon ascensionniste fait un *travail total* de 260 000 à 280 000 kilogrammètres en s'élevant, en huit à dix heures, de 2 200 à 2 500 mètres de hauteur. Sur ces 270 000 kilogrammètres, 160 000 à 170 000 correspondent à l'élévation du corps durant l'ascension.

---

[1]. Faisant ici le décompte du supplément d'énergie dépensé par le travail de l'ouvrier, et à l'occasion de ce travail, nous ne comptons que l'excès de travail du cœur et des muscles thoraciques; encore le travail du cœur disparait-il presque entièrement en tant que travail, transformé qu'il est en frottements et chaleur interne.

On peut donc admettre qu'un bon ouvrier fournit, dans la journée de huit à dix heures de travail, de 260 000 à 280 000 kilogrammètres, sur lesquels 25 à 65 p. 100 sont utilisables, suivant la nature de l'ouvrage et la machine mise en œuvre [1].

Pour produire ces 260 000 kilogrammètres dans leur journée de travail, nos ouvriers des chais du Midi de la France consomment, en automne, un *supplément d'aliments* que j'ai trouvé par jour d'environ :

Pain et analogues................	400gr
Graisse........................	24
Viande........................	200
Légumes frais...................	200
Vin à 9°.......................	*un litre.*

Ces aliments contiennent les principes nutritifs, albumines, graisses, sucres et amidons, dans les proportions suivantes :

		Albuminoïdes.	Graisses.	Hydrates de carbone.
Pain et analogues....	400gr	33gr	4gr,2	200gr
Viande..............	200	37	4	1
Graisse.............	24	»	21	»
Légumes frais........	200	8 ,5	6 ,1	8 ,2
Vin à 9° [3].........	*un litre.*	»	»	130
Totaux........		78 ,5	35 ,5	339 ,2

Tel est, pour un ouvrier astreint à un travail mécaniquement bien ordonné et dont on peut calculer assez facilement l'ensemble, la *ration supplémentaire* qui correspond à ce travail. Si nous ajoutons à cette dépense la ration alimentaire stricte de l'ouvrier au repos, nous aurons :

	Ration stricte de repos.	Ration supplémentaire de travail.	Total de la ration de travail.
Albuminoïdes...............	78gr	78gr,5	156gr,5
Graisses...................	50	35 ,5	85 ,3
Hydrates de carbone........	370	339	709

1. Mes ouvriers à la pompe rendaient 58 de travail utile pour 100 de travail total. Mon ascensionniste du poids de 70 kg. s'élevant en 8 heures de 2 200 m. d'altitude produisait 154 000 kilogrammètres de travail pour une dépense totale de 270 000 kilogrammètres, soit 56 de travail utile pour 100.

2. Sur 100 de travail réel on peut compter *en moyenne* sur 45 à 50 de travail utilisable.

3. Nous établirons dans notre *Seconde Partie* que le vin est un aliment réel, apte à fournir par combustion dans l'économie près des 9 dixièmes de son énergie potentielle, et, dans notre calcul, nous transformons ici l'alcool de ce vin en glycose correspondant.

Nous calculerons tout à l'heure à combien de Calories correspond cette ration et quel est son coefficient de rendement en énergie mécanique. Mais auparavant il nous semble très intéressant de comparer la dépense totale de cet ouvrier astreint à un travail ordonné, continu et régulier, avec celle qu'occasionne le travail qu'on pourrait appeler *désordonné* de l'ouvrier agricole du même pays qui arrive probablement à fournir par jour le même effort total, si l'on en juge par sa même fatigue, mais chez qui les occupations journalières sont très variées, souvent entrecoupées dans la même journée de repos complets et de travaux pénibles de toute nature.

Pour faire ce calcul intéressant à tant d'égards, j'ai choisi deux familles moyennes de paysans, vivant et travaillant très régulièrement, ne buvant pas de liqueurs alcooliques autres que le vin, pris lui-même très modérément, comme on va le voir. L'une de ces familles était composée de 6 personnes, l'autre de 8 (dont 2 femmes et un enfant de sept ans, ces 3 dernières personnes comptées pour deux adultes). Ces 13 personnes ont consommé exactement, en 5 003 journées, la nourriture que j'indique dans la première colonne du tableau suivant, et que je calcule ici en principes alimentaires par tête et par jour :

Alimentation moyenne de l'ouvrier agricole du Midi de la France.

DÉTAIL DE L'ALIMENTATION	TOTAL EN 5 003 JOURNÉES	PAR JOUR ET PAR TÊTE	ALIMENTS CONTENANT PAR JOUR :		
			Albumine.	Graisses.	Hydrates de carbone.
Pain [1]	4 277 kg.	·855^{gr}	69^{gr},7	6^{gr}8,	420^{gr}
Viande	771	154	23	5, 9	1 ,2
Graisse et huile	304	61	»	55	»
Pommes de terre	2 750	526	6 ,8	1 ,0	105 ,5
Légumes secs [2]	890	178	40	3 ,4	95
Légumes verts	1 055	212	9 ,5	7 ,0	25
Vin (67 hectolitres à 9°) [3]	6 700	1 330^{cc}	»	»	174
Sucre et café supplémentaires	»	10	»	»	10
Totaux	»		149^{gr},0	79^{gr},1	829 ,7

1. Dont 20 kilogrammes de pâtes d'Italie.
2. Principalement des haricots avec 1/4 environ de pois secs.
3. Le calcul du vin pour une journée donne 1 litre 33 qui, à 9°, répondent à 96 gr. d'alcool, correspondant à 192 gr. de sucre. Les 9 dixièmes environ de cet alcool brûlant dans l'économie, le sucre correspondant est donc de 174 gr. par jour.

Cette ration ainsi établie diffère, en somme, assez peu de celle que nous avons calculée plus haut (p. 104) pour l'ouvrier astreint au travail régulier de la pompe dans nos chais. Nous avons :

Ration alimentaire par jour.	Ouvriers des chais.	Ouvriers agricoles.
Albuminoïdes assimilables............	156^{gr},5	149^{gr},0
Graisses.........................	85	79 ,1
Hydrates de carbone................	709	829 ,7

Pour obtenir le maximum de travail des ouvriers français employés à la construction du chemin de fer de Rouen, Gasparin (*Traité d'agriculture.* t. V) raconte qu'on fut obligé de les mettre au régime des ouvriers anglais chargés des mêmes travaux; ils recevaient par jour 660 gr. de viande brute, 550 gr. de pain, 1 000 gr. de pommes de terre, 50 gr. de graisse et 2 litres de bière. Ce régime répond à la composition suivante calculée en principes assimilables :

	Par jour.	Albuminoïdes.	Graisses.	Hydrates de carbone.
Viande brute......	660^{gr}	98^{gr}	28^{gr}	3^{gr}
Pain.............	750	61 ,6	6 ,6	350
Pommes de terre...	1 000	14	1 ,5	201
Graisse et beurre..	50	»	48 ,	»
Bière (2 litres) [1]....		1	»	165
		174^{gr},6	84^{gr},1	716^{gr}

Voici, encore d'après le même économiste, la nourriture des ouvriers laboureurs du département du Nord et des ouvriers agricoles du canton de Vaud. Je les réduis l'un et l'autre à la ration des 24 heures, mais les nombres fournis par M. de Gasparin totalisant l'alimentation d'un certain nombre de fermes importantes, et pour toute l'année, correspondent à des quantités totales très élevées, et par conséquent à des moyennes très sûres :

1. Calcul pour la bière : 2 litres de bière à 4° (moyenne) représentent 64 gr. d'alcool répondant à 128 gr. de glycose, dont les 9 dixièmes, ou 115 gr., sont comptés comme répondant à l'alcool brûlé. Il faut ajouter pour 2 litres de bière 50 gr. de sucre ou de dextrines, et 1 gr. d'albumine.

Ouvriers laboureurs du département du Nord.

Détail de l'alimentation :	Par jour.	Albuminoïdes.	Graisses.	Hydrates de carbone.
Farine de seigle..........	880^{gr}	97^{gr},0	18^{gr},0	572^{gr}
— de blé............	82	8 ,7	0 ,8	59 ,8
Orge	130	14 8,	2 ,0	91 ,9
Pommes de terre........	960	12, 4	1 ,5	180
Pois et légumes secs......	55	10	0 ,7	28
Viande (de bœuf surtout)..	82	14 ,7	4 ,3	0 ,3
Lard................	30	2 ,0	23	»
Beurre...............	55	»	53	»
Lait................	450^{cc}	17	16 ,2	20
Bière................	1 litre	0 ,5	»	73
Sel................	33 gr.			
Total..............		177^{gr},1	122^{gr},5	1 025^{gr}

Alimentation des ouvriers agricoles du canton de Vaud (d'après de Gasparin).

	Par jour.	Albuminoïdes.	Graisses.	Hydrates de carbone.
Pain..................	784^{gr}	63^{gr}	6^{gr},6	390^{gr},0
Pommes de terre........	1 000	13	1 ,5	200
Légumes verts..........	110	1	0 ,5	4 ,9
Lentilles et légumes secs.	35	7	0 ,8	18
Fruits secs.............	35	3	»	8
Viande...............	157	27	7 ,2	0 ,7
Fromage..............	79	23	24	»
Beurre...............	29	»	26	»
Lait.................	630^{cc}	23 ,0	22	28
Vin	330	»	»	} 64
Cidre................	275	»	»	
Café	»	»	»	
		160^{gr},	91^{gr},6	713^{gr},6

Voici encore la composition de quelques rations de travail ayant fait leur preuve, *en temps de guerre ou de campagne,* dans les·armées de diverses nations :

Ration de guerre de l'armée en France.

Détail de la ration :	Par jour.	Albuminoïdes.	Graisses.	Hydrates de carbone.
Pain (ou biscuit 735 gr.)...	1 000^{gr}	70^{gr},6	4^{gr},60	526^{gr},
Viande brute............	300	50 ,2	13 ,02	1 ,5
Légumes en grains........	60	15 ,8	1 ,14	32
Sucre..................	21	»	»	20
Café	16	0 ,5	»	»
Vin à 9°,5 (environ).......	250^{cc}	»	»	} 52
Eau-de-vie...............	60^{cc}	»	»	
Sel	16^{gr}	»	»	»
		137^{gr},1	18^{gr},76	631^{gr},5

Ration journalière du marin français en campagne.

Détail de la ration :	Poids par 24 h.	Albuminoïdes.	Graisses.	Hydrates de carbone.
Pain ou son équivalent en biscuit.................	750^{gr}	61^{gr},50	6^{gr}	375^{gr},0
Viande fraîche, ou son équivalent en viande salée...	300	62	15 ,3	1 ,4
Fèves, pois, haricots (ou leur équivalent en riz, viande ou fromage)............	120	27 ,6	1 ,8	69
Beurre et huile d'olive....	21	0 ,1	17 ,5	»
Oseille ou choucroute.....	15	0 ,3	0 ,1	1
Sucre....................	25	»	»	25
Café (infusion de 20 gr.)...	»	»	»	»
Vinaigre, poivre, moutarde.	»	»	»	»
Vin (ou son équivalent)...	460	»	»	} 120
Eau-de-vie	60	»	»	
Sel	22	»	»	»
Total	1 773^{gr}	155^{gr},5	40^{gr},7	591^{gr},4

Grande ration de guerre de soldat prussien (Soldat en temps de guerre et en campagne). Règlement du 4 juillet 1867.

Détail de la ration :	Poids par jour.	Albuminoïdes.	Graisses.	Hydrates de carbone.
Pain	750^{gr}	61^{gr},50	6^{gr}	375^{gr}
Viande..................	500	104 ,50	25 ,2	2 ,3
Riz, 160 gr. (ou orge, 120 gr., ou légumes secs, 320 gr., ou pommes de terre, 2 000 gr.).	160	17 ,3	2 ,5	247
Café brûlé..............	24	»	»	»
		183^{gr},3	33^{gr},7	624^{gr},3

Ration de l'armée anglaise en Crimée.

Détail de la ration :	Par jour.	Albuminoïdes.	Graisses.	Hydrates de carbone.
Pain....................	680^{gr}	54^{gr},4	5^{gr},8	340^{gr}
Viande fraîche ou salée....	483	96 ,6	24 ,5	2
Riz	56	3 ,2	0 ,6	44 ,8
Sucre...................	56	»	»	56
Café.	28	»	»	»
Thé....................	7 ,8	»	»	»
Rhum...................	14	»	»	14
Jus de citron............	28	»	»	»
Sel....................	14	»	»	»
Poivre..................	7	»	»	»
		154^{gr},2	30^{gr},9	456^{gr},8

Armée américaine. Temps de guerre (Hammond).

Détail de la ration :	Par jour.	Albuminoïdes.	Graisses.	Hydrates de carbone.
Pain ou farine.............	625gr	53 ,0	5 ,5	313
Viande fraîche ou salée...	566	114 ,8	28 ,8	2 ,6
Pommes de terre..........	443	5 ,8	0 ,7	88
Riz.....................	47	3 ,1	0 ,45	37 ,6
Fèves...................	85	20 ,0	1 ,27	51 ,8
Café...................	47	»	»	•
Thé....................	7	»	»	»
Sucre..................	60	»	»	60
Vinaigre...............	42	»	»	»
Sel....................	21	»	»	»
Poivre.................	9	»	»	»
		196gr,7	36gr,7	553gr

Nous réunissons toutes ces données dans le tableau suivant en ajoutant celles fournies par différents auteurs pour l'alimentation des ouvriers soumis à un travail fatigant de huit à douze heures par jour.

Rations correspondant à un travail fatigant.

	Albumi-noïdes.	Graisses.	Hydrates de carbone.	Calories calcul théorique.	Auteurs.
Ouvriers français à la pompe (Midi de la France)......	156,5	85	709	4 218	A. Gautier
Ouvriers agricoles du sud de la France............	149	79,1	829,7	4 560	*Id.*
Ouvriers du chemin de fer Rouen................	174,6	84,1	716	4 304	De Gasparin
Laboureurs du départe-ment du Nord..........	177,1	122,5	1 022,5	5 874	*Id.*
Ouvriers agricoles (canton de Vaud)...............	160	91,7	713,7	4 274	*Id.*
Ouvrier bûcheron allemand.	135	108	876	4 664	J. Liebig
Valet de ferme allemand de Laufzorn (moyenne)... .	143	108	788	4 696	Ranke
Laboureur anglais........	184	71	570	3 655	Smith et Playfair
Familles de laboureurs (États-Unis)............	97	130	467,0	3 415	Atwater
Forgerons anglais.........	176	71	666	4 007	Playfair
Soldats français en temps de guerre...............	137	18,8	632	3 247	(Règlements)
Marin français en campagne.	155,5	40,7	591	3 338	»
Soldat prussien, grande ration de guerre........	183	33,7	624	3 534	(Règlements)
Armée américaine, temps de guerre...............	196,7	36,7	553	3 327	»
Soldat anglais, temps de guerre.................	154	30,9	457	»	»
Travailleurs militaires (Chatou)...............	160	66	580	3 554	Smith et Playfair
Équipes de rameurs améri-cains................	155	177	440	3 955	Atwater
Familles de mécaniciens (Amérique)............	103	150	402	3 365	Atwater
Travailleurs dans les grandes villes de l'Union.	101	116	344	2 810	Atwater
Moyennes.	**152**	**85**	**630**	**3 884**	
Rapports p. 100 d'albumine.	100	44	425		

Les nombres cités au tableau précédent sont presque tous des moyennes relatives à l'alimentation des ouvriers les plus divers comme pays, climats et habitudes; de telle sorte que la moyenne générale qui résulte de l'ensemble de ces données traduit avec une grande approximation probable les nécessités alimentaires de l'ouvrier soumis à un travail fatigant, sans être excessif, et dans des conditions où les sujets en observation n'ont pas été à même d'abuser d'un excès de vivres ni de les gâcher.

Calculée en Calories *utilisables*, cette alimentation moyenne de travail correspond, par 24 heures, aux nombres suivants :

Pour les albuminoïdes............... $152 \times 3{,}68 =$ 559 Calories.
Pour les graisses.................. $85 \times 8{,}65 =$ 735 —
Pour les hydrates de carbone....... $630 \times 3{,}88 = 2\,444$ —
Total........ $= 3\,738$ Calories.

Les ouvriers chargés d'un travail très rude (charpentiers, bûcherons, forgerons, carriers, mineurs, terrassiers, etc.), surtout s'ils vivent dans un climat très froid, ont besoin d'une nourriture plus substantielle encore. J'en donne ici quelques exemples empruntés surtout à Smolensky :

Rations nécessitées par un travail très fatigant.

PROFESSIONS :	POIDS DE LA NOURRITURE	CONTENANT PAR JOUR :			ÉNERGIE CALCULÉE EN CALORIES	AUTEURS
		Albuminoïdes.	Graisses.	Hydrates de carbone.		
Ouvriers scieurs de bois d'Astrakan....	1 587ᵉʳ	210,6	92,6	867	5 105Cal	Soudekow
Charpentiers d'Astrakan............	1 944	144,1	72,8	693	3 998	*Id.*
Carriers, terrassiers, tailleurs de pierre du port de Cronstadt.	2 712	220	95	931	5 429	Ivanov
Mineurs de Tomsk ..	2 163	265,5	60,3	985	5 591	Routovsky
Agriculteurs de Novogorod............	2 233	151,5	56,5	798	4 296	Griaznov
Menuisiers, charpentiers suédois (travail pénible).......	4 596	188,6	110,1	714,4	4 590	Siven
Bûcheron allemand.	"	135	208	876	5 794	J. Liebig
Briquetiers (italiens), de Munich........	1 178	167	117	675	4 409	Ranke
Agriculteurs autrichiens (gros travail).	1 493	181,9	93,3	967,7	5 420	Ohlmüller
Charretiers, carriers de Boston (travail très pénible).......	"	254	363	826	7 535	Atwater
Vélocipédistes durant un concours de course à New-York.	"	186,5	185,4	584,6	4 730	*Id.*
Équipe de Football américaine........	"	226	354	634	6 590	*Id.*
Moyennes.............		191,3	132,2	810,8	5 290	

La ration moyenne pour un travail fatigant répond donc à une disponibilité de 3 800 Calories environ ; pour un travail exceptionnellement intense à 5 000 Calories utilisables.

Les questions de races semblent influer beaucoup moins qu'on ne pourrait le croire sur les nécessités alimentaires, surtout si ces races, quoique fort différentes, mais vivant dans le même milieu et sous un même climat, trouvent les mêmes facilités pour gagner leur nourriture. Voici quelques nombres empruntés aux recherches d'Atwater :

	Albu-minoïdes.	Corps gras.	Hydrates de carbone.	Calories théoriques.
5 familles canadiennes françaises à Chicago..........	118	158	345	3 200
4 familles italiennes à Chicago..................	103	111	391	2 965
8 familles bohémiennes à Chicago.................	115	101	360	2 800
10 juifs russes à Chicago...	137	103	418	3 135
Famille de fermiers laboureurs chinois en Californie.	144	95	640	3 980
20 familles nègres dans l'Alabama...............	62	132	436	3 165
19 familles nègres en Virginie.	109	159	444	3 625
	112	122	433	3 267

Ainsi ces ouvriers de races très différentes et se livrant à un travail relativement modéré disposaient d'une alimentation qui leur fournissait une somme de Calories oscillant peu, comme pour l'ouvrier européen placé dans les mêmes conditions, autour de 3 200 ou 3 300 Calories par jour.

D'après les nombres du tableau précédent et ceux de la page 98, nous pouvons admettre que l'adulte doit disposer, suivant son travail, d'une alimentation lui fournissant les quantités d'énergie suivantes exprimées en Calories :

	CALORIES RÉELLES [1]		CALORIES RAPPORTÉES au kg. de poids corporel
	Rübner.	Atwater.	
Repos complet........	1880 à 1900	»	28 à 30
Repos relatif. Exercice très modéré........	2 200 à 2 400	»	35 à 38
Travail léger moyen..	2 445 à 2 868	2 450 à 3 050	38 à 45
Travail fatigant......	3 300 à 3 800	3 400 à 3 800	45 à 55
Travail très fatigant..	4 150 à 5 300		58 à 75

1. Calories déduites des coefficients théoriques et multipliées par le rap-

Si, de la ration de l'ouvrier au travail, telle que nous l'avons établie (p. 110), nous déduisons celle du même ouvrier au repos (p. 100), nous aurons l'excédent de ration nécessitée par la production du travail mécanique :

	Albuminoïdes.	Graisses.	Hydrates de carbone.
Ouvrier au travail..............	152	85	630
Ouvrier au repos..............	78	50	388
Excès de principes alimentaires nécessités par le travail........	74	35	242

Nous avons vu plus haut comment, et sous quelles formes diverses, cet excès de principes assimilables pouvait être fourni par les aliments.

Tel qu'il est, cet excès moyen de principes assimilables que le travail oblige à consommer en plus répond à un nombre de Calories facile à déterminer :

Pour 74 gr. d'albuminoïdes....................	296 Calories
— 39 — de graisses........................	311
— 279 — d'hydrates de carbone............	968
Total...	1 575 Calories

Entre l'énergie, mesurée au Calorimètre à l'état de chaleur dégagée par l'homme au repos, et celle qui répond aux dépenses du même individu fournissant un travail fatiguant mais non excessif, Atwater a trouvé 1 400 Calories.

1 400 Calories correspondent théoriquement à 597 125 kilogrammètres. Or nous avons dit qu'un très bon ouvrier peut fournir, dans une journée de dix heures environ, 170 000 kilogrammètres *de travail utile*. Il s'ensuit que 28,0 p. 100 de *l'énergie de la ration supplémentaire du travail* sont utilisés par les bons ouvriers pour produire directement de la force motrice.

A l'état de repos relatif, sur les 2 350 Calories dont il dispose, grâce à sa ration d'entretien, l'homme moyen fait les dépenses suivantes calculées d'après le nombre ci-dessus, et les observations d'Atwater et Benedict [1].

port 91/100 trouvé entre le rendement théorique et le rendement réel d'énergie dans le cas de la ration mixte.

1. Atwater et Benedict ont donné (*Experiments on the Metabolism*, p. 141;

49,35 Calories ou 2,1 p. 100 de l'énergie totale transformée en travaux extérieurs d'entretien, frottements, mouvements involontaires, travaux des muscles respiratoires.

1 694,45   —   ou 72,1 p. 100 répondant à la radiation calorique du corps, aux pertes de chaleur par conduction, ainsi que par échauffement de l'air sortant des poumons.

573,30   —   ou 24,4 p. 100 pour la chaleur latente des vaporisations de l'eau par les poumons et par la peau.

32,2   —   ou 1,4 p. 100 pour la chaleur emportée par les fèces et les urines.

Total : 2 350 Calories   100,0

A l'état de travail, les $2\,350 + 1\,400 = 3\,750$ Calories *utilisables* en moyenne se répartissent dans les proportions suivantes, toujours en nous fondant sur les observations d'Atwater et Benedict (*loc. cit.*) :

75 Calories soit 2 p. 100 pour la chaleur correspondant aux petits mouvements inconscients, déplacements nécessaires du corps et de son centre de gravité, frottements, mouvements respiratoires.

2 262   —   soit 60,3 p. 100 pour la chaleur rayonnée par la peau, et l'échauffement des gaz de l'air sortant du poumon.

1 155   —   soit 30,8 p. 100 pour la chaleur répondant à l'évaporation de l'eau qui sort du poumon ou perdue par perspiration.

18   —   soit 0,5 p. 100 pour la chaleur perdue par les fèces et les urines.

240   —   soit 6,4 p. 100 pour la chaleur répondant au travail recueilli à l'ergomètre.

Total : 3 750 Calories   100,0

Washington, 1902) les nombres moyens expérimentaux suivants :

	État de repos.	État de travail.
Chaleur de radiation du corps, chaleur perdue par conduction et par échauffement de l'air ambiant.	74 p. 100	62,3
Chaleur latente de vaporisation de l'eau perspirée ou expirée.	24,4	30,8
Échauffement des urines et des fèces.	1,4	0,5
Chaleur équivalant aux travaux musculaires recueillis à l'ergomètre.	0,0	6,4

On voit que dans ce calcul on compte comme nuls, à l'état de repos, tous les travaux extérieurs, ce qui n'est vrai que pour le repos absolu. En réalité il faut compter comme devant être distraite, au repos, de la chaleur rayonnée la chaleur équivalente aux mouvements et travaux des muscles respiratoires et tous les travaux nécessités par le fonctionnement d'un homme qui n'est qu'au repos relatif.

Ces chiffres, le premier et le dernier surtout, présentent quelque incertitude : suivant chaque individu, le *pourcent* d'énergie correspondant aux travaux inutilisables, aux frottements, à la respiration, ou qu'on peut transformer en travail utile, peut varier dans une assez large mesure. Il change aussi avec la nature du travail. Ces deux nombres peuvent donc beaucoup se modifier. Toutefois le pourcentage de 6,4 pour la quantité d'énergie transformable en travail utile, enregistrable, est la moyenne trouvée par Atwater et Benedict. Les 240 Calories que les sujets observés par les deux savants américains transformaient en travail utile correspondraient à 102 000 kilogrammètres seulement. Mais, j'ai constaté, comme je l'ai déjà dit, qu'un bon ouvrier à la pompe peut produire 150 000 kilogrammètres de travail utile en huit heures, et Frankland a obtenu jusqu'à 180 000 kilogrammètres. Ces chiffres sont du même ordre de grandeur ; mais ils montrent bien que le quantum de travail utile obtenu dans la chambre calorimétrique d'Atwater et Benedict par des hommes de science, enfermés dans cette enceinte close, est bien au-dessous de la moyenne fournie par un homme travaillant à l'air. En réalité un bon ouvrier peut transformer en *travail utile* près de 10 p. 100 de l'énergie totale de ses aliments.

En comparant les moyennes obtenues pour les mêmes sujets au repos et au travail, on peut encore tirer les conclusions suivantes des nombres d'Atwater.

L'homme au travail rayonne par la peau une fraction de la chaleur totale beaucoup moindre qu'à l'état de repos (60,3 p. 100 au travail au lieu de 72 p. 100 au repos), mais la chaleur absolue rayonnée pendant le travail n'en dépasse pas moins celle qui est perdue par cette voie à l'état de repos ; de $2\,262 - 1\,694 = 568$ Calories, dans le cas ci-dessus.

Tandis qu'à l'état de repos la chaleur perdue par l'évaporation cutanée et la respiration a été de 573 Calories dans l'exemple d'Atwater cité plus haut, à l'état de travail elle s'est élevée à 1 155 Calories, soit 582 Calories en plus. Cette évaporation cutanée, qui fait ainsi disparaître 582 Calories, est employée à maintenir constante la température du corps que l'excès des combustions tend à relever pendant le travail.

Enfin $240 + 15$ Calories sont transformées en travail utilisable.

L'emploi du supplément des 1 405 Calories nécessité par le travail dans l'exemple ci-dessus a donc été le suivant :

Excès de rayonnement du corps...	568 Calories
Excès de l'évaporation cutanée et pulmonaire......................	582 —
Travail réel en calories............	255 —
	1 405 Calories

Dans ces expériences, sur l'excédent de 1 405 Calories alimentaires (ou l'énergie correspondante) nécessité par le travail, 255 Calories seulement, ou un peu plus de 18 p. 100, ont été transformées en travail; mais nous avons dit déjà que cette proportion peut monter jusqu'à 25 et même 30 p. 100 chez les très bons ouvriers.

Existe-t-il des organismes plus aptes que d'autres à transformer en travail une plus grande proportion d'énergie alimentaire? Y a-t-il des aliments ou des excitants capables d'augmenter le rendement en travail et de faire qu'une fraction plus grande de l'énergie qui serait perdue par l'évaporation ou le rayonnement du corps se transforme en travail? Il semble bien qu'il en soit ainsi. Certaines races d'animaux et d'hommes utilisent mieux que d'autres à produire du travail une même ration alimentaire. Certains stimulants peuvent augmenter, on le verra, le rendement en travail. Il semble que les principes alimentaires qui produisent par leur combustion une moindre quantité d'eau et par conséquent aussi une moindre évaporation cutanée et un moindre rayonnement, assurent un rendement en travail plus élevé. Les matières albuminoïdes en se transformant dans l'économie en urée, etc., donnent, pour un même nombre de calories produites, moins d'eau que les principes gras et hydrocarbonés; on sait qu'elles sont favorables au travail, soit directement, soit en excitant les centres nerveux. Elles semblent aussi plus aptes à aider le muscle à le régénérer rapidement pendant qu'il s'use : W. Edwards a constaté, au dynamomètre, qu'après un repas très riche en viande sa force s'était accrue bien plus qu'après un repas, calorimétriquement équivalent, mais où les substances végétales prévalaient. De fait, les peuples qui mangent beaucoup de viande produisent beaucoup de travail et sont aptes à tous les exercices du sport, et l'on a remarqué pratiquement que les ouvriers, agriculteurs ou artisans, produisent plus de travail si dans leur ration habituelle on remplace une partie des aliments hydrocarbonés ou gras par des aliments azotés de valeur énergétique équivalente, mais sans que cette substitution puisse dépasser cependant une certaine limite.

D'ailleurs il reste aujourd'hui bien établi que le travail musculaire augmente *sensiblement* la production de l'urée, et, en général, la désassimilation des matières azotées extractives, mais dans une mesure très inférieure à celle qu'indique le calcul si le travail effectué fût résulté tout entier de la destruction ou de la combustion des corps protéïques. On cite souvent les expériences de Pettenkoffer et Voit paraissant démontrer que, pour un *régime mixte*, l'élimination de l'urée et la destruction de l'albumine n'augmentent pas sensiblement par le travail, alors qu'augmente considérablement celle des graisses :

En 24 heures.	Au repos.	Au travail.
Urée	$37^{gr},2\text{-}36^{gr},3$	$36^{gr},3$
Albumine disparue	137^{gr}	137
Graisse disparue	$3{,}5$	$3{,}23$

mais on remarquera que, dans ces expériences, l'individu en observation était surabondamment nourri et qu'il détruisait déjà, *à l'état de repos*, une quantité de principes azotés et gras qui eut été plus que suffisante même à l'état de travail; la quantité surabondante des matériaux ternaires en réserve le protégeait donc contre l'excès de désassimilation de l'albumine.

Rien du reste ne saurait prévaloir contre cette observation que partout l'ouvrier qui travaille mange, s'il le peut, plus de viande que lorsqu'il chôme et que, par conséquent, désassimilant cette albumine, il doit aussi fournir un excès d'urée, sinon proportionnel à l'excès d'aliments azotés, du moins parallèle.

D'autre part, dans les climats chauds ou froids on voit toujours l'ouvrier enrichir sa ration, tout particulièrement et instinctivement, en substances amylacées et surtout en graisses qui sont, en effet, les principes dont la combustion est la plus propre à fournir l'énergie apte à se transformer en force mécanique; mais la viande n'en reste pas moins l'aliment particulièrement excitateur et régénérateur du muscle. Je dis la viande, car à cet égard l'expérience a montré qu'il n'est pas indifférent de fournir à celui qui fait un travail pénible, du bœuf, du poisson, ou bien du pain et des légumes contenant une égale quantité de principes albuminoïdes. Ces corps, lorsqu'ils sont d'origine végétale, ne sont assimilés, comme on le sait, que dans la proportion de 83 p. 100, alors que 96 p. 100 arrivent au sang s'ils viennent de la viande. C'est que l'albumine des plantes ne peut être utilisée qu'après un travail d'assimilation plus difficile et plus long que lorsqu'il s'agit des albuminoïdes animaux. Surtout, elle n'apporte pas avec elle cet excitant nerveux, ces alcaloïdes de la chair musculaire, que le gluten ou la légumine ne sauraient nous fournir.

Ce n'est pas le moment de démontrer qu'il est des excitants propres à activer l'action musculaire et à en améliorer le rendement. C'est là une question d'un grand intérêt que nous nous proposons d'étudier avec détail en son lieu et qui doit être résolue par l'affirmative. (Voir *Condiments aromatiques et Boissons spiritueuses*.)

L'homme qui travaille a besoin de dissiper l'excès de chaleur des combustions que ce travail provoque tout en n'en dépensant qu'une faible part. Sa boisson lui fournit l'eau dont l'évaporation pulmonaire et cutanée rafraîchira le sang et les tissus, à la condition toutefois que cette eau, au lieu d'être éliminée par le rein, le soit par les poumons et la peau [1]. C'est bien ce qui résulte des expériences d'Atwater. D'après ce savant expérimentateur, l'homme soumis à un travail moyen de 8 heures par jour, en absorbant environ une moitié en plus de nourriture qu'à l'état de repos, se défend contre l'échauffement de ses organes non seulement en éliminant par la peau l'excédent de l'eau qu'il consomme, mais encore une partie de celle qui, à l'état de repos, passerait par les reins. A cet égard voici quelques nombres moyens très instructifs, tirés de ses expériences :

---

1. Weyrich, cité par Ch. Richet (*Dict. de Physiolog.*, article CHALEUR) a trouvé pour les quantités de sueurs sécrétées :

	Quantité de sueur par heure en grammes.	Calories répondant à l'évaporation de cette sueur.
Mouvements modérés en chambre....	7gr,6	4Cal,065
— violents en appartement.	7 ,6	4 ,065
— modérés au soleil..........	21 ,8	11 ,728
— violents au soleil........	28 ,3	15 ,225

A. État de repos.

		Eau par 24 heures [1].		
		Sujet E.-O.	Sujet J.-F.-S.	Moyennes.
1° *Eau reçue*	par les aliments..	1 037^{gr}	1 055^{gr}	
	— les boissons..	1 407	833	
	Eau totale.......	2 444^{gr}	1 888^{gr}	2 166^{gr}
2° *Eau éliminée*	par les fèces.....	59^{gr}	52^{gr}	
	— les urines....	1 810	1 219	1 515
	— l'expiration et la perspiration...	977	830	903
	Eau totale.......	2 846^{gr}	2 101^{gr}	2 473^{gr}

B. État de travail.

		Sujet E.-O.	Sujet J.-F.-S.	Moyennes.
1° *Eau reçue*	par les aliments..	1 168^{gr}	975^{gr}	
	— les boissons..	1 603	1 250	
	Eau totale........	2 771^{gr}	2 225^{gr}	2 498^{gr}
2° *Eau éliminée*	par les fèces.....	96^{gr}	52^{gr}	
	— les urines....	1 011	905	
	— respiration et la perspiration...	2 275	1 670	1 972^{gr}
		3 382^{gr}	2 627^{gr}	3 005^{gr}

On voit qu'en moyenne, à l'état de travail, ces deux sujets ont, éliminé 532 gr. de plus d'eau qu'à l'état de repos, et que cette eau, loin de se trouver en plus dans les urines émises pendant la période de travail, s'y trouve en moins (en moyenne 357 gr. d'eau de moins dans les urines) et que la quantité qui en est expirée et perspirée augmente de 1 069 grammes.

1. Poids moyen des sujets : 68 kg. 5.

X

L'alimentation n'est que le stade préparatoire de la nutrition. Elle fournit la matière plastique qui, successivement modifiée par les ferments intestinaux, puis par la digestion assimilatrice des tissus, va sans discontinuité combler les vides matériels que détermine le fonctionnement vital.

La coordination régulière des actes fonctionnels maintient la vie générale de l'individu ; et ces actes élémentaires, dont la succession et l'ordre seuls semblent en corrélation avec la structure du tissu nerveux, et, dans chaque cellule, avec celle de son noyau directeur, ne sont eux-mêmes que les réactions purement physico-chimiques ou mécaniques qui dérivent à leur tour de la structure moléculaire, de la *constitution chimique*, des principes essentiels dont sont bâties chacunes des cellules de l'organisme. Avant de passer à l'étude des aliments et des régimes, pour terminer cette *Première Partie* consacrée à l'exposé des *Principes*, je voudrais montrer comment les phénomènes intimes d'assimilation et de désagrégation, qui se passent dans la cellule ou dans les tissus, règlent la nutrition, le fonctionnement et la vie générale, et comment se rattachent aux phénomènes chimiques moléculaires primitifs le développement normal des fonctions, aussi bien que les habitudes anormales, les constitutions spéciales, et plus tard les états morbides définis, ceux tout au moins qui dérivent d'une alimentation irrégulière ou d'une nutrition vicieuse des organes.

Mécanismes de la nutrition.

On sait que les cellules constitutives de chacun de nos tissus sont essentiellement formées de matières protéiques phosphorées : *cytoprotéides* dans les protoplasmas, *nucléoprotéides* dans les noyaux cellulaires. Ces protéides sont spécifiques en chaque sorte de cellules. Elles y sont généralement associées à d'autres substances albumineuses plus simples, non phosphorées, et à des principes moins compliqués encore (bases hexoniques, lécithines, acides aminés, graisses, glycogène, etc.), qui paraissent dériver de dédoublements simplificatifs des *cytoprotéides* et *nucléoprotéides* et peut-être, pour quelques-unes du moins, avoir été directement apportés par le sang et emmagasinés dans la cellule.

A mesure qu'elle fonctionne, trois phénomènes complémentaires s'y succèdent : la désagrégation des protéides les plus complexes et les plus instables qui semble mettre en train les autres actions chimiques en vertu de cette instabilité même ; inversement, la reproduction incessante, grâce au phénomène de l'assimilation, de ces organes moléculaires essentiels de la cellule ; enfin l'utilisation des réserves, albuminoïdes ou ternaires, qui, en s'hydratant, se dédoublant, s'oxydant, etc., fournissent la majeure partie de l'énergie dont la cellule dispose pour fonctionner. Tous ces actes de la vie tissulaire sont sous la dépendance d'agents spécifiques, les *ferments*, dont on va parler.

Les ferments. — Ces agents du fonctionnement vital élémentaire semblent avoir pour destination, les uns de couler pour ainsi dire la matière ambiante désagrégée par des actions antérieures, dans les moules spécifiques moléculaires qu'ils représentent ; d'autres de diviser les matériaux nutritifs apportés par la circulation en parties assimilables plus simples grâce aux combinaisons instables qu'ils contractent avec eux et que l'eau peut ensuite dissocier ; d'autres de passer à la matière ambiante l'oxygène ou l'hydrogène naissants dont ils se chargent momentanément sous forme de peroxydes ou d'hydrures dissociables, etc. Ces agents des transformations moléculaires intimes, ces excitateurs de l'assimilation, des hydratations, des oxydations, des réductions, des dédoublements, etc., jouent donc un rôle immense, en dirigeant, provoquant, inhibant le fonctionnement. Ils méritent qu'on essaye de caractériser ici leur nature et leur rôle.

Lorsque les substances albuminoïdes originaires des plantes ou des animaux sont soumises à la digestion gastrique, elles se peptonisent sous l'action du ferment stomacal; leurs molécules complexes se dédoublent par hydrolyse ou intussusception moléculaire d'eau, en albuminoïdes plus simples. S'il s'agit des protéides phosphorés, des protéides primitifs essentiels des plasmas et noyaux cellulaires, la digestion en sépare d'une part des nucléines qui entraînent tout le phosphore, de l'autre des propeptones et peptones, corps encore de nature protéique, mais de poids moléculaire plus petit et de constitution plus simple que ceux des nucléoprotéides ou cytoprotéides dont elles dérivent. Ces nouveaux corps albuminoïdes aussi bien que l'autre terme de ce premier dédoublement phosphoré, les nucléines, pénètrent dans le duodénum et y sont soumises à l'action de ferments intestinaux nouveaux, dont la trypsine, l'érepsine, etc. L'action a pour effet de simplifier de plus en plus, et toujours par hydrolyses successives, les composés albuminoïdes qu'ils arrivent à transformer ainsi en une série d'acides aminés (alanine, leucine, glycocolle, sérine, tyrosine, etc.). Nous savons aujourd'hui que l'autre terme du dédoublement primitif des cyto- et nucléoprotéides, les nucléines, sont dédoublées en composés phosphorés (*acides thymiques*) et albumoses qui pénètrent dans le torrent circulatoire après avoir subi l'action des ferments contenus dans les glandes des parois intestinales et dans les globules lymphatiques.

C'est ainsi que les molécules protéiques qui constituaient primitivement, dans la cellule, les albuminoïdes phosphorés complexes du protoplasma primitif et du noyau, sont successivement divisées et subdivisées, grâce à ces fermentations digestives hydrolysantes et dédoublantes, en molécules de moins en moins compliquées que le torrent circulatoire entraîne pêle-mêle jusqu'aux organes.

En vertu du fonctionnement même de la cellule, et grâce à l'action dissolvante des ferments digestifs ou désassimilateurs, les protéides du noyau, et celles du plasma de la cellule qui a fonctionné, ont perdu une partie de leur substance, copule thymique phosphorée, bases xanthiques ou pyrimidique, sucres, etc., qui contribuaient à constituer à l'état parfait les protéides essentiels primitifs. Mais le moule cellulaire ou moléculaire persiste après le départ des parties accessoires et tend à se compléter grâce aux matériaux ou copules analogues ou identiques que leur apporte le sang enrichi par la digestion. Ainsi se reforme à nouveau la molécule spécifique complète, la partie persistante de la construction organique entraînant et commandant la disposition du complément qui vient la nourrir.

L'assimilation nous apparaît donc comme résultant d'une sorte de reproduction continue de ces molécules protéiques primitives essentielles des plasmas et des noyaux cellulaires, dont les formes spécifiques auraient été partiellement conservées grâce à la stabilité plus grande de quelques-unes de leurs parties; celles-ci se compléteraient grâce au milieu nutritif ambiant en en tirant ceux des matériaux issus des dédoublements digestifs qui, en vertu de leurs formes, peuvent venir remplir les vides laissés dans les molécules protéiques primitives de la cellule, vides provenant de la destruction partielle de la molécule qui a fonctionné. Car de même que la cellule tout entière se reproduit dans sa forme primitive lorsqu'elle a été blessée, et qu'elle remplit peu à peu les vides qu'y avait laissés la perte de substance ou la désassimilation vitale, de même, peut-on concevoir que se comportent les molécules chimiques intégrantes essentielles du noyau et du protoplasma. Et si les cellules libres de levure, les bactéries, les protozoaires qui jouissent de cette propriété de se nourrir et de compléter leur substance en s'appropriant la matière ambiante qu'ils dissocient, transforment et s'assimilent incessamment, si ces levures et bactéries reçoivent le nom de *ferments figurés*, de même pourra-t-on appeler *ferments* et *ferments d'assimilation protéique*, ces molécules spécifiques du cytoplasma ou du nucléoplasma aptes à reproduire sans cesse leur propre substance aux dépens des parties matérielles ambiantes qu'elles modifient et s'assimilent pour se compléter.

Nous avons dit que dans l'intestin la matière protéique complexe, soumise à l'action des ferments d'hydrolyse ou de dissociation, se divise en parties plus simples. Les mêmes phénomènes président aux dédoublements qui se passent dans la cellule. Elle possède aussi ses ferments désassimilateurs. Ils semblent y être contenus sous forme de granulations, en apparence toutes semblables sous le microscope, mais dont nous pouvons reconnaître la spécificité grâce à leurs différents effets. D'une mucédinée vulgaire, l'*aspergillus niger*, on a pu extraire à la fois, une *présure* apte à coaguler la caséine; une *caséase* qui liquéfie et digère ce coagalum; une *lipase* propre à dédoubler les graisses en glycose et acide gras; une *sucrase* apte à transformer, par hydratation, le saccharose en glycose et lévulose; une *amylase* et une *maltase* liquéfiant l'amidon et le changeant en sucre soluble, etc. (*Duclaux, Gérard, Bourquelot*). Or, ce qui a été observé pour cet organisme vulgaire est vrai de presque toutes les cellules végétales ou animales. De ces dernières, en particulier, on peut toujours extraire un ou plusieurs ferments protéolytiques capables de transformer les albuminoïdes, à la façon de la trypsine, en molécules aminées relativement simples : leucine, glycocolle, acide glutamique, tyrosine, etc., produits de désassimilation plus ou mois avancée résultant tous de l'hydrolyse de la molécule protéique en fonctionnement, et tous formés avec transformation d'une partie de l'énergie virtuelle de ces molécules en énergie utilisable dont la cellule dispose pour fonctionner.

Comme les ferments d'assimilation protoplasmique, ces ferments de désassimilation me semblent être aussi essentiellement formés par les radicaux ou parties dérivées des molécules albuminoïdes primitives. Ces radicaux ou ferments solubles, conservent leur structure moléculaire spécifique, structure propre à s'adapter à celle de certains matériaux sur lesquels ils peuvent dès lors agir, en vertu sans doute de combinaisons instables se rattachant à la spécificité même de ces formes externes. Et réciproquement, celles de ces diastases qui s'adaptent le mieux à l'aliment qu'on offre à leur activité sont aussi celles qui se détachent le plus facilement de la molécule qui les porte et qui apparaissent en plus grande quantité dans la liqueur nutritive ambiante. Aussi voyons-nous la nature de ces ferments solubles varier suivant l'aliment : l'aspergillus niger semé sur la glycérine ou l'empois d'amidon sécrète surtout de l'*amylase*; dans le lait, cet organisme donne de la présure et de la caséase ; avec le lactate de chaux en solution, il fournit de la sucrase sans amylase ni présure, ni caséase. De même voyons-nous, par un mécanisme tout semblable, les émulsions de foie ou de rein frais injectées à un animal d'une autre espèce faire naître peu à peu dans son sang une hépatolysine ou une néphrolysine capables de détruire les protéides du foie ou des reins d'animaux de même espèce que ceux qui avaient fourni les agents excitateurs de ces sécrétions spécifiques.

Plusieurs de ces ferments jouissent d'actions réversibles : ils semblent agir jusqu'à ce qu'un certain équilibre entre les matériaux fermentescibles et les produits qui se forment ait été atteint, l'équilibre se rétablissant si la limite vient à être dépassée. Ainsi, d'après Croft-Hill, la maltase qui change le maltose en glycose peut, en agissant inversement sur une solution un peu concentrée de glycose, reproduire non pas précisément le maltose, mais un corps isomère très analogue, l'isomaltose. D'après Poitevin, la lipase du pancréas reproduirait de l'oléine en présence d'un mélange d'acide oléique et de glycérine [1]. E. Fischer et Armstrong ont établi que la diastase des grains de képhir unit le glycose au galactose pour reproduire l'isolactose que ce képhir dédouble, en solutions plus étendues, en glycose et galactose. Mais on conçoit, *à priori*, que seules doivent être réversibles les actions diastasiques qui s'accompagnent d'un dégagement de chaleur faible ou nul. Ainsi, je me suis assuré que les peptones stomacales pures, en solutions assez concentrées ou étendues, ne peuvent se changer en propepsines ou albumines sous l'action d'un excès ou d'une faible proportion de pepsine bien active.

Une dernière remarque à faire à propos de ces ferments solubles c'est qu'ils se complètent souvent et s'aident mutuellement. Pavlow a établi que le suc pancréatique pur ne digère pas les substances albuminoïdes, qu'il les dissout au contraire activement dès qu'on l'additionne de quelques gouttes d'une infusion d'intestin faite à froid. Cette activité qu'excite le suc des glandes de la muqueuse intestinale, activité qui disparaît comme celle de presque toutes les diastases lorsqu'on porte l'infusion de ces glandes à 80 ou 100°, est due à un ferment excitateur ou complémentaire de la trypsine, l'*entérokynase* qu'on peut extraire de la muqueuse de l'intestin.

Cette action incitatrice ou complémentaire d'un ferment sécrété par une cellule sur le ferment ou sur le fonctionnement d'une cellule d'autre nature paraît être un phénomène général. C'est

1. Poitevin, *C. Rend.*, t. CXXXVI, p. 1152.

ainsi qu'agissent sur la nutrition les sécrétions internes des glandes thyroïdes, surrénales, testiculaires, ovariennes, etc., soit qu'elles aillent exciter directement la vie de certains tissus, soit qu'elles activent les sécrétions de leurs ferments, soit qu'elles complémentent l'action de ces derniers, comme le fait l'*érepsine* de O. Conheim apte à transformer les pepsines et les propepsines intestinales formées par la trypsine et l'entérokynase, en acides aminés, alors que cette érepsine est incapable d'agir directement par elle-même sur les albuminoïdes primitifs.

Après avoir exposé l'idée que nous nous formons de ces ferments mystérieux qui président à l'assimilation et à la désassimilation générales, je ne ferai qu'en signaler rapidement les principaux genres.

Ferments d'assimilation. — Nous avons dit plus haut (p. 122) comment nous concevons leur fonctionnement dans les protoplasmas.

Ferments d'hydrolyse et de déshydratation. — Les *ferments d'hydrolyse* sont ceux qui activent par intromission d'eau les dédoublements qui se passent au sein des protoplasmas cellulaires. Ainsi que nous le disions, dans toute cellule animale il existe de véritables trypsines digérant et hydrolysant les albuminoïdes en milieu légèrement alcalin. Aussi trouve-t-on dans presque toutes les produits mêmes de la digestion des albuminoïdes : peptones, propeptones, acides aminés, etc. Dans le règne végétal, les amylases, sucrases, maltases, lipases, etc., qui hydratent les amidons, le sucre, le maltose, les graisses, etc., sont les représentants bien connus de ces diastases à action le plus souvent réversible. Quant aux fermentations hydrolysantes des substances albuminoïdes, j'ai dit plus haut qu'elles ne m'ont pas paru susceptibles de réversibilité.

C'est grâce aux phénomènes d'hydratation ainsi provoqués dans les molécules protéiques des cytoplasmas que ceux-ci, fonctionnant d'abord *à l'abri de toute oxydation directe*, se dissocient en globulines, albumoses, protamines, etc. et cytéines phosphorées. Ce second terme, qui contient tout le phosphore de la molécule, est apte à se dédoubler lui-même, par hydrolyse nouvelle, en bases pyrimidiques (*thymine, uracile*, etc.), en hexoses et en acide phosphorique. Les nucléoprotéides, ou protéides du noyau cellulaire, se dédoublent aussi par hydrolyse, dans ces mêmes dérivés, mais avec les bases puriques en plus (*guanine*, *sarcine*, *adénine*, etc.) comme intermédiaires. On remarquera que tous ces dérivés, les sucres, les bases pyrimidiques, les corps puriques avec l'acide urique, etc., et l'urée elle-même qui peut en dériver par simple réaction hydrolytique, tous ces corps sont formés en dehors de l'intervention de l'oxygène extérieur.

Ferments d'oxydation et de réduction. — Parmi ceux-ci nous citerons les *oxydases* de Schmiedeberg et Jacquet. La principale paraît chez les animaux se trouver presque uniquement concentrée dans les globules blancs[1]. On trouve encore un ferment oxydant dans le lacto-plasma, un autre dans l'hémolymphe des crustacés, etc. Les ferments oxydo-réducteurs du foie, du rein et d'autres organes transforment facilement, en l'oxydant, l'aldéhyde salicylique en acide salicylique (*Abelous* et *Biarnez*). Celui que MM. Abelous et Ribaut ont extrait du rein unit le glycocolle à l'alcool benzylique qu'il oxyde et donne de l'acide hippurique. La laccase de l'arbre à laque (*Hikorokuro Yosida*; *G. Bertrand*), la tyrosinase des champignons (*Bourquelot*) sont des ferments oxydants tirés des végétaux.

Chose inattendue, mais imputable à l'aptitude des ferments à exercer souvent des actions inverses, les oxydases des tissus, et particulièrement celles du foie, jouissent en même temps d'un pouvoir réducteur ou hydrogénant proportionnel à leur activité oxydante (*Gérard, Abelous et Aloy*)[2]. Ils agissent comme si, décomposant l'eau ambiante ou combinée, ils portaient l'hydrogène sur une molécule ou partie de molécule et l'oxygène sur d'autre. Le foie et les reins sont les plus chargés de ce singulier ferment, les muscles et le cerveau en sont les plus pauvres.

Les recherches entreprises dans mon laboratoire par le Dr Helier pour mesurer le pouvoir réducteur des tissus et des liquides de l'économie[3] ont établi que, de tous les milieux, *la lymphe et le sang artériel* sont les plus *réducteurs*; après eux viennent le sang veineux, les muscles, le pancréas, les reins, le poumon, la rate. Le sang surtout *se charge de produits réducteurs au moment de la digestion* sans qu'on puisse attribuer cet

<hr>

1. Portier. Thèse de doctorat ès sciences de Paris, 1897, *Oxydases dans la série animale*, p. 84.

2. C. R., t. CXXX, p. 426; t. CXXXIV, p. 479; t. CXXXVII.

3. C. R., t. CXXVIII, p. 319 et 687.

effet à une action fermentative hydrogénante. Mais est-il possible de produire une preuve plus convaincante de la nécessité des oxydases pour exciter les oxydations de l'économie, que de voir les cellules arrosées par un sang essentiellement réducteur [1]?

Ferments de dédoublements et de recomposition. — Le premier de ces ferments fut extrait en 1896 par Büchner de la levure de bière à l'état frais. Lorsqu'on la comprime à 500 atmosphères, il sort de ses cellules une liqueur qui, mélangée à une solution de glucose un peu concentrée (15 à 20 p. 100), change aussitôt ce corps en alcool et acide carbonique, comme le ferait la levure vivante elle-même.

Stoklasa et Cerny, en 1901, ont extrait [2] des tissus animaux un ferment semblable qui change aussi le glycose en alcool et acide carbonique :

$$C^6H^{12}O^6 = 2CO^2 + 2C^2H^6O$$

Ils ont trouvé dans nos tissus un autre ferment soluble qui dédouble le glycose en deux molécules d'acide lactique.

Ce sont là des ferments désassimilateurs par dédoublements.

Ferments coagulants et liquéfiants. — Le *fibrinferment* qui change le fibrinogène en fibrine, la *thrombine* qui coagule tous les plasmas des cellules animales, la *présure* qui caille la caséine du lait; et dans le règne végétal, la *pectine* qui coagule certains jus de fruits, sont des exemples de ces ferments coagulants. Au contraire la *caséase* qui redissout le caillot de caséine, les *antithrombines*, etc., sont des ferments de décoagulation, comme l'est, pour les végétaux la *cytase* qui liquéfie les enveloppes des cellules.

Tous ces ferments servent soit à faire passer la matière plastique ou nutritive sous des états solubles où elle puisse être mise en circulation et plus tard oxydée, ou tout au contraire, à la polymériser, coaguler, insolubiliser, pour l'emmaganiser en attendant que l'économie recourre, pour l'entretien de la vie cellulaire ou du fonctionnement général aux réserves ainsi formées.

Produits de désassimilation. — De cette désassimilation de la

---

1. Hélier mesurait ce pouvoir par réduction du permanganate. L'action des tissus eût pu être fort différente si le réactif eût été tout autre.

2. Voir les articles de M. Bourquelot, *Journ. de pharmacie*, 6ᵉ série, t. IV, p. 241, 440, et t. V, p. 8.

matière albuminoïde primitive ou de celle des réserves emmagasinées dans chaque cellule, désassimilation dont nous venons d'étudier les mécanismes, il est maintenant possible d'examiner rapidement les effets.

En se désassimilant entièrement chez l'animal à sang chaud, 100 gr. d'albumine pourraient théoriquement donner 165 gr. 4 d'acide carbonique; 41 gr. 4 d'eau, 39 gr. d'urée, 4 gr. 25 d'acide sulfurique, en absorbant en même temps 148 gr. d'oxygène emprunté à l'air et faisant bénéficier l'économie de 486 Calories. Mais en réalité, on l'a déjà dit, la totalité de l'azote ne se retrouve pas dans l'urée produite, et la proportion centésimale qui s'en forme dépend de l'état de l'organisme du sujet et du mode d'alimentation. Chez l'homme, dans le cas de santé normale et avec une alimentation mixte, 100 parties d'azote se répartissent ainsi dans l'excrétion urinaire :

A l'état d'urée	83 à 87
— de sels ammoniacaux	2 à 5,5
— d'acide urique et de corps xanthiques	1 à 3
— d'autres matières azotées	7 à 10
	100

Gumlich a donné les nombres centésimaux suivants :

Azote :	Régime mixte.	Régime animal.	Régime végétal.
Dans l'urée	82,9 à 87,3	79,2 à 88,2	76,9 à 83,4
— les sels ammoniacaux	3,8 à 5,8	3,5 à 5,6	3,4 à 8,6
— les autres matériaux azotés.	8,0 à 11,9	7,5 à 17,2	10,5 à 17,6

A l'état normal la presque totalité de l'azote ingéré se retrouve d'ailleurs dans l'ensemble des excrétions liquides et solides (poils, cheveux, épidermes, fèces) des sujets.

L'urée, l'acide urique, les sels ammoniacaux, presque toujours accompagnés d'un peu de nitrates, sont les termes extrêmes de la désassimilation azotée, et les nombres précédents ne nous apprennent rien des substances intermédiairement formées ni de la nature des *résidus azotés* dits *extractifs* ou *indéterminés*. Nous verrons dans notre *Seconde partie*, et en étudiant plus tard les *Régimes*, combien sont importants ces intermédiaires qui, pour l'alimentation carnée par exemple, font apparaître dans l'économie un excès de substances azotées tendant à acidifier le sang, à exciter le cœur, à intoxiquer le sujet, au moindre trouble des fonctions de la peau, du poumon, du foie ou des reins.

Parmi les produits azotés intermédiaires les plus connus, citons : 1° les *acides aminés*, tels que le *glycocolle* $CH^2.AzH^2.CO^2H$ et la *taurine* $CH^2(AzH^2).CH^2(SO^3H)$ que sécrète normalement le foie à l'état d'acides glycocholique et taurocholique, ou le rein sous forme d'acide hippurique (benzoylglycocolle). Ce sont eux, ainsi que les sels ammoniacaux et l'ammoniaque pouvant résulter d'une hydratation plus avancée, qui, en passant à travers le foie, donnent naissance à l'urée. Il faut citer encore parmi ces corps aminés : 1° la tyrosine ou acide *paroxyphenylamidopropionique* :

$$C^6H^4 \begin{cases} CH^2\text{-}CH(AzH^2).CO^2H \\ OH \end{cases}$$

substance dérivant du dédoublement hydrolytique de la plupart des albuminoïdes et pouvant donner à son tour, par le même mécanisme, de l'alanine $CH^3.CH(AzH^2)CO^2H$, de l'acide lactique et du phénol; 2° les *bases créatiniques*, en particulier la *créatine* des muscles $AzH = C \begin{cases} AzH^2 \\ Az(CH^3)\text{-}CH^2\text{-}CO^2H \end{cases}$; la *créatinine* des urines

$$AzH = C \begin{cases} AzH \\ Az(CH^3)CH^2 \end{cases} CO\,;$$ 3° la *lysatine* et l'*arginine* amines que l'on trouve dans beaucoup de glandes : la *spermine*; la *névrine* $Az \begin{cases} (CH^3)^3 \\ CH = CH^2.OH \end{cases}$ et la *choline* $Az \begin{cases} (CH^3)^3 \\ C^2H^4.OH \\ HO \end{cases}$, bases très vénéneuses du cerveau et de la bile; 4° les corps de la *série pyrimidique* (*Uracile* $C^4H^4Az^2O^2$ [ou 2,6 dioxypyrimidine], *Cytosine* [ou 2. oxy-6. aminopyrimidine], *thymine* [ou 5 méthyl-2,6 dioxypyrimidine], bases rares du reste, mais intermédiaires nécessaires de la décomposition des protéides cellulaires primitives; 5° les *bases puriques*, en partie dérivées des nucléoprotéides des noyaux cellulaires de l'économie, en partie introduites par l'alimentation; parmi elles la *xanthine* $C^5H^4Az^4O^2$, la *sarcine* $C^5H^4Az^4O$, les *méthyl-* et *paraxanthines*, l'*adénine* $C^5H^5Az^5$, la *méthylguanine*, etc., bases que l'on trouve dans la plupart des glandes et dont 1 000 litres d'urines contiendraient, d'après Krüger et Salomon, 9 à 10 gr. environ [1]. Parmi ces corps puriques, l'*acide*

---

1. Xanthine, 1 gr. 01; héteroxanthine, 2 gr. 23; méthylxanthine, 3 gr. 13; paraxanthine, 1 gr. 53; sarcine, 0 gr. 85; adénine, 0 gr. 35; épiguanine, 0 gr. 34.

urique $C^5H^4Az^4O^3$ est le plus important. Nous en éliminons par les urines de 0 gr. 3 à 0 gr. 5 par jour, mais son poids peut s'élever, avec l'alimentation exclusivement carnée, jusqu'à 2 gr. par 24 heures. On verra le rôle que joue cette production variable de l'acide urique suivant les régimes. 6° A ces produits azotés de désassimilation il faut encore ajouter l'*urochrome* ou pigment normal des urines. Il a pour origine l'oxydation d'une partie de la matière colorante du sang; l'*acide indoxylsulfurique* $C^8H^7AzSO^4$ ou $C^8H^6(SO^3H)OAz$ qui entraîne avec lui une partie du soufre constitutionnel des substances protéiques; 7° des bases de la nature des ptomaïnes, et des dérivés dits extractifs azotés, quelquefois indialysables, ceux-ci d'une extrême toxicité, mais en fort petite proportion (0 gr. 130 à 0 gr. 150 par litre d'urines normales).

On vient de voir que le soufre des albuminoïdes se désassimile en partie à l'état d'acide indoxyl-sulfurique. On le trouve encore parmi d'autres produits d'excrétion cellulaire : paracrésolsulfate de potassium (avec un peu d'ortho et de métacrésolsulfates); acide sulfocyanhydrique; corps sulfurés neutres (trace de cystine, d'hyposulfites, de taurine). Le reste de soufre oxydé des albuminoïdes va saturer une partie de la potasse ou de la soude des tissus et du sang, pour être expulsé directement, à l'état de sulfates minéraux, avec les urines qui en fournissent près de 4 gr. par 24 heures.

Le phosphore constitutif des tissus ou celui des aliments se trouve presque entièrement fixé, à l'état d'acide phosphorique conjugué, dans les *nucléo-* et *cytoprotéides* des cellules; dans le *protagon* à constitution très rapprochée de celle des cytéines mais à noyau névrinique et non pyramidinique ou xanthique; dans les *lécithines* qui semblent dériver de ce protagon et qui réunissent dans leur molécule, en vertu d'une sorte d'éthérification, l'acide phosphorique, la choline, la glycérine et les acides gras. Une faible partie de phosphore des aliments ou des tissus (1 à 2 p. 100 du phosphore total) s'élimine par les urines à l'état de produits neutres mal connus; le reste est rejeté sous forme de phosphates dont les urines nous fournissent près de 3 gr. par jour. De ce phosphore minéral, un tiers environ est à l'état de phosphates alcalinoterreux et deux tiers à l'état de phosphates alcalins.

En ce qui touche à la désassimilation des corps ternaires, je citerai seulement parmi les déchets urinaires de nature aromatique : les phénols, scatols, acide benzoïque provenant du dédoublement des tyrosines ; les *cholestérines* qui semblent originaires des matières albuminoïdes spéciales des globules de sang, du tissu nerveux et des protoplasmas des jeunes cellules végétales ; les *cérébrines*, etc. Parmi les produits ternaires non aromatiques, il faut placer, avant tous les autres, les sucres (*glycose*; *inosite*, $C^6H^{12}O^6$), le *glycogène* $(C^6H^{10}O^5)^n$, les corps gras neutres, enfin les acides gras eux-mêmes (*acides oléique, margarique, stéarique, butyrique*). Tous ces corps paraissent pouvoir provenir du dédoublement direct ou indirect des albuminoïdes avec ou sans perte d'acide carbonique.

Sous l'influence des ferments saponificateurs, les graisses donnent de la glycérine, qui se détruit en totalité ou en partie, et des acides gras qui, s'unissant aux alcalis du sang, sont oxydés ensuite degré par degré jusqu'à être transformés entièrement en acide carbonique et en eau, faisant bénéficier l'économie de l'énorme quantité d'énergie latente mise en liberté par cette combustion. La chaleur ainsi produite représente, à peu près, les 85 centièmes de l'énergie totale disponible.

Parmi les autres corps de déchets non azotés de l'économie, il faut citer encore les acides lactiques que l'on trouve dans beaucoup de glandes et dans le suc musculaire ; les acides oxybutyriques qu'on peut rencontrer quelquefois dans les urines, et surtout les acides en $C^nH^{2n-2}O^4$ (acide oxalique $C^2H^2O^4$, acide succinique $C^4H^6O^4$).

De ces derniers acides, une partie est ingérée directement avec les aliments, une autre provient de la désassimilation des albuminoïdes et se produit à l'état normal dans nos tissus. Nous éliminons tous les jours, par les urines, de 0 gr. 002 à 0 gr. 010 d'acide oxalique. A l'état de santé, la majeure partie de celui qui se forme passagèrement est détruit dans l'organisme, celui des aliments brûle comme celui qui peut résulter de l'oxydation des graisses et des sucres, ou de l'hydrolyse des corps protéiques (*Albahary*). On reviendra sur ce point à propos des *régimes* et de l'oxalurie.

Outre les qualités vénéneuses des acides oxybutyrique et oxalique, lorsque sous l'influence des conditions anormales de la nutrition, ces corps se produisent en trop grande quantité, ils tendent à acidifier les humeurs et à enrayer l'influence des ferments oxydants qui ne sauraient agir que dans des milieux suffisamment alcalins. De là une véritable déchéance acide, origine de l'arthritisme et d'un ensemble de maladies dites par retard de la nutrition.

Origines de l'énergie vitale. — On a vu dans les chapitres précédents que la quantité *réelle* d'énergie que la ration ordinaire d'entretien met à la disposition de l'homme moyen de nos climats est de 2 350 à 2 400 Calories réalisables, mesurables dans la chambre calorimétrique. Il est intéressant de se demander par quels mécanismes cette énergie, existant virtuellement dans les aliments, passe à l'état réel et sensible dans les organes qui fonctionnent.

On a vu qu'assimilés ou mis en dépôt dans la cellule, les principes nutritifs sont ensuite transformés, grâce à une série de réactions qui les simplifient et que déterminent les ferments : hydratations, dédoublements, oxydations, etc. La vie de la cellule et de l'ensemble résulte des transformations de cette énergie qui de virtuelle devient actuelle en provoquant le fonctionnement des organes.

Lavoisier avait pensé que toute la chaleur vitale provenait des combustions intraorganiques. Robert Meyer découvrit en 1842[1] que la force des animaux et leur chaleur avaient même origine, et que force et chaleur peuvent se transformer l'une dans l'autre par quantités équivalentes. Mais on crut longtemps, avec Lavoisier, que l'origine de cette énergie devait être uniquement cherchée dans les combustions des principes oxydables de l'économie. Toutefois, en 1866, **M.** Berthelot faisait remarquer qu'une partie de cette chaleur est certainement attribuable à une série d'hydratations et de dédoublements fermentatifs. En effet, nos organes, on l'a vu, sont essentiellement formés de matériaux albuminoïdes qui, en s'hydratant, donnent des acides aminés ; au cours de cette transformation, ces molécules albuminoïdes absorbent environ autant de molécules d'eau qu'elles contiennent d'atomes d'azote (*Schützenberger*). Ces caractères sont ceux des nitriles. Or, **M.** Berthelot a expé-

---

1. Bemerkungen über die Kraft (*Ann. de Liebig*, 1842).

rimentalement établi que chaque fois que les nitriles s'unissent à l'eau pour donner des acides amidés ils dégagent une assez grande quantité de chaleur entre le huitième et le dixième de celle qui serait produite par la combustion totale de ces corps au calorimètre. Ces hydratations, premier stade de destruction des albuminoïdes constitutifs de nos tissus, sont par conséquent une assez importante source de chaleur pour l'économie. Nous remarquerons d'ailleurs tout de suite que l'énergie ainsi produite l'a été en dehors de toute oxydation, en un mot que cette partie initiale du fonctionnement cellulaire est entièrement anaérobie. J'ai le premier insisté beaucoup sur ce point très important de l'analyse des phénomènes de la vie cellulaire animale.

La transformation par hydrolyse des hydrates de carbone en sucres, du glycogène en glycose, rendent aussi disponible une partie de l'énergie latente de ces principes. 1 gr. d'amidon, en se transformant en glycose et maltose, dégage 0 Cal. 0026. L'interversion, avec hydrolyse, du sucre de canne par l'eau de levure produit 0 Cal. 0112 par gramme de sucre modifié[1].

Les dédoublements moléculaires peuvent à leur tour devenir des sources de chaleur. Quand un moût sucré fermente il s'échauffe grâce à la transformation de son glycose en acide carbonique et alcool ; cette réaction produit 0 Cal. 167 par gr. de glycose fermenté. Des modifications semblables consistant en de simples dédoublements moléculaires se passent à chaque instant sur les divers points de l'économie. On sait d'ailleurs aujourd'hui que nos organes contiennent un ferment alcoolique. La transformation des sucres en acide carbonique et en graisses est encore un exemple de ces dédoublements, aptes à mettre en liberté une partie de l'énergie moléculaire latente des principes qui nous constituent.

De simples modifications isomériques peuvent nous en fournir à leur tour : lorsque l'acide cyanique CAzHO, qui se rattache de si près à l'urée et aux albuminoïdes, se transforme *in vitro* en acide cyanurique en triplant sa molécule, il dégage 0 Cal. 336 par gramme d'acide ainsi modifié. Les changements du glycose en acide lactique, du lévulose en glycose sont des

---

1. Brown et Rickering, *Chem. Soc.*, t. LXXI, p. 783, et t. LXXII, p. 795.

exemples de transformations isomériques se passant dans nos organes et pouvant nous fournir aussi de l'énergie sans aucune intervention de l'oxygène libre :

Mais, comme l'avait observé Lavoisier, les phénomènes d'oxydation sont bien la principale, la plus importante source de la force et de la chaleur vitales. Ces phénomènes, disions-nous plus haut, produisent de 85 à 86 p. 100 de l'énergie totale disponible. Nous avons donné au Chapitre VI (p. 65) le tableau des chaleurs de combustion théoriques que chaque principe alimentaire fournit au calorimètre et indiqué page 69 les quantités de chaleur totales réellement observées chez l'homme dans la chambre respiratoire calorimétrique. Pour obtenir les vraies quantités de chaleur dues aux seules oxydations de ces principes, telles qu'elles se passent dans nos tissus, il faudrait défalquer environ 14 p. 100 de la quantité totale de calories réellement produites.

C'est par l'intermédiaire des ferments que les centres récepteurs des sensations excitent ou réduisent l'activité des organes sans cesse fournis par l'alimentation en principes chargés d'énergie latente. Lentement ou rapidement, suivant la nature et le mode de succession, des agents hydrolysants, dédoublants, oxydants, mis en œuvre, l'animal dispose sur tels ou tels points de quantités variables d'énergie qui, dans chaque organe, apparaît sous forme de travail, de chaleur, d'actes chimiques, etc., constituant ainsi les actes fonctionnels élémentaires dont l'agencement et la succession, ordonnés par le système nerveux directeur, constituent l'état de vie.

SECONDE PARTIE

LES ALIMENTS

XI

RICHESSE DES ALIMENTS USUELS EN PRINCIPES NUTRITIFS FONDAMENTAUX. — CLASSIFICATION DES ALIMENTS.

En nous basant sur la statistique des faits d'alimentation observés sur de grandes aglomérations humaines, et les rapprochant des pertes journalières moyennes de l'économie en principes azotés et ternaires, aussi bien que de ses besoins en chaleur et de ses dépenses en travail mécanique, nous sommes arrivé, par des méthodes fort différentes, mais dont les conclusions concordent, à déterminer le régime alimentaire normal de l'homme adulte. Nous l'avons exprimé en poids de chacune des trois sortes de principes nutritifs fondamentaux, albuminoïdes, gras et hydrocarbonés, qui composent la ration des 24 heures, dans les deux occurrences principales de repos ou de travail mécanique. Nous verrons, plus loin, comment l'âge, le sexe, la race, le poids des individus, les exercices de l'esprit, les climats, les idiosyncrasies, et surtout les divers états pathologiques, doivent, en chaque cas, faire modifier ces divers régimes en quantités et proportion. Mais pour les calculer et les réaliser en partant des matières alimentaires usuelles, il est indispensable d'établir au préalable la composition des aliments qui peuvent y concourir. Leur étude et celle des préparations qui en dérivent nous permettront de préciser nos vues et d'étendre nos moyens d'action au point de vue de l'alimentation rationnelle, aussi bien de l'homme en santé que des malades. Nous consacrerons donc la *Seconde Partie* de cet ouvrage à faire connaître l'origine, les caractères, la composition, les variations, les applications, les dérivés de chacun de nos aliments usuels.

Mais nous avons pensé qu'il serait pratique, pour l'usage courant et le calcul des régimes alimentaires, de donner tout de suite et dès le début, en quelques pages synoptiques faciles à consulter, la composition moyenne, en matériaux nutritifs fondamentaux et substances minérales, de nos principaux aliments. C'est le but des tableaux suivants. Ils permettent de calculer en principes nutritifs albuminoïdes, gras, sucrés ou amylacés, et minéraux, un régime alimentaire donné, quand on connaît les quantités de viande, de pain, graisses, légumes, fruits, vin, etc., qui entrent dans sa composition.

Composition des principaux aliments usuels en principes nutritifs fondamentaux [1].

(Tous les nombres sont rapportés à 100 parties fraîches en poids).

Aliments.	Albumi-noïdes.	Graisses.	Autres matières non azotées.	Sels.	Eau.	Observations.
A. Viandes des mammifères.						
Bœuf. Viande moyenne.	20,96	5,41	0,46	1,14	72,03	D'après J. Kœnig, 42 analyses (moy.)
Bœuf. Moyenne de viandes maigres...	20,71	1,74	»	1,18	76,37	J. Kœnig.
Bœuf. Moyenne de viandes grasses....	16,75	29,28	»	0,92	53,05	*Id.*
Bœuf aloyau.........	19,17	5,86	»	1,38	73,48	0.17 mat. extract.
— culotte.........	20,4	1,97	0,4	1,9	74,7	0.97 mat. extract.
— filet (chair)....	17,94	15,55	»	0,78	65,11	0,62 mat. extract.
Bœuf bouilli (chair).	35,1	2,1	»	0,9	56,9	Balland.
— rôti (chair)....	22,9	5,19	0,5	1,0	70,00	*Id.*

1. Un grand nombre des données de ces tableaux, et particulièrement celles qui sont indiquées comme étant des *moyennes*, sont tirées de l'important Ouvrage de J. Kœnig : *Chemische Zusammensetzung der menschlichen Nahrungs und Genussmittel*, Berlin, 1889. — Beaucoup d'autres sont empruntées à divers auteurs, en particulier aux travaux de M. Balland, pharmacien principal de l'armée, qui les a publié successivement depuis 15 ans aux *Comptes rendus de l'Acad. des sciences* et au *Journal d'hygiène et de médecine légale*, Baillière, éditeur.

Aliments.	Albuminoïdes.	Graisses.	Autres matières non azotées.	Sels.	Eau.	Observations.
Vache. Viande grasse Moyenne).........	19,86	7,70	0,41	1,07	70,96	Kœnig.
Vache. Viande maigre (Moyenne).........	20,54	1,78	0,01	1,32	76,35	Id.
Veau. Viande grasse (Moyenne).........	18,88	7,41	0,07	1,33	72,31	Id.
Veau. Viande maigre (Moyenne).........	19,86	0,82	»	0,50	78,84	Id.
Mouton. Viande très grasse (Moyenne)..	16,62	28,61	0,54	0,93	53,31	Kœnig, Moser, Atwater.
Mouton moyen.......	17,11	5,77	»	1,33	75,99	Mème; Petersen.
— —	17,52	5,23	0,4	1,25	74,9	0,49 mat. extract. A. Gautier.
Porc. Viande grasse (Moyenne).........	14,54	37,34	»	0,72	47,40	Kœnig et Hammerbacker.
Porc. Viande maigre (Moyenne).........	20,25	6,81	»	1,10	72,57	Mème; Petersen.
Porc (jambon).......	15,98	34,62	»	0,69	48,71	»
— salé et fumé...	25,07	8,18	»	7,1	59,72	Mème.
Jambon fumé........	25,0	36,5	»	10,0	27,0	Mème.
Bœuf salé..........	21,8	11,5	»	11,7	55,0	»
Bœuf fumé et salé...	27,10	15,35	»	10,59	47,7	J. Kœnig.
Cheval (Chair moy.).	21,71	2,55	0,46	1,01	74,27	D'après Kœnig.
Lièvre (cuisses)......	23,14	1,97	»	1,19	74,6	»
Chevreuil..........	19,77	1,92	1,42	1,13	75,76	Von Bibra.
Lapin	21,47	9,76	0,75	1,17	66,8	»

B. Viandes d'oiseaux.

Aliments.	Albuminoïdes.	Graisses.	Autres matières non azotées.	Sels.	Eau.	Observations.
Viande de poule grasse...............	18,49	9,34	1,10	0,91	70,06	D'après J. Kœnig.
Viande de poule maigre...............	19,72	1,42	1,27	1,37	76,22	Id.
Dindon (moyennement gras).........	24,70	8,50	»	1,20	65,60	Atwater.
Oie................	15,91	45,59	»	0,49	38,02	J. Kœnig.
Perdrix	25,26	1,43	»	1,39	71,96	Id.
Pigeon	22,14	1,00	0,76	1,00	75,10	Von Bibra.
Canard domestique..	»	»	»	»	»	»
Canard sauvage	23,80	3,69	1,69	0,93	69,89	C. Krausch.
Grive..............	22,19	1,77	1,39	1,52	73,13	J. Kœnig.

C. Viandes de poissons et dérivés de ces viandes.

Aliments.	Albuminoïdes.	Graisses.	Autres matières non azotées.	Sels.	Eau.	Observations.
Saumon (Moyenne)...	21,60	12,72	»	1,39	64,29	Atwater et Woods.
Anguille de rivière..	12,83	28,37	0,53	0,85	57,42	A. Almen.

Aliments.	Albuminoïdes.	Graisses.	Autres matières non azotées.	Sels.	Eau.	Observations.
Hareng frais.........	14,55	9,03	»	1,78	74,67	Atwater et Woods.
Maquereau(Moyenne).	19,36	8,08	»	1,36	71,20	A. Almen.
Alose...............	18,76	9,43	»	1,35	70,44	Atwater et Woods.
Aiglefin...........	16,93	0,26	»	1,31	81,50	W.-O. Atwater.
Morue (*Gadus Morrhua*) (Moyenne)..	16,23	0,33	»	1,36	72,25	Atwater et Woods.
Limande	18,71	1,93	»	1,01	78,35	*Id.*
Esturgeon..........	18,08	1,90	»	1,43	78,59	*Id.*
Sole...............	17,26	0,81	»	0,87	79,20	Balland.
Brochet	18,35	0,66	»	1,08	79,50	*Id.*
Carpe	15,71	4,77	»	0,54	78,90	*Id.*
Truite.............	17,52	0,74	»	0,80	80,50	*Id.*
Raie...............	22,08	0,45	»	0,17	76,40	*Id.*
Morue séchée et salée.	81,54	0,74	»	1,56	16,16	Moyenne de nombreuses analyses.
Morue salée et fumée.	27,07	0,36	»	22,10	50,54	Moyenne —
Haréng salé.........	18,90	16,89	1,57	16,41	46,23	Moyenne —
Hareng salé et fumé.	36,76	15,74	»	13,12	34,38	Atwater et Woods.
Caviar (Moyenne)....	30,79	15,66	1,67	8,09	43,89	

D. Parties accessoires des animaux : abats, sang, cervelle, etc.
Dérivés de la viande.

Sang des animaux (En moyenne)......	6,42	0,18	»	0,83	80,82	D'après Kœnig.
Sang de bœuf........	7,09	0,22	»	0,87	79,61	Poggiale.
— de mouton	8,82	0,18	0,20	0,98	79,80	*Id.*
— de porc........	7,68	0,19	»	0,79	76,89	H. Nasse.
— de poulet......	5,31	0,20	»	0,87	79,34	*Id.*
Lard non salé.......	0,41	98,53	»	traces	1,26	J. Kœnig.
Lard salé..........	9,12	75,75	»	traces	9,15	Méne.
Cervelle	»	»	»	»	76,0	»
Foie de veau........	17,66	2,39	»	1,68	72,80	Von Bibra.
Rognons de veau....	22,13	2,77	»	1,25	72,85	»
— de mouton.	16,56	3,33	0,21	1,30	78,61	»
Tripes de porc......	23,00	11,32	»	0,84	63,84	J. Kœnig.
Langue de bœuf....	17,10	18,10	»	1,0	63,80	Atwater.
Poumons —	12,37	2,46	0,21	3,93	81,03	J. Kœnig.
Extrait de viande Liebig..............	30,86	»	3,20	22,39	15,26	A. Gautier.
Bouillon de viande...	0,75	»	0,14	0,41	91,0	A. Gautier (0,38 sels solubles).
Saindoux (*fondu*)....	0,26	99,04	»	traces	0,70	J. Kœnig.

E. Œuf et ses parties.

Œuf de poule complet.	12,55	12,11	0,53	1,12	73,67	Moyenne d'après Kœnig.
Blanc d'œuf de poule.	12,87	0,25	0,77	0,61	85,50	*Id.*
Jaune d'œuf de poule.	16,12	31,39	0,48	1,01	51,03	*Id.*

Aliments.	Albuminoïdes.	Graisses.	Autres matières non azotées.	Sels.	Eau.	Observations.
F. Lait et ses dérivés.						
Lait de femme (Moy.).	2,29	3,78	6,21	0,31	87,41	Caséine, 1,03. Albumine, 1,26.
Lait de vache (Moy.).	3,66	3,62	4,48	0,68	87,22	Caséine, 3,18. Albumine, 0,48.
Vache; lait du matin (Moyenne).........	3,24	3,06	4,88	0,74	88,08	»
Id., lait du soir (Moy.).	3,19	3,62	4,99	0,71	87,49	»
Lait de brebis.......	6,52	6,86	4,91	0,89	80,82	Caséine, 4,97. Albumine, 1,55.
Lait de jument......	1,89	1,09	6,65	0,31	90,06	»
Lait d'ânesse........	2,22	1,64	5,99	0,51	89,64	Caséine, 0,67. Albumine, 1,55.
Lait écrémé (Moy.)..	4,03	1,09	4,04	0,72	90,12	Moyenne.
Lait conservé (sans addition de sucre).	11,92	12,42	14,49	2,18	58,99	»
Lait conservé avec sucre.............	11,79	10,35	50,06	2,19	25,61	Sucre de lait, 13,84. Sucre ordin., 36,22.
Crème de lait.......	3,76	22,66	4,23	0,53	68,82	Moyenne.
Beurre.............	0,80 à 3,6	83,10	»	0,07 à 3,6	6 à 20	Beurre de Suède.
Beurre de Normandie (Moyenne).........	0,80	86,4	0,18	»	12,95	E. Duclaux (0.80 caséine, compris les cendres).
Fromages Gervais...	14,32	43,22	»	1,42	41,04	Moyenne.
Fromages de Brie et de Camembert.....	18,97	25,87	0,83	4,54	49,79	Moyenne; Payen; Duclaux.
Fromage du Cantal..	24,59	34,70	»	4,45	36,26	Duclaux.
Chester.............	27,68	27,46	5,89	5,01	33,96	Payen; Wölcker.
Gruyère ou Emmenthaler.............	29,49	29,75	1,46	4,92	34,38	Moyenne.
Gorgonzola (Moyenne).	25,91	32,14	0,23	4,00	37,32	Moser, Duclaux.
Hollande (Moyenne)..	28,21	27,83	2,50	4,86	36,60	2,43, sel marin ajouté.
Roquefort..........	25,25	30,61	1,90	5,39	36,85	3,10 de NaCl ajouté sur 5,39.
Parmesan..........	41,19	19,52	1,18	6,31	31,80	Moyenne.
Petit lait...........	1,86	0,32	4,79	0,65	93,38	Moyenne.
Kumys (de lait de jument)............	2,24	1,46	1,91 alcool 1,77 sucre, lait	0,42	90,44	Moyenne. Avec 0,91, acide lactique.
Kumys (de lait de vache)............	2,66	1,83	1,14 alcool 4,09 sucre	0,43	89,10	Moyenne. Avec 0,55, acide lactique.
Kéfir.............	3,45	1,44	0,75 alcool 2,41 sucre	0,68	91,21	Moyenne. Avec 1,02, acide lactique.

Aliments.	Albuminoïdes.	Graisses.	Autres matières non azotées.	Sels.	Eau.	Observations.
G. Mollusques, crustacés, reptiles.						
Huîtres (chair)......	8,7	1,43	»	2,04	80,5	Balland.
Moules —	11,2	1,21	»	1,3	82,2	Id.
Escargots —	16,1	1,08	»	1,55	79,3	Id.
Tortue —	16,2	1,16	»	2,91	77,6	
Homard —	18,13	1,07	»	2,47	77,7	O. Atwater.
Grenouilles —	16,4	0,1	»	1,5	80,4	
H. Céréales et leurs farines; pain.						
Blé d'hiver d'Amérique (grain entier)..	11,60	2,07	69,47	1,79	13,37	Moyenne. En plus 1,70 cellulose.
Blés français et étrangers (Moyenne)....	12,64	1,41	68,92	1,66	13,37	En plus 2,0 cellulose.
Seigle (grain entier)..	12,90	1,98	68,11	1,93	13,37	Moyenne. A ajouter 1,71 cellulose.
Avoine (grain entier).	10,66	4,99	58,37	3,29	12,11	Moyenne de France. Avec 10,58 cellulose.
Farine de froment...	10,21	0,94	74,71	0,48	13,37	Moyenne. Avec 0,29 cellulose.
— de seigle.....	11,57	2,08	68,61	1,14	13,71	Moyenne. Avec 1,59 cellulose.
— d'orge........	11,38	1,53	71,22	0,59	14,83	Moyenne. Avec 0,45 cellulose.
— d'avoine......	9,65	3,80	69,55	1,33	14,21	Moyenne. Avec 1,46 cellulose.
— de sarrasin...	8,87	1,56	74,25	1,14	13,51	Moyenne. Avec 0,67 cellulose.
— de maïs......	7 à 12	7 à 4	60 à 68	1,1	17,4	»
— de riz........	5 à 6,4	0,8 à 4	78 à 83	0,68	14,4	»
Pain de froment frais.	7,0 à 9,3	0,85	46 à 55	0,6 à 1	33 à 40	Croûte : 22 à 25. Mie : 77 à 75 p 100.
— — Moyenne.	7,06	0,46	52,56	1,09	35,59	Pain fin allemand. En outre : sucre, 4,02 et cellulose, 0,32.
Pain de seigle.......	6,11	0,43	46,94	1,46	42,27	En outre, sucre, 2,31; cellulose, 0,49.
Pain de seigle fait avec le grain complet [1].	7,59	1,51	41,87	1,42	43,42	En outre, sucre, 3,25; cellulose, 0,94.

1. Pumpernickel des Allemands.

Aliments.	Albuminoïdes.	Graisses.	Autres matières non azotées.	Sels.	Eau.	Observations.
I. Graines de légumineuses.						
Haricots secs (entiers).	13,8 à 25	1,95	52,9 à 60 [1]	2,3 à 4	10 à 20	Balland.
— (Moyenne).	23,6	1 96	55,6	3,66	11,24	D'après divers (avec 3,88 cellulose).
Fèves sèches (Moyen.^ne).	22 à 26	1,5	57,5	2,5	13,0	»
Lentilles sèches (Moyenne)	20,3 à 26,8	2,4 à 1,5	56 à 62 [2]	2 à 2,66	11 à 13	Balland.
Pois (Moyenne)	18,9 à 24,5	1,2 à 1,4	52,2 à 61,1 [3]	2,2 à 3,5	10,6 à 14	Id.
Pois (Moyenne)	23,15	1,89	52,7	2,6	13,92	Avec 5,6 cellulose p. 100.
Soja trispida jaune..	33,41	17,68	29,31	5,10	9,89	Moyenne. Avec 4,67 cellulose p. 100.
K. Tubercules.						
Pomme de terre moyenne [4].........	1,3	0.15	20,0	1.0	76,0	Balland.
Pomme de terre de Hollande	1,83	»	»	»	77.9	Id.
Pomme de terre dite saucisse rouge.....	1,46	»	»	»	76,9	Id.
Pomme de terre royale bleue.............	1,56	»	17,3	»	72,8	Id.
Patates douces.......	1,50	0,3	16,5	2,6	67,5	Payen,
Manioc.	1,17	0,4	28,3	0,65	67,6	Id.
L. Légumes herbacés; tiges et racines comestibles; champignons.						
Betterave comestible.	1,34	0,14	8,90	1,14	87,50	Moyenne; J. Kœnig.
Betterave à sucre....	1,27	0,12	14,40	0,82	82,25	Moyenne, id. Avec 1,14 cellulose.
Courge comestible...	1,10	0,13	6,50	0,73	90,32	Moyenne.
Asperge	1,79	0,25	2,63	0,54	93,75	Moyenne. Avec 1,04 cellulose.
Chou-fleur..........	2,48	0,34	4,55	0,83	90,89	Moyenne. Avec 0,91 cellulose.
Chou cabus.........	1,89	0,20	4,87	1,23	89,97	Moyenne.

1. Non compris, 2,5 à 4,6 p. 100 de cellulose. — 2. Non compris, 3 à 3,5 p. 100 de cellulose. — 3. Non compris 3 à 3, 5 p. 100 de cellulose. — 4. Trois kgr. de pommes de terre fraiches, ou 1 200 gr. de pommes de terre frites, contiennent environ autant de matériaux amylacés et azotés que 1 kgr. de pain blanc.

Aliments.	Albuminoïdes.	Graisses.	Autres matières non azotées.	Sels.	Eau.	Observations.
LÉGUMES (SUITE)						
Navets.............	1,54	0,21	8,32	0,91	87,8	Moyenne, J. Kœnig.
Bolet (*Boletus adulis*).	2,92	0,51	4,72	0,63	90,06	F. Ströhmer.
Agaric champêtre (État frais)........	3,74	0,15	3,51	0,48	91,28	Moyenne.
Champignons de couche...............	4,67	4 à 0,20	3,13	0,46	91,0	»
Champignons dits *cèpes*..............	4,89	0,65	2,98	0,83	90,6	»
Truffes noires.......	8,60	0,62	8,10	2,31	72,80	Moyenne, J. Kœnig.
Carottes............	1,23	0,30	9,17	1,02	86,79	Moyenne. Avec 1,49 cellulose.
Épinards...........	3,49	0,58	4,44	2,09	88,47	*Id.*
Salades (Endive).....	1,46	0,13	1,58	0,78	94,13	*Id.* Avec 0,02 cellulose.
M. FRUITS HUILEUX.						
Amandes...........	24,2	53,7	9 à 7	2,9	5,4	66 p. 100 de déchets.
Noix (Moyenne)......	15,77	57,43	13,03	2,0	7,18	J. Kœnig.
Noisettes...........	17,41	62,60	7,22	2,49	7,11	*Id.*
Châtaignes	4 à 8	0,87	35,6	1,52	53,7	Moleschott.
Cacao (amande.).....	8,88	67,0	12,44	1,81	5,81	4 p. 100 de cellulose.

N. FRUITS SUCRÉS OU ACIDES.

Aliments.	Parties solubles dans l'eau					Parties insolubles		Observations.
	Eau.	Albuminotdes.	Acides libres.	Sucres.	Corps pectiques.	Noyaux et enveloppes.	Cendres et pectoses.	
Pommes comestibles (Moyenne)..	84,79	0,36	0,82	7,22	5,42	1,51	0,49	0,2 environ cendres insolubles.
Id., maximums ...	89,0	0,59	1,88	10,68	»	3,79	1,03	0,5 environ cendres insolubles.
Mirabelles	79,4	0,38	0,53	3,97	10,07	4,99	»	R. Fresenius.
Reine-Claude	80,3	0,41	0,91	3,16	11,46	3,39	»	*Id.*
Pêches (Moyenne)..	80,0	0,65	0,92	4,48	7,17	6,06	»	Fresenius; Murgold.
Abricots (Moyenne).	81,2	0,49	1,16	4,69	6,35	5,27	•	*Id.*
Cerises (Moyenne)..	79,8	0,67	0,91	10,24	1,76	6,07	»	*Id.*
Poires (Moyenne)..	83,8	0,36	0,20	8,26	3,54	4,30	»	D'ap. J. Kœnig.
Fraises (Moyenne).	87,7	0,54	0,93	6,28	0,48	2,85	0,81	Avec 0,53 graisses.

Aliments.	Parties solubles dans l'eau				Parties insolubles		Observations.
	Eau.	Albuminoïdes.	Acides libres.	Sucres.	Corps pectiques.	Noyaux et enveloppes.	Cendres et pectoses.	
Raisins français...	77 à 81	0,6	»	14 à 22	»	»	0,53	»
Raisins (Moy. de cépages allemands).	78,17	0,59	0,79	14,36	1,96	3,60	0,3	R. Fresenius; Neubauer.
Pruneaux.........	29,3	2,25	2,75	44,90	4,48	»	1,37	D'après J. Kœnig.
Poires tapées......	29,4	2,07	0,84	29,48	4,47	6,87	1,67	En plus, 10,33 d'amidon.
Pommes tapées....	27,9	1,28	3,60	43,65	4,84	4,99	1,57	Avec 5,56 amidon.
Raisins secs.......	32,0	2,42	2,52	54,56	»	1,72	1,21	»
Figues sèches.....	31,2	4,01	»	49,79	»	»	2,86	»
Dattes —	»	0,2	»	61,0	»	»	»	Avec 0,51 graisses.

O. Liqueurs fermentées; Alcools (pour 100 parties en poids).

Aliments.	Eau.	Alcool (en poids)	Extrait total	Matières albuminoïdes.	Sucres.	Gommes.	Acides libres.	Cendres.	Observations.
Vin rouge Bordeaux.	»	7,80	2,56	0,27	0,30	»	0,57	0,248	Moyenne. En plus 0,73 glycérine.
Vin blanc — .	»	8,24	3,03	»	»	»	»	0,25	Moyenne. En plus 0,97 glycérine.
Vin rouge de Bourgogne	»	7,8	»	»	»	»	»	0,18	Moyenne. En plus; 0,70 glycérine.
Vin rouge du Midi (France)........	»	8,8	»	»	»	»	»	0,30	Moyenne. En plus, 0,6 à 1,0 glycérine.
Vin de Tokay......	»	9,03	23,6	»	19,73	»	0,51	0,71	Moyenne.
Vin blanc du Rhin.	»	8,0	2,60	»	0,20	»	0,81	0,23	Moyenne. Avec 0,85 glycérine.
Vin rouge du Rhin.	»	8,0	3,04	0,32	0,39	0,15	0,52	0,25	C. Neubauer.
Vin blanc Hongrie	»	8,0	2,35	0,17	0,07	»	0,69	0,20	Moyenne. Avec 0,77 glycérine.
Cidre (Moyenne)...	»	2,92	6,35	»	1,72	»	0,37	0,26	J. Kœnig.
Bière légère (Moyenne)..............	90,53	3,24	6,23	»	0,20	3,52	0,14	0,23	D'ap. J. Kœnig.
Bière moy. de garde.	90,10	3,93	5,79	0,71	0,88	3,73	0,15	0,23	*Id.* En plus, 0,165 de glycérine.
Bière allemande d'exportation....	89,01	4,40	6,38	0,74	1,20	2,47	0,16	0,25	*Id.* Moyenne.
Ale...............	89,42	4,73	5,65	0,61	1,07	1,81	0,28	0,31	*id.* Moyenne.
Cognac...........	»	37 à 48	0,16 à 0,5	»	»	»	0,012 à 0,08	»	»
Kirsch...........	»	38,6 à 42,4	»	»	»	»	0,4 à 1,8	»	Avec 3 à 15 milligrammes de CAzH par litre.

P. Autres aliments divers.

Aliments.	Albuminoïdes.	Graisses.	Autres matières non azotées.	Sels.	Eau.	Observations.
Chocolat en tablettes (Moyenne).........	6,18	21,02	54,40 sucre 4,40 amidon	1,89	1,89	Avec 0,67 théobromine.
Cassonade de canne à sucre.............	0,35	»	95,11	0,76	2,16	Avec 1,78 de sucre interverti et 0,30 gommes et acide.
Miel (Moyenne).......	0,76	»	74,64	0,25	30,6	3,7 mat. ext. non azotées.
Sucre d'amidon......	»	»	64,33	0,66	16,99	Dont, 18,02 substances organiques non transformées en sucre.

Décoction dans l'eau de :	Extrait sec.	Substances azotées.	Huile essentielle.	Subst. non azotées.	Cendres.
100 gr. de café brûlé....	25,50	3,12	5,18	13,14	4,06
100 gr. thé sec ordinaire.	33,64	12,38	»	17,61	3,65

Ces tableaux permettent de déterminer facilement la richesse d'une ration quelconque en principes nutritifs fondamentaux et de la calculer ensuite en Calories [1]. Ils mettent sous les yeux la composition moyenne de l'ensemble de nos aliments usuels, en négligeant pour le moment leurs variations et leurs parties accessoires que l'on fera connaître successivement à propos de chacun d'eux.

Des données numériques ainsi réunies résultent les remarques suivantes :

Les aliments nous fournissent les principes alimentaires fondamentaux en proportions très diverses :

Les *corps albuminoïdes* varient de 23 à 13 p. 100 dans les viandes de mammifères, d'oiseaux, de crustacés et de quelques poissons, ainsi que dans les viandes et poissons salés ou fumés

1. On a donné (p. 69) les coefficients usuels par lesquels les poids de chacun de ces principes doivent être pratiquement multipliés, suivant leur origine, pour obtenir les quantités de chaleur qu'ils fournissent réellement et se détruisent dans le corps des animaux.

ils représentent environ le cinquième du poids de la chair (désossée) des animaux de boucherie. Les matières albuminoïdes s'élèvent dans les légumes en grains jusqu'à 25 p. 100, et au delà. Ils arrivent à 35 p. 100 dans la viande bouillie de bœuf ou de mouton. Ils peuvent varier de 15 à 44 p. 100 dans les fromages.

On trouve de 13 à 8 p. 100 de substances protéiques dans les abats, les cervelles, les œufs, la chair de quelques poissons très gras, les huîtres, les farines de céréales, le pain.

Les corps protéiques atteignent seulement 7 à 2 p. 100 dans le lait, le riz, les champignons, les fruits secs, amylacés ou gras.

Ils tombent à 3, et même 1,5 p. 100 dans quelques laits, tels que ceux de femme et d'ânesse, dans le koumys et le kéfir, dans les pommes de terre, les choux, épinards, salades et champignons.

Ils restent au-dessous de 1 p. 100 dans la plupart des fruits acides ou aqueux, les boissons fermentées, le miel, le chocolat.

Les *corps gras* varient de 99 à 85 p. 100 dans les pannes, lards, graisses ordinaires, beurre, etc.

De 62 à 45 p. 100 dans les amandes, les noix, les noisettes, le cacao et le foie gras.

De 40 à 15 p. 100 dans les viandes grasses, les fromages secs, le jaune d'œuf, beaucoup de poissons très gras, et le chocolat.

De 15 à 2 p. 100 dans les poissons en général.

De 8 à 2 p. 100 dans la chair des oiseaux, dans les abats, etc.

De 4 à 1,8 p. 100 dans les viandes maigres des mammifères, d'oiseaux, de poissons, dans le gibier, dans le foie, le lait et la plupart des farines de céréales.

De 2 à 1 p. 100 et au-dessous, dans quelques poissons à chairs très maigres, le sang, les huîtres, le pain, les légumes secs, etc.

Les graisses tombent au-dessous de 1 p. 100 dans les pommes de terre, patates, manioc, légumes verts.

Elles font défaut dans la plupart des fruits de rosacées et dans les liqueurs fermentées.

Les *hydrates de carbone* (sucres, amidons et corps analogues) varient de 78 à 58 p. 100 dans les graines et dans les farines de céréales.

De 57 à 46 p. 100 dans le pain et la plupart des légumes en grains.

De 28 à 16 p. 100 dans les pommes de terre, les patates, le manioc.

De 15 à 7 p. 100 dans les amandes, pommes, cerises, raisins, dans la plupart des légumes-racines, dans la truffe.

De 9 à 5 p. 100 dans beaucoup de fruits proprement dits, dans les champignons usuels, la carotte, le navet, ainsi que dans le lait.

De 4 à 1 p. 100 dans quelques champignons, légumes herbacés, salade, abats, ainsi que dans les extraits de viande et dans presque tous les fromages.

De 1,2 à 0,5 p. 100 dans les œufs, la bière, le koumys, le kéfir, le beurre.

De 0,5 à 0,1 p. 100 dans la viande, le bouillon, les vins secs.

Les *sels minéraux* varient dans les matières animales de 0,02 (lait) à 5,7 p. 100 (fromage).

Dans les matières végétales ils oscillent de 0,5 p. 100 (fruits aqueux,) à 5 p. 100 (cacao).

Ces remarques sont intéressantes au point de vue des applications. Elles permettent de choisir dans les aliments très variés que nous fournissent les deux régimes ceux qui peuvent introduire en plus grande abondance, dans notre économie, tels ou tels des principes nécessaires, les corps azotés, les principes minéraux, par exemple. Elles nous indiquent comment on peut au besoin faire disparaître, le plus possible, de l'alimentation certaines substances devenues nuisibles : les graisses et les amylacés chez les obèses; les sucres et autres hydrates de carbone chez les diabétiques, etc.

.Pour le moment, nous tirerons de ces données cette conséquence immédiate que ce n'est pas dans la constitution chimique des aliments qu'il faut chercher le principe de leur classification. Sans doute, et d'une façon générale, on peut dire que les aliments animaux nous apportent surtout les substances protéiques ou plastiques, et les aliments végétaux, les hydrates de carbone ou principes calorigènes ou respiratoires ainsi que les sels minéraux; mais, d'une part, nous voyons les fruits des légumineuses, pois, fèves, lentilles, haricots, et ceux de quelques rosacées, tels que les amandes, être plus riches en albuminoïdes que la viande elle-même ; et, d'autre part, celle-ci, par la graisse qui l'accompagne, peut constituer un aliment de calorification aussi puissant que les aliments végétaux les plus riches en substances grasses ou amylacées.

Ce ne peut donc être de la constitution ou de la richesse en tels ou tels principes immédiats fondamentaux que nous devons nous inspirer pour classer les aliments. Nous tiendrons compte surtout de leur origine, nous conformant en ceci à l'usage général et à diverses considérations théoriques. Nous avons, en effet, montré que les divers principes protéiques ou plastiques ne jouissent pas d'une même valeur nutritive, d'une même assimilabilité quoique leur composition varie fort peu. Suivant qu'ils sont d'origine animale ou végétale, nous les utilisons plus ou moins bien ; une certaine quantité d'albuminoïdes empruntée à la viande des mammifères nourrit mieux que le même poids de composés protéiques fournis par les légumineuses, par exemple.

D'autre part, comme on le verra, chaque aliment tend à modifier les tissus vivants et le fonctionnement de l'individu d'une façon qui lui est particulière : ceux d'origine animale en acidifiant les humeurs, en modérant les oxydations, en introduisant dans les plasmas des dérivés azotés excitants et quelquefois nuisibles ; ceux d'origine végétale, au contraire, en alcalinisant ces plasmas, et leur apportant en abondance et sous forme assimilable, le fer, le phosphore, les alcalis, la chaux, la magnésie, etc., dont ils ont besoin. Cette remarque suffirait amplement pour maintenir la division des aliments en animaux et végétaux, quelle que soit leur richesse relative en matériaux protéiques ou ternaires.

En vertu de ces considérations, nous diviserons d'abord les substances alimentaires en *organiques* (viandes, lait, grains, légumes, etc.) et en *inorganiques* (eau, sel marin, sels divers).

Dans les aliments organiques nous étudierons :

1° Les *aliments organiques d'origine animale* : les viandes de mammifères, d'oiseaux, de poissons, de crustacés, de mollusques ; — les dérivés de la viande ; — les œufs et laitances ; — les laits et les substances alimentaires qui en proviennent ; — les corps gras de diverses origines.

2° Les *aliments organiques végétaux* comprennent : le pain et les farines diverses ; — les légumes en grains (pois, haricots, fèves...) ; — la pomme de terre, le manioc et autres racines comestibles ; — les légumes herbacés ; — les fruits proprement dits, doux, acides et huileux.

3° Les *aliments et condiments* aromatiques et sucrés comprenant : le café, le thé, le cacao, les épices et les condiments divers y compris le sucre.

4° Les *boissons alcooliques*, à savoir, le vin et les autres liqueurs fermentées : cidre, bière, alcool, etc.

5° Les *aliments minéraux*, c'est-à-dire l'eau potable, le sel marin et les autres substances minérales qui servent à nous nourrir.

A propos de chacun de ces aliments nous ferons connaître leur origine, leur composition, leurs caractères, leurs dérivés, leur rôle dans l'alimentation, et, s'il y a lieu, les mécanismes de leur activité.

XII

L'homme s'est toujours nourri de fruits et de viande. Dès qu'il apparut sur le globe, il fit la chasse aux animaux et les dévora comme en témoignent les os brisés ou soumis au racloir de pierre des cavernes des temps quaternaires. Même de nos jours dans les pays les plus sauvages et les plus misérables, l'homme cherche à s'emparer des animaux, et à leur défaut, de l'homme lui-même, pour s'en nourrir.

A cette heure, les peuples les plus actifs, les plus entreprenants, sont ceux qui mangent le plus de viande. Le taux de la consommation de cet aliment s'est élevé partout en Europe avec l'aisance et l'activité modernes. Avant la Révolution, le paysan français n'en mangeait presque pas. « D'après les rapports des intendants, dit Taine (*Origines de la France contemporaine*), le fond de sa nourriture est l'avoine; dans l'élection de Troyes, le sarrasin; dans la Marche et le Limousin, le sarrasin avec des châtaignes et des raves; en Auvergne, le sarrasin, les châtaignes, le lait caillé et un peu de chèvre salée; en Beauce, un mélange d'orge et de seigle; en Berry, de l'orge et de l'avoine. Point de pain de froment; point de viande de boucherie; tout au plus, il tue un porc par an. »

Le progrès de la civilisation a bien changé cet état de choses dans tous les pays européens, au moins ceux de race latine ou anglo-saxonne. En France, dès 1852, la moyenne de la consommation en viande était déjà de 20 kg. par tête et par an. Elle monte aujourd'hui à 38 kg. Le citoyen anglais mange dans l'année 59 kg. de viande ou de ses dérivés.

Voici la statistique que j'ai dressée de la consommation, *par tête et par an*, de l'ensemble des aliments d'origine animale dans diverses grandes villes de France [1] :

VILLES	ANNÉES	VIANDE DE BOUCHERIE	VIANDE DE CONSERVE. CHARCUTERIE	VOLAILLE ET GIBIER	POISSON	TOTAL DES ALIMENTS D'ORIGINE ANIMALE
Paris.......	1887	$67^{kg},1$	$10^{kg},3$	$11^{kg},2$	$13^{kg},7$	$102^{kg},3$
	1891	63 ,6	10 ,2	10 ,6	11 ,2	95 ,6
	1896	61	9 ,8	11 ,5	11 ,1	93 ,4
	1899	72 ,9	12 ,9	12 ,5	15 ,80	113 ,1
Lyon.......	1887	58	1	5 ,4	2 ,4	66 ,8
	1891	55	0 ,6	4 ,9	2 ,5	61 ,0
	1896	50	0 ,5	5 ,4	2 ,0	57 ,9
Bordeaux...	1887	64	2 ,5	13	8 ,3	88 ,4
	1891	57 ,6	3 ,4	10 ,2	9 ,3	79 ,5
	1896	56 ,4	4 ,8	12	9 ,0	82 ,2
Marseille...	1887	54 ,7	1 ,5	3 ,4	6 ,3	61 ,9
	1891	49 ,4	1 ,3	2 ,7	6 ,0	59 ,4
	1896	45 ,2	1 ,4	2 ,9	5 ,5	55 ,0
Rouen......	1896	47 ,3	17 ,1	5 ,8	15 ,5	85 ,4
Le Havre...	1895	36 ,1	9 ,6	2 ,5	11 ,0	59 ,2
	1896	35 ,2	10 ,2	2 ,7	11 ,0	59 ,5

Ainsi, Paris consomme annuellement, par tête et par habitant, environ 94 kg. de viande et autres aliments d'origine animale; Rouen 85,4 ; Bordeaux 82,2 ; Lyon 57,9 ; le Havre 59,5 et Marseille 55 kg. La moyenne de ces six grandes villes est de 72 kg., très supérieure à la consommation moyenne de la France entière, qui n'est à cette heure que de 38 à 39 kg., soit 106 gr. de viande fraîche par jour et par tête au lieu de 269 gr. que reçoit le Parisien et que nous avons vu répondre à un taux normal. En un mot, on mange trop peu de viande dans nos campagnes, et si l'on en consomme davantage dans les villes, là où il y a le plus d'aisance, on en mange encore sensiblement moins qu'en Angleterre où la consommation des matières animales n'est cependant pas exagérée, s'élevant seulement à 59 kg., en moyenne,

---

1. D'après les Rapports officiels sur les services municipaux et les registres des octrois des diverses villes citées dans ce tableau.

alors que, dans la ville de Paris, elle monte à 94 kg. par tête et par an, ce qui est loin d'être excessif, comme je l'ai montré.

De cette statistique, nous concluons qu'il est désirable que la consommation de la viande augmente, en général, sans arriver cependant au taux exagéré qu'elle atteint dans certaines familles aisées de Paris ou de Londres.

On remarquera que les tableaux précédents établissent que la consommation de la viande tend à diminuer, en France, depuis quelques années : à Paris elle est passée de 103 kg. par an et par tête, en 1887, à 93 kg. en 1896. Elle a été de 94 kg. en moyenne pour les 11 années 1890-1900. A Lyon, elle est tombée de 67 kg. par tête et par an, à 58 kg. ; à Marseille, de 66 à 55 kg. Il est fâcheux de remarquer, en même temps, qu'à mesure qu'a diminué la consommation de la viande, celle de l'alcool a proportionnellement augmenté. Elle était chez nous de 2 litres 70 par tête et par an, en 1870 ; de 3 litres 70 en 1885 ; elle est montée à 4 litres 07 en 1895 ; et sa consommation augmente encore beaucoup depuis. Elle dépasse 9 litres en Danemark, 8 litres dans l'Allemagne du Nord, 5 litres en Suisse et en Hollande, 4 litres en Suède, etc. C'est là un état de choses doublement regrettable qu'entretiennent, au moins chez nous, au grand détriment de l'avenir national, une fausse conception des intérêts immédiats du fisc et nos fâcheuses mœurs politiques actuelles.

. Nous avons vu que la viande est par excellence l'aliment du travailleur ; à celui-ci, il semble manquer, dans notre pays, environ 100 à 110 gr. de viande par 24 heures, si l'on se fonde sur les observations concluantes du régime adopté par les Administrations et par les collectivités ouvrières qui fournissent le maximum de travail par jour. Or, partout où l'ouvrier manque de viande, il boit de l'alcool ; c'est une remarque faite déjà depuis longtemps par Liebig, et sur laquelle nous aurons plusieurs fois à revenir. Pour le moment, il nous suffit d'avoir montré que, dans nos grandes villes, la consommation de l'alcool augmente, en effet, à mesure que diminue la consommation de la viande.

La chair musculaire est l'aliment principal emprunté par l'homme aux animaux. Nous parlerons plus loin de celle des oiseaux et des poissons. La viande dite *de boucherie*, qui fait le sujet principal de ce chapitre, provient surtout du bœuf, du veau et du mouton. Ces animaux en fournissent un peu plus de moitié de leur poids vif. On admet du reste que la viande mise en vente contient pour 100 parties, de 10 à 23 parties d'os et d'aponévroses[1], de 4,5 à 13 parties de graisses, et de 64 à 83 parties de chair musculaire proprement dite, y compris les graisses intersticielles des faisceaux musculaires, de sorte qu'en moyenne, par kilogramme de viande de boucherie, on peut compter :

Os et aponévroses......................	200
Tissus adipeux........................	60
Chair proprement dite.................	740
	1 000

Ces renseignements pratiques ont leur importance pour le calcul de l'alimentation et des régimes.

Quelle que soit son origine, la chair musculaire de bonne qualité doit être d'un rouge vif, ferme, élastique, grenue au doigt et d'un grain serré; elle doit avoir une odeur fraîche et douce. Lorsqu'on la tranche, elle ne laisse suinter, par pression, qu'une très minime quantité d'un suc rouge clair, à peine acidule au tournesol. Sur la coupe des bonnes viandes se voient de fines arborisations qui proviennent de l'infiltration du tissu musculaire par la graisse chez les animaux qui ont été bien nourris. Elles donnent à ces viandes, généralement excellentes lorsqu'elles présentent ce caractère, un aspect marbré ou persillé de blanc jaunâtre sur rouge vif.

La densité de la viande est de 1,055.

Les principes albuminoïdes forment la presque totalité de la matière utilisable du muscle séparé de son tissu adipeux.

Traitée par l'eau, la chair musculaire laisse une *partie insoluble a*, et donne une *partie soluble b*.

a. La *partie insoluble* est elle-même composée de trois principes albuminoïdes essentiels, la *myosine*, la *myostroïne* et l'*osséine*. La première, la *myosine*, principe albuminoïde de la classe des globulines, forme des 8 à 11 centièmes du poids du muscle frais. Elle provient de la coagulation, après la mort, de la substance sirupeuse et homotrope qui forme, durant la vie, la partie claire

---

1. Sur la viande de boucherie mise en vente à l'étal, les os représentent de 18 à 20 p. 100, en moyenne.

des fibrilles contractiles des muscles striés. C'est une matière insoluble dans l'eau, à la fois, comme tous les corps protéiques, azotée et sulfurée (*Composition* : $C = 52,5$; $H = 7,0$; $Az = 16,7$; $O = 22,3$; $S = 1,5$). Elle se dissout, quoique lentement, dans les solutions aqueuses de sels neutres alcalins à 5 ou 10 p. 100 (nitrates ou chlorures), donnant ainsi des liqueurs coagulables vers 60-70° et précipitables par un excès de chlorure de sodium ou de sulfate de magnésie. La myosine se dissout aussi, en se transformant en *syntonine*, dans de l'eau contenant 1 millième à 1/2 millième d'acide chlorhydrique.

Elle est aisément digérée, même *in vitro*, par le suc gastrique en liqueur acide.

La *myostroïne* qui accompagne la myosine, albuminoïde et comme elle insoluble, varie dans la viande des animaux adultes entre 4 et 5 p. 100 du poids du muscle frais. C'est elle qui forme des stries obscures des fibrilles des muscles rouges. Elle est essentiellement composée d'une ou de plusieurs nucléoprotéides, et diffère de la myosine par son insolubilité dans l'acide chlorhydrique au millième. Rappelons ici que les nucléoprotéides, que l'on rencontre surtout dans les noyaux des jeunes cellules, sont des substances albuminoïdes phosphorées, que l'eau aidée des acides, ou la digestion pepsique, dédouble en albuminoïdes et *nucléines*. Par une hydrolyse plus avancée, ces dernières se transforment elles-mêmes dans le petit intestin, en peptones et *acides nucléiniques*, acides propres à se dissocier à leur tour par nouvelle hydratation simplificatrice, en acide orthophosphorique, thymine ou autres bases de la série pyrimidique, hydrates de carbone et corps puriques (*guanine, adénine, cytosine, acide urique*, etc.). Ces derniers dérivés ne se forment pas si les protéides phosphorées primitives proviennent des cytoplasmas (*cytoprotéides* ou *paranucléines*).

C'est par la myostroïne que la chair musculaire fournit du phosphore à l'économie en même temps qu'elle lui apporte les radicaux qui, par simples dédoublements hydrolytiques, apparaissent sous forme d'acide urique et autres composés puriques jouant un rôle si important dans les troubles de la santé dès que leur élimination devient imparfaite.

L'*osséine* forme dans le muscle les membranes interfibrillaires et sarcolématiques, qui, par coction avec l'eau, se changent en gélatine apte à donner la *gelée de viande* quand leur solution se coagule à froid.

b. La *partie albuminoïde soluble dans l'eau* de la chair musculaire comprend elle-même deux substances formant ensemble à peine 2 à 3 p. 100 du poids de la viande fraîche, savoir : une albumine et des peptones.

L'albumine musculaire ou *myoalbumine* qui ne représente que 1 p. 100 environ du poids total du muscle, peut s'en extraire par l'eau froide. Elle se coagule par la chaleur. C'est elle qui, durant la coction, forme les *écumes* du bouillon de viande, écumes que l'on rejette en général. Quant aux peptones, on en trouve toujours une certaine proportion dans la chair la plus fraîche, environ 1/2 à 2 p. 100. Leur quantité augmente à mesure que l'on conserve la viande, celle-ci se digérant elle-même, ou, comme on le dit, *s'attendrissant*, avant qu'elle ne soit envahie par les ferments putrides. L'attendrissement de la viande est donc une sorte d'autodigestion. Pour la viande conservée dans certaines conditions à l'état humide et à l'abri des altérations putréfactives, j'ai observé que cette autodigestion peut faire passer à l'état soluble jusqu'à 12 p. 100 de la matière musculaire, en partie transformée en une albumine soluble, mais coagulable, en partie peptonisée. J'ai remarqué en même temps qu'au cours de cette transformation, il apparaît aussi une faible quantité d'une substance analogue à la caséine.

Quand on reprend par de l'eau froide la chair musculaire, hachée ou râpée, on laisse donc à l'état insoluble la myosine, la myostroïne, les aponévroses et les graisses, mais on dissout les petites quantités de myoalbumine et de peptones qu'elle contient, en même temps qu'une faible proportion d'une matière colorante rouge identique ou très analogue à celle du sang, et diverses substances solubles dans l'eau : lécithines, leucomaïnes ou bases musculaires, inosite, glycogène, acides lactiques, sels minéraux divers. Toute cette partie soluble, si l'on en retranche les albuminoïdes, représente à peine 2 à 3 p. 100 du poids de la viande. Les sels minéraux solubles (environ 0,5 à 0,7 p. 100) sont composés de chlorure de potassium avec très peu de chlorure de sodium, une trace de sulfates, mais surtout beaucoup de phosphate bibasique de potasse. Il reste dans la viande, épuisée par l'eau froide, la myosine, la myostroïne, l'osséine formant les aponévroses, tendons et graisses, et 0,5 p. 100 environ de sels insolubles composés de phosphates de chaux, de magnésie et de fer.

Ces matériaux constitutifs principaux de la viande de mammifères, privée de ses os et des paquets de tissu adipeux, sont dans les rapports suivants calculés pour 100 parties :

Myosine	8	à	11	
Myostroïne	4	à	5	Moyenne des albu-
Osséine et peptones	2	à	3	minoïdes : 18,5 p. 100.
Myoalbumine	1,5	à	2,5	
Matières extractives	2	à	3	
Sels solubles	0,5	à	0,8	
Sels insolubles	0,3	à	0,5	
Eau	74,5	à	78	

Le tableau de la page suivante donne la composition de la chair musculaire fraîche de divers animaux comestibles, après qu'on a enlevé le mieux possible les masses de tissu adipeux qui peuvent être interposées aux couches musculeuses (*Voir ce Tableau*).

Pour 100 parties de cendres de chair de bœuf, veau ou mouton, les minimum, maximum et moyenne des bases et acides ont été, d'après les analyses de E. Wolff :

	Minimum.	Maximum.	Moyenne.
K^2O	25	48,9	37,04
Na^2O	0,0	25,6	10,14
CaO	0,9	7,5	2,42
MgO	1,4	4,8	3,23
Fe^2O^3	0,3	1,1	0,44
P^2O^5	36,1	48,1	41,20
SO^3	0,3	3,8	0,98
Cl	9,6	8,4	4,66
SiO^2	0,0	2,5	0,69

Dans les cendres du muscle, l'acide phosphorique, qui provient surtout des nucléines, est uni pour les deux tiers à la potasse ; une autre partie, ne trouvant pas suffisamment de bases à saturer, rend ces cendres acides. L'acide sulfurique qu'on y trouve provient surtout du soufre des albuminoïdes. Il s'ensuit que la destruction de la viande dans l'économie tend à acidifier le sang à la fois par les acides minéraux et par les acides organiques (urique, lactique, etc.), qui dérivent de ses dédoublements.

La chair musculaire, aussi bien du reste que les graisses, n'a

Composition de la chair des mammifères comestibles usuels.

	POUR 1000 PARTIES EN POIDS DE MUSCLE FRAIS					
	Mammifères en général	Bœuf	Bœuf (A. Gautier)	Veau	Mouton (A. Gautier)	Porc
a. **Eau**.........	600 à 783	600 à 780	747	723	749,2	474 à 725
b. **Matières organiques**						
Myosine.........	35 à 106		109,6		83,1	
Myostroïne ou nucléoprotéides...	78 à 161	175	43	146	44,9	168
Myoalbumine ...	27 à 32	22	30,6	26	33,2	20 à 88
Elastine, kératine et substances indigestibles...	»	•	2,4	»	8,6	»
Corps gélatinisables et peptones préexistantes...	•	13	22,4	16	13,3	8 à 50
Graisses.........	35 à 160	12 à 124	19,7	74	52,3	68 à 373
Glycogène......	4 à 5	»	3,8	»	4	•
Créatine........	2	»				
Corps xanthiques.........	0,4 à 0,7	»		4		
Acide inosique..	0,1	»				
Taurine.........	0,7 (cheval)	»	9,7		4,9	»
Inosite..........	0,03	»				
Acide lactique..	0,4 à 0,7	»				
Matières extractives inconnues.	»	»		0,7		
c. **Matières minérales**						
Solubles........		19 à 20	6,5	13,3	6,0	7,2 à 11,5
Insolubles			4,4		6,5	
Contenant :						
Acide phosphorique (P^2O^5).....	3,4 à 5	»	»	»	»	»
Potasse (K^2O)...	2,9 à 5	»	»	»	»	»
Soude (Na^2O)....	0,2 à 0,8	»	»	»	»	»
Chaux..........	0,7 à 0,16	»	»	»	»	»
Magnésie.......	0,2 à 0,45	»	»	»	»	»
Chlore..........	0,1 à 0,7	»	»	»	»	»
Fe^2O^3..........	0,03 à 0,10	»	»	»	»	»
Soufre total (dosé en sulfate)....	0,03 à 0,1	»	»	»	»	»

pas le même goût, la même composition, ni la même valeur nutritive et vénale pour les diverses parties de l'animal. Dans la pratique, il a donc fallu, à ce point de vue, classer et nommer chacune d'elles. Nous donnons ici (*fig. 3 et légende*) l'indication et le nom des principales parties de l'animal, telles que le

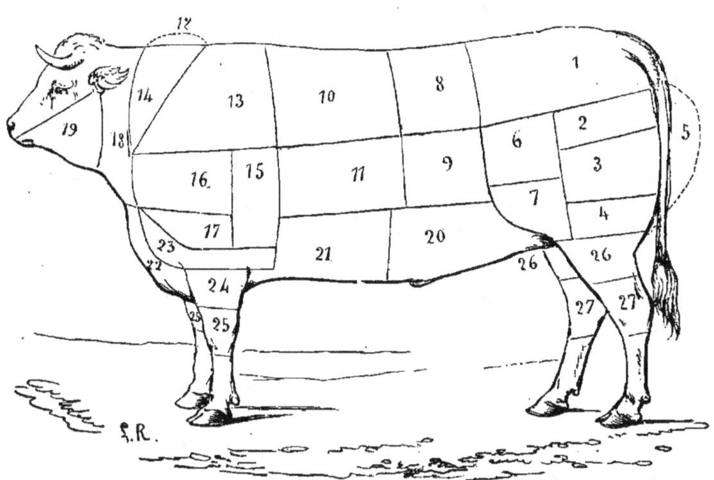

Fig. 3. — *Nomenclature usuelle des diverses parties charnues comestibles du bœuf.*

1. Culotte.
2. Tranche du petit os.
3. Milieu de gîte à la noix.
4. Derrière de gîte à la noix.
5. Tendon de tranche (partie intérieure).
6. Tranche grasse (partie intérieure).
7. Pièce ronde (partie intérieure).
8. Aloyau avec filet.
9. Bavette d'aloyau.
10. Côtes couvertes, côtes à la noix (dessous de l'épaule, partie intérieure).
11. Plat de côtes ou plates côtes.
13. Derrière de paleron.
14. Talon de collier.
16. Milieu de macreuse dans le paleron.
17. Boîte à moelle dans le paleron.
18. Collier.
19. Plat de joue.
20. Flanchot.
21. Milieu de poitrine.
24. Gîte de devant.
25. Crosse du gîte de devant.
26. Gîte de derrière.
27. Crosse du gîte de derrière.

détaillant les distingue, les découpe et les met en vente à des prix fort différents pour chacune d'elles.

Voici du reste des exemples de la composition des diverses portions de chair musculaire tirées d'une bête même :

Composition centésimale de diverses parties d'un même bœuf (Ch. Mène).

	Épaule	Culotte	Aloyau	Gîte à la noix	Entre-côte	Filet	Faux filet
Eau...............	70,83	72,50	74,60	68,91	72,10	71,20	71,40
Albuminoïdes solubles [1]..............	3,09	3,65	2,50	4,05	4,73	2,01	2,71
Tendons et membranes [2].............	15,21	10,49	13,53	13,53	10,10	11,46	8,18
Matières collagènes et pertes.............	6,33	7,18	3,01	8,45	5,71	4,71	6,10
Matières grasses........	3,08	5,16	5,42	4,16	6,41	9,86	9,60
Sels minéraux..........	1,45	1,01	0,92	0,90	0,95	0,75	2,01
dont P^2O^5 [3]..	0,42	0,19	0,33	0,30	0,29	»	0,21
Azote total pour 100 p.	4,41	3,55	30,6	5,11	3,35	3,51	4,51

Composition centésimale des diverses parties charnues d'un même veau
p. 100 p. fraîches.

	Épaule	Rouelle	Collet	Poitrine	Côtelette
Eau...................................	76,57	72,50	75,21	69,66	70,26
Albuminoïdes solubles [4]...............	2,01	2,03	1,49	1,53	1,33
Tendons et membranes................	3,09	8,14	2,20	6,49	6,72
Matières collagènes et pertes [5]........	13,00	13,11	13,83	13,12	12,51
Matières grasses.....................	3,62	2,68	6,18	7,42	5,12
Sels minéraux.......................	1,71	1,54	1,08	1,78	1,67
dont P^2O^5 =	0,11	0,12	0,07	0,10	0,07
Moyenne de P^2O^5 = 0^{gr},09 p. 100.					
Azote total pour 100 parties.........	2,92	3,12	2,30	2,30	2,52

La moyenne *d'un grand nombre d'analyses centésimales de* viande de bœuf et de veaux, gras et maigres, a donné, d'après *J. Kœnig* :

1. Partie de la chair musculaire soluble dans l'eau froide additionnée d'un millième de HCl.
2. Parties résistant à l'eau étendue de HCl, puis à la coction.
3. La Moyenne en P^2O^5 est de 2 g. 9 pour 1 000 de viande.
4. Partie de la chair musculaire soluble dans l'eau froide additionnée d'un millième de HCl.
5. Parties résistant à l'eau étendue de HCl, puis à la coction.

| | BŒUF | | | VEAU | |
	Viande très grasse	Viande moyenne	Viande maigre	Viande grasse	Viande maigre
Eau.........................	53,01	72,03	76,37	72,31	78,84
Substances azotées.............	16,75	20,96	20,71	18,88	19,86
Graisses.....................	29,28	5,41	1,74	7,41	0,82
Matières extractives non azotées.	»	0,46	»	0,07	»
Sels minéraux.................	0,92	1,14	1,18	1,33	0,50

Pour ce qui est du mouton, voici d'après Mène la composition des parties comestibles les plus usuelles de cet animal :

Composition des diverses parties de la viande d'un mouton (pour 100 p. fraîches).

	Gigot	Épaule	Côtelette	Cou
Eau............................	75,50	75,70	75,50	74,53
Albuminoïdes solubles [2]...............	3,82	4,14	3,54	3,25
Tendon et membranes [3]...............	10,28	9,75	10,50	11,54
Matières collagènes et pertes..........	0,15	0,14	0,28	0,85
Matières grasses.....................	8,76	9,03	8,55	8,52
Sels minéraux.....................	1,47	1,26	1,62	1,32
dont P^2O^5 =	0,065	0,078	0,180	0,090
Azote total........................	1,68	1,99	1,69	1,57

La composition moyenne de la viande de mouton, d'après les nombreuses analyses de J. Kœnig et Mütschler, Moser et Meisl, O. Atwater, Mène, Petersen, etc., est la suivante :

	Mouton très gras.	Mouton moyen.
Eau....................................	53,31	75,99
Substances azotées (spécialement albuminoïdes).	16,62	17,11
Corps gras.............................	28,61	5,77
Substances extractives non azotées............	0,54	»
Sels minéraux............................	0,93	1,33

La composition moyenne de la viande de porc gras et de porc maigre est, d'après *J. Kœnig* :

1. *Loc. cit.*
2. Partie de la chair musculaire soluble dans l'eau froide additionnée d'un millième de HCl.
3. Parties résistant à l'eau étendue de HCl, puis à la coction.

	Porc gras.	Porc maigre.
Eau..	47,40	72,57
Substances azotées.......................	14,54	20,25
Graisses..	37,34	6,81
Matières extractives non azotées...........	»	»
Cendres...	0,72	1,10

Les diverses parties de la viande de ce précieux animal n'ont pas la même composition, comme le montre le tableau qui suit et que nous empruntons à Mène :

Composition centésimale des diverses parties de la viande d'un même porc.

	Jambon	Jambon- neau	Côte- lettes	Filet	Plate- côte
Eau..	69,60	69,32	73,00	73,15	74,11
Albuminoïdes solubles [1]............	8,80	3,77	2,08	2,12	3,01
Tendons, kératines, membranes [2].	7,10	7,15	10,46	6,00	12,80
Matières collagènes et pertes...	10,07	13,55	4,85	9,20	1,94
Matières grasses......................	8,28	5,11	8,65	8,42	7,15
Sels minéraux.........................	1,14	1,10	0,95	1,10	0,99
Azote total............................	3,14	3,70	2,16	2,52	2,85

A la lecture de ces divers tableaux, d'autant plus expressifs qu'ils traduisent, pour la plupart, les moyennes d'un grand nombre d'analyses, on remarque : 1° la richesse relative de la viande de bœuf en azote par rapport à celle de veau ou de mouton et même de porc; 2° la grande variabilité des corps albuminoïdes solubles dans l'acide chlorhydrique au 1000e, ainsi que celle des résidus indigestibles, suivant les diverses portions d'une même bête, sans que le sens de ces variations caractérise aucunement l'idée que nous nous faisons généralement de la digestibilité, facile ou difficile, ou de la finesse de telles ou telles parties de la viande de l'animal. Ainsi, chez le bœuf, les tendons, aponévroses, etc., s'élèvent, dans les analyses ci-dessus, à 11,4 p. 100 dans le filet et à 8,18 seulement dans le faux-filet; 3° dans toutes les viandes, les matières grasses sont très variables à la fois en quantité et qualité; 4° dans la viande de bœuf, l'acide phosphorique peut varier du simple au double (faux-filet, 2,1; épaule, 4,2); il varie plus encore dans la viande de mouton.

1 et 2. Mêmes remarques que pour les tableaux ci-dessus.

En même temps que les viandes diffèrent de composition, suivant les régions de l'animal, elles diffèrent aussi de sapidité. Pour une même bête, les saveurs du filet, du faux-filet, du gigot, de l'aloyau, etc., sont différentes, comme tout le monde sait. C'est que le goût des viandes tient moins à leurs matières albumineuses qu'aux parties solubles extractives qui les accompagnent, à leurs graisses spéciales, aux hydrates de carbone, etc., et surtout aux modifications que la cuisson imprime à ces diverses substances. Cette saveur s'accentue là où les graisses, les hydrates de carbone, les acides gras et les corps phosphorés sont plus abondants. Les matières dites *extractives* de nature basique, telles que la créatine et les leucomaïnes analogues, ne contribuent à la sapidité des viandes que pour une faible part en raison de leur goût légèrement amer; mais on ne saurait dire qu'elles relèvent et améliorent la saveur de la chair musculaire, car celle des animaux forcés ou surmenés, qui en est très riche, n'est pas agréable à manger. L'impression que la chair musculaire produit sur les papilles gustatives est surtout due à des matières peu connues fournies à l'animal par son alimentation habituelle ou résultant de la cuisson. Le pâturage au pré, surtout dans les prés salés, ou l'engraissement à l'étable avec le foin parfumé de certaines régions, améliore beaucoup la viande.

La chair qui provient d'animaux jeunes nourris de lait seulement (veaux, agneaux, chevreaux, etc.), possède un goût spécial différent de celui de l'animal adulte et que développe le rôtissage.

Les animaux engraissés avec des drèches, choux, navets, tourteaux oléagineux, avec les résidus de boucherie ou le poisson, fournissent une viande de qualité inférieure et de goût souvent très désagréable. Tout le monde connaît la saveur délicate des grives et merles tués en automne dans les pays où, comme en Corse, abondent les baies de genièvre, et au contraire le goût de marée de certaines espèces de palmipèdes (canards, macreuses, etc.) qui se nourrissent du poisson des étangs où vivent ces oiseaux. Les animaux de basse-cour, en particulier la poule, la dinde, etc., fournissent une viande très succulente et parfumée, lorsqu'on ne leur donne que du grain, et surtout du riz; ces mêmes animaux ont une chair de saveur détestable, si l'on fait entrer le tourteau ou la chair musculaire dans leur alimentation, comme il arrive pour la volaille engraissée avec les déchets des grandes villes.

La chair des animaux châtrés, quelle qu'en soit l'espèce, est d'ordinaire succulente et grasse : on connaît le goût des viandes de bœuf comparées à celles du taureau; celles du chapon et de la poularde, par rapport au coq et à la poule ordinaires. On sait aussi que les animaux en chaleur, vache, taureau, bouc, bélier, etc., fournissent une viande médiocre ou mauvaise dont le goût rappelle fortement l'odeur de l'animal.

Chevreul a depuis longtemps établi que l'engraissement rapide et intensif des animaux de boucherie enrichit leurs matières grasses surtout en principes facilement fusibles (oléine). Leurs viandes sont plus tendres, mais moins savoureuses, moins nutritives, moins stimulantes, plus riches en principes aptes à gélatiniser par la coction. J'ai fait aussi la remarque que ces viandes sont relativement plus pauvres en myosine syntonisable sous l'influence de l'acide chlorhydrique au millième qui n'en liquéfie qu'une bien moindre partie. Par leur goût et leur action nutritive plus faible, elles se rapprochent de la viande de veau.

La meilleure viande de boucherie est celle des bœufs engraissés au pacage et âgés de six à huit ans.

Voici du reste, d'après Von Bibra, quelques données relatives à la composition centésimale de la viande de veau jeune, de veau plus âgé, et de bœuf jeune ou âgé :

	Veau de 4 semaines.	Veau de 1 an.	Jeune bœuf.	Vieux bœuf.
Myosine, vaisseaux, nerfs...........	15,00	16,20	14,94	17,50
Albuminoïdes solubles coagulables.	3,20	2,60	1,29	2,20
Matières collagènes................				
Matières extractives...............	2,10	3,00	5,71	3,10
Graisses				
Eau et pertes.....................	79,60	78,20	78,06	77,50
	99,90	100,00	100,00	100,30

Comme on le voit, la myosine et les matières extractives du muscle augmentent avec l'âge, tandis que l'eau diminue, aussi bien que les parties albumineuses solubles à froid et coagulables. La chair des jeunes animaux donne jusqu'à 14 centièmes de son poids d'extrait, alors qu'on en trouve à peine 1 à 3 centièmes dans celle des animaux âgés. On connaît aussi la différence de saveur des viandes d'animaux du même âge suivant qu'ils ont été ou non exclusivement nourris de lait.

Plus riche en principes résistants à l'action des sucs acides, plus pauvre en myosine, plus chargée de nucléines, la viande de veau, contrairement à l'opinion assez généralement admise, sera donc de digestion plus difficile que celle de bœuf de bonne qualité. Les expériences de Penzoldt sur la digestibilité semblent bien confirmer ces vues (voir p. 46), mais il faut toujours tenir compte de la susceptibilité particulière et des habitudes de chaque estomac. D'une façon très générale la viande de veau doit être absolument défendue à ceux qui ont les moindres tendances aux maladies de peau, en particulier à l'eczéma, aux éruptions d'acné, ou qui souffrent des voies urinaires.

La viande des animaux jeunes, moins riches en extraits azotés excitants, et celle des oiseaux de basse-cour (poulet, dinde, etc.) et en général les viandes dites *viandes blanches* passent cependant pour être de plus facile digestion que les rouges. Ceci ne paraît vrai que pour la chair des oiseaux de basse-cour. La chair des animaux trop jeunes n'est pas toujours sans inconvénient, celle du veau de 2 à 3 semaines en particulier.

Cette chair laisse sensiblement plus de cendres que celle de bœuf, et ces cendres sont aussi plus acides en raison de l'acide phosphorique provenant de l'oxydation du phosphore organique des nucléines et des autres corps phosphorés plus abondants dans les viandes des jeunes animaux. En voici une analyse centésimale d'après Staffel[1], déduction faite du chlorure sodique :

Phosphate bibasique de potasse.........	68,05
— — de soude..........	5,66
— — de chaux..........	3,72
— — de magnésie.......	6,24
Acide phosphorique libre...............	15,10
— silice.......................	0,20
Oxyde ferrique......................	0,30
Perte..............................	0,73
	99,27

1. Analyse de cendres de chair de veau, citée par J. Liebig, *Lettres sur la Chimie*, p. 213.

Les cendres de chair de bœuf contiennent 1 p. 100 au moins d'oxyde de fer.

Jusqu'ici nous avons parlé surtout des viandes de bœuf, de veau et de mouton. Celle du *porc*, dont nous donnons la composition p. 156 et 160, entre aussi pour une large part dans l'alimentation. Elle est très populaire en Allemagne. Chez nous beaucoup de familles de paysans ne mangent que la viande salée ou fumée du porc qu'elles engraissent chaque année grâce aux résidus de la ferme. Au point de vue de sa composition, la viande fraîche de porc ne s'éloigne pas sensiblement de celle de bœuf ou de veau, mais elle est plus compacte, surtout plus grasse que ces dernières, et paraît plus difficile à digérer par quelques estomacs. La chair de porc est à la fois ferme et savoureuse. Elle exige une bonne cuisson et une lente mastication qui la rendent aussi facile à digérer que celle de bœuf. Nous verrons, à propos du régime chez les albuminuriques, qu'elle possède une qualité remarquable, celle de s'assimiler plus facilement, de fatiguer peu le rein du malade, et, dans les cas d'albuminurie ou de congestion hépatique, de laisser passer par le rein le minimum d'albumine.

Nous terminerons ce chapitre en donnant quelques renseignements sur les autres viandes de mammifères de consommation moins courante.

La *viande de cheval* est entrée aujourd'hui dans les habitudes du peuple, particulièrement dans les grandes villes. Elle est consommée surtout à cause de son bas prix. Paris mange annuellement environ 10 000 chevaux, ânes ou mulets.

La viande de cheval possède la valeur alimentaire de la viande de bœuf si l'animal a été bien nourri, n'a pas été surmené, et n'est pas trop âgé. Sa saveur rappelle à la fois celle de la viande de bœuf et de la viande de chevreuil avec un léger goût douceâtre dû à sa richesse exceptionnelle en glycogène et glycose. Elle en contient en moyenne 0,5, et peut en donner jusqu'à 4,5 p. 100.

La viande d'âne est excellente ; elle rappelle celle du cerf. Xénophon raconte que l'armée grecque se nourrit avec grand profit des ânes sauvages de Mésopotamie lors de la retraite des Dix-Mille.

La chair de mulet ressemble assez, par sa consistance et son aspect à celle de bœuf, mais elle est d'un goût musqué.

Voici quelques analyses de ces différentes viandes, d'après M. Balland (*Annales d'Hygiène et de méd. lég.*, août 1902).

	Cheval, moyenne.	Cheval, cuisse.	Ane, filet.	Mulet, filet.
Eau...............	74,27	73,10	76,50	74,20
Matières azotées....	21,71	21,95	19,14	20,18
— grasses....	2,55	2,95	1,60	2,13
— extractives.	0,46	1,44	2,29	2,38
Cendres............	1,01	0,56	0,47	0,81

La *chair de chevreuil* est assez connue pour n'avoir pas besoin qu'on la recommande. Son goût diffère sensiblement de celui des viandes des animaux domestiques, comme diffère celui de toutes les bêtes, sauvages ou non, qui n'ont pas été directement privées de leur sang par la saignée[1].

Voici deux analyses de chair de chevreuil dues à Von Bibra. Je donne à côté, d'après Balland, la composition de celle de chevreau :

	POUR 100 PARTIES		
	Jeune chevreuil.	Chevreuil adulte.	Chevreau. (cuisse).
Fibres musculaires, avec vaisseaux et nerfs.............	16,81	18,00	} 18,45
Albuminoïdes solubles........	1,96	2,30	
Matières extractives..........	4,75	2,80	1,69
Graisse....................	0,50	»	1,78
Eau et perte................	75,98	78,83	77
Cendres...................	»	»	1,08

On voit que la chair de chevreuil (et il en est en général ainsi de tout gibier) est plus pauvre en graisse que celle des animaux domestiques, et aussi plus riche en matières extractives où domine la créatine.

Le lapin et le lièvre eux-mêmes entrent assez dans notre consommation pour qu'il y ait intérêt à connaître la composition de leur viande. La voici, toujours d'après M. Balland :

1. Il est très intéressant de comparer le goût de la chair de poulet tué par hémorragie ou tué d'un coup de fusil. Dans ce second cas, le sang reste dans les vaisseaux de l'animal et communique à la chair un goût de vénerie et une teinte foncée qui en fait une sorte de gibier. On connaît aussi la différence de goût du canard tué par étouffement ou par décapitation.

	Lapin, cuisse.	Lièvre, cuisse.
Eau	72,0	61,20
Matières azotées	23,5	29,88
— grasses	3,14	3,34
— extractives	0,47	2,55
Cendres	0,90	3,03
	100,00	100,00

La chair de renne, qui arrive aujourd'hui assez abondamment sur le marché de Paris, tient le milieu entre celle de chevreuil et celle de bœuf.

Certaines races de chiens sont engraissées par les Chinois pour la boucherie. Au dire d'Irving, des chiens étaient élevés dans le même but par les Indiens du haut Missouri (*Astoria*, Paris, 1886, p. 122). Lewis et Clarke, dans leur longue exploration de cette contrée (1804-1807), racontent s'en être longtemps nourris. Nansen a été obligé de manger ses chiens dans sa fameuse expédition au pôle Nord; et ceux qui ont subi le siège de Paris savent que la viande des chiens de rue s'est montrée suffisamment nourrissante et a pu rendre des services. On doit seulement rejeter les viscères et la graisse de ces animaux, laisser mariner leur chair dans le vinaigre et les épices, et la soumettre à une cuisson suffisante avant de s'en alimenter.

Il faut examiner maintenant les formes sous lesquelles on consomme la viande des mammifères, en général, et le résultat de diverses préparations qu'on lui fait subir. Ce sera le sujet du chapitre qui suit.

XIII

FORMES SOUS LESQUELLES ON CONSOMME LES VIANDES :
VIANDES CRUES, ROTIES, BOUILLIES.
LE BOUILLON. — LES EXTRAITS DE VIANDE.

Avant d'étudier les viandes que fournissent à l'homme les oiseaux, les poissons, les reptiles, les crustacés, etc., nous examinerons les modifications et transformations que font subir aux chairs les plus usuelles de mammifères, la cuisson et les pratiques diverses du salage, du boucanage, de l'exsiccation, etc., nous décrirons aussi, dans ce Chapitre, les préparations dérivées de ces viandes : bouillons, extraits, poudres, etc.

Viande crue. — La viande crue constitue un excellent aliment, quoiqu'il paraisse bien rarement sur nos tables sous cette forme. La cuisson, utilisée par l'homme de temps immémorial, a pour effets, d'une part, de donner à la viande un arome ou parfum qui excite l'appétit et provoque la sécrétion du suc gastrique, de l'autre, de détruire les spores, germes et parasites divers qui peuvent exister sur ou dans les viandes et les rendre malsaines. Mais, à côté de ses avantages, la coction, soit par rôtissage, soit par action de l'eau bouillante, offre aussi ses inconvénients.

Fick a démontré que la viande crue se digère trois fois plus vite que la viande cuite *et même que la viande rôtie saignante.*

La cuisson modifie les parties coagulables de la chair musculaire et rend généralement les substances protéiques plus difficilement assimilables : ainsi des chiens nourris avec des os-crus, concassés ou pulvérisés, peuvent supporter ce régime durant des mois sans perdre de poids ni paraître en souffrir, tandis qu'ils ne résistent pas plus de cinquante à soixante jours, et meurent d'inanition, si on essaye de les nourrir avec ces mêmes os préalablement cuits.

Le second inconvénient de la cuisson c'est qu'elle détruit les zymases ou ferments naturels de ce précieux aliment et fait disparaître l'activité spécifique de ces ferments aptes à faire renaître l'excitation stomacale et à rendre un peu de force à bien des malades qui ne sauraient s'alimenter de viande rôtie, même saignante.

La viande crue est l'aliment qui convient le mieux aux estomacs très délicats, aux tuberculeux, tabétiques, chlorotiques, même à beaucoup d'enfants qu'on est obligé de sevrer prématurément; mais il faut savoir la choisir et l'employer avec méthode. Il faut s'adresser à la viande de mouton ou de cheval, plutôt qu'à celle de bœuf qui peut contenir des œufs de botriocéphale. On doit renoncer à la chair de cochon qui est trop ferme et qui peut transmettre divers parasites, entre autres la trichine et le cysticerque de la ladrerie.

La viande, destinée à être mangée crue, doit être bien privée de graisse, râpée et pulpée avec le tranchant d'un bon couteau *et non pas hâchée.* Par raclage, on laisse de côté la majeure partie des aponévroses, tendons, etc. Avec cette pulpe on peut faire des boules de la grosseur d'une petite noix, soit directement et sans autre addition, soit après avoir légèrement salé la viande, l'avoir additionnée d'un peu de cognac, de rhum, de sucre ou de jus de rôti froid. Ces boules de pulpe de viande crue *doivent être avalées, par le malade, sans mâcher,* condition importante pour les estomacs très délicats qui peuvent accepter, sous cette forme, jusqu'à 150 gr. de cet aliment à la fois, alors même qu'ils sont sans appétit et dégoûtés de tout, de la viande en particulier. La viande crue ainsi absorbée est de digestion facile. Elle possède une activité spécifique précieuse surtout pour les consomptifs, les chlorotiques, les anémiés, les enfants débiles et beaucoup de malades dont elle réveille les fonctions.

Suc de viande fraîche. — Lorsqu'on soumet la viande fraîche hachée à l'action d'une forte presse (25 kg. par centimètre carré) elle fournit de 33 à 40 p. 100 d'un sérum rougeâtre, filtrable à travers le papier joseph. Si la viande a été préalablement congelée on peut obtenir jusqu'à 50 p. 100 de ce sérum. C'est celui que M. Ch. Richet conseille aux consomptifs. Il est peu sapide, de réaction amphotère, très rapidement altérable. On peut en boire, *lorsqu'il est bien frais*, un litre et plus par jour[1]. Les acides minéraux coagulent ce suc. Il se trouble déjà sans se décolorer à une température de 46° prolongée (*A. Gautier*), et la coagulation se poursuit ainsi continûment jusqu'à 78° et 80°. Par le sulfate d'ammoniaque, on précipite abondamment à froid les matières albuminoïdes de cette liqueur.

Le suc de viande fraîche donne, pour 1000 c. cubes 67 grammes d'extrait sec, dont 10 gr. 5 d'*albuminoïdes* ; 8 gr. 9 de *sels minéraux* ; 47 gr. 70 de *matières indéterminées extractives*.

Ses cendres, riches en phosphate de potasse, contiennent aussi un peu de phosphate de chaux et de magnésie et du sel marin.

Viandes cuites. — Bouillon de viande.

Le plus souvent les viandes se mangent cuites, soit rôties, soit bouillies.

Viandes rôties. — La chair rôtie par grillade ou à la broche est la plus savoureuse. La chaleur forme rapidement à sa surface, par coagulation des albuminoïdes et concentration des jus qui tendent à se produire et sourdre au dehors, une sorte de croûte qui protège les parties sous-jacentes, empêche l'évaporation trop rapide de l'eau et permet de cuire la fibre pour ainsi dire dans son propre suc. Les matières odorantes et sapides s'y concentrent sans que la viande se dessèche et arrive à une température trop élevée. La chair musculaire cuite au four ou à l'étuvée, dans une enceinte à température montant à 200° ou 250°, rappelle par son aspect et ses qualités la chair rôtie à l'air libre, si le four est spacieux, la chair bouillie, s'il est étroit, l'espace se saturant rapidement de vapeur d'eau dans ce dernier cas.

La température des parties profondes de la viande qui rôtit varie généralement de 75 à 85° dans un morceau un peu gros. Elle peut monter de 88° à 97° à un centimètre seulement au-dessous de la surface. Le four altère sensiblement plus la viande

---

1. Il appelle cette méthode *zomothérapie*. Un adulte devrait prendre, pour en retirer les bons effets, plus d'un litre par jour de cette liqueur sanguinolente. Elle doit être, surtout l'été, conservée dans la glace. Je l'ai essayée sur les malades aux hautes doses indiquées par MM. Richet et Héricourt. Je dois dire qu'elle ne m'a pas donné de résultats bien sensibles.

que le rôtissage direct à l'air libre. Dans l'un et l'autre cas, mais mieux encore dans le dernier, les matières collagènes sont en partie transformées en gélatine soluble que l'on retrouve, avec divers produits sapides, soit dans la viande même, soit dans le jus qu'elle rend.

Les viandes grillées ou rôties contiennent, à l'état sec, à peu près les mêmes quantités d'azote, d'albuminoïdes, de graisses, de sels, que les viandes crues dont elles proviennent. Mais comme, après cuisson, la quantité d'eau tombe à 62 et même à 42 p. 100, il en résulte, qu'à poids égal, les viandes grillées ou rôties sont bien plus riches en principes nutritifs que les viandes crues (*Balland*).

Voici, rapportées à 100 parties de chacune d'elles, la composition comparative de la même viande crue et rôtie et de viande rôtie de mouton et de porc, d'après *Balland*.

	Bœuf cru.	Bœuf rôti.	Gigot de mouton rôti.	Carré de porc rôti.
Eau.....................	74,5	69,9	64,10	56,40
Substances albuminoïdes (musculine, sérine, collagènes)..............	16,5	} 22,95	} 27,08	} 32,66
Albumoses et peptones.	2,5			
Graisses................	1,9 à 5	5,10	5,38	8,55
Matières extractives....	1,5	1,04	2,04	1,08
Sels minéraux..........	1,0	1,05	1,40	1,31

La chair perd en moyenne, par rôtissage, celle de bœuf 19 p. 100, celle de veau 22 p. 100, celle de mouton 24 p. 100 de son poids.

Quand on soumet la chair à la cuisson dans l'eau bouillante, on obtient la *viande bouillie* et le *bouillon*. Ces deux préparations alimentaires sont très variables suivant la façon d'opérer :

Veut-on obtenir de la viande bouillie savoureuse, il faut sacrifier le bouillon. On place la viande dans un vase de terre vernissée [1], de capacité réduite, avec le sel, les légumes et le volume minimum d'eau où elle puisse tremper. Ce vase est lui-même clos d'un papier ficelé, et même d'un papier parchemin, puis muni de son couvercle que l'on ferme aussi hermétiquement que possible. On soumet alors la viande à une température de 80° à 85° environ. Au bout de 10 à 12 heures, suivant

---

1. Les vases de fer modifient le goût de la viande et du bouillon.

la nature de la chair musculaire, on obtient un bouilli de viande délicat et un liquide qui se prend par refroidissement en une gelée très agréable au goût. Liebig, pour cette préparation, recommande de plonger la viande dans l'eau déjà bouillante, de faire bouillir quelques minutes et de maintenir ensuite plusieurs heures à 70 ou 75°. Cette pratique est loin de valoir la précédente.

Si l'on veut, au contraire (et c'est le cas le plus ordinaire), obtenir à la fois un bouilli nutritif de goût assez agréable, et un bon bouillon en quantité suffisante, la viande doit être plongée crue dans l'eau froide qu'on amène ensuite lentement à 100° et maintient à cette température sans enlever les écumes et graisses surnageantes, tout en renouvelant l'eau lorsqu'il est nécessaire. On obtient, par cette pratique, après séparation des coagulats ou *écumes* et des graisses par filtration à travers un linge mouillé d'avance, un bon bouillon contenant tous les principes sapides de la viande. Celle-ci a perdu, en revanche, une partie de son goût; elle est devenue un peu moins nutritive, et moins aisément assimilable.

Pour faire cette préparation culinaire courante, qui fournit à la fois le bouilli et le bouillon de nos ménages, Chevreul, dans ses recherches, recommande de prendre, pour un kilogramme de viande de bœuf maigre, 2 500 cc. d'eau, 18 gr. de sel marin et 110 gr. de légumes (carottes, navets, poireaux, céleri).

Occupons-nous de ce que devient, au cours de cette pratique, d'une part la *chair bouillie*, de l'autre son extrait aqueux, le *bouillon*.

Chair bouillie. — La chair musculaire cède à l'eau 7,5 p. 100, environ, du poids de ses matières comptées à l'état sec. Trois p. 100 formés d'albumines solubles et coagulables restent dans les écumes (*myoalbumine, hémoglobine*); 4,7 à 5 p. 100 se dissolvent et restent dans le bouillon. Par macération dans l'eau chaude, la viande perd donc, en grande partie, ses albuminoïdes solubles et coagulables, ses peptones préexistantes, une partie des matières collagènes que l'eau transforme à chaud en gélose, ses pigments solubles, ses ferments. L'eau enlève aussi à la viande ses matières extractives basiques ou leucomaïnes (créatine, amphicréatine, crusocréatine et bases analogues; il n'en existe que 0,3 à 0,5 p. 100 dans la viande), ses lécithines, son inosite, son glycogène, ses acides lactique et inosique, un peu de taurine, enfin ses sels minéraux solubles et une partie de sa graisse et de son eau.

1 000 gr. de chair fraîche donnent 450 gr. environ de chair bouillie. La majeure partie de cette perte de poids est due à la déshydratation de la viande qui ne contient plus que 56 à 57 parties d'eau au lieu de 74 à 75 [1].

Voici la composition comparative de la viande de bœuf crue et bouillie d'après Balland (*C. Rend.*, t. 130, p. 532) :

	État frais pour 100 parties		État sec pour 100 parties	
	Bœuf cru.	Bœuf bouilli [1].	Bœuf cru.	Bœuf bouilli [2].
Eau.................	74,50	56,90	0,00	0,00
Matières azotées......	21,67	35,28	84,98	81,86
Graisses	1,37	2,09	5,36	4,84
Matières extractives et inconnues..........	1,39	4,83	5,46	11,20
Sels minéraux	1,07	0,90	4,20	2,10

On voit que l'ébullition à l'eau enlève à la viande principalement ses substances sapides, ses sels et son eau.

Il est surprenant de voir les matières extractives plus que doubler dans la viande bouillie : mais, d'une part, l'eau, en disparaissant, les a concentrées dans le résidu; de l'autre, des substances collagènes ont été solubifiées.

La température de la chair bouillie au centre d'un morceau de bœuf de 3 kg. a été trouvée par Volfhügel de 91 à 92° après 2 h. 1/2 d'ébullition. Elle est de 97° à 97°,5 à deux centimètres au-dessous de la surface. On peut donc affirmer que la viande bouillie est plus altérée par la chaleur que la viande rôtie.

Dérivés de la viande.

Bouillon; extrait de viande. — Ainsi que nous le disions plus haut, un kilogramme de bœuf modérément gras, sans os, ou 1 kg. 300 avec os, donne, dans les conditions que nous avons fait connaître, 2 litres et demi de bon bouillon laissant par litre de 18 à 23 gr. d'extrait sec, et contenant par 1000 c. cubes :

1. D'après les observations de Goubaux, la viande maigre désossée perd à la marmite, par ébullition avec l'eau, de 11,6 à 29,6 p. 100 de son poids.
2. Analysé au sortir de la marmite.

Matières albuminoïdes....................	$7^{gr},50$	
Bases créatiniques........................	$0 ,9$	
Xanthine et bases xanthiques............	$0 ,25$	$1^{gr},31$
Acide inosique...........................	$0 ,04$	
Taurine, etc.............................	$0 ,12$	
Inosite, glycogène......................	$1 ,40$	
Acide lactique..........................	$0 ,20$	
Matières colorantes, odorantes, etc.......	$4 ,60$	
Sels minéraux solubles..................	$3 ,76$	$4 ,14$
— — insolubles.................	$0 ,38$	
	$19^{gr},15$	

La présence des légumes ou du sel dans l'eau de cuisson ne modifie pas sensiblement le poids des matières empruntées à la viande. Un essai fait avec 1 kg. de bœuf maigre et 2 kg. et demi d'eau sans sel ni légumes, m'a donné un bouillon laissant par litre 19 gr. de résidu sec, ce qui répond par kilogramme de viande à 47 gr. 5 d'extrait. Une opération comparative faite avec une même quantité de viande et d'eau, mais en ajoutant 7 gr. de sel par litre, 45 gr. carottes, 40 gr. de navets, 25 gr. de poireaux et céleri, me donna un bouillon laissant 27 gr. 3 de résidu sec, et 20 gr. 3 si l'on fait abstraction du sel ajouté. La différence de 1 gr. 3 sur l'extrait fait sans sel ni légumes me semble être due aux substances solubles apportées par les matières végétales.

Voici, d'après P. Coulier, les poids relatifs de viande, os, légumes, sel, et le rendement en bouilli de bœuf et bouillon, pour 100 litres d'eau mis à la marmite :

Production et rendement de la viande en bouilli et bouillon.

	VIANDE AVEC OS [1]	LÉGUMES	SEL	RENDEMENT	
				BOUILLI	LÉGUMES
Hôpitaux civils de Paris.......	$41^{kg},6$	$8^{kg},600$	$1^{kg},120$	»	»
Formule de Chevreul [2].........	$37 ,27$	$6 ,620$	$0 ,808$	$16^{kg},360$	$6^{kg},960$
Hôpitaux militaires............	$36 ,36$	»	»	»	»
Bouillons Duval..............	35 »	6 »	$0 ,750$	»	»
Hôpitaux de la Marine [3]........	25 »	10 »	$0 ,248$	»	»

1. On sait que dans la chair brute il faut compter les os pour un quart à un cinquième.

2. Rendement en bouillon, 80 litres. Le liquide s'est donc concentré du cinquième durant la cuisson.

3. Rendement en bouillon, 75 litres. On remarquera que dans la préparation du bouilli et du bouillon suivant la formule de Chevreul, 28 kg. 67 de viande fraîche, sans os, ne donnent que 16 kg. 360 de bouilli.

D'après Liebig, 100 parties de matières minérales contenues dans la viande crue se répartissent ainsi dans la viande et dans le bouillon :

	Viande crue.	Viande bouillie.	Bouillon.
K^2O	40,20	4,78	35,42
CaO ; MgO ; FeO	5,69	2,54	3,15
KCl....................	14,81	»	14,81
P^2O^5....................	36,60	10,36	26,24
SO^3....................	2,95	»	2,95
	100,00	17,68	82,57

Les sels minéraux du bouillon ont la composition suivante, calculée *par litre* de bouillon non salé :

Chlorure de potassium................................	0,72
— de sodium....................................	0,15
Sulfate de potasse....................................	0,35
Phosphate de potasse (PO^4K^2H)........................	2,60
— de chaux (PO^4CaH)...........................	0,12
— de magnésie (PO^4MgH).......................	0,23
— de fer (PO^4FeH).............................	0,02

Les matières albuminoïdes du bouillon sont de deux espèces : 1° la *gélatine ou gélose*, issue de l'action de l'eau chaude sur l'osséine du tissu conjonctif et du sarcolemme. Sa quantité augmente en général à mesure que la cuisson se prolonge, mais en même temps une partie s'en peptonise ; 2° les *albumines et peptones*, dues à une peptonisation partielle de la viande qui se fait durant la vie et après la mort de l'animal, peptonisation que continue, comme on vient de le dire, l'eau qu'aident les sels et la chaleur.

Si l'on admet que les matières albuminoïdes du bouillon ont la composition de celles que l'on trouve dans l'extrait de Liebig (qui n'est en somme que du bouillon concentré dans le vide), on trouve que les 7 gr. 5 d'albuminoïdes d'un litre de bouillon sont composés de la façon suivante :

Gélose........................	1^{gr},72
Albumoses....................	0 ,48
Peptones....................	5 ,30
	7^{gr},50

On dit souvent (et c'est une des raisons qui avaient fait tomber le bouillon en défaveur) que cette préparation n'est pas alimentaire. En réalité le bouillon contient par litre 7 gr. 5 de matières albuminoïdes assimilables qui correspondent à 40 gr. environ de viande fraîche. Le bouillon est plastique aussi par ses phosphates, ses sels de potasse et ses lécithines. Mais il joue surtout dans l'alimentation un rôle d'excitant; c'est un *aliment nervin* (V. p. 315) par ses matières gustatives, odorantes et sapides qui forment le quart environ de son extrait; par ses leucomaïnes créatiniques et xanthiques, bases toniques et amères qui, à ces petites doses, lorsqu'*elles sont ingérées* (et non injectées sous la peau), ont des effets physiologiques comparables à ceux de la caféine et de la théine que nous retrouverons dans le thé, le café, le cacao (*Lehmann*; *Kobert*). Comme la caféine, et à la façon de sels de potasse eux-mêmes qui les accompagnent, les bases du bouillon tonifient le cœur et activent la digestion et la circulation. Cependant, il ne faut pas oublier que ces bases sont toutes toxiques à doses un peu élevées. Un cobaye de 410 gr. reçoit en injections sous-cutanées plusieurs jours de suite de 5 à 12 milligr. de sarcine; il maigrit, rejette une urine jaune foncée légèrement albumineuse, et finit par mourir au bout de cinquante jours. Un cobaye de 408 gr. reçoit 100 milligr. de créatine en injections sous-cutanées; ses urines se colorent en brun foncé et sont légèrement albumineuses. L'animal immobile crie au moindre contact, bientôt l'anurie est complète, la prostration évidente; la mort survient rapidement. A l'autopsie, on constate une néphrite épithéliale (*Gaucher*).

Mais à moins qu'on ne fasse abus du bouillon, ou de ces *consommés* ou bouillons concentrés dont on gorgeait autrefois les malades et les convalescents, aux petites doses où elles existent dans ces préparations culinaires, les bases et les matières odorantes ou sapides de la viande agissent seulement comme des toniques et des excitants de la circulation et de la digestion. On les retrouve presque inaltérées dans les urines.

Quant à l'action nutritive du bouillon, elle est très réduite, quoique réelle, en raison de la faible proportion d'albuminoïdes et d'extractif phosphoré qu'il contient. Assurément plus de la moitié des corps protéiques du bouillon sont formés de gélatine, ou d'une matière très analogue, et depuis les observations de Donné et les expériences de Magendie, les qualités nutritives de ces dernières substances ont été mises en doute. Mais s'il est vrai qu'un chien alimenté avec de la gélatine d'os, mêlée d'un peu de pain et de viande, maigrit et finit par succomber au bout de soixante à quatre-vingts jours, le même animal, qui dépérit avec la soupe au pain et à la gélatine d'os, reprend son embonpoint et ses forces si cette gélatine est remplacée par du bouillon de viande [1]. Il résulte aussi de mes expériences [2] que les jeunes animaux (cobayes et chiens) peuvent assimiler les matières gélatineuses et collagènes qu'on leur donne en place d'albuminoïdes ordinaires et continuer ainsi à se nourrir et à prospérer durant des mois entiers, pourvu que les quantités de gélatine qu'ils consomment n'atteignent pas le quart des albuminoïdes totaux que leur fournit le reste de leurs aliments. Nous avons d'ailleurs déjà vu que la gélatine joue le rôle de protecteur vis-à-vis des autres albuminoïdes nutritifs [3].

Les faits journaliers montrent que le bouillon est un adjuvant précieux de l'alimentation. Il relève momentanément et rapidement les forces sans que l'estomac ait à intervenir autrement que pour l'absorber, et sans qu'il y ait nécessité de l'action des sucs gastriques si souvent insuffisants chez les malades. Il excite l'appétit et la digestion, augmente les sécrétions gastriques, tonifie le cœur, accélère légèrement ses battements, élève un peu la tension artérielle et active le travail des reins.

Le bouillon peut se prendre à toute heure, pendant et entre les repas, froid ou chaud. Il est de digestion facile.

On remarquera cependant que les matières organiques extractives du bouillon appartiennent, en grande partie, aux séries créatinique et purique et que l'usage de cet aliment augmente sensiblement l'excrétion de l'acide urique et des corps de sa famille. Il n'est donc pas à recommander aux arthritiques, goutteux, rhumatisants, cardiaques, etc.

1. Voir Compte rendu, t. XIII et XVII, travaux de la Commission dite *de la gélatine* (1841 et 1844).

2. Influence des diverses préparations dérivées de la viande sur la croissance et la santé des animaux (*Bull. acad. méd.*, 3ᵉ série, t. XLIII; p. 259, mars 1900).

3. Elle empêche même la déperdition des graisses, mais elle ne saurait suffire, à elle seule, à remplacer les autres albuminoïdes de la viande, quelle que soit la quantité qu'on en donne. Si elle est uniquement consommée, elle ne saurait suffire, même avec accompagnement de graisses et de matières amylacées; toujours la consommation en azote est supérieure, dans ce cas, à celle qui revient à la gélatine introduite (*C. Voit*).

On fait en divers pays, pour les enfants et les convalescents, un bouillon concentré spécial en découpant la viande de bœuf, de veau ou de mouton dégraissée en petits dés, de 1 cent. de côté environ, qu'on met dans une bouteille à goulot un peu large, et sans autre addition. Il suffit, après avoir bien bouché la bouteille, de la chauffer 20 à 30 minutes au bain d'eau bouillante. 500 gr. de viande fournissent ainsi rapidement 150 à 160 cc. d'un bouillon agréable, très concentré, légèrement acide, contenant 70 gr. par litre de substances fixes, dont 50 de matières organiques (gélatine, albumines, peptones, lécithines, créatine, etc.). C'est le bouillon dit *à la bouteille*. Il stimule le cœur et le système nerveux. Il est assez nourrissant et doit être pris par cuillerées, à faibles doses à la fois.

Extraits de viande. — Ces extraits se fabriquent, principalement dans l'Amérique du Sud, avec la viande des bœufs abattus en grandes quantités, presque uniquement (autrefois du moins), pour leurs peaux et leur graisse. Ces viandes donnent, par ébullition avec l'eau, un bouillon qui, concentré dans le vide jusqu'à consistance pâteuse, constitue l'*extrait de viande*. Ces extraits doivent donc avoir la plupart des qualités et des défauts du bouillon lui-même.

De ces préparations la plus connue est l'*extrait Liebig*, fabriqué avec la viande des bœufs américains suivant la formule du célèbre chimiste. Cet extrait a été privé, en grande partie, de ses matières gélatineuses et grasses pendant la préparation et la concentration dans le vide.

Trente kilogrammes de viande maigre de bœuf fournissent environ un kilogramme de cette préparation.

Elle est aujourd'hui très répandue et rend de réels services. Facile à conserver et à transporter, l'extrait de viande permet d'obtenir instantanément une liqueur faiblement nutritive, excitante, agréable au goût, qui, bouillie avec quelques légumes et des épices, peut remplacer le bouillon de viande ordinaire.

Au cours de mes recherches sur l'alimentation, sur les leucomaïnes musculaires, sur l'action physiologique des substances alcaloïdiques et salines de la viande [1], j'ai eu l'occasion d'étudier et d'analyser avec soin cet extrait de viande. J'en donne ici la

---

1. *Travaux cités plus haut.*

composition centésimale que je rapproche de celle d'une préparation analogue :

	Extrait de Liebig (A. Gautier).	Extrait Cibils (G. Pouchet).
Eau	15,26	9,904
Albumine coagulable par la chaleur	0,05	1,012
Gélose	8,49	8,088 [1]
Propeptones et albumoses	2,32	6,105
Peptones vraies	12 à 26,00	
Caséine (précipitable par $C^2H^4O^2$)		0,658
Créatine		1,68
Créatinine	8,30	1,92
Carnine		2,724
Xanthine, sarcine	0,89	11,598
Matières indéterminées insolubles		
Inosite et glycogène	2,20 à 4,25	10,184
Lactate et inosate de potasse	»	23,105
Matières sapides, colorantes, odorantes; lécithines ou dérivés solubles dans l'alcool à 98° centésimaux	11,98	»
Sels minéraux solubles	21,26	31,48
— — insolubles	1,13	

Les sels minéraux, solubles et insolubles, de ces extraits sont ceux du bouillon lui-même. Cent grammes contiennent, d'après M. G. Pouchet, les sels suivants :

	Pour 100 d'extrait.	
	Liebig.	Cibils.
Lactate et inosate de potasse	15,451	23,105
Sulfate de potasse	0,982	0,998
Phosphate de potasse (PO^4K^2H)	7,352	2,686
Phosphate sodique (PO^4NaH)	6,924	8,746
Chlorure sodique	1,946	8,887
Phosphate magnésique (PO^4MgH)	2,088	1,040
— calcique (PO^4CaH)	0,088	0,208
Alumine et oxyde de fer	0,042	0,397
Silice et résidu insoluble dans les acides	0,038	0,061
Cendres totales	25,141	31,481
Azote total	9,57	9,43
Azote ammoniacal	0,806	0,506

Ainsi le quart environ de ces préparations est constitué par des sels où dominent beaucoup les lactate et phosphate de potasse. Cette remarque suffirait pour détourner de l'idée de faire servir ces extraits à l'alimentation directe. Ils ne sauraient être consi-

1. Syntonine mélangée à une très faible quantité de gélatine.

dérés, ainsi d'ailleurs que le bouillon lui-même, que comme d'utiles adjuvants, des excitants, digestifs et nerveux, tout particulièrement de la circulation et du cœur. Mais lorsqu'on a essayé d'en nourrir les animaux, on n'est arrivé qu'à des résultats déplorables, et d'autant plus fâcheux que ces extraits entraient pour une plus large part dans la ration quotidienne. C'est ainsi que P. Muller (Thèses de Paris, 1871, n° 77) a observé que lorsqu'il ajoutait à son alimentation quotidienne 30 gr. d'extrait de viande, il était pris de diarrhée. Un chien de 6 kg. 5 nourri, par lui, avec 200 gr. de pain, 200 gr. d'eau, 20 gr. de graisse et 20 gr. d'extrait Liebig par 24 heures, eut la diarrhée le sixième jour de ce régime, et mourut le neuvième dans le collapsus. Mais, ces essais, où l'extrait de viande était administré expérimentalement à des doses excessives qui ne sont jamais atteintes dans l'alimentation ordinaire, ne sauraient en rien infirmer l'utilité de ces préparations lorsqu'elles sont employées à doses modérées comme dans la pratique habituelle. J'ai fait avec ces extraits de nombreuses expériences d'où il résulte que pourvu qu'ils soient donnés en quantités ne dépassant pas le douzième du poids des albuminoïdes totaux des aliments ordinaires [1], et à la condition qu'ils n'ajoutent pas à la ration alimentaire quotidienne au delà de 2 gr. de potasse supplémentaire, ces produits sont plus favorables que nuisibles à l'accroissement des animaux.

Il existe d'autres préparations, originaires de la chair musculaire, qu'on peut rapprocher des précédentes. On a vu que les extraits de viande ne contiennent en réalité à l'état soluble et alibile qu'une très faible proportion d'albuminoïdes, de gélatines et de peptones. Déjà, Liebig avait conseillé, pour dissoudre la musculine de la viande, de recourir à l'action de l'eau chlorhydrique au millième : 500 gr. de chair maigre sont hachés, additionnés de 400 gr. d'eau, de 4 gouttes d'acide chlorhydrique liquide et de 15 grammes de sel marin. On mélange à froid, on laisse reposer quelquesm inutes, on jette sur un tamis, et on lave la pulpe avec 180 gr. d'eau nouvelle. On obtient ainsi une liqueur rougeâtre riche en syntonine, beaucoup plus nutritive que le bouillon correspondant, mais difficile à faire accepter par les malades, liqueur putrescible, et qu'on ne saurait chauffer sans

---

1. *Bull. Acad. méd.*, 1900. *Loc. cit.*

la coaguler. On a donc cherché à perfectionner la pratique de Liebig. L'une des préparations qui en dérivent, préparation à la fois facile à conserver, d'un goût assez agréable de bouillon concentré, et que, vu ces qualités, j'ai essayé de soumettre au contrôle de l'expérience sur les animaux, est la *peptone de viande*, obtenue par la méthode du professeur Kemmerich. C'est une substance de consistance pâteuse qui m'a paru résulter de l'action de l'eau surchauffée sur la viande de bœuf. Les analyses que j'en ai faites, en 1896, m'ont conduit pour sa composition aux résultats suivants :

Eau	27,83	
Gélose.....................................	10,88	Total des albumi-
Propeptones et albumoses................	9,70	noïdes assimilables :
Albuminoïdes coagulables à chaud........	25,10	45,18 p. 100.
Matières extractives solubles dans l'alcool à 98° centés. (lécithines et dérivés phosphorés ; acide lactique et inosique ; matières odorantes, sapides, colorantes, etc.)	9,20	
Bases créatiniques, xanthiques...........	7,30	
Glycogène, inosite.......................	1,50	
Matières minérales solubles.............	7,44	9,12
— — insolubles.............	1,68	
	100,00	

Les matières minérales répondant à 100 parties de cette peptone pèsent donc 9 gr. environ et contiennent les deux tiers de leur poids de phosphate bipotassique avec 1 gr. 5 de sel marin.

J'ai tenté de nourrir de jeunes animaux avec cette préparation. Mes observations concordèrent avec celles faites d'autre part par Pfeiffer. Pourvu que les matières protéiques empruntées à cette source ne dépassent pas le cinquième de la dose des albuminoïdes de la ration totale, les animaux prospèrent mieux que les témoins recevant les mêmes doses d'albuminoïdes alimentaires ordinaires.

La *solution de viande* de Leube et Rosenthal, bien connue en Allemagne, se prépare de la façon suivante : à 1000 gr. de viande de bœuf maigre et sans os, on ajoute un litre d'eau et 20 cc. d'acide chlorhydrique officinal ; ce mélange est placé dans un vase de verre clos, et chauffé 45 heures à l'autoclave à 100 degrés. On sépare alors les parties solides que l'on pulvérise au mortier; on réajoute la partie liquide, et chauffe encore le tout 12 heures. A ce moment, on neutralise la liqueur par du carbonate sodique et l'on évapore enfin à consistance épaisse sur des assiettes. On obtient ainsi une sorte de purée de viande qu'on peut mélanger au bouillon ou prendre par cuillerées. Cette préparation contient de 2 à 5 p. 100 de peptones, et de 9 à 11 d'albumines et de gélatines solubles.

On fait aussi d'autres préparations industrielles analogues, mélanges de suc de viande fraîche, de sucre en partie caramélisé et d'un peu de vins généreux ou même de cognac.

Les *sucs et jus de viande* préparés en Angleterre, en Allemagne et en Amérique (*Fluid meat, Meat juice, Succus carnis, Fluid beef, Liquid food*, etc.), portent des marques bien connues du corps médical. Ces préparations, en général assez agréables au goût, renferment de 2 à 10 p. 100 d'albuminoïdes solubles accompagnés des autres composants des extraits de viande. Elles sont souvent additionnées d'un peu d'eau-de-vie; et ne se distinguent essentiellement que par leurs prix élevés.

Les vraies *peptones de viande* se préparent par digestion artificielle de la chair musculaire, soit en liqueur légèrement chlorhydrique, tartrique ou citrique (1 à 4 millièmes), grâce à la pepsine ou à la papaïne (*peptones pepsiques*); soit dans l'eau faiblement alcalinisée par le carbonate sodique au contact de pancréas de porc bien lavé et haché après addition d'antiseptiques volatils (*peptones trypsiques*). Les produits de ces diverses digestions sont ensuite rapidement filtrés à la chausse, puis évaporés dans le vide, soit à sec, soit à l'état de sirop épais. Le plus souvent on ajoute encore à ces préparations un peu d'alcool comme conservateur.

Les peptones bien faites (les bonnes marques françaises sont excellentes) doivent n'avoir qu'une faible odeur de colle-forte; leur goût doit être neutre ou à peine amer. L'amertume, si commune dans ces préparations, indique la présence d'alcaloïdes plus ou moins dangereux. Celles qui sont obtenues avec la papaïne ou la pancréatine contiennent aussi des quantités un peu notables de leucine et de tyrosine; leur extrait alcoolique rougit le perchlorure de fer étendu. Nous ne saurions recommauder les préparations que l'on annonce comme particulièrement formées de propeptones, préparations fabriquées souvent avec les déchets de boucherie, l'osséine des os, etc., et qui, à la dose de 15 à 20 gr. déjà, donnent la diarrhée et fatiguent ou dégoûtent le malade. D'ailleurs, les travaux de Züntz et de Pollitzer ayant démontré que les albumoses et peptones pures nourrissent, à poids égal, comme les albumines dont elles proviennent, les propeptones ne paraissent avoir par elles-mêmes aucun avantage [1].

Deitters, confirmant les expériences de Voit et de Maly, établit, chez des sujets mis en état d'équilibre azoté, qu'on peut remplacer jusqu'à 69 p. 100 des albuminoïdes habituels empruntés à la viande, par leur poids de bonnes *peptones* sans que l'équilibre azoté soit rompu [2]. On ne saurait donner de meilleure preuve que les vraies peptones sont réellement assimilées.

1. *Pflüger's Arch.*, Bd. XXXVII, p. 301.
2. *Beiträge zur Lehre vom Stoffwechsel*, Berlin, 1892.

XIV

VIANDES CONSERVÉES PAR CUISSON,
DESSICCATION, SALAISON, FUMAGE, FRIGORIFICATION.
VIANDES MALADES OU TOXIQUES

La chair musculaire étant par excellence la nourriture excitante, l'aliment fortifiant du travailleur et du riche, on a de tout temps essayé de la conserver, soit pour la consommer aux moment favorables, soit pour l'expédier des pays de production où elle est en excès à ceux où elle reste insuffisante.

La conservation des viandes se réalise par différentes pratiques; les principales sont : la *cuisson*, la *dessiccation*, la *salaison*, le *fumage*, l'*antisepsie*, la *réfrigération* et la *congélation* ou *frigorification*.

Nous ne nous étendrons pas sur les autres méthodes, nous bornant seulement à faire connaître leurs résultats lorsqu'il sera nécessaire.

Viandes conservées par cuisson. — La *cuisson* des viandes de conserve se fait en vases clos, généralement en vases de fer-blanc de 250 cc. à 500 cc. de capacité. Elle peut se pratiquer de deux manières : — *a*) La viande est introduite crue dans la boîte qu'on achève de remplir avec du bouillon concentré. On soude ensuite le couvercle de métal et l'on porte à 110°, à l'autoclave, un temps plus ou moins long suivant le volume des récipients. On laisse alors refroidir un peu, on retire les boîtes de l'autoclave et l'on perce aussitôt le couvercle de chacune d'elles d'un trou par où s'échappent, à chaud, les gaz et la vapeur. Il ne reste plus qu'à fermer immédiatement ce petit orifice par une goutte de soudure, puis à terminer la cuisson. — *b*) Ou bien, la viande est mise en boîtes, après avoir été *blanchie*, c'est-à-dire bouillie quelques instants avec de l'eau qui lui enlève, sous forme d'écumes coagulées, une partie de ses albuminoïdes solubles et de ses graisses. Le bouillon ainsi obtenu, filtré et concentré, sert à remplir l'espace vide laissé dans la boîte par la viande déjà blanchie qu'on y a introduite. On soude alors extérieurement le couvercle et l'on soumet la viande à 115° ou 120°, température qui doit être maintenue un temps proportionnel à la capacité des boîtes afin que la chaleur, pénétrant bien la masse jusque dans sa profondeur, détruise tous les germes et ferments d'altération.

L'usine de Billancourt fabrique ainsi, pour les besoins de l'armée, des conserves qui subissent 2 h. et demie de chauffe à 120°. Examinées trois ans après, elles ont été retrouvées en état de parfaite conservation, ayant l'odeur bien franche de la viande cuite dans son jus. Sauf la consistance de la fibre qui a diminué, ces conserves ont toutes les qualités de la viande ordinaire cuite à l'eau et toute sa valeur nutritive (*Vaillard*).

Il faut veiller seulement à ce qu'au moment du remplissage des boîtes, les chairs soient fraîches et non avariées. Dans le cas, en effet, où il y aurait eu fermentation avant cuisson, celle-ci ne saurait faire disparaître les toxines déjà formées et, quoique stérilisé, l'aliment resterait dangereux.

Voici quelques analyses de ces conserves de viande :

| | CONSERVES DE VIANDES POUR L'ARMÉE (Analyse de la boîte entière). | | CONSERVES DE BŒUF (Autriche) | CONSERVES DE VIANDE (Chicago) | POUDRE DE VIANDE (Anglaise) |
	Paris Billancourt 1899	Toulouse 1897			
Eau................	63,06	58,94	66,20	61,35	10,90
Matières azotées.....	26,16	22,14	20,03	26,33	66,03
— grasses.....	8,64	16,61	12,42	9,09	3,25
— extractives .	0,84	1,28	0,37	2,37	7,52
Cendres...........	1,30	1,03	0.98	0,86	12,30
	100,00	100,00	100,00	100,00	100,00

Un kilogramme de conserves de viande, jus compris, répond à 1 500 gr. de viande désossée primitive.

1 000 gr. de conserves contiennent en général 750 à 800 gr. de viande, 170 à 190 gr. bouillon en gelée et 30 à 70 gr. de graisse fondue.

Bien conditionnée une conserve peut se maintenir intacte durant 5 et 10 années. Toute boîte bombée, futée, ou présentant la moindre fausse odeur à l'extérieur doit être rejetée. Le bouillon mis dans la boîte doit être très concentré, sinon, il se liquéfie, se trouble et donne à l'aliment un aspect peu appétissant.

L'analyse de l'étain des boîtes de conserves a montré qu'il pouvait contenir quelquefois un peu de plomb; il en est de même, et *a fortiori*, des soudures où l'on a pu trouver jusqu'à 30 et 35 p. 100 de ce dernier métal. Ces soudures doivent donc toujours se faire extérieurement et n'être en contact, en aucun point, avec le contenu de la boîte, sinon un peu du métal toxique pourrait s'y introduire. Il faut donc exiger que l'étamage des boîtes soit blanc et bien brillant. Il est dans ce cas exempt de plomb.

Dessiccation. — La *dessiccation* est une méthode de conservation des viandes depuis longtemps pratiquée dans les pays chauds. La *carne secca* ou *tosajo* des Américains du Sud, le *kelea* ou bœuf séché des Berbères du Sahara, s'obtiennent en découpant la viande en lanières minces qu'on expose à l'air et au soleil. On connaît l'action antiseptique de l'illumination solaire : la viande sèche sans se putréfier. Il en est de même de la chair de poisson : les populations maritimes de l'Europe du Nord mangent assez couramment la chair de poisson crue, à peine salée, mise à sécher aux vergues des bateaux de pêche.

La viande bien sèche se pulvérise aisément. Les poudres de viande introduites en médecine pour l'alimentation des malades, particulièrement par M. Debove, rendent des services quand, préparées convenablement, elles n'ont subi aucun commencement d'altération putride ni de rancissement de leurs graisses. Malheureusement il n'en est pas toujours ainsi.

Les bonnes poudres de viande doivent sentir seulement la colle-forte et le rôti. Il faut rejeter celles qui ont une odeur mauvaise ou douteuse.

On peut fabriquer soi-même, à domicile, sa poudre de viande : on râcle en pulpe, au couteau, de la chair musculaire maigre; on la sèche au bain-marie sur une large assiette de métal légèrement inclinée pour séparer les graisses qui fondent, puis on pulvérise au mortier la matière bien désséchée. Dans cet état, on peut l'incorporer aux divers bouillons et bouillies, au lait, etc. On peut aussi, comme le fait M. Debove, donner la poudre de viande par gavage, délayée dans un peu d'eau de Vals ou de Vichy.

D'après J. Kœnig, la composition centésimale moyenne de la poudre de viande de bœuf est la suivante : *eau*, 10,99; *albuminoïdes*, 69,50; *graisses*, 5,84; *substances organiques non azotées*, 0,42; *matières minérales*, 13,25.

Le *pemmican* des Américains du Nord et des voyageurs des contrées polaires est de la poudre de viande saturée de graisse et mélangée de sel, de poivre et de sucre. C'est l'aliment qui possède le maximum de pouvoir nutritif sous le moindre volume. Il offre de très grands avantages pour les marins, les explorateurs, les chasseurs, etc., surtout dans les contrées glaciales.

Salaisons. — La pratique de la *salaison* consiste à recouvrir la viande fraîche, préalablement taillée en quartiers, d'une forte couche de sel marin généralement mélangé de 2 à 3 p. 100 de nitre[1], corps inoffensif à ces faibles doses et qui a la propriété de conserver à la viande sa belle teinte rouge. La fibre musculaire durcit en absorbant une partie de ces sels, et en perdant le tiers environ de son poids d'eau de constitution qui n'entraîne avec elle qu'une faible quantité de matières albuminoïdes et extractives. Au bout de 10 à 15 jours, on retire la viande de la saumure en partie liquéfiée, puis on la place dans des tonneaux en lits séparés par des couches nouvelles de sel souvent additionné d'épices (laurier, genièvre, poivre, etc.).

Voici quelques analyses comparatives, rapportées à 100 parties, de bœuf et de porc frais ou salés. Les deux premières sont de Gérardin, les deux suivantes de Mène, les deux dernières de M. Balland.

1. On le remplace quelquefois par du sucre.

Analyses comparatives de viandes fraîches et de viandes salées.

	VIANDE DE BŒUF INDIGÈNE FRAÎCHE	BŒUF SALÉ (sortant du tonneau).	VIANDE DE PORC FRAÎCHE	VIANDE DE PORC SALÉ (sortant du tonneau).	LARD SALÉ NON CUIT TRANCHE ENTIÈRE	LE MÊME APRÈS CUISSON
Eau	75,90	49,11	69 »	62,58	32,40	28,80
Musculine, tissu cellulaire.	15,70	24,82	7,11	11,21	14,41	19,01
Matières collagènes			10,75	2,53		
Albumine	2,25	0,70	3,80	8,58		
Graisses	1,01	0,18	8,28	8,68	40,29	48,22
Matières extractives	2,06	3,28	»	»	0,22	0,18
Sels solubles	2,95	21,07	1,14	6,41	12,68	3,79
Pertes	0,13	0,84	»	»		
Acide phosphorique P^2O^5.	0,222	0,618	»	»	»	»
Azote total	3 »	4,620	»	»	»	»
Sel marin	0,409	11,516	»	»	»	»

Ces analyses établissent que la viande salée, plus riche en parties assimilables et plus pauvre en eau que la non salée, contient la presque totalité des matériaux nutritifs de la viande fraîche. Une partie cependant de ses principes est passée dans la saumure, en particulier un peu d'albumine et quelques matières extractives. Pour 100 parties sèches, le bœuf naturel contient 8,55, le bœuf salé 6,44 seulement de ces dernières. Cette observation est intéressante au point de vue de l'alimentation de divers malades.

1 000 parties de viande fraîche cèdent à la saumure, d'après Erwin Voit :

Eau	79^{gr},7
Albumine coagulable	2 ,4
Substances extractives	2 ,6
Acide phosphorique, surtout à l'état de phosphate de potasse.	0 ,4

et absorbent 42 gr. de sel marin. Il passe donc, dans le jus salé où séjourne la viande, le dixième de ses matières albuminoïdes solubles et plus du quart de ses substances extractives. En somme, la salaison enlève à la viande à peine 3 gr. de matières protéiques par kilogramme de viande.

Fumage. — Très souvent on fume et sale à la fois les viandes. Le *fumage* ou *boucanage* a été pratiqué de tout temps par les chasseurs et trapeurs, ainsi que dans les ménages d'ouvriers et de bourgeois, surtout dans les pays à bois. En Amérique, les premiers pionniers conservaient leur viande de chasse en l'exposant, par quartiers, à la fumée de leurs bivouacs. Mais l'art de la fumaison a été particulièrement perfectionné à Hambourg. Le bœuf, les jambons fumés qui en proviennent, sont remarquablement préparés. Ces viandes, après avoir été légèrement salées, sont exposées durant quelques semaines, dans des chambres spéciales, à la fumée refroidie de foyers où l'on fait brûler, à petit feu, des copeaux et branches sèches de chêne, de sapin, de pin, de bouleau et de genévrier. Elles sont ainsi lentement pénétrées de créosote, d'essences pyrogénées diverses et d'acide pyroligneux apportés par la fumée. Elles se sèchent un peu, deviennent imputrescibles, tout en conservant en partie leur couleur rouge et leur élasticité, prennent une saveur agréable et gardent toute leur valeur nutritive.

Voici des analyses comparatives, empruntées à Mène et à Kœnig (*3ᵉ analyse*), de jambons frais et fumés :

	Jambon frais.	Jambon fumé et salé [1].	Jambon fumé légèrement salé, moyenne.
Eau	69,6	59,72	28,11
Musculine et mat. albuminoïdes insol.	7,1	12,61	
Matières albumineuses solubles [2]	3,8 } 20,97	9,16 } 25,07	} 24,74
— collagènes et pertes	10,07	3,30	
— grasses	8,28	8,11	36,45
— non azotées	»	»	0,16
Sels minéraux	1,14	7,08	10,54

On voit que grâce à la dessiccation subie par les viandes salées et fumées, les matières albuminoïdes ont augmenté de 6 p. 100 environ par rapport aux viandes fraîches. L'assimilabilité de ces substances et leur digestibilité par l'estomac ne paraît pas s'être sensiblement modifiée, importante constatation que nous utiliserons plus loin pour l'établissement des *régimes*.

On fabrique en Lorraine, et surtout en Hollande et en Allemagne, des saucissons, boudins, saucisses dites aux pois avec les hachis de viande de porc ou d'autres animaux, quelquefois avec les abats et déchets de viande, auxquels on ajoute souvent des

1. Jambons remarquablement maigres, ou analyses de parties très maigres de jambon.
2. Solubles dans l'eau additionnée de 1/1000 d'acide chlorhydrique.

farines de légumineuses ou de céréales. Ces préparations sont généralement salées, fumées et très épicées. Naturellement leur composition et leur valeur nutritive sont fort variables. Voici quelques analyses approchées des plus connues. Nous les empruntons encore à Kœnig :

	Saucisson de porc.	Saucisson de Francfort.	Saucisson de Westphalie.	Saucisse aux pois.
Albumines	27,3	11,7	22,8	16,0
Graisses	39,9	39,6	11,4	39,5
Hydrates de carbone.	5,1	2,3	»	29,4
Cendres	7,0	3,7	7,2	9,2
Eau	20,8	42,8	58,6	6,0

Antisepsie. — La conservation des viandes par les *antiseptiques* autres que la fumée ne semble pas avoir encore donné de résultats bien satisfaisants.

La créosote, l'acide phénique, communiquent aux viandes un goût spécial, rappelant celui des viandes fumées, mais plus fade et surtout plus désagréable à bien des personnes.

L'emploi de l'acide salicylique a été défendu en France (Circulaire du ministre de l'Agriculture et du Commerce du 7 fév. 1881) parce que cet agent n'est pas toléré par tous les estomacs, ni toujours facilement excrété par les reins : aux doses où il est utilement employé pour conserver les viandes, on a relevé des accidents.

Le borax en solution a été repoussé pour les mêmes raisons, et aussi parce qu'il est quelquefois plombique. On a essayé de pulvériser sur la viande, au moyen d'un soufflet, le mélange dit *sel de conserve* composé de : borax 100 parties et sel marin 0,25 p.

Le formol possède une action antiseptique très puissante, mais sa combinaison, même en très faible proportion, avec les albuminoïdes, rend ceux-ci indigestibles ou très difficiles à digérer.

On a tenté de conserver la viande dans une atmosphère d'acide sulfureux, ou de la rendre imputrescible par addition de bisulfites alcalins. Ces bisulfites altèrent la fibre. La composition des viandes ainsi traitées est sensiblement modifiée au contact de l'antiseptique (*A. Riche*; Masson, éditeur, 1897).

En Angleterre, Scollay puis Gamgee ont proposé d'injecter dans les veines de l'animal de l'oxyde de carbone aussitôt après sa mort, ou de l'asphyxier par ce gaz. Dans ce dernier cas, la viande dépecée est ensuite laissée huit jours au contact de ce même oxyde de carbone qu'on mélange d'acide sulfureux. La cuisson enlèverait ensuite ces gaz antiseptiques à la viande devenue imputrescible?

Le seul moyen jusqu'ici pratique de conserver les viandes par l'antisepsie consiste à les saler, à les exposer à la fumée ou à les épicer très fortemeut.

Réfrigération et congélation. — Le dernier procédé, et le meilleur, pour conserver les viandes est l'action du froid. Différentes des viandes conservées précédentes qui finissent toujours par amener la satiété, ou dont la saveur est modifiée par la salaison, la fumaison, les épices, etc., les viandes *réfrigérées* ou *congelées* se conservent presque dans l'état où elles étaient au moment où l'animal a été sacrifié. Elles peuvent entièrement remplacer les viandes ordinaires.

La conservation des viandes par le froid est utilisée depuis longtemps : mais il faut bien distinguer les viandes simplement *réfrigérées* et les *viandes frigorifiées*.

Dans la *réfrigération*, les viandes sont conservées dans une chambre refroidie vers 0°. Elles ne peuvent être ainsi gardées utilement que durant un à deux mois au plus.

Dans un rapport intéressant fait à l'Académie des Sciences sur les procédés de Tellier pour la conservation des viandes par *réfrigération*, Bouley, en 1874, écrivait[1] : « Il n'est pas nécessaire que la chambre frigorifique où l'on conserve la viande soit maintenue rigoureusement à 0°. L'expérience a démontré que la température pouvait osciller entre + 3° et — 2°... Les grosses pièces peuvent demeurer tout autant imputréfiées dans la chambre froide que les moyennes ou les petites »..... « La durée de la conservation des matières organiques dans la chambre froide *peut être considérée comme indéfinie au point de vue de la putrescibilité*, mais il n'en est pas tout à fait de même au *point de vue de la comestibilité*. A mesure que le temps de conservation se prolonge, la tendreté des viandes s'exagère graduellement et, vers la fin du deuxième mois, leur saveur donne lieu à une sensation qui rappelle l'idée d'une matière grasse (p. 743). »

Ces observations de Bouley furent confirmées par Poggiale

---

1. *C. Rend.*, t. LXXIX, p. 739.

et par la *Commission technique* chargée, en 1889-1890, par le ministre de la Guerre, d'étudier les meilleures conditions de conservation des viandes destinées au ravitaillement des troupes et des camps retranchés. Non seulement la viande réfrigérée change peu à peu de goût, mais dès qu'elle n'est plus maintenue à 2 ou 3°, dans l'air ordinaire, elle se couvre de moisissures, et dans l'air sec, elle se boucane, se sèche et noircit.

Les choses vont tout autrement si, comme on le fait dans les grands établissements américains de la Plata ou de la République Argentine, les viandes, aussitôt l'animal sacrifié et dépecé, sont portées dans des chambres maintenues à — 10° ou — 12°. Ces viandes, après y avoir été rapidement congelées jusqu'au cœur, sont ensuite placées dans des chambres frigorifiques à — 5°. Pratiquement, dans ces conditions, elles conservent toutes leurs qualités : après six mois et plus, lorsqu'on les laisse se décongeler lentement à l'air, elles reprennent l'aspect rouge vif, l'élasticité et à peu près le goût qu'elles avaient au moment de leur introduction dans la chambre de réfrigération. Aujourd'hui, grâce à cette industrie, les pampas de l'Amérique du Sud, de l'Australie, de la Nouvelle-Zélande, fournissent à l'Europe, et dans un état très satisfaisant, une partie du supplément de viande qui lui est nécessaire. En 1894, l'Angleterre seule a reçu d'Amérique 833 000 quintaux de viande de mouton et de bœuf ainsi réfrigérée, et presque autant de ses colonies d'Australie et de la Nouvelle-Zélande. En France l'importation de ces produits ne dépasse pas encore 25 000 quintaux métriques.

Il était peu probable que la frigorification et la conservation de ces viandes modifiassent sensiblement leur composition, si ce n'est en leur faisant perdre un peu d'eau, ou peut-être grâce à l'action très lente de leurs ferments solubles sur la fibre musculaire. Pour m'en assurer cependant, et répondre aux questions soulevées, au point de vue de l'hygiène publique, par l'usage de ces viandes, ainsi que par les tentatives d'introduction de ces aliments précieux dans l'approvisionnement des camps, en temps de guerre, j'ai fait comparativement l'analyse de la viande de mouton et de bœuf frais d'une part, et de l'autre frigorifiés depuis 8 à 9 mois. Voici les résultats :

Comparaison entre la viande fraiche et la viande frigorifiée.

COMPOSITION POUR 100 PARTIES	MOUTON FRAIS (Épaule).	MOUTON FRIGORIFIÉ Épaule. (5 A 6 MOIS A — 5°)	BŒUF FRAIS (Romsteak).	BŒUF FRIGORIFIÉ (5 A 6 MOIS A — 5°)
Eau	74,92	73,66	74,75	73,96
Globulinés, avec un peu d'albumine, répondant à la partie de la viande soluble dans l'eau	3,32	2,14	3,06	2,69
Peptones	1,33	1,29	2,24	2,56
Myosine	8,31	10,33	10,96	9,29
Myostroïne	4,49	4,04	4,30	6,41
Matières indigestibles (kératines, élastines)	0,86	0,75	0,24	0,94
Matières extractives; ferments, leucomaïnes	0,49	0,95	0,97	1,01
Glycogènes	0,40	0,03	0,38	0,16
Graisses et cholestérines	5,23	5,38	1,98	2,04
Sels minéraux solubles	0,60	0,53	0,65	0,47
— — insolubles	0,65	0,44	0,44	0,44
Total	100,52	100,24	99,96	100,02

En outre, pour 100 gr. de ces deux sortes de viandes, j'ai trouvé :

	VIANDES FRAÎCHES		VIANDES FRIGORIFIÉES	
	Mouton.	Bœuf.	Mouton.	Bœuf.
Extrait sec des parties solubles dans l'eau froide	5,84	6,92	5,34	6,99
Extrait sec après coagulation par la chaleur des albumines et globulines	2,52	3,86	3,20	4,50
Extrait sec du bouillon obtenu par ébullition (8 h.) de la viande hachée avec de l'eau en excès.	3,37	3,98	3,62	4,17
Parties gélatinisables de la viande par chauffage à 115° des résidus insolubles dans l'eau	2,72	2,56	2,69	2,15
Acides nucléiniques	0,56	0,44	0,591	0,66
Matières réductrices de la viande calculées en glycose	0,191	0,24	0,171	0,1

Il résulte de l'ensemble de ces déterminations que :

1° Les viandes frigorifiées et conservées quelques mois de 3° à 5° contiennent environ 1 p. 100 d'eau en moins que les bonnes viandes de boucherie de nos pays laissées un à deux jours à l'air libre.

2° Dans 100 parties en poids de ces viandes frigorifiées on a trouvé pour l'ensemble des albuminoïdes digestibles :

	Parties solubles.	Parties insolubles.	Total.
Pour le mouton...............	3,13	15,27	18,70
Pour le bœuf.................	5,25	15,70	20,95

Les albuminoïdes assimilables sont un peu plus élevés dans ces viandes que dans les viandes fraîches :

	Viande fraîche.	Viande frigorifiée.
Mouton...............................	17,45	18,70
Bœuf................................	20,56	20,95

3° Loin d'être plus gélatineuses que les viandes fraîches, ainsi qu'on l'avait avancé, les viandes congelées le sont plutôt un peu moins.

4° Comme composition et poids, les matières grasses sont équivalentes dans les viandes fraîches et conservées par le froid ; mais dans ces dernières, elles prennent un léger goût de suif qui permet souvent de reconnaître ces viandes même après rôtissage.

5° Les matières extractives ne sont pas sensiblement plus abondantes dans les viandes frigorifiées, le glycogène déduit. Mais ce dernier semble disparaître peu à peu durant la conservation.

6° Contrairement à ce qu'on aurait pu craindre d'une altération graduelle et lente des matières albuminoïdes par les ferments naturels des tissus, les leucomaïnes dosées à l'état de phospho-molybdates (déduction faite des peptones) ont été légèrement moins abondantes dans les viandes congelées que dans les viandes naturelles.

7° Les parties peptonisées de ces viandes n'ont pas sensiblement varié durant la frigorification :

Peptone en 100 de viande :	Viande fraîche.	Viande frigorifiée.
Mouton...........................	1,33	1,29
Bœuf......	2,24	2,56

8° Lorsque, avant de les mettre en consommation, on laisse ces viandes atteindre la température ordinaire, il s'y produit, sous l'action de leurs ferments propres, une peptonisation partielle assez rapide qui contribue à la formation d'un exsudat plus abondant que celui que donnent les viandes fraîches, ce qui a fait croire qu'elles étaient d'une altérabilité ou putrescibilité plus grande. On supposait que, par le fait de la congélation, les cellules de la fibre se rompent et laissent, au moment du dégel, écouler au dehors leur contenu liquide. C'est là une opinion tout à fait inexacte. M. le Dr Letulle qui a fait, dans la chambre de réfrigération même, un examen microscopique attentif des coupes de la fibre musculaire congelée, a constaté qu'elle est parfaitement intacte, et qu'on n'y voit ni cristaux de glace, ni dilacérations de la fibre d'aucune sorte.

9° La saveur des viandes frigorifiées, lorsqu'on les fait cuire, diffère par un léger goût de graillon de celle des viandes ordinaires. La viande bouillie frigorifiée est excellente, et difficile à distinguer de la viande ordinaire.

10° Je me suis enfin assuré que la digestibilité de ces viandes, par le suc gastrique de chien, ou par un mélange de pepsine active et d'acide chlorhydrique au 1000°, est identique à celle des viandes naturelles.

Quant à leur conservation, une tranche de bœuf naturel laissée à l'air libre à 12-18°, au printemps, passa 197 heures sans prendre d'odeur désagréable ; une semblable tranche de bœuf frigorifié prit l'odeur de viande gâtée au bout de 92 heures seulement. Mais, il y a loin de là à l'affirmation si souvent émise que des viandes congelées *se putréfient aussitôt après leur dégel*. En fait ces viandes peuvent rester plusieurs jours à l'air, être chargées en wagon, transportées en vrac à plusieurs centaines de kilomètres, même l'été [1], sans que les signes de la putréfaction commencent à s'y manifester.

Ces divers faits étaient importants à établir au point de vue de l'utilisation pratique de ces viandes, en particulier par l'armée, de leur transport par chemins de fer loin du lieu où elles ont été congelées et emmagasinées, de leur mise en consommation seulement au bout de quelques jours, de la possibilité d'en approvisionner les places fortes. Ces constatations sont le principal résultat et l'origine du long travail que j'ai fait à leur sujet, et que je viens de résumer rapidement [2].

---

1. Pourvu qu'elles soient transportées par grandes quantités à la fois et dès qu'elles sortent de la chambre de réfrigération.
2. Voir mon mémoire sur *Les viandes alimentaires fraîches et congelées*, en *Revue d'hygiène* de Vallin ; avril et mai 1897.

Viandes d'animaux malades. Viandes toxiques.

Les viandes des animaux atteints de maladies infectieuses peuvent transmettre ces maladies si la bouche et le tube digestif de celui qui les consomme ne sont pas intacts, et surtout si ces viandes ne sont pas bien cuites ; mais, chose inattendue, l'expérience a montré qu'on peut presque inpunément manger la chair cuite des animaux enragés (*Decroix*), morveux, typhiques, tuberculeux (*Bollinger*) sans contracter ces maladies. C'est là,

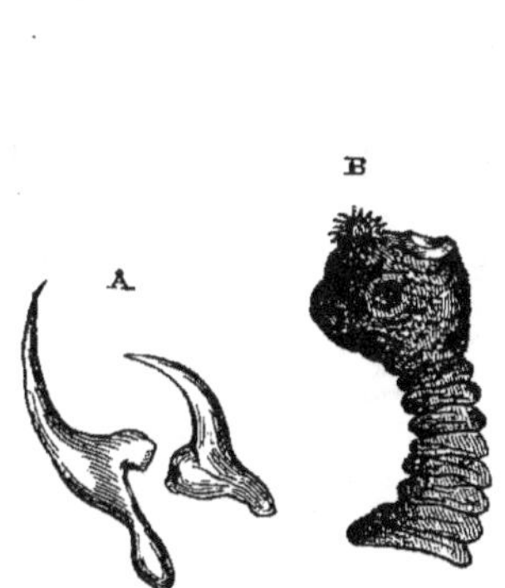

Tête et crochets de botryocéphale.

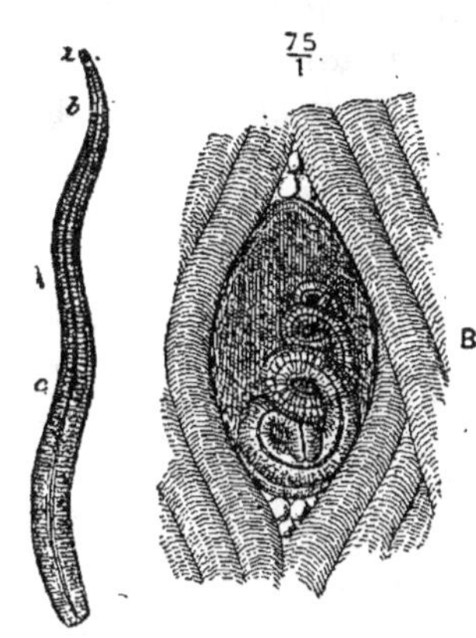

Trychine enkystée dans les faisceaux musculaires.

Fig. 4.

certes, une alimentation défectueuse, dangereuse même, si l'on n'a pas le soin de *bien cuire* ces viandes, *surtout de les bien faire bouillir* ; mais si l'on prend cette précaution, la consommation de ces viandes n'est généralement pas suivie d'accidents. Les animaux charbonneux ont été souvent mangés dans les cas de disette, et très rarement les spores de la bactérie, remarquablement résistantes cependant, ont transmis le charbon, parce que ces spores ne se produisent qu'après la mort de l'animal *dans les parties exposées à l'air* où l'action de la chaleur est ensuite généralement suffisante pour les tuer.

La viande des animaux atteints de typhus ou de peste est altérée, flasque, brunâtre, humide. Même après bonne cuisson, il vaut évidemment mieux s'en abstenir. Il en est de même de celle provenant d'animaux surmenés, tués en état de fièvre ou de fureur. Elles sont de goût douteux et peuvent donner la diarrhée, et quelquefois provoquer des accidents toxiques.

Il faut éviter aussi les viandes actinomycosées; celles qui contiennent, comme il arrive souvent pour la chair de porc, des cysticerques ou des trichines (fig. 4, *à droite*). Le brochet, le saumon, le lavaret, la lotte dans certaines régions (lacs de Genève, d'Annecy, etc.), peuvent contenir aussi des cysticerques et donner des tœnias spéciaux (fig. 4, *à gauche*).

Sont particulièrement malsaines les viandes qui ont subi un commencement d'altération putride. Elles contiennent alors non seulement des ptomaïnes, souvent très vénéneuses (collidines, hydrocollidine, choline, névrine, tétra- et pentaméthylène diamines), mais aussi des albuminoïdes toxiques, ou toxines, dont l'action sur le tube digestif provoque, quelquefois au bout de 2 à 3 jours seulement, des entérites graves qui sont souvent mortelles (*Botulisme*).

Les viandes d'animaux très jeunes peuvent être quelquefois purgatives.

XV

VIANDES DES MAMMIFÈRES SAUVAGES. — VIANDES D'OISEAUX.
ABATS ET SANG. — POISSONS.
ALIMENTS FOURNIS PAR LES INVERTÉBRÉS.

Viandes de mammifères sauvages. — Le lièvre, le lapin, le chevreuil, le sanglier, etc., nous fournissent un certain contingent de viandes alimentaires. En général les chairs sauvages sont plus indigestes que celles des animaux de boucherie, elles sont moin grasses, plus relevées de goût. Le forçage de l'animal, lorsqu'il a été chassé avant sa mort, et la non-extravasation de son sang, sont des conditions qui modifient essentiellement le goût de ces viandes. Celles-ci sont souvent plus savoureuses, plus riches en extrait, plus excitantes, plus colorées, plus résistantes à la dent, généralement de digestion plus difficile que celles de boucherie, même lorsqu'on les attendrit en les conservant et les laissant *faisander* ou mariner. Le gibier constitue donc une alimentation d'exception, très excitante pour les personnes valides ou non. Elle peut exposer aux troubles intestinaux, aux éruptions cutanées, aux congestions hépatiques, rénales, etc.

Nous avons donné (p. 137) quelques analyses de ces viandes.

Viandes fournies par les oiseaux. — La chair des oiseaux de basse-cour, le poulet, le dindon, la pintade, le pigeon, le canard, l'oie, en les plaçant ici dans l'ordre de leur digestibilité décroissante, concourent dans une mesure sensible à notre alimentation courante. Le pigeon constitue une nourriture échauffante; sa viande est riche en extrait, en corps phosphorés, en principes fournissant des dérivés uriques. Le canard donne une chair très variable, suivant la race. Le canard sauvage fournit assez

souvent une graisse abondante et odorante, quelquefois à goût
de poisson assez déplaisant. L'oie est coriace, lorsqu'elle n'est
plus jeune.

Voici quelques analyses sommaires de ces viandes d'oiseaux;
les trois premières sont de Von Bibra. Dans les deux autres, dues
à Balland, on a rapproché les compositions de la chair d'oie
avant et après le rôtissage :

	Poule.	Canard sauvage.	Pigeon.	Oie grasse.	Oie rôtie.
Fibre musculaire, vaisseaux, tendons, etc.	16,50	17,68	17,00	14,24	26,82
Albuminoïdes solubles.	3,00	2,68	4,50		
Matières collagènes...	2,60	1,23	2,50	0,58	3,04
Matières extractives...		4,12			
Graisses	très variables	2,53	variables	18,85	17,29
Eau et perte.........	77,30	71,76	76,00	66,00	51,90
Cendres	»	»	»	0,33	0,95

J'ai donné d'autres analyses de ces viandes (oie, dinde, perdrix,
grive) dans le Tableau général de la p. 137.

Viandes blanches, rouges et noires. — On classe souvent les
viandes en *blanches*, *rouges* et *noires* et l'on admet *a priori* que
les blanches sont plus légères à l'estomac; les noires, plus excitantes, plus difficiles à digérer. En réalité les viandes blanches
(gallinacées, veau, chevreau, agneau, poissons) sont le plus souvent moins succulentes que les viandes noires des animaux
sauvages, qui doivent surtout leur couleur foncée à ce qu'elles
n'ont pas perdu leur sang au moment de la mort de l'animal.
Mais certaines viandes blanches, celles de veau, de chevreau, de
lapin, par exemple, sont plus difficiles à digérer que les viandes
rouges de bœuf ou de mouton, du moins à quantité de graisse
égale. Les viandes blanches contiennent presque autant de
matières extractives, et quelques-unes, malgré leur couleur
(lapin, veau, chevreau, pigeon), sont très riches en nucléines et
donnent plus d'acide urique que les viandes rouges, sinon que
les noires. Un même animal, d'ailleurs, le lapin, le poulet par
exemple, suivant telle ou telle de ses parties, fournit des viandes
blanches ou rouges. Le prétendu rapport entre la couleur des
viandes et leur digestibilité est donc fort arbitraire. Sauf
pour les animaux sauvages dont les viandes sont plus chargées
d'extrait, plus fibreuses, moins riches en graisses, plus excitantes, plus savoureuses et chez lesquelles les sang ne s'est pas

extravasé au moment de la mort, le plus ou moins de coloration de la viande n'est pas un signe de sa moindre ou de sa plus grande digestibilité.

ABATS

Les animaux à sang chaud fournissent à notre alimentation, outre leur chair musculaire, diverses parties accessoires qu'on comprend sous le terme général d'*abats*. Les uns sont presque entièrement musculaires tels que le cœur; d'autres s'éloignent plus ou moins de la viande par leur composition : tels sont le foie, le poumon, le tissu cérébral, etc. Quelques indications pratiques sur ces aliments accessoires, d'origine animale, trouveront ici leur utilité.

Cœur. — Il donne une viande fibreuse, de goût médiocre, mais très nutritive, et fournissant un excellent bouillon. Voici sa composition centésimale moyenne par rapport à la viande prise sur un même animal :

	Chair de bœuf faux-filet.	Cœur du même bœuf.	Cœur de bœuf (Moyenne).	Cœur de mouton (Moyenne).
Nerfs, tendons, fibres	8,18	17,10		
Matières albumineuses solubles dans l'eau acidulée de HCl au 1000ᵉ	2,72	2,42	19,60	17,65
Matières collagènes	6,10	8,86		
Matières grasses	9,60	2,30	13,7	5,73
Sels minéraux	2,00	0,57	0,88	0,91
Eau	71,40	68,75	56,7	75,1

Ces analyses montrent l'excès de fibres, tendons, etc., qu'on trouve dans le muscle cardiaque; sa pauvreté en matière grasse et en sels; sa richesse en substances collagènes liquéfiables par ébullition avec l'eau. Le cœur est riche aussi en glycogène et en nucléines.

Rate. — La chair de rate est très peu recherchée. Sa composition moyenne est d'après Kœnig :

	Bœuf.	Porc.
Matières azotées	19,87	15,67
Graisses	2,55	5,83
Substances non azotées	0,17	2,84
Cendres	1,70	1,42
Eau	75,71	75,24

La partie assimilable de cet organe est fournie surtout par

des globulines et nucléoalbumines; l'une d'elles est très ferrugineuse. La charpeute lâche de la rate est remplie par les corpuscules clos de Malpighi contenant des globules blancs et rouges en train de se transformer, accompagnés de nombreuses matières extractives : sarcine, guanine, xanthine, lécithines, tyrosine, leucine, cholestérine, etc. En somme, cette chair ne peut être qu'un très mauvais aliment.

Reins ou rognons. — Leur chair est excellente lorsqu'ils proviennent de jeunes herbivores; mauvaise quand ces organes viennent d'animaux vieux ou carnivores. Dans le premier cas, ils constituent un aliment très nourrissant et de facile digestion. Gottwalt[1] y a trouvé 1 à 1,5 p. 100 de sérine; 8 à 9 p. 100 de globulines et de nucléo-albumine; 1,5 p. 100 d'une sorte de caséine, 4 à 5,5 p. 100 de substances collagènes et indéterminées. On y a signalé aussi la sarcine (0,068 p. 100), l'inosite, la taurine, un peu de cystine, des lécithines, etc.

Voici la composition des rognons de quelques animaux comestibles :

	Veau.	Mouton.	Porc.
Substances azotées	22,13	16,56	18,14
Graisses	2,77	3,33	6,69
Extractif non azoté	»	0,21	»
Cendres	1,25	1,30	0,97
Eau	72,85	78,61	74,20

Foie. — C'est un bon aliment, s'il est pris sur les animaux jeunes et bien portants; mais il exige une cuisson suffisante capable de détruire les germes infectieux qu'il peut contenir. On y trouve des protéides spécifiques solubles, coagulables à 45°, 50° et 56°; une sorte de myosine, une globuline; une nucléo-albumine coagulable à 70-71°; des graisses et lécithines savoureuses et phosphorées qui, dans le *foie gras*, peuvent arriver à dépasser 30 p. 100 du poids total de l'organe; enfin du glycogène, en proportion pouvant varier suivant le mode d'alimentation et la race de l'animal, de 1 à 16 p. 100. Le foie contient en outre un pigment ferrugineux, l'hématogène, relativement abondant chez les nouveau-nés[2]. Le foie des jeunes animaux est aussi facilement assimilable et aussi nutritif que la viande.

---

1. *Zeitch. physiol. Chem.*, t. IV, p. 431.
2. Le foie de veau contient 0 gr. 18 p. 100 de fer à la naissance et seulement 0 gr. 032 après quelques semaines.

Voici la composition centésimale du foie d'après V. Bibra :

	Bœuf.	Veau.	Mouton.	Porc.
Eau	71,4	72,80	69,25	71,16
Parties insolubles	11,3	»	»	»
Albumines solubles	2,4	} 17,60	18,18	18,61
Matières collagènes	6,3			
Graisses	3,3	2,39	5,24	8,32
Matières extractives	4,9	5,47	6,20	»
— minérales	1,0	1,68	1,13	1,91

Les matières minérales du foie sont surtout formées de phosphates de potasse et de soude.

Poumons. — Le *poumon* (vulgairement appelé *mou*) est un aliment fort peu estimé, quoique assez nutritif. Il contient chez le bœuf et le mouton de 8 à 15 p. 100 de matières azotées, en faible partie assimilables, formées surtout de cartilagéine, élastine, mucine, kératine, avec de la leucine, de la taurine, de la guanine, de l'acide urique, etc., dont ce parenchyme est très riche. Ces substances diminuent beaucoup sa valeur alimentaire[1]. Cependant le chat et le chien digèrent bien cet aliment.

Cervelles; moelle. — La matière cérébrale est essentiellement formée de graisses azotées et phosphorées (*lécithines*), libres ou unies aux albuminoïdes (*protagons*), avec des graisses ordinaires (oléine, margarine, stéarine) et une sorte de caséine ou globuline de facile digestion et très nutritive. Cette composition rapproche beaucoup la matière cérébrale du jaune de l'œuf. Elle contient de 70 à 80 p. 100 d'eau.

Voici la composition d'après Balland (*loc. cit.*) de la cervelle de veau (échaudée).

Eau	69,10
Matières azotées	13,26
— grasses	16,33
— extractives	0,12
Cendres	0,19
	100,00

On trouve dans la cervelle de 0,2 à 0,7 p. 100 de sels minéraux formés surtout de phosphate de potasse et de sel marin.

---

1. Composition du *mou de veau*, suivant Balland : *Eau*, 78,00; *matières azotées*, 16,36; *mat. grasses*, 1,63; mat. extractives, 2,65; cendres, 1,36 pour cent.

Comme substances inutilisables, la matière nerveuse contient une sorte de kératine, de la cholestérine et des corps puriques.

La moelle épinière répond à peu près à la même composition.

Tout en ayant une constitution fort différente, la moelle osseuse renferme jusqu'à 97 p. 100 de substances grasses riches en lécithines phosphorées. Celle des jeunes animaux, broyée à l'état frais dans l'eau froide, donne un liquide trouble, rougeâtre, qui paraît avoir été administré avec succès dans l'anémie et la chlorose. (*Damford, Fraser, Ehrlich.*)

Ris ou thymus. — Le ris de veau passe pour être de facile digestion. Il est surtout composé d'albuminoïdes spéciaux assimilables et d'un peu de graisses phosphorées ou non. Voici sa composition centésimale brute : *substances albuminoïdes,* 22; *substances collagènes,* 6; *graisses,* 0,4; sels, 1,6; eau, 70 p. 100.

Peau; tête; lard. — Les parties molles du derme sont toutes comestibles. La peau, la tête, les oreilles, les pieds, contiennent une certaine quantité de fibres musculaires, des matières albuminoïdes assimilables, du tissu cellulaire plus ou moins riche en graisses, des fibres élastiques et conjonctives. Ces dernières se transforment, par cuisson dans l'eau, en une matière gélatineuse très riche en nucléines. Aussi faut-il éviter de donner ces aliments aux goutteux et aux arthritiques.

Le derme avec son soubassement cellulaire chargé de corps gras (surtout chez les animaux soumis à l'engraissement forcé) constitue le lard. Il a, chez le porc, la composition suivante à laquelle nous comparons celle du même aliment, conservé après salage, et tel qu'on le consomme généralement :

	Lard. État naturel.	Lard salé.	
Eau..........................	69,55	62,58	9,15
Matières grasses..............	11,77	8,68	75,75
Matières albumineuses solubles.			1,13
Substances collagènes.........	23,31	22,32	0,71
Aponévroses et fibres.........			7,28
Sels minéraux.................	1,10	6,42	5,98
	Gérardin (Animal maigre).	C. Mène.	C. Mène.

Ces analyses ne s'appliquent certainement pas à une série de prélèvements comparables; la troisième, en particulier, se rapporte au lard avec toute sa panne.

Le lard est un aliment un peu lourd, mais recherché pour la saveur qu'il communique aux légumes. Il accompagne et complète très bien les légumes secs.

Sang. — Le sang, surtout celui de porc, est utilisé sous diverses formes dans l'alimentation (cervelas au sang, boudin, pain de sang suédois, etc.). Il contient à l'état naturel, suivant les espèces, de 77 à 84 p. 100 d'eau; de 8 à 16 p. 100 d'une substance albuminoïde ferrugineuse, l'hémoglobine; de 3 à 8 p. 100 de sérine et de globuline (albuminoïdes du plasma); de 0,12 à 0,20 de fibrine; de 0,12 à 0,30 p. 100 de graisses diverses, et de 0,7 à 1,3 p. 100 de sels minéraux riches en phosphates.

C'est un aliment de digestion laborieuse et difficilement assimilable. Il ne doit être consommé que mélangé au lard ou aux graisses, et après bonne cuisson, car il s'altère rapidement et peut, même à l'état frais, contenir des germes infectieux.

Voici la composition sommaire du sang total de quelques animaux comestibles.

Composition centésimale du sang d'animaux comestibles.

| | BŒUF | VACHE | VEAU | MOU-TON | PORC | LAPIN | POULE | OIE | CHEVAL | |
									Sang vei-neux	Sang arté-riel
Eau	79,6	78,8	83,6	79,8	76,9	81,73	78,50	81,49	81,5	81,98
Corpuscules rouges	12,3	12,6	9,25	10,2	14,6	15,1	12,14	9,87	9,67	
Albumines solubles	6,5	6,7	5,53	8,5	7,29	4,72	5,08	8,12	7,81	
Fibrine	0,54	0,63	0,41	0,32	0,39	0,38	0,51	0,35	0,50	0,53
Graisses	0,22	0,22	0,13	0,18	0,19	0,19	0,23	0,26	»	»
Matières extractives	»	0,20	0,30	0,20	»	»	0,10	»	»	»
Cendres	0,87	0,98	1,09	0,98	0,79	»	0,90	0,80	»	»
Auteurs	Poggiale				H. Nasse		Poggiale		Clément	

(Pour le porc et le lapin, une accolade réunit les corpuscules rouges et les albumines solubles avec le chiffre : 17,07.)

POISSONS

Les poissons ont fait, et font encore, l'unique nourriture animale de certains peuples dits *ichtyophages*. Si les races latines ‹

et saxonnes consomment relativement peu de poisson, celles des littoraux de l'Europe septentrionale et de l'Asie du Nord s'en nourrissent presque exclusivement. Le Chinois et le Japonais ne mangent presque pas de viande de boucherie; le poisson au riz, avec quelquefois un peu de porc et de volaille, constitue le fond de leur alimentation.

Le chair de poisson est moins nutritive que celle des animaux herbivores; elle soutient moins les forces. Elle est peut-être moins universellement acceptée que la viande ordinaire par l'ensemble des estomacs. On la dit légèrement aphrodisiaque. Chez quelques personnes, elle peut provoquer l'urticaire, l'eczéma; elle n'est pas favorable aux goutteux, aux arthritiques, aux malades du rein et de la vessie, etc., etc. Mais, sauf pour quelques poissons très gras, comme l'anguille ou le saumon, cette chair est généralement d'aussi facile, sinon de plus facile digestion, que la viande des herbivores et gallinacées.

Elle est du reste fort différente suivant l'espèce qui l'a fournie, et pour la même espèce, suivant le moment de l'année et le milieu où vivent les poissons. Leur graisse peut varier dans des proportions énormes (de 0,14 à 30 p. 100). Elle est liquide et contient de 50 à 65 p. 100 d'oléine riche en matières phosphorées spéciales.

La chair des poissons s'imprègne sensiblement de l'odeur des milieux où ils vivent. On connaît la différence de goût des mulets de haute mer et de ceux qui se nourrissent dans les étangs et les viviers à eau stagnante. Un même poisson peut devenir vénéneux sur certains points des littoraux, quelquefois à certaines saisons seulement, comme il arrive pour la carangue pêchée à la Guadeloupe, le scorpène de Saint-Domingue, le fugu du Japon.

On sait combien le poisson pêché perd rapidement sa fraîcheur; la moindre altération de sa chair peut occasionner des démangeaisons, de l'eczéma, quelquefois de la diarrhée.

Voici quelques analyses de la chair de plusieurs poissons usuels. Elles sont dues à M. Balland[1] et rapportées à 100 parties fraîches :

1. *C. Rend.*, t. CXXXVI, p. 1729.

Analyses de la chair de poisson à l'état frais. (D'après BALLAND).*

	ALOSE M. R [1]	ANGUILLE DE RIVIÈRE R	BROCHET R	CARPE R	GOUJON R	TRUITE R
Eau	63,90	59,80	79,50	78,90	81,20	80,50
Matières azotées [2]	21,88	13,05	18,35	15,71	15,94	17,52
Matières grasses	12,85	25,69	0,66	4,77	1,03	0,74
Matières extractives	0,11	0,70	0,41	0,08	0,44	0,44
Cendres	1,26	0,76	1,08	0,54	1,39	0,80

	SAUMON M. R	SOLE M	MAQUE-REAU M	MORUE M	HARENG FRAIS M	RAIE M
Eau	61,40	79,20	67,60	84,20	76,00	76,40
Matières azotées [2]	17.45	17,26	15,67	13,87	17,23	22,08
Matières grasses	20,00	0,81	15,04	0,14	4,80	0,45
Matières extractives	0,08	1,11	0,28	1,00	0,46	0,17
Cendres	0,87	1,62	1,41	0,79	1,51	0,90

1. M. R, poisson de mer et rivière; R., poisson de rivière; M., poisson de mer.
2. Calculées en multipliant leur azote total par le coefficient constant 6,25; ce qui ne donne évidemment qu'une approximation.

On voit, par ces chiffres, la variabilité de composition de cette chair de poisson où l'eau peut monter de 59 à 84 p. 100, les matières azotées de 13 à 22 p. 100, les matières grasses de 0,14 à 25 p. 100 et plus.

Les nombres ci-dessus correspondent à la chair nette. Mais dans le calcul d'une alimentation à fournir à une famille, un collège, une administration, etc., il faut tenir compte des déchets : arêtes, nageoires, tête, entrailles, écailles, etc. Ils s'élèvent, d'après Payen, à 24 p. 100 pour l'anguille, à 32 p. 100 pour le brochet, à 37 p. 100 pour la carpe, à 9 p. 100 pour le saumon, à 22 p. 100 pour le maquereau, à 19,2 p. 100 pour la raie, à 40,9 p. 100 pour le merlan, etc. En moyenne, 26 p. 100.

De ces analyses nous conclurons : 1° que pour la chair de poisson, la quantité de matière nutritive azotée est généralement inférieure de 2 à 4 p. 100 à ce qu'elle est pour la chair des mammifères; 2° que la proportion de graisse est très variable chez les poissons, aussi bien que la nature de ces corps gras;

3° que les matières dites extractives sont beaucoup moins abondantes pour le poisson que pour la viande de bœuf. La chair des poissons les moins gras (brochet, limande, merlan, morue, perche, raie, sole, tanche, vive...) est aussi la plus azotée, et celle qui se digère le mieux.

Il n'y a pas de relation entre la composition de la chair des poissons d'un même groupe.

Chez ces animaux, les matières minérales sont plus abondantes et plus riches en chlorure de sodium pour ceux d'eau de mer et plus riches en phosphate de potasse pour ceux d'eau douce. En voici un exemple :

POUR CENT DE CENDRES :	AIGLEFIN (Eau de mer).	BROCHET (Eau douce).
Potasse (K^2O)	13,84	23,92
Soude (Na^2O)	36,51	20,45
Chaux	3,39	7,38
MgO	1,90	3,81
P^2O^5	13,70	38,16
SO^3	0,31	2,50
Cl	38,11	4,74
Poids des cendres pour 1 000 parties de chair.	11,26	6,13

Par cuisson *à l'eau*, la chair de poisson perd une partie de ses substances solubles et extractives et devient moins excitante et un peu moins nourrissante. Celle des poissons à chair maigre (sole, merlan, brochet, perche, etc.), lorsqu'elle a été bouillie, constitue un aliment plastique quoique de faible digestion et qui n'introduit dans l'économie qu'un minimum de matières extractives excitantes. Elle convient particulièrement aux convalescents.

Avec du poisson et du sang desséchés et pulvérisés, mélangés de sel, de farine et d'épices, on fabrique en Suède des préparations riches en corps protéiques (70 à 80 p. 100), préparations très nutritives, et d'un prix assez bas pour concourir utilement à l'alimentation du peuple.

On mange beaucoup des poissons salés ou boucanés : morue salée, hareng salé ou fumé, saumon salé et fumé, etc. Ce sont des aliments très riches en matériaux albuminoïdes, et d'un prix relativement modique, par conséquent pouvant rendre de grands services. Il faut seulement avoir soin de les débarrasser de l'excès de sel en les laissant tremper dans l'eau pure, avant cuisson. Voici quelques analyses de ces aliments :

Composition centésimale de quelques poissons salés ou fumés [1].

	MORUE SÉCHÉE (moyenne)	MORUE SALÉE (moyenne)	HARENG SALÉ (moyenne)	HARENG SALÉ ET FUMÉ	SAUMON FUMÉ	SARDINES A L'HUILE (chair)
Eau	16,16	13,20	46,23	34,38	61,78	56,30
Matériaux azotés	81,54	73,72	18,90	36,76	20,16	23,21
Graisse	0,74	3,37	16,89	15,74	15,68	14,07
Subst. non azotées	»	»	1,57	»	»	2,27
Sels minéraux	1,56	9,92	16,41 [2]	13,12	2,38	4.15
Auteurs :	Almen ; Atwater	A. Almen	A. Almen	Atwater et Woods	Atwater et Woods	Balland

On sait qu'il est certaines parties de quelques poissons qui sont ou peuvent devenir vénéneuses : tels sont les œufs de barbeau, de brochet, de loche, de congre. Il en est dont la chair et les œufs sont toxiques à certaines époques de l'année, en particulier au moment du frai, tels le fugu (*Tetrodon rubripes*) du Japon et la *Meletta thrissa*. D'autres ont une chair franchement vénéneuse en tout temps, quoiqu'elle puisse être excellente au goût, tels sont la plupart des animaux des genres *Tetrodon* et *Diodon*, l'anchois bœlassa des rivages de la mer des Indes, le guiet, la fausse carangue, l'ostracion ou coffre, le toadfish du Cap. Les signes de ces empoisennements, d'ailleurs très rapides, sont : la rougeur de la langue, les vomissements, la diarrhée, les douleurs articulaires, la dysurie, le prurit, les démangeaisons à la gorge, la dilatation des pupilles, la dureté, la fréquence, la petitesse du pouls, l'état syncopal.

ALIMENTS FOURNIS PAR LES INVERTÉBRÉS

Les reptiles, les crustacés, gastéropodes, céphalopodes, mollusques, radiés, fournissent aussi un certain nombre d'aliments.

La chair de serpent se consomme, dans quelques pays pauvres, en guise de chair d'anguilles. Je ne fais que la signaler ici parce qu'elle peut être vénéneuse lorsqu'elle est mal cuite.

La tortue fournit une chair gélatineuse, dense, riche en

1. D'après J. Kœnig. *Loc. cit.*
2. Dont 14,5 de sel marin.

graisse, assez recherchée. Les œufs de ces animaux sont consommés en grand au bord des rivières de l'Amérique du Sud où ces bêtes abondent. On est même arrivé à dessécher ces œufs et à en colporter la poudre.

Les cuisses de grenouille forment un mets très acceptable, rappelant la chair de poulet, mais de plus facile digestion. C'est un aliment à recommander aux convalescents, aux estomacs délicats.

Cette chair a donné à M. Balland pour 100 gr. :

Eau..........................	78,40
Matières azotées..............	18,45
— grasses..............	0,47
— extractives..........	0,44
Cendres......................	1,24

Au contraire, les escargots, utilisés en assez grande proportion dans quelques pays comme aliment de fantaisie, ont une chair un peu indigeste qui doit être fortement relevée par l'apprêt. Les plus appréciés sont l'escargot de vigne ou de Bourgogne (*Helix pomatia*), l'*Helix sylvatica* du midi de la France, les *H. aspersa*, *vermiculata*, *variabilis*, etc., que l'on mange en court-bouillon très relevé ou à la vinaigrette, etc. Voici la composition de l'escargot de Bourgogne, d'après M. Balland.

	Non dégorgé.	Dégorgé en eau salée.
Eau..........................	85,00	81,00
Matières azotées..............	10,11	14,27
— grasses..............	0,72	0,83
— extractives..........	2,61	2,46
Cendres......................	1,50	1,44

Les huîtres sont au nombre des aliments de luxe les plus recherchés. On mange en France l'*Ostrea edulis*, l'*O. hippopus*, l'*O. mediterranea*, etc. Leur chair, de facile digestion, est principalement formée de substances albuminoïdes très assimilables accompagnées de matières grasses phosphorées et de glycogène.

Malheureusement, d'une part les huîtres s'altèrent assez vite lorsqu'on les conserve ; de l'autre, elles ne sont succulentes et sans danger qu'à l'époque où elles ne fraient pas, d'octobre en avril. Encore faut-il qu'elles n'aient pas été pêchées aux embouchures des rivières ou dans des bassins où se rendent quelquefois les eaux d'égout ou de vidange. Dans ces cas, elles peuvent transmettre le bacille de la fièvre typhoïde.

Voici la composition de la chair d'huître, de la moule comestible et de la bucarde ou coque (*Cardium edule*).

	Huître	Moule.	Bucarde.
Eau......................	80,52	82,20	92,00
Matières azotées...........	9,04	11,25	4,16
— grasses............	2,04	1,21	0,29
— non azotées........	6,44	4,04	2,32
Sels minéraux.............	1,96	1,30	1,23
	(J. Kœnig. Moyenne.)	(Balland.)	

La chair de ces animaux paraît très riche en un glycogène spécial, celle de la moule en particulier.

Parmi les crustacés comestibles, citons les écrevisses, les crevettes, la langouste, le homard, le crabe, etc. Leur chair très phosphorée, très savoureuse, mais de digestion un peu difficile, ne doit être consommée que relevée et assaisonnée d'épices.

Les crustacés, les moules, etc., peuvent provoquer de l'urticaire, de l'eczéma, des nausées, des superpurgations. Les crevettes, certains crabes, constituent des mets délicats et peptogènes.

Enfin on mange les ovaires des oursins, les tubes de quelques actinies et certaines méduses. Ce sont des aliments excitants, riches en phosphore, brome et iode organiques.

Voici quelques analyses de la chair de ces animaux :

	Tortue [1]	Grenouille	Crevette	Homard (chair) [1]	Écrevisse
Eau...................	77,60	80,13	78,80	76,62	82,30
Matières azotées.....	16,25	16,0 [1]	17,98	19,17	13,59
Graisses............	1,16	0,10	1,00	1,17	0,57
Matières extractives..	2,08	3,46	1,01	1,2	2,89
Matières minérales...	2,91 [2]	»	1,21	1,82	0,65

La chair de homard, de crevette, de grenouille, est riche en matériaux azotés. L'huître, la moule et la bucarde au contraire, sont des aliments légers, des espèces de condiments. D'après A. Bouchardat, ils conviendraient aux glycosuriques.

1. Analyses de Payen. J'ai trouvé qu'un homard moyen laisse juste la moitié de son poids de chair comestible. La carapace, les entrailles, etc., forment l'autre moitié.

2. Dont 1,86 d'albumine soluble et 2,48 de matières collagènes.

XVI

LE LAIT

La valeur du lait et de ses dérivés s'élève, chaque année, pour la France seule, à plus d'un milliard. C'est dire l'importance que joue cet aliment dans la consommation générale. A Londres chaque habitant en reçoit 40 litres par an, à Paris 60 litres environ. Additionné de pain, le lait constitue un aliment complet qui peut indéfiniment suffire à l'homme.

Le lait des divers mammifères domestiques est un liquide blanc opaque, de consistance légèrement crémeuse, de saveur douceâtre et un peu parfumée, d'odeur fade, de composition variable et facilement altérable.

Il est essentiellement formé d'un plasma opalescent dans lequel sont tenus en suspension des myriades de globules butyreux de diamètre variant de 1/100 à 1/1000 de millimètre; ce plasma tient en dissolution plus ou moins complète des substances albuminoïdes, un sucre spécial et différents sels.

Les corps en suspension dans le plasma du lait sont de deux espèces : 1° des globules de beurre qui paraissent formés d'une très mince enveloppe extensible de nature protéique enveloppant une gouttelette de corps gras; le lait en contient environ 1 500 000 par millimètre cube; 2° de fines granulations de phosphates unis à un corps albuminoïde nucléinique spécial.

La densité du lait varie de 1,027 à 1,032, moyenne 1,030, chez la femme. Cette densité moyenne est de 1,032 chez la vache; de 1,030 à 1,034 chez la chèvre; de 1,037 à 1,040 chez la brebis; de 1,029 à 1,035 chez l'ânesse; de 1,030 chez la jument.

Le *lait pur*, le lait ordinaire de vache, se congèle à — 0°,53.

Ce nombre caractéristique du lait de cet animal est un excellent caractère de sa pureté (*J. Winter*). Si le lait est additionné d'eau son point de congélation s'élève et se rapproche de 0°.

Laissé au repos, le lait se sépare lentement en deux couches : les globules butyreux, moins denses, montent à la surface et y forment la crème; le liquide inférieur, plus aqueux, de ton plus bleuâtre, constitue le *lait écrémé*. L'ascension de la crème peut être hâtée par une température de 25° à 30°, ou grâce aux machines centrifugeuses.

La réaction du lait frais est amphotère au tournesol; elle est acide à la phénolphaléine (*Vaudin*). Pour le lait de vache cette réaction correspond à 1 gr. 1 environ d'acide phosphorique libre par litre; pour le lait de femme, à 1 gr. 20; pour celui d'ânesse, à 0 gr. 3 d'acide phosphorique libre par litre. Cette réaction acide est due surtout aux matières protéiques du lait.

Le lait s'oxyde peu à peu lorsqu'on le conserve. Il devient acide au tournesol, même à l'abri de l'air, et finit par se cailler. Cette acidité, due à la production d'acide lactique par fermentation du sucre de lait, est hâtée par une faible chaleur.

La matière qui devient insoluble par coagulation du lait est la caséine, principale substance albumineuse de son plasma. Avant sa coagulation cette caséine n'était cependant pas dissoute, à proprement parler, dans le lait; elle ne passe pas, en effet, à travers le biscuit poreux de porcelaine, même en s'aidant du vide, lorsqu'on essaye, par ce mode de filtration, de séparer du lait ses parties solubles. Elle est dans le lait comme gonflée, à l'état mucilagineux, formant une demi-solution opalescente d'où les acides minéraux et organiques la précipitent en en séparant des phosphates et s'emparant de la potasse et de la chaux à laquelle elle est unie. C'est cette caséine qui, se modifiant sous l'action du ferment spécial de la *présure* (*caséase* ou *lab.*) et se transformant ainsi en une matière entièrement insoluble, le caséum ou fromage, occasionne le caillage du lait.

Soumise à la digestion stomacale, la caséine de la plupart des laits donne un résidu de nucléines et de paranucléines.

A côté de cet albuminoïde principal, le lait contient une albumine et une globuline coagulables par la chaleur, constituant ce qu'on a nommé la *lactalbumine* (Filhol; A. Béchamp; Sebelin; Hammarsten; Arthus).

Toutes ces substances albumineuses réunies forment de 1,5 à 5,5 p. 100 du poids du lait. On n'y trouve ni protéoses ni peptones.

Les caséines des divers laits ne sont pas identiques entre elles. Celle du lait de femme ne précipite pas par les acides étendus.

Le beurre dont sont formés les globules butyreux contient de l'oléine et de la margarine, avec 2 p. 100 de butyrine et une faible quantité de stéarine et de myristine. On trouve dans le beurre commercial, interposées aux globules butyreux, des particules de caséine, un peu de lactalbumine et de lactose dissous dans une petite quantité de sérum, des ferments solubles et des microbes causes prochaines de ses altérations.

La proportion de beurre est essentiellement variable dans les laits (10 à 60 gr. par litre chez la femme, 30 à 82 gr. chez la vache).

Le *sucre de lait* ou lactine, qu'on trouve dissous dans le plasma du lait, ne préexistait pas dans le sang de l'animal; il se forme seulement dans la mamelle. Ce sucre paraît être le même chez tous les mammifères. C'est une bihexose répondant à la formule $C^{12}H^{22}O^{11},H^2O$ quand elle a été séparée du sérum du lait par cristallisation. Elle constitue alors une matière blanche, croquant sous la dent, peu sucrée, soluble en 6 parties d'eau froide, fermentescible, réduisant le réactif cupro-potassique, mais non dans les mêmes proportions que le glycose. Le lait de femme contient de 25 à 70 gr. de ce sucre par litre; celui de vache ou de jument 35 à 50 gr.; celui d'ânesse 50 à 75 grammes.

Outre les matières organiques précédentes, le lait contient des lécithines, substances grasses phosphorées et azotées dont nous parlerons à propos de l'œuf, et qui sont une des bonnes formes sous lesquelles le phosphore est assimilé. Le lait de vache en contient, en moyenne, 0 gr. 90 à 1 gr. 13 par litre, celui de femme 1 gr. 70 à 1 gr. 83 (*Stoklaza*).

Une autre combinaison phosphorée et azotée très importante du lait est l'acide phosphocarnique ou *nucléone* (que précipitent les sels ferriques). La nucléone, sous l'influence de l'eau, de l'eau de baryte à 100°, se dédouble en acide phosphorique, acide carnique ou créatique $C^{10}H^{15}Az^3O^5$ et hydrate de carbone. Sur 100 parties de phosphore total, le lait de vache en contient 6 parties, celui de femme 45 parties, à l'état de nucléone. Cette substance paraît être le principal agent d'assimilation du phosphore, de la chaux et du fer pour l'économie [1]. Le lait de femme contient 1 gr. 24, celui de chèvre 1 gr. 10, celui de vache 0 gr. 57 de nucléine par litre.

On trouve encore dans le lait des traces d'urée, de créatine, d'acide citrique, d'alcool; des matières colorantes et parfumées, enfin des microbes et des ferments diastasiques. Ces diastases se retrouvent en partie dans le *petit-lait* produit de la coagulation du lait par la présure ou par les acides. L'une de ces diastases, injectée sous la peau, a la propriété d'abaisser la température des fiévreux (*Dr Blondel*); une autre de solubiliser peu à peu la caséine, même coagulée; une autre de fluidifier et d'hydrolyser l'amidon (*A. Béchamp*).

Le lait contient aussi, dissoutes, suspendues dans son plasma ou combinées, des matières minérales précieuses pour le développement des jeunes sujets. Le lait de femme en abandonne à l'incinération de 1 gr. 36 à 6 gr. par litre; celui de vache de 5 à 9 gr.; celui d'ânesse 5 gr.; de chèvre 5 gr. 6. Voici l'analyse de ces matières minérales rapportées au litre de lait :

	Femme.	Vache.	
Chlorure de sodium	1,35	0,81	0,46
— de potassium	0,41	3,41	0,99
Phosphate de chaux	3,95	3,87	3,46
— de soude	traces.	»	»
— de magnésie	0,27	0,87	0,66
— de fer	traces.	traces.	0,25
Carbonate de soude	»	»	0,67
Soude (unie aux albuminoïdes)	»	»	»
Sulfate, silicate de potasse	»	»	0,79
Fluorure de calcium	traces.	traces.	»
Total par litre	5,98	8,96	7,28
	(*Filhol et Joly.*)		(*Marchand.*)

Suivant Bunge, 1 000 parties de lait contiennent :

	K^2O	Na^2O	CaO	MgO	Fe^2O^3	P^2O^3	Cl
Lait de femme	0,78	0,23	0,33	0,06	0,004	0,47	0,44
Lait de vache	1,77	1,11	1,60	0,21	0,004	1,97	1,70
— de jument	1,05	0,14	1,24	0,13	0,020	1,31	0,31

[1]. *Siegfried. Bull.*, t. XVI, p. 146; t. XVIII, p. 912 et 913.

D'après MM. Friedjung et Jolles, on trouve dans le lait de femme de 3,5 à 7 milligr. de fer par litre. Il paraît uni à la caséine.

Enfin, par la pompe à vide, on extrait de 100 volumes de lait environ 3 vol. de gaz formés surtout d'acide carbonique avec un peu d'azote et d'oxygène. Ils se dégagent abondamment lors de la digestion du lait ou quand on essaye de le filtrer dans le vide à travers le biscuit de porcelaine. L'acide carbonique m'a paru faiblement combiné dans le lait, partie à la caséine, partie aux phosphates et carbonates alcalins.

Un litre de lait de vache moyen fournit 750 Calories. Sucré à 60 gr. de saccharose par litre, il répond à 1 000 Calories environ.

Voici les caractéristiques de chacun des laits les plus usuels.

Lait de femme. — Le meilleur lait pour le développement du nourrisson provient de femmes de vingt et un à trente-deux ans, robustes, de caractère calme ou gai, blondes ou brunes, d'un embonpoint moyen, ayant une peau saine, de belles dents, et un appétit soutenu. Tels sont les caractères extérieurs des bonnes nourrices.

Le lait de femme est opalin, assez doux, alcalin au tournesol, presque sans odeur. Il ne se coagule pas, même à chaud, sous l'action de l'acide acétique étendu ; mais la présure le caille en légers flocons. La caséine de ce lait n'est pas la même que celle du lait de vache : elle ne précipite pas par le chlorure de sodium, mais bien par addition de sulfate d'ammoniaque en excès. C'est une sorte de lactalbumine. Elle diffère encore de la caséine ordinaire en ce que sa digestion ne laisse pas de matières nucléiniques. La lactalbumine du lait de femme s'éloigne aussi de celle du lait de vache par son pouvoir rotatoire (*Béchamp*)[1].

On a dit plus haut que le lait de femme est beaucoup plus riche en lécithines, nucléone et phosphore directement assimilable sous forme organique que les autres laits et particulièrement que celui de vache.

Voici un tableau de la composition du lait de femme :

---

[1]. Le même auteur considère le sucre du lait de femme comme différant de celui du lait de vache. Il s'en séparerait par son mode de cristallisation et sa saveur plus douce. Cette remarque mériterait confirmation.

Composition, par litre, du lait de femme examiné dans des conditions variables.

	COMPOSITION MOYENNE GÉNÉRALE	NOURRITURE RICHE	NOURRITURE INSUFFISANTE	NOURRITURE RICHE EN GRAISSE	NOURRITURE PAUVRE EN GRAISSE	MOYENNE FEMMES ANGLAISES	MOYENNE FEMMES FRANÇAISES
Densité.......	1,030	»	»	»	»	»	1,032
Eau.........	874,1	885,6	901,3	905,6	895,6	877,9	868,2
Caséine.......	10,3					25,3	24,3
Albumine.....	12,6	20,9	16,0	7,5	7,2	38,7	46,8
Beurre	37,8	46,9	28,3	19,5	22,5	56,4	57,4
Lactose.......	62,1	45,1	52,7	70,7	73,1	»	»
Sels minéraux.	3,1	1,5	1,7	1,8	1,6	2,5	1,99
Résidu fixe...	125,9	»	»	»	»	123,5	131,8
Auteurs :	D'après J. Kœnig	Pfeiffer		C. Krauch.		Forster	Vernois et Becquerel, Doyère, etc.

Suivant Lebedeff, le beurre fourni par ce lait est formé moitié d'oléine, moitié de palmitine et de myristine, avec un peu de stéarine et des traces de butyrine. Ces principes gras sont accompagnés de lécithines. Le beurre de ce lait fond à 30°.

Une femme qui allaite sécrète du troisième au sixième mois de 1 000 à 1 300 cent. cub. de lait par jour. Une nourriture abondante en albuminoïdes élève surtout les quantités de beurre et de sucre; l'excès des graisses alimentaires appauvrit le lait en beurre plutôt qu'il ne l'augmente. Une alimentation insuffisante diminue la caséine et le beurre, mais non le sucre. La pauvreté des aliments en albuminoïdes fait baisser la quantité de lait sécrété et sa richesse en beurre.

Les femmes anémiques, cachectiques, fiévreuses, hystériques ont un lait pauvre en caséine et en graisses et peu abondant. L'allaitement n'est bon ni pour elles ni pour leurs nourrissons. Il faut éviter aussi le lait des nourrices ayant eu des émotions trop violentes, des accès de colère, des chagrins prolongés.

Les choux, les crucifères, l'ail, l'oignon, les labiées communiquent au lait leur saveur et leur odeur. L'addition de phosphate de soude aux aliments augmente la proportion de phosphates solubles du sérum du lait.

Le repos de la nourrice enrichit son lait en beurre.

Chez la femme, la composition du lait se modifie à peine de vingt à trente-deux ans. Après cet âge il est moins minéralisé. Le retour des règles diminue un peu la sécrétion lactée, mais il n'altère généralement le lait, en le rendant un peu purgatif, qu'aux époques menstruelles.

Au cours des maladies aiguës, la sécrétion lactée diminue : mais, pour un même volume de lait, la caséine et les sels augmentent. Il est prudent d'éviter de donner à un enfant le lait d'une nourrice tuberculeuse. On doit défendre aussi le lait d'une syphilitique.

La femme élimine par le lait une partie des principes normaux ou accidentels de son plasma sanguin : si celui-ci est riche en phosphates, par exemple, ou en lécithines, le lait sera remarquablement phosphaté ou lécithiné. Si la nourrice boit de l'alcool, elle le passera par le lait à son nourrisson, comme l'a bien établi M. Nicloux. L'opium, la quinine, l'iodure et le bromure de potassium, le chloral, l'éther, le sel de Glauber, absorbés par la nourrice, se retrouvent dans son lait. Le mercure, l'arsenic, le salicylate de soude, l'antipyrine y passent aussi, mais plus difficilement. Beaucoup des matières odorantes ou colorantes des aliments sont partiellement éliminées avec le lait. Il est évident que les toxines et ptomaïnes du plasma sanguin de la mère, lorsqu'elle est malade, doivent être partiellement transmises à l'enfant avec le lait.

Il résulte des recherches de Honigmarun qu'assez souvent le lait de femme peut renfermer le staphylococcus albus et le S. aureus. Escherich admet aussi que, dans quelques cas, par exemple dans la septicémie, les microbes pathogènes de la mère peuvent passer dans le lait.

Lait de vache. — Ce lait est blanc ou blanc jaunâtre. Sa caséine précipite facilement, à la température de 40° ou 50°, par l'acide acétique étendu.

L'eau ingérée en boisson, le sel marin, le pacage au pré, etc., font sécréter par la vache un lait plus abondant mais un peu plus aqueux. Les recoupes, le son, les racines sucrées, les légumineuses, les tourteaux le rendent plus abondant et plus butyreux. La feuille de châtaignier, la paille d'orge lui communiquent de l'amertume.

Dans les parties successives d'une même traite, le beurre va sans cesse en augmentant ainsi que la caséine. Toute fatigue diminue le beurre dans le lait de vache.

Le trèfle, les foins riches en labiées, l'anis, etc., donnent au lait des goûts et parfum agréables. L'absinthe, le genêt, les pousses de sureau, l'artichaut, le colza, les drêches, le tourteau [1], les pommes de terre germées, lui communiquent des saveurs déplaisantes, quelquefois amères. Les feuilles de chêne le rendent astringent; le colchique, les euphorbes peuvent en faire une boisson dangereuse. La carotte, le safran, les indigos, la mercuriale, la garance lui passent leurs chromogènes; ces derniers laits exposés à l'air deviennent rougeâtres, jaunes, bleuâtres, etc.

Si l'on châtre la vache durant la lactation, le beurre de son lait peut augmenter de un quart environ.

Voici un tableau, rapporté au litre, indiquant les variations de composition de ce lait si précieux :

Composition du lait de vache.

	BONNES FERMES DES ENVIRONS DE PARIS	MOYENNE (ALLE-MAGNE)	VACHE AU PRÉ. TRAITE APRÈS L'EXER-CICE	LA MÊME VACHE RESTÉE A L'ÉTABLE	LAIT DE 200 JOURS	LE MÊME LAIT DE 310 JOURS
Densité..	1,032	1,033	1,034	1,031	»	»
Eau	864,3	857,7	865,0	857,0	877,0	868,0
Albuminoïdes	33,3	54,0	54,0	49,0	30,0	34,0
Sucre	52,8	40,4	38,0	38,0	47,0	60,0
Beurre	42,0	43,0	37,0	51,0	45,0	36,0
Sels minéraux	7,6	5,4	6,0	5,0	1,0	2,0
Résidu sec	135,7	142,9	135,0	143,0	123,0	132,0
	Adam	(Gorup-Bésanez)	Lyon Playfair		Boussingault et Le Bel	

1. Les *drêches* sont les parties du malt, ou orge germée, épuisé de ses principes solubles. On désigne aussi sous ce même nom le résidu de l'expression de la pulpe de betterave. On donne souvent les drêches au bétail lorsqu'elles ont déjà subi un commencement de fermentation. Elles rendent le lait aqueux, et lui communiquent un mauvais goût. Les *tourteaux* sont les résidus d'huilerie; ils résultent de l'expression à chaud de la graine de colza, de lin, de sésame, d'œillette, etc. Ce résidu très azoté contient encore de la matière grasse. Ces nourritures industrielles modifient les qualités du lait. Il devient souvent plus azoté et plus gras, mais médiocre et peu agréable. Le tourteau de sésame donne un beurre trop mou; celui de l'alimentation au colza possède un goût prononcé désagréable; le tourteau d'œillette diminue la richesse du lait et lui donne un goût spécial.

Laits de chèvre, de brebis. — Le lait de chèvre est plus crémeux et plus odorant que celui de vache dont il se rapproche. Il se caille par la présure. Le lait de brebis est riche en beurre et caséine et très nourrissant.

Les nombres suivants donnent la composition centésimale de ces deux laits.

	LAIT DE CHÈVRE	LAIT DE BREBIS	
		(moyenne)[1].	(moyenne)[2].
Eau	869^{gr},5	799^{gr},7	814^{gr},4
Albuminoïdes	44 ,3	61 ,8	51 ,2
Sucre	48 ,5	53 ,7	52 ,6
Beurre	60 ,7	74 ,0	71 ,8
Sels minéraux	9 ,1	10 ,2	10 ,2
Acidité	»	3 ,7	3 ,8
Résidu sec par litre	164^{gr},3	200^{gr},3	185^{gr},6
	(Ferry.)	(Tillat.)	

Lait d'ânesse; lait de jument. — Les laits d'ânesse et de jument se rapprochent singulièrement du lait de femme par leur composition et la nature de leur caséine. Celui d'ânesse est un peu plus pauvre que le lait de femme en beurre et en sucre; il est tantôt un peu plus riche, tantôt un peu moins, en caséine. Celle-ci, comme la caséine du lait de femme, se digère entièrement sans laisser de résidu nucléinique. Le lait d'ânesse est très altérable : si on le garde après la traite, il doit être mis en lieu frais et n'être réchauffé qu'au moment de le boire, et au bain-marie, sans dépasser sensiblement 38°. Pour les malades, le lait de jument peut remplacer celui d'ânesse. Il a une saveur préférable et est encore de plus facile digestion. Voici les analyses de ces deux laits. Elles sont rapportées au litre :

	Lait d'ânesse (moyenne).	Lait de jument.
Densité	1,032	1,031
Eau	914,0	890
Caséine et albumine	12,3	27
Beurre	31,0	25
Sucre	69,3	55
Matières extractives et sels	4,5	5
Résidu sec en 1 000 parties	1031^{gr}	1002^{gr}

1. Animal nourri sur des terrains granitiques.
2. Animal nourri sur des terrains calcaires.

ALTÉRATIONS. — FALSIFICATIONS DU LAIT

Le lait d'une vache qui a vêlé depuis peu de jours présente des caractères intermédiaires entre ceux du colostrum et ceux du lait parfait. L'examen microscopique y fait voir de grands globules blancs, comme framboisés, doués de mouvements amiboïdes. Ces globules disparaissent vers la fin de la 2° semaine. Le lait est alors marchand; mais ce n'est qu'au deuxième mois qu'il acquiert toutes ses qualités de douceur, de parfum et d'onctuosité.

Le lait, avons-nous dit, doit être amphotère au papier de tournesol. S'il a été conservé quelque temps, il peut devenir acide, se cailler même, *tourner*, comme on dit, quand on vient à le chauffer. On y remédie quelquefois en l'additionnant d'un peu de carbonate de soude ou d'eau de chaux.

Par cultures sur gélatine, ou dans du bouillon sucré, on peut développer les ferments figurés que contient le lait et qui tendent à l'altérer, quelquefois même à le rendre dangereux. Les plus remarquables de ces microbes sont : le *ferment lactique*, aérobie immobile, long de 1 à 2 μ, qui coagule le lait et forme de l'acide lactique aux dépens du sucre de lait; le *Thyrothrix tenuis* qui caille puis liquéfie rapidement la caséine; il est aérobie; le *T. filiformis* qui le peptonise aussi, mais moins activement, à la façon de la trypsine; les *T. distortus* et *geniculatus*, qui transforment le lait en un liquide louche contenant de l'acétate, du valérianate d'ammoniaque et de la leucine; le *T. turpidus*, ferment aérobie comme les précédents, qui liquéfie la caséine après l'avoir coagulée, et donne de l'ammoniaque, de l'acide butyrique, de la leucine et de la tyrosine; le *T. urocephalum*, facultativement aérobie, mais qui, lorsqu'il est à l'abri de l'air, liquéfie la caséine avec production d'acide carbonique et d'hydrogène libre. A son contact le lait prend une odeur putride. Le *T. claviformis*, uniquement anaérobie; il détermine la coagulation, puis la fludification du lait dont il attaque la caséine et le sucre avec formation de peptones, d'alcool, d'acides gras, d'acide carbonique et d'hydrogène; le *T. catenula*, qui modifie le lait en en précipitant la caséine et digérant ces albumines dissoutes qu'il change en peptones, en dégageant de l'acide carbonique, de l'hydragène et un peu d'hydrogène sulfuré ; enfin le *Bacillus butyricus* que tue l'oxygène, mais qui, à l'abri de l'air, transforme le sucre de lait en acide butyrique avec dégagement de CO_2 et de H_2 et dissolution de la caséine [1].

On peut aussi trouver accidentellement dans le lait, le staphylocoque blanc et doré, bacilles *subtilis* et divers microbes des matières fécales.

La plupart de ces microorganismes, reconnaissables au microscope après ou avant culture, sont les agents des altérations spontanées du lait et de la maturation des fromages.

Le lait des vaches tuberculeuses présente au microscope des globules agglutinés, comme muqueux. Les leucocytes s'y distinguent par leur insolubilité dans l'éther, leur disparition sous l'influence de la soude très étendue, leurs deux ou trois noyaux que l'acide acétique dilué rend plus apparents.

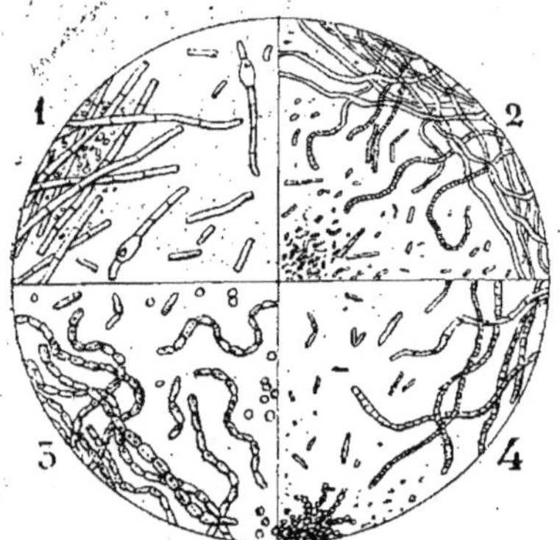

Fig. 5. — Ferments du lait. 1. *Tyrothrix distortus.* — 2. *T. virgula.* — 3. *T. urocephalum.* — 4. *T. claviformis.*

La stérilisation du lait, dont nous nous occuperons plus loin, n'est pas assurée par une simple ébullition de quelques instants : certaines spores peuvent résister plusieurs minutes à 98-100°. Mais l'ébullition détruit aussi les ferments solubles du lait, altère un peu son goût et même sa composition, une partie de la caséine se séparant, par insolubilisation, à l'état de membranules qui viennent surnager. Le lait se modifie donc à 100° et voici quelle serait, d'après M. Ch. Girard, la composition d'un même lait avant et après avoir bouilli :

	Avant :	Après :
Eau	882,7	864,5
Beurre	38,1	44,7
Lactine	49	50
Caséine et albumine	44,6	34,2

1. On a signalé aussi dans le lait le *Bacillus mesentericus vulgatus*, le *Clostrydium butyricum*, des *Saccharomyces*, etc., enfin, ce qui est plus grave, les bacilles de la fièvre typhoïde, de la tuberculose, de la diphtérie et de la scarlatine.

On voit que l'altération apparente porte surtout sur la caséine qui disparaît en partie, sans doute en s'insolubilisant.

Le lait cuit, s'il est plus sain, est donc moins nutritif et moins assimilable que le lait cru.

Nous parlerons plus loin du *lait stérilisé*.

Les altérations qu'on fait subir volontairement au lait sont nombreuses. La principale est l'écrémage : elle consiste à enlever au lait, soit par séparation spontanée, soit par centrifugation, sa partie la plus butyreuse, et aussi la plus savoureuse. Voici, d'après Duclaux et M. P. Lemaire, quelle serait la composition du lait pur, du lait écrémé et de la crème, celle-ci soustraite à raison de 8 à 9 parties pour 100 de lait :

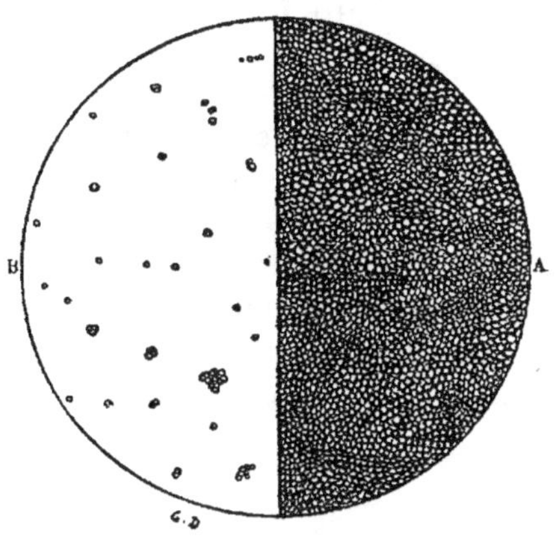

Fig. 6. — A, lait normal avant l'écrémage ; — B, après l'écrémage et addition de 20 p. 100 d'eau mélangée d'un peu de bicarbonate de soude.

Composition comparative du lait pur et écrémé.

	Lait normal.	Le même écrémé.	Crème de ce lait écrémé à 9 p. 100.	Lait normal.	Le même lait écrémé 12 h. après.	Le même écrémé après 36 h.
Eau	87,25	89.70	58,63	87,0	89,8	90,0
Extrait sec	»	»	»	12,9	10,2	10.0
Matières butyreuses.	3,50	0,77	35,00	4,35	1,35	0,93
Caséine............	3,90	4,02	2,75	2.7	2,92	3,07
Sucre de lait.......	4,60	4,74	3,12	4,98	5,05	5,06
Matières minérales..	0,75	0,77	0,50	0,79	0,77	0,80
P^2O^3	»	»	»	0,105	0,12	0,12
	100,00	100,00	100,00	100,00	100.00	100,00
		Duclaux.			Lemaire.	

On voit l'avantage que présente en quelques cas le lait écrémé, chez les obèses, par exemple, et chez tous ceux qui, tout en ayant besoin de la diète lactée, digèrent mal ou n'ont aucun besoin d'un excès de corps gras.

Le lait dont on a retiré le beurre par barattage constitue une boisson encore bien nutritive et de facile digestion. Il se conserve plus facilement que le lait pur.

Une autre fraude du lait consiste à l'additionner d'eau. On a dit plus haut comment on peut déceler cette adultération en déterminant le point de congélation qui doit être normalement de — 0°,53 pour le lait pur. La densité du lait est aussi un moyen de contrôle pratique et rapide. Celle du lait de vache ne doit pas s'abaisser au-dessous de 1,029 à la température de 15°.

L'écrémage et le mouillage sont les deux fraudes principales du lait. La seconde est plus grave que la première, l'eau ajoutée au lait apportant avec elle ses organismes vivants, souvent nuisibles, et rendant tout au moins le lait facilement putrescible.

CONSERVATION DU LAIT

Le lait abandonné à lui-même devient rapidement la proie de ses ferments et des microbes de l'air. Il s'altère, s'aigrit, se coagule et se putréfie. Il peut d'ailleurs transporter avec lui les germes de diverses maladies : diphtérie, scarlatine, typhus des bêtes à corne, fièvre typhoïde, etc. On a donc cherché à le conserver sans qu'il s'altère.

La méthode la plus ancienne consiste à le faire bouillir; on peut au besoin répéter l'opération. Mais la chaleur modifie chaque fois le lait et ne lui confère pas toujours une longue immunité. Il est préférable de le conserver en le concentrant. Dans ce but, le lait est évaporé dans le vide, mélangé ou non avec une certaine quantité de sucre, jusqu'à consistance épaisse, puis versé dans des boîtes métalliques qu'on soude et chauffe ensuite à l'autoclave. Ce *lait condensé* se conserve presque indéfiniment[1].

D'après J. Kœnig, le lait condensé répond à la composition :

1. Un autre lait condensé, stérile et non sucré, est aussi fourni par l'industrie. Il contient 37 p. 100 de substances sèches dont 10 p. 100 de matières protéiques, 10 de beurre et 12 de sucre de lait. On fabrique, en Allemagne, des laits peptonisés, additionnés de maltose, de dextrine, d'albumine, d'albuminates, d'hypophosphites, de phosphates, etc. Ces laits condensés dans le vide, *sans sucre*, lorsqu'on les additionne d'eau bouillie, etc., peuvent au besoin servir à nourrir les enfants en place du lait de vache stérilisé.

Lait condensé :	Additionné de sucre.	Sans sucre [1].
Eau	25,61	58,99
Albuminoïdes	11,79	11,92
Beurre	10,35	12,42
Lactose	13,84	14,49
Saccharose (ajoutée)	36,22	0,00
Cendres	2,19	2,18

Souvent la stérilisation du lait se fait sans concentration sensible. Aussitôt après la traite, il est filtré et *pasteurisé*, c'est-à-dire chauffé à 70°-75°, puis brusquement refroidi; on lui confère ainsi l'aptitude de résister quelques jours aux altérations spontanées. Quelquefois on le chauffe vers 70° avec pression d'acide carbonique. Mais même dans ce cas, la pasteurisation ne détruit pas tous les germes, en particulier celui de la tuberculose, les bactéries peptonisantes de la bouse de vache, de la poussière des maisons et des rues, etc. Pour obtenir une stérilisation complète permettant de conserver le lait plusieurs semaines, on en remplit des vases de verre ou de métal qu'on chauffe durant quelques minutes à 106-110°, ou mieux une heure à 98-100 [2]. Au besoin, on répète l'opération.

Le lait stérilisé à 102° contient encore des spores vivantes, en particulier celles de la bouse de vache, qui peuvent se développer ultérieurement; aussi les laits stérilisés peuvent-ils, au bout de quelque temps, devenir dangereux. Le scorbut infantile ou maladie de Barlow, qu'on a souvent signalé chez les jeunes nourrissons mis au lait stérilisé, tient bien plus aux qualités nocives qu'il acquiert par une conservation trop prolongée, ou par les toxines qui peuvent s'opposer à sa bonne assimilation, qu'à la destruction des ferments, et surtout qu'à la prétendue précipitation d'un peu de citrate de chaux [2].

Si les laits stérilisés doivent acquérir une résistance à peu près indéfinie aux altérations subséquentes, s'ils doivent être expédiés au loin dans les pays tropicaux, on les réchauffe à deux ou trois reprises à l'autoclave, vers 110°, à quelques jours d'intervalle.

Malheureusement le chauffage au-dessus de 80° altère assez

---

1. P. Cazeneuve, *Stérilisation du lait*, Lyon, 1895.
2. Le citrate de chaux ne devient que partiellement insoluble à chaud, et il est trop peu abondant dans le lait pour que sa précipitation partielle ait quelqu'importance.

profondément le lait : il détruit d'une part l'action de ses zymases naturelles [1], de l'autre il modifie sensiblement l'émulsionnement des graisses qui, après cette opération, tendent à se réunir en grumeaux et à venir surnager. Bien plus, la caséine des laits surchauffés est moins assimilable ; les lactoalbumines et lactoglobulines se sont coagulées ; enfin le sucre de lait se caramélisant et s'acidifiant sensiblement par la chaleur, communique au lait qu'on a cuit au-dessus de 100°, une couleur jaunâtre et un goût spécial. Toutefois, bien stérilisé, porté même à 106 et 112°, il peut être parfaitement digestible par les jeunes enfants. Mais M. Marfan insiste avec raison sur la nécessité de faire cette stérilisation, l'été surtout, aussitôt après la traite. Il ne faut pas laisser, en effet, aux microbes du lait le temps de sécréter leurs toxines et autres produits d'altération qui, une fois formés, persisteraient, même après l'action de la chaleur.

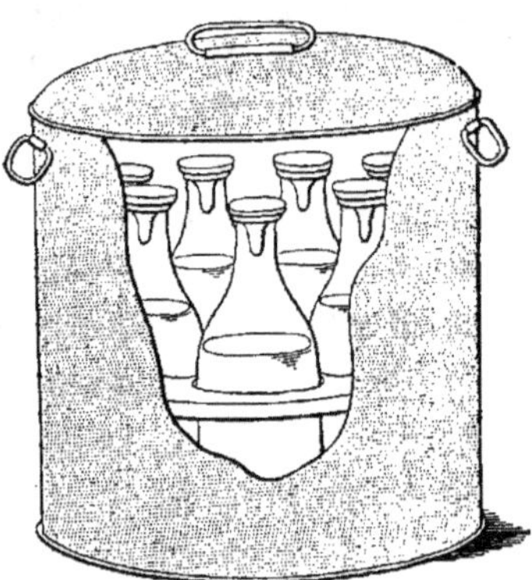

Fig. 7. — Appareil de Soxhlet pour stériliser le lait à domicile.

La stérilisation du lait peut se faire pratiquement à domicile grâce aux appareils très simples de Soxhlet, Budin, etc.

Le lait est versé dans des flacons de verre à large goulot de 80 à 120 cc. qu'on remplit presque (fig. 7). Ces flacons sont couverts d'un capuchon de caoutchouc s'appliquant sur le rebord épais des vases. Ceux-ci sont disposés dans un panier métallique qu'on plonge dans un bain-marie à couvercle, dont l'eau s'élève un peu au-dessus du niveau du lait contenu dans les flacons. Pour obtenir une stérilisation suffisante, on porte cette eau à l'ébullition durant 45 à 50 minutes. On peut au besoin, recommencer

1. C'est à la destruction de son oxydase qu'on peut reconnaître qu'un lait a été cuit ou chauffé au-dessus de 80°. Pour faire l'essai caractérisant la cuisson du lait, à 10 cc. de ce liquide on ajoute 1 à 2 gouttes d'eau oxygénée faible, 2 à 3 gouttes d'une solution à 2 p. 100 de chlorhydrate de paraphénylène-diamine. Si le lait n'a pas été chauffé au-dessus de 80°, il se produit une teinte d'un bleu grisâtre qui vire bientôt au bleu indigo. Le lait reste blanc s'il a été bouilli.

cette opération sur les mêmes flacons. Par refroidissement de la vapeur, un vide s'y produit et l'obturateur de caoutchouc, s'appliquant fortement sur le goulot en s'incurvant, comme le montre la figure 7, empêche toute rentrée d'air et de microbes.

Ces laits stérilisés, produits industriellement ou à domicile, rendent de grands services. Ils peuvent, lorsqu'il y a nécessité bien constatée, être substitués au lait maternel. Ils permettent, chez les jeunes enfants, de combattre les diarrhées persistantes, la dysenterie. Certains malades qui ne peuvent s'accommoder du lait ordinaire, tolèrent très bien le lait stérilisé. On lui a reproché (c'est un désavantage dans quelques cas) de constiper les enfants ou les malades. On a prétendu même que ces laits provoquaient quelquefois une sorte de scorbut qui aurait disparu par substitution du lait d'ânesse ou l'usage du café, du citron[1]. Les relevés statistiques n'ont pas été favorables à ces affirmations.

Dans tous les cas M. Budin ne pense pas qu'il soit prudent de donner le lait stérilisé à l'enfant dès les premiers mois.

A la stérilisation du lait par la chaleur on reproche surtout qu'elle fait disparaître ses ferments solubles et en particulier ses oxydases. On a donc proposé d'obtenir cette stérilisation par addition d'agents chimiques tels que le borax, l'acide salicylique, le formol, l'eau oxygénée, etc. Plusieurs objections doivent être faites à tous ces moyens. La plus générale c'est que nous ne pouvons pas faire la preuve que l'usage continu de ces laits soit sans inconvénients, ni que leur assimilation se produise aussi facilement que celle des laits ordinaires. C'est même le contraire qui a été observé. Forster et Schlenker[2] ont établi que l'acide borique diminue le degré d'absorbabilité de l'albumine, excite l'hypersécrétion muqueuse de l'intestin et exagère l'élimination de l'acide phosphorique. L'acide salicylique a les mêmes inconvénients même à 0 gr. 50 par litre, quantité suffisante pour empêcher la putréfaction du lait. A son tour, Behring a proposé, depuis quelques années, d'ajouter au lait frais $1/10\,000^e$ de formol. Il a écrit que les jeunes veaux nourris de ces laits s'en étaient bien trouvés. Mais Trillat a fait des expé-

1. *Gaz. méd. des hôpitaux*, t. IX, 1903.
2. *Uber die Verwenbarkeit der Borsaure.* etc., Forster, *Arch. Hygiène*, t. II, p. 75. Les laits stérilisés par le borax, l'acide salicylique, etc. ne sont pas inoffensifs.

riences qui établissent que le lait formolisé même faiblement se digère mal ou pas.

Une autre objection à ces pratiques, c'est qu'elles ne tuent pas les microbes, encore moins leurs spores, qui sont comme endormies, mais qui peuvent se revivifier dans l'intestin.

Laits modifiés. — On a essayé de donner au nourrisson non pas seulement un lait exempt de microbes et de toxines, mais se rapprochant le plus possible, par sa composition, du lait maternel. De là ces dénominations bizarres de laits *féminisés* ou *maternisés*. On les obtient le plus souvent avec le lait de vache.

Remarquons d'abord la différence de composition des laits moyens de vache et de femme. On a par litre en moyenne :

	Lait de femme.	Lait de vache.
Eau	868	857,7
Caséine et albumine	24,8	34,0
Beurre	42,8	40,4
Lactose	56,9	43,0
Sels minéraux	2,0	5,4

Le lait de femme est donc plus pauvre en caséine, en sels minéraux et plus riche en sucre, que le lait de vache. Par une nourriture appropriée, on peut obtenir des laits de vache répondant à peu près à la composition moyenne ci-dessus, mais enrichis en corps gras jusqu'à contenir 55 à 60 gr. de beurre par litre. Ces laits gras, lorsqu'on les additionne de la moitié de leur volume d'une solution dans l'eau de 56 gr. de lactose ou de saccharose par litre, répondent dès lors à la composition suivante par litre de mélange :

Eau	858 gr
Caséine et albumine	23
Beurre	39
Lactose	52
Sels minéraux	3,6

composition qui se rapproche singulièrement de celle du lait de femme (*Gaertner*). Ricth a proposé d'étendre le lait de vache d'eau bouillie (son volume ou demi-volume) et de l'additionner ensuite d'albumose d'œuf, environ 15 gr. par litre.

Ainsi modifiés, ces laits ne sont, il est vrai, qu'une grossière imitation du lait de notre espèce. Ils diffèrent très sensiblement par la nature de leur caséine et de leur sucre (si l'on emploie le sucre de canne). Mais, bien stérilisés, ils semblent cependant avoir rendu des services.

On a prôné diverses autres préparations destinées à remplacer le lait de femme : laits albuminés, laits additionnés de crème et de petit-lait, etc. On a fait aussi des farines ou poudres sèches, mélanges de lait et de farines, dites *farines lactées*; elles se rapprochent plus ou moins sensiblement de la composition du lait et l'expérience a montré qu'elles sont facilement acceptées par l'estomac du jeune enfant, du moins à partir du sixième ou huitième mois, et qu'elles peuvent aider la nourrice et lui être petit à petit substituées. La plus connue de ces préparations s'obtient en ajoutant au lait de vache concentré du sucre ordinaire et une poudre qu'on prépare avec la pâte de froment, fabriquée sans sel ni levain, soigneusement cuite au four jusqu'à la transformer en plaquettes sèches et croustillantes où l'amidon a été changé en grande partie en dextrine. Ce biscuit, réduit au moulin en poudre très fine, est ensuite parfaitement mélangé avec le lait concentré et le tout est séché, pulvérisé, stérilisé et conservé en boîtes à l'abri des germes de l'air. C'est une bonne préparation qui permet d'arriver au sevrage, sans à-coups pour l'enfant, ni fatigue pour la nourrice, et que l'on peut donner quelquefois aux convalescents.

XVII

Le lait fournit à l'alimentation un grand nombre de dérivés : le beurre, la crème de lait, le petit-lait, les laits fermentés (*Kumys* et *Kefir*), les poudres et solutions alimentaires de caséine, les fromages, le sucre de lait. Nous allons examiner ces dérivés, en laissant de côté pour un moment le principal d'entre eux, le beurre, que nous nous proposons d'étudier avec les corps gras dans un des chapitres suivants.

Crème de lait. — La crème se sépare, grâce à sa plus faible densité, du lait laissé au repos ou centrifugé. Elle monte lentement à la surface dans le lait abandonné à lui-même ; on la recueille par écrémage. Le barattage la transforme facilement en beurre, mais elle n'en est pas uniquement composée. La crème contient, outre les corps gras, de la caséine, un peu de lécithoprotéides et de lactalbumine, de la lactose, et une bonne partie des matières qui restaient en suspension dans le lait primitif (microbes, ferments, granulations phosphatiques et autres) entraînées par la montée du beurre.

La composition de la crème est très variable ; en voici deux analyses extrêmes :

Eau	617	733
Beurre	320	180
Caséine	27	40
Lactose	31	40
Cendres	5	7
	1 000	1 000

On voit que la crème est un aliment très riche en beurre, très pauvre en caséine. Sa digestion est un peu difficile lorsqu'on la consomme à doses élevées; elle est malsaine si le lait primitif n'a pas été recueilli proprement ou provient de vaches malades. La crème est très altérable en raison des microbes du lait qu'elle recueille et qui fourmillent et s'y reproduisent grâce au sérum sucré, riche en phosphates, qu'elle contient interposé à ses globules graisseux. Aussi, l'été surtout, la crème dite *fouettée* a souvent occasionné de graves accidents.

Le *lait* d'où l'on a séparé la crème, qui est montée naturellement à la surface, est le *lait écrémé*. Il ne contient qu'un cinquième environ des matières grasses du lait naturel primitif, mais on y retrouve la presque totalité des autres substances.

Petit-lait. — On applique souvent la dénomination de *petit-lait* soit à la liqueur claire ou opalescente qui reste quand le lait s'est coagulé par aigrissement spontané, soit à celle qui résulte de la caséification du lait par la présure. C'est faire ainsi une confusion et il convient de distinguer ces deux liqueurs.

Le petit-lait de caséification, le vrai *petit-lait*, contient une protéose résultant du dédoublement du caséogène par la caséase. Cette protéose n'existe pas dans le petit-lait d'acidification. Dans l'une et dans l'autre liqueur se trouvent aussi les lactalbumines et lactoglobulines du lait primitif (environ 1 p. 100 de la liqueur), ainsi que de très faibles quantités d'autres matières organiques (urée, alcool, acide lactique, dérivés des lécithines, ferments oxydants et hydrolysants très actifs, etc.). Le petit-lait contient enfin la totalité du sucre et des sels minéraux du lait, à l'exception toutefois des phosphates terreux dont la majeure partie est entraînée par la crème ou est restée dans la caséine coagulée.

Voici la composition, par litre, du petit-lait :

	W. Fleischmann (Lait de vache).	Lehmann (Lait de chèvre).
Eau	933^{gr},0	937^{gr},70
Albuminoïdes	10 ,5	5 ,80
Graisses	1	0 ,20
Sucre de lait	44	49 ,70
Acide lactique, etc	3 ,3	»
Matières minérales	8 ,2	6 ,60

C'est un liquide légèrement nutritif par ses albuminoïdes, sa lactose, ses phosphates ; diurétique et un peu laxatif par son sucre et ses sels. Il est particulièrement indiqué lorsqu'il importe de débarrasser l'économie de ses résidus azotés plus ou moins toxiques : affections du foie, constipation opiniâtre, maladies infectieuses, etc. La *cure de petit-lait*, autrefois très en vogue, est assez abandonnée à cette heure, peut-être en raison de la difficulté que l'on a de s'assurer que le sérum de lait ne provient que de vaches saines et proprement tenues. Il faut remarquer toutefois que les agents infectieux qui peuvent se trouver dans le lait qui fournit le petit-lait sont en très grande partie, si ce n'est en totatité, entraînés au moment de la coagulation et restent dans le caillé.

Babeurre. — On donne ce nom au liquide résiduel du barattage de la crème de lait ou du lait lui-même lorsqu'on en a extrait le beurre. Il a, dans les deux cas, à peu près la même composition. La voici, d'après Lam, comparée à celle du lait correspondant et calculée pour 100 parties :

	Lait de vache.	Babeurre.
Résidu sec (moyenne)...............	11^{gr},8 à 13,7	8^{gr},7 à 9.8
Beurre............................	2 ,8 à 1,7	o ,5 à o,9
Caséine et lactalbumine [1]............	5 .4	2 ,5 à 2,7
Lactine ou sucre de lait [1]............	4 ,o4	3 ,o à 3,5

Le babeurre est beaucoup moins riche en graisse que le lait. Il paraît aussi plus pauvre en caséine, probablement coagulée en partie grâce à l'acidification du milieu et entraînée avec la crème. On voit que le babeurre est loin d'avoir la composition du lait écrémé. Il est le plus souvent acidifié par l'acide lactique de fermentation.

On le conseille, mélangé ou non aux décoctions de céréales, pour l'alimentation des enfants athrepsiques. On l'emploie généralement stérilisé et sucré. Nous y reviendrons. (G. Jacobson, *Alimentation des nourrissons. Arch. de méd. des enfants*, février 1903. Voir aussi Teixeira de Mattos, *Jahrb. f. Kinderheilk.*, janvier 1902).

1. Moyennes.

KUMYS; KÉFIR; YAOURT

Kumys. — On donne ce nom au produit de la fermentation lacto-alcoolique du lait de jument. Le kumys est resté long-temps localisé dans les steppes de la Russie méridionale et de la Tartarie. Mais depuis quelques années, on le fabrique aussi dans la Russie du Nord, et même en Allemagne, pour le besoin des malades.

Chez les Tartares, pour faire le kumys on mélange 10 volumes de lait de jument frais et tiède avec 1 volume de kumys déjà préparé antérieurement et qui vient apporter son ferment spé-cial. Ce mélange est mis dans un tonneau debout qu'on place au frais, en été, non loin du poêle, l'hiver. De temps en temps on agite le mélange avec un bâton. Au bout de deux à trois heures des bulles de gaz commencent à se produire; une fer-mentation assez intense, lactique, puis alcoolique, se déclare dans la masse; la liqueur s'acidifie et s'alcoolise. Si l'on doit la conserver quelque temps, il convient, au bout des cinq à six premières heures de fermentation, de la mettre en bouteilles résistantes et ficelées que l'on garde au frais. Après quelques jours on obtient un liquide émulsionné, mousseux, de goût à la fois acidule et doux, rappelant un peu le lait d'amande, exci-tant l'appétit, facilitant la digestion, très légèrement enivrant.

Dans le kumys récent, la caséine, en flacons très ténus, entre en demi-solution si l'on ajoute de l'eau. Plus tard elle se dissout, soit sous l'action de l'acide lactique, soit par pepto-nisation partielle. On trouve en effet dans le kumys 4 gr. à 10 gr. de peptone par litre.

La caséine ainsi rendue soluble ne doit pas être confondue avec la lactalbumine.

Voici des analyses de kumys dues à Wieth : on en rapproche la composition du lait de jument qui avait servi à le produire.

	Lait de jument primitif	kumys (par litre).		
		de 1 jour.	de 8 jours.	de 21 jours.
Eau...............	901,6	918,7	923,8	924,2
Alcool............	0,0	31,9	32,6	32,9
Graisses.........	10,9	11,7	11,4	12,0
Caséine		8,0	8,5	7,9
Albumines	18,9	1,5	3,0	3,2
Peptones.........		10,4	5,9	7,6
Sucre............	66,5	3,9	0,9	0,0
Acide lactique....	»	9,6	10,3	10,0
Sels solubles.....	0,8	1,0	1,2	1,2
Sels insolubles...	2,3	2,3	2,2	2,3

Le kumys possède le degré alcoolique des petites bières. Ses peptones, sa caséine, ses graisses facilement assimilables, vu leur origine et leur extrème division, en font une liqueur à la fois nutritive, apéritive et excitante. On y trouve des zymases analogues à celles du suc de viande fraîche.

Malheureusement on ne peut pas se procurer facilement de bons kumys dans nos pays.

Kéfir. — Une préparation alcoolique et mousseuse très analogue au kumys est fabriquée par les montagnards du Caucase et les Tartares avec le lait de leurs vaches et de leurs brebis. La fermentation de ce lait est provoquée, dans ce cas, par un agent spécifique qui porte le nom de *Kéfir* et qui s'est transmis, dit-on, de main en main, depuis Mahomet qui en serait le protagoniste. Ce ferment est vendu sous forme de boulettes irrégulières de la grosseur d'un grain de mil, soudées entre elles, granuleuses, blanc jaunâtre. On y reconnaît au microscope deux petits organismes : l'un est une levure alcoolique spéciale, le *Saccharomyces mycoderma*; l'autre est une bactérie, le *Dispora caucasica*, qui paraît avoir pour rôle de peptoniser partiellement la caséine.

Pour préparer cette liqueur, les habitants du Caucase versent dans des outres le lait de leurs vaches et brebis, ajoutent la poudre de kéfir délayée dans un peu d'eau tiède, et abandonnent le tout à une température modérée en agitant de temps à autre. Après un ou deux jours, la préparation est consommée ou mise en bouteilles. Sur le résidu restant dans l'outre, on verse de nouveau lait et ainsi de suite.

Le kéfir ressemble beaucoup au kumys ; il est acidulé comme lui par l'acide lactique, mais il est moins alcoolique et moins bien peptonisé. Voici, d'après Hammarsten, deux analyses, rapportées au litre, de kéfir de deux jours :

Eau	882,6	890,9
Alcool	7,0	6,8
Acide lactique	8,1	6,0
Sucre	27,8	29,0
Corps gras	53,5	31,0
Caséine	29,8	27,4
Lactalbumine	2,8	1,7
Peptones	0,5	0,7
Sels	7,9	6,5

Ainsi, dans le kéfir, une faible partie de la lactose du lait a été transformée en alcool et acide carbonique, une autre en acide lactique. Une petite portion de la caséine a été peptonisée. En outre les agents de cette fermentation du lait ont versé leurs diastases dans la liqueur.

Le kéfir peut s'altérer, s'aigrir, devenir filant, etc.

Il en existe plusieurs variétés suivant le mode et le temps qu'a duré la fermentation.

Le kéfir a été conseillé dans l'apepsie, les vomissements de la grossesse, la tuberculose, l'entérite chronique. C'est un excitant de l'estomac, un agent d'assimilation. Il élève le taux de l'urée excrétée et diminue celui de l'acide urique ainsi que l'acidité urinaire. Il est, comme le kumys, contr'indiqué dans les hémorragies, la pléthore, les affections rénales, vésicales et cardiaques.

Yaourt. — C'est une préparation de lait caillé qui s'obtient, en Orient, en faisant bouillir le lait de vache, de brebis ou de chèvre, le concentrant, à feu nu, d'un tiers environ et le versant dans des bols placés dans un milieu très chaud, où sous une large surface le lait perd encore de l'eau et forme sa pellicule. On laisse alors refroidir à 38 ou 40° et on verse, ou plutôt l'on injecte sous la pellicule qui s'est produite, et sans la dilacérer, un peu du yaourt de la veille. Quatre à cinq heures après, on a un caillé crémeux qui fait corps et peut se retourner sans couler.

C'est un aliment acidule, très substantiel, qu'on digère facilement après qu'on s'y est habitué. Il peut se conserver durant 4 à 5 jours, mais il s'aigrit vite. Il est diurétique et antidysen térique. Lorsqu'on prend soin d'enlever sa partie supérieure, la plus crémeuse, il est de digestion encore plus facile.

En Orient on le mange mélangé à une foule d'autres aliments. On peut le parfumer diversement, le sucrer, le saler.

DÉRIVÉS ALIMENTAIRES DE LA CASÉINE

Il était tout indiqué que l'albuminoïde principal du lait, la caséine qui reste lorsqu'on prépare le beurre, attirât l'attention des hygiénistes et des cliniciens et devînt la matière première de préparations industrielles destinées à l'alimentation des malades, des enfants, des débiles, etc. Cette caséine, en effet, qui a la composition de la chair musculaire, ne donne presque à la digestion ni résidus, ni toxines. Elle a été appliquée en thérapeutique surtout à la suite des remarques du professeur Salkowski, de Berlin.

Il a conseillé d'abord une préparation soluble, l'*eucasine*, obtenue en séparant par les acides la caséine du lait écrémé et centrifugé, et la redissolvant dans la plus faible proportion possible d'ammoniaque étendue. Cette substance et les nombreuses préparations analogues (*tropon, sanatogène, plasmon, nutrase*, etc.) contenant toutes, comme la caséine dont elles sont principalement formées, plus ou moins de nucléines, de phosphates et de sels divers, semblent avoir à peu près la même valeur alimentaire et remplir les mêmes indications. En voici quelques analyses sommaires :

	Tropon.	Plasmon.	Nutrase.	Eucasine.
Matières albuminoïdes.....	90	77,3	85	80
Sucre de lait.............	»	2,8	»	»
Graisses..................	»	1,3	1	2
Matières extractives.......	»	1,1	»	•
Eau......................	9	11,3	} 14	20
Sels minéraux.............	1	6,2		

Une autre préparation de même origine, l'*eulactol*, renferme non seulement les albuminoïdes du lait, mais son sucre et ses graisses. C'est une sorte de lait écrémé condensé (*albuminoïdes*, 28 p. 100 ; *graisses*, 44 p. 100 ; *lactose*, etc., 46 p. 100).

Toutes ces substances nutritives étant presque sans goût peuvent être consommées aisément, soit seules, soit mélangées à d'autres aliments. Mais, il faut autant que possible qu'elles soient fraîchement préparées, le peu de beurre qu'elles contiennent finissant, en effet, par les rancir, en s'oxydant à l'air. Fraîches, elles ont l'avantage d'introduire dans l'économie très peu de résidus indigestes, et, ce qui est important, peu de matériaux aptes à se transformer en substances extractives, soit biliaires soit urinaires. A ce dernier point de vue surtout, les préparations de caséine ont un réel intérêt diététique. Il ne faut pas oublier cependant que la caséine sous ses diverses formes de fromages non fermentés (fromage blanc, fromage de Neufchâtel, fromages à la crème, etc., dont nous allons parler maintenant), peut les remplacer et quelquefois avec avantage.

FROMAGES

Les fromages proviennent du caillage du lait plus ou moins écrémé. Ils sont essentiellement formés par sa caséine qui, passant à l'état insoluble sous l'influence de la présure, entraîne avec elle, en se coagulant, une partie des corps gras, des lécithoprotéides et des sels.

On caille le lait au moyen de caillette de jeune veau, ou d'infusion dans l'eau tiède des testicules desséchés de cet animal.

La distinction entre les diverses sortes ou familles de fromages importe grandement à l'hygiéniste et au médecin.

Ils doivent être divisés en *fromages à pâte cuite* et *fromages à pâte crue*. A leur tour, ceux-ci peuvent être *fermentés*, *salés* ou *non salés*, *maigres* ou *gras*. Ces derniers proviennent de laits non écrémés.

Les fromages *cuits* sont tous de longue conservation. Ils s'obtiennent généralement avec le lait de vache. Les principaux sont ceux de Gruyère ou Emmenthaler, de Parmesan, de Bresse. Le caillé gras ou demi-gras, provenant de l'action de la présure sur le lait plus ou moins écrémé, est cuit d'abord, soumis ensuite à une pression qui enlève le sérum interposé, enfin mis en pains qu'on enduit de sel à la surface, et qu'on abandonne longtemps en cave où ces fromages mûrissent. Leur pâte reste toujours acidule.

Les fromages cuits et les fromages non fermentés peuvent rendre de grands services dans l'alimentation des malades. Ils apportent de la variété dans leur régime et ont presque tous les avantages du lait, tout en étant souvent mieux supportés que lui.

Les fromages *crus à pâte ferme salée* sont ceux de *Hollande*, *Cantal*, *Chester*, fabriqués avec le lait de vache, et les fromages de *Roquefort* et de *Sassenage*, provenant de laits mélangés de brebis et de chèvre. Le *hollande* s'obtient avec le lait de vache non écrémé; le caillé de ce lait, coloré par du rocou, pressé, enduit de sel, est mis à égoutter tant qu'il rend de la saumure; puis il est comprimé sous forme de pains arrondis et conservé au séchoir aéré où il *mûrit*, c'est-à-dire où il subit l'action lente de ses diastases naturelles. Il est ensuite frotté de *tournesol en drapeaux* qui lui donne sa jolie couleur rouge.

Le *cantal* frais contient, deux jours après sa fabrication, 20 p. 100 de caséine et 4,1 p. 100 d'albumine. Lorsqu'il est mûr, on n'y trouve plus que 12 à 13 p. 100 de caséine; en revanche, 7 à 10 p. 100 de ses matières albuminoïdes ont été peptonisées par le ferment du lait primitif.

Le *fromage de Roquefort* se fabrique avec les laits très gras de brebis et de chèvre mélangés. On introduit dans son caillé du sel et des ferments spéciaux, particulièrement une moisissure, le *Penicilium glaucum*, qu'on cultive sur la mie de pain, et qui, en se développant, fait apparaître dans ce fromage ses zones verdâtres. Pendant la maturation, on fait pénétrer l'air à l'intérieur de la forme en la transperçant en divers points à l'aide d'aiguilles à tricoter. Enfin les formes se parfont dans des caves souterraines, où toute l'année la température se maintient au-dessous de 9 ou 10°.

Les principaux fromages crus *non salés* sont ceux de *Brie*, de *Coulommiers*, de *Gérardmer*, de *Normandie*, de *Bretagne*, *Pont-Lévêque*, *Camembert*, *Livarot*, *Mont-Dore*, etc. Ce dernier se prépare avec le lait de chèvre. Le *brie* provient du lait de vache que l'on soumet à la présure vers 35°; le caillé qui en résulte, comprimé d'abord à la main, est placé dans une forme d'osier, large et basse, où on le presse et l'égoutte avec soin. On le frotte alors de sel et on le conserve quelques jours. On l'empile enfin dans des tonneaux en lieu frais et sec, en interposant un lit de paille entre chaque fromage. C'est à ce moment qu'il s'affine grâce aux moisissures qui se développent à sa surface.

Les fromages *frais non fermentés* sont faits avec le lait de vache. Ils comprennent le *fromage à la pie*, fait avec le lait écrémé, et les fromages *gras* de Savoie, de Gournay, de Viry, de Suisse ou de Neufchâtel. Ils contiennent de 50 à 60 p. 100 d'eau. Les matières grasses y abondent.

Dans la maturation des fromages, une portion de la caséine se peptonise, comme on l'a dit, en même temps qu'il se fait des leucines, tyrosines, etc., et du carbonate d'ammoniaque, du moins à la surface. Une partie de la caséine se transformerait même en une substance coagulable par la chaleur (*Duclaux*). En même temps apparaissent des produits très sapides, très odorants, qui donnent à chaque sorte de fromage leur arome et leur goût. Ils varient avec la nature des microorganismes qui mûrissent lentement le caillé; le secret du fromager consiste à conserver le mieux possible ceux de ces cryptogames qu'il a reconnus les plus propres à développer le goût spécial de ces préparations et à empêcher l'intervention des agents nuisibles, en particulier des vibrioniens.

Durant la maturation, le sucre de lait en fermentant, les graisses en se saponifiant partiellement sous l'influence des ferments figurés et des diastases ambiantes, donnent de la glycérine, des alcools [1] et des acides gras que saturent les amines et l'ammoniaque formées en même temps. La matière grasse se change ainsi peu à peu en composés solubles dans l'alcool et dans le sulfure de carbone, que la potasse gonfle et gélatinise et qui absorbent lentement l'oxygène en se colorant à l'air.

Les tableaux de la page suivante donnent la composition sommaire des fromages les plus estimés. (Voir le *Tableau* p. 238).

Les fromages sont d'excellents adjuvants de l'alimentation. Ce sont aussi des peptogènes et des stimulants de la digestion. On a constaté qu'ils augmentent l'utilisation centésimale de l'albumine ingérée et qu'ils aident à l'assimilation des graisses et des hydrates de carbone. Les fromages à pâtes cuites, comme l'emmenthaler, le parmesan, etc., peuvent permettre d'ajouter à notre alimentation journalière une contribution importante en matières azotées facilement assimilables; ils peuvent être partiellement substitués au lait dans la diète lactée. Mais les fromages fermentés de haut goût (roquefort, gorgonzola, munster) ne sont pas acceptés par tous les estomacs et ne sauraient être substitués au lait ni, en général, donnés aux malades.

---

1. Traces d'alcools supérieurs dans le roquefort.

Composition centésimale de principaux fromages.

	EMMENTHALER OU GRUYÈRE (moyenne)	PARMESAN (moyenne)	CHESTER	CANTAL DE 8 MOIS [1]	HOLLANDE (moyenne)
Eau...................	34,68	31,80	35,92	36,26	36,60
Caséine...............	31,41	41,19	25,99		28,21
Albumine.............				24,59	
Matières solubles dans l'eau bouillante..............	1,13	1,18	7,50		2,50
Corps gras...........	28,93	19,52	26,2	34,70	27,83
Sels minéraux solubles [2].............				2,23	
Sels minéraux insolubles................	3,85	6,31	4,16	2,22	4,86
Auteurs	(Müller)	(J. Kœnig)	(Payen)	(Duclaux)	(Payen ; Mayer)

	ROQUEFORT (2 MOIS).	GORGONZOLA (moyenne)	CAMEMBERT (moyenne)	BRIE (moyenne)	NEUFCHATEL (DIT SUISSE)
Eau...................	19,30	37,72	51,30	49,79	37,87
Caséine...............	43,28	25,91	19,00	18,97	17,43
Albumines...........					
Matières solubles dans l'eau bouillante..............	1,50	0,23	3,50	0,83	»
Corps gras...........	32,30	32,14	21,50	25,87	41,30
Sels minéraux.......	4,45	4,00	4,70	4,54	3,40
Auteurs	(Blondeau)	(D'après J. Kœnig)	(Malagutti)	(Auteurs divers)	(Malagutti)

1. Le caillé qui avait donné naissance à ce fromage de Cantal contenait, d'après Duclaux : eau, 40,70 ; matière grasse, 30,10 ; caséine, 20,0 ; albumine coagulable, 4,10 ; matière soluble dans l'eau chaude, 4,30 ; sel marin, 0,80.

2. Ces sels solubles sont formés principalement de phosphates alcalins ; les insolubles, de phosphate de chaux, avec un peu de magnésie, d'oxyde de fer et de silice.

XVIII

ŒUFS ET LAITANCES. — CORPS GRAS

En terminant l'histoire des dérivés du lait, il nous resterait à parler du beurre; mais nous en renvoyons l'étude à la fin de ce chapitre pour ne pas la séparer de celle des autres corps gras. Auparavant complétons la description des aliments fournis par le règne animal en nous occupant des œufs et des laitances.

ŒUFS

Les œufs de gallinacés, surtout ceux de poule, entrent, comme on le sait, pour une part sensible dans l'alimentation domestique. Paris seul absorbe plus de 500 millions d'œufs par an[1]. Un œuf de poule pesant en moyenne 60 gr., c'est donc chaque année plus de 30 000 tonnes d'œufs ainsi consommés.

L'œuf est composé de la coque (avec sa membrane coquillière), du blanc ou albumen et du jaune.

Ces trois principales parties sont, pour l'œuf de poule, dans les rapports pondéraux suivants :

	Poids moyen.	En centièmes.
Coquille..................	$7^{gr},2$	12
Albumen	35 ,4	59
Jaune de l'œuf..........	17 ,4	29
	$60^{gr},0$ pour un œuf	100

L'albumen ou *blanc* de l'œuf est essentiellement formé par une matière protéique, l'ovalbumine, mélangée d'un peu d'ovo-

---

1. 538 millions d'œufs ou 32 millions de kilogrammes, ont été déclarés à l'octroi de Paris en 1900.

globuline, autre albuminoïde soluble grâce aux sels alcalins du blanc, et d'une faible proportion d'une matière protéique analogue au fibrinogène (*A. Gautier*), substance qui, comme lui, se coagule par agitation. Ces trois corps protéiques, mélangées à un excès d'eau, sont contenus dans de petites loges formées par des membranules qui divisent et enclosent l'albumen.

On sait que, porté à 70-80°, l'albumen de l'œuf se coagule, devient blanc opaque et s'insolubilise.

Sa composition moyenne est la suivante :

Eau	85,5
Matières albuminoïdes	11,8
Membranules (environ)	1,0
Matières extractives	0,3
Glycose	0,5
Graisses	0,25
Matières minérales	0,61
	100,0

100 parties de matières minérales laissées par l'incinération du blanc d'œuf contiennent, d'après Poleck et Weber :

$NaCl$	9,16	à	14,07
CKl	41,29	à	42,17
Soude (non unie à Cl)	23,04	à	16,09
Potasse (non unie à Cl)	2,36	à	1,15
Chaux	1,74	à	2,79
Magnésie	1,60	à	3,17
Oxyde de fer	0,44	à	0,55
P^2O^5	4,83	à	3,79
SO^3	2,63	à	1,32
SiO^2	0,49	à	2,04
CO^2	11,60	à	11,52

Dans les cendres du blanc d'œuf remarquons la richesse en potasse ; l'existence des carbonates alcalins provenant en partie de carbonates préexistants, en partie de la décomposition des albuminates ; la prépondérance de la magnésie sur la chaux ; la présence du fer et de la silice, celle-ci en quantité relative très grande.

Le *jaune de l'œuf* est essentiellement formé par des matières grasses dont quelques-unes azotées et phosphorées, les *lécithines*, et des substances albumineuses spéciales, vitelline et nucléoprotéides, qui restent insolubles lorsqu'on traite le jaune par un mélange d'eau et d'éther. On sépare la vitelline des nucléo-protéides au moyen de l'eau faiblement salée qui la dissout. Elle possède la propriété de se dédoubler, sous l'influence de l'eau chaude, en matière albuminoïde coagulée (75 p. 100) et lécithine (25 p. 100). Quant aux nucléo-protéides, que ne dissout pas la solution de sel marin, leur digestion par le suc gastrique montre qu'elles sont formées d'albuminoïdes exemptes de phosphore et de cytoprotéides et nucléoprotéides, richement phosphorées. Le jaune de l'œuf est donc une source abondante de phosphore assimilable.

A côté des protéides du vitellus, il faut signaler l'*hématogène* de Bunge, matière riche en fer organique destinée à fournir cet élément au sang du nouvel être.

Les matières grasses du jaune sont constituées par un mélange d'oléine et de margarine avec un peu de lécithines, de cholesté-rine, etc. Ces lécithines dont, à l'état libre ou combiné, un œuf contient jusqu'à deux grammes, sont des matières azotées com-plexes formées par l'association de l'acide phosphorique, des acides gras, de la glycérine et des bases névriniques. Elles joue nt un rôle important dans l'assimilation du phosphore. Elles excite-raient même l'assimilation générale, suivant quelques observa-tions de divers auteurs, mais qui ont été contestées.

Chez les poissons, à l'époque du frai, les lécithines apparais-saient abondamment dans les œufs, tandis que disparaissent au contraire les masses musculaires.

La composition centésimale moyenne du jaune d'œuf de poule est la suivante :

Eau	51,03
Albuminoïdes	16,12
Substances grasses	31,39
Matières non azotées solubles	0,48
Sels	1,01

Dans les 31,39 p. 100 de substances grasses du jaune on trouve 8,43 de lécithines et 0,30 de cérébrine.

L'œuf contient aussi un peu de glycose ainsi que deux matières colorantes solubles dans l'alcool froid, l'une, exempte de fer, qui paraît se rapprocher des corps biliaires, l'autre, fer-rugineuse, qui ressemble à l'hématoïdine.

Voici la composition centésimale du jaune d'œuf de poule :

	Gobley.	Schützenberger.
Eau	51,49	48,55
Vitelline et autres matières protéiques	} 15,76	13,93
Albumine soluble		2,84
Membranes insolubles	»	0,46
Margarine et oléine	21,30	
Cholestérine	0,44	
Lécithines	8,43	} 31,85
Cérébrine	0,30	
Chlorures et sulfates alcalins	0,277	
Sel ammoniac	0,034	} 1,52
Phosphates de chaux et de magnésie	1,022	
Matières colorantes (avec fer)	} 0,553	
Glycose		.

Si nous calculons maintenant les matières alibiles contenues dans un œuf pesant, en moyenne, 60 grammes (avec sa coquille), nous aurons en matériaux utiles :

Matières organiques d'un œuf de poule :

Albuminoïdes du blanc	4^{gr},5	
Vitellines, nucléoalbumines du jaune [1]	2 ,6	} 12^{gr},7
Graisses du jaune	4 ,1	
Lécithines	1 ,5	

Pour 100 parties d'œuf sans la coquille nous aurons :

	Poule.	Canard.
Eau	73,67	71,11
Matières azotées	12,55	12,24
Graisses	12,11	15,49
Substances non azotées	0,55	.
Sels minéraux	1,12	1,16

Par ses albumines, ses graisses, ses corps phosphorés organiques, son fer, l'œuf, comme la chair musculaire et mieux encore qu'elle, est apte à fournir au jeune animal les matériaux essentiels de la formation du sang, des muscles, du tissu nerveux. Aussi, les œufs frais, en coque ou brouillés, constituent un aliment essentiellement assimilable, réparateur et de facile digestion [2].

La coquille de l'œuf est poreuse. On a reconnu qu'elle peut laisser passer, après une longue conservation, quelques

1. Dont, lécithines de dédoublement $= 0^{gr},5$. Lécithine totale pour un œuf $= 2^{gr}$. Elles
2. On a réussi à faire des conserves d'œufs frais desséchés dans le vide. Elles
ne contiennent que 6 à 7 p. 100 d'eau (Effner).

microbes ou spores de moisissures. On sait aussi que les matières odorantes et les vapeurs la traversent aisément et peuvent transmettre à l'œuf leurs défauts ou leurs qualités.

Œufs de poissons. — Ils entrent pour une faible part dans l'alimentation ordinaire. Voici la composition des œufs de carpe et d'alose pour 100 parties :

	Carpe (Gobley).	Alose (O. Atwater).
Eau	64,08	72,1
Vitellines	14,06	23,4
Graisses	2,57	3,8
Cholestérine	0,27	»
Lécithines	3,05	»
Matières extractives	0,39	»
Membrane et enveloppes	14,53	»
Matières colorantes et fer	0,031	»
Sels minéraux	0,82	1,6

Le caviar, utilisé surtout dans le nord de l'Europe, est formé par les œufs légèrement salés d'esturgeon et de quelques autres gros poissons. D'après les analyses de Payen, Lidow, Stützer, il contient en moyenne : eau 43,89; matières azotées 30,79; matières grasses 15, 66; matières organiques non azotées 1,67; sels minéraux 8,09 p. 100 (dont 6 de sel ajouté). C'est un digestif très phosphoré, très excitant, que supportent bien même les convalescents et les gastralgiques.

La boutargue (des Provençaux) est un condiment assez recherché, formé par les œufs de mulet, conservés dans leur membrane naturelle et séchés au soleil.

Laitances. — A côté des œufs de poissons, il convient de citer aussi leurs laitances plus riches encore que les œufs en azote et principes organiques phosphorés. Dans la laitance mûre de saumon, Miescher a trouvé, après dessiccation :

Protamines	26,76
Nucléines	48,68
Albumines et nucléoalbumines	10,32
Lécithines	7,47
Cholestérines	2,24
Graisses	4,53
	100,00

Les protamines de Miescher, qui entrent pour une large part dans ces produits alimentaires, sont des bases que Kossel

considère comme les matières albuminoïdes les plus simples.
Ce sont elles qui en s'unissant aux acides nucléiniques, forment
les *chromatines*, substances phosphorées principales des noyaux
cellulaires.

Les laitances de poissons sont peut-être l'aliment le plus
nutritif et le plus riche à la fois en phosphore que l'on connaisse.

CORPS GRAS. — GRAISSES ET HUILES.

Qu'elles soient empruntées au régime animal ou végétal,
l'analogie de constitution empêche de séparer les beurres, les
graisses et les huiles. Leur étude nous servira donc de transition
pour passer des aliments animaux, que nous avons jusqu'ici
étudiés, à ceux que nous fournissent les plantes.

On sait que les corps gras sont formés par des mélanges, en
proportions variables, de divers principes gras se dissolvant
mutuellement (*Chevreul*). Ces principes gras sont tous de vrais
éthers, résultant de l'union d'un même alcool, la glycérine, à trois
molécules d'acide gras ou isologues de ces acides gras (acides
butyrique, stéarique, margarique…, oléique, etc.), avec élimination de trois molécules d'eau.

La butyrine, la margarine, la stéarine, l'oléine de nos graisses
peuvent à leur tour se dédoubler par hydrolyse et redonner,
grâce à l'action de l'eau, aidée des alcalis ou des ferments sapo-
nifiants, la glycérine et l'acide gras dont ils renferment les radicaux. Par exemple :

$$C^3H^5\!\!\begin{cases}OC^4H^7O\\OC^4H^7O\\OC^4H^7O\end{cases} + 3H^2O = C^3H^5\!\!\begin{cases}OH\\OH\\OH\end{cases} + 3C^4H^7O,OH$$

Butyrine de beurre.   Glycérine.   Acide butyrique.

A côté des principes gras proprement dits, on peut rencontrer
dans les graisses et les huiles une petite quantité d'acides gras
libres, et quelques corps phosphorés, colorants, odorants, etc.

Les graisses et les huiles usuelles ont toutes une composition
centésimale très analogue : C = 76 à 77 ; H = 11 à 12 ; O = 11 à
13 p. 100.

Les tableaux que j'ai déjà donnés (p. 136 et suivantes) indiquent la teneur en graisse des principaux aliments. Les viandes

grasses peuvent en contenir (quoique très exceptionnellement) jusqu'à 30 et 35 p. 100 de leur poids; les viandes maigres de 1 à 6 p. 100; les cervelles 15 à 17 p. 100. Les aliments végétaux en fournissent aussi des proportions très variables; les amandes, noix, noisettes, cacao, jusqu'à 50 et 67 p. 100, les céréales et légumes en grains de 1,8 à 6,5 p. 100, le riz 0,8, les légumes verts de 0,15 à 0,4, la pomme de terre 0,15, pour 100. En mettant pour le moment de côté le beurre qu'on traitera plus loin, les principales graisses animales comestibles sont :

Les graisses de bœuf, de mouton et de porc, riches en stéarine dans les parties profondes de l'animal, en palmitine et en oléine dans les parties périphériques et le derme. Elles ont la composition moyenne :

	Graisse de bœuf.	Graisse de mouton.	Graisse de porc.
Eau	9,96	10,48	6,44
Membranes	1,16	1,64	1,35
Corps gras	88,88	87,88	92,21
Cendres	Traces.	Traces.	Traces.

Elles contiennent en acide oléique et acides gras solides combinés les quantités suivantes pour 100 :

	Acides liquides.	Acides gras solides.	Points de fusion.
Graisse de bœuf	31	64	41° à 49°
— de mouton	15	80	42° à 50°
— de porc	49	41	33°
— d'oie	62	31	25°

Les graisses d'oie et de canard, fusibles à 24 ou 26°, sont riches en butyrine et caproïne.

Dans nos climats les huiles de poisson sont plutôt des médicaments que des aliments; mais les Esquimaux et Groenlendais les consomment largement. En Russie, l'huile d'esturgeon est recueillie, fondue et salée pour servir en cuisine.

L'huile de foie de morue s'extrait des foies de divers *Gadus* qu'on abandonne à eux-mêmes jusqu'à ce que, grâce à une fermentation diastasique qui s'y produit, l'huile s'en sépare et vienne surnager. On l'extrait aussi directement en chauffant ces foies à l'eau ou à la vapeur. La densité de cette huile est de 0,924. Outre les corps gras ordinaires, elle renferme des lécithines, des substances phosphorées et iodées, des bases analogues aux ptomaïnes. L'huile de dauphin, qui sert à la frauder, est surtout formée de trivalérine.

Les principales *huiles et graisses* fournies par les végétaux sont les suivantes :

L'*huile d'olive*, obtenue en broyant à chaud le fruit mûr de l'olivier. Sa densité est de 0,916 à 15°. Elle se congèle à + 2°. Cette huile est jaune verdâtre, très fluide et de saveur douce. Elle est surtout formée d'oléine et de margarine avec un peu de stéarine.

L'*huile de colza*, extraite des graines de *Brassica campestris*. Elle se solidifie à — 6°,2. Densité, 0,913 à 15°. Elle sert surtout comme huile à brûler.

L'*huile de navette*, qui se retire par expression des graines du chou-navet et du chou-rave. Densité, 0,915 à 15°.

L'*huile d'œillette*, qui s'extrait des graines du *Papaver somniferum*. Elle est solidifiable à — 18°. Sa densité est de 0,925 à 15°. C'est l'huile qu'on appelle vulgairement *huile blanche*, quoiqu'elle soit un peu jaunâtre. Souvent on la substitue sur nos tables à l'huile d'olive.

L'*huile de coton*, presque incolore, qui s'extrait des graines du cotonier et sert à frauder aussi les huiles d'olive.

Les huiles de noix et d'amande douce sont encore des huiles comestibles. La première, fluide, incolore, d'une faible odeur, facile à rancir, possède une densité de 0,926 à 15°. Elle se solidifie à — 27°.

Les graisses et huiles alimentaires, après avoir été émulsionnées et en partie saponifiées dans l'intestin, sont ensuite transformées, au moins en très grande proportion, en traversant la paroi intestinale, dans les graisses spécifiques propres à chaque animal. Toutefois en nourrissant abondamment un chien avec des tourteaux de graines de colza qui contiennent le glycéride de l'acide erucique $C^{22}H^{24}O^2$, corps entièrement absent des tissus de cet animal, Munk retrouva dans ses graisses une certaine proportion de cet acide. Evidemment, abondamment absorbé dans l'intestin, il n'avait pas eu le temps de subir en totalité la transformation en principes gras spécifiques propres à l'espèce canine.

Les corps gras sont utiles à la préparation de nos aliments; mais leur nécessité absolue n'est pas démontrée. Ils peuvent résulter, en effet, dans l'économie, du dédoublement des albuminoïdes, et surtout des sucres et hydrates de carbone alimentaires par perte de CO_2 et H_2O :

$$13C^6H^{12}O^6 = C^{55}H^{104}O^6 + 23CO_2 + 26H_2O$$

Glycose.   Corps gras.

De fait, deux à trois heures après un repas riche en amidon et sucres, la quantité d'acide carbonique expiré et perspiré augmente considérablement, et bien plus que ne croît celle de l'oxygène absorbé dans le même temps (*Hanriot*).

On a vu (p. 65) que les graisses sont, de tous les aliments, ceux qui, sous le plus faible poids, introduisent dans l'économie le maximum de puissance latente. Comme le sucre et l'amidon, les graisses sont destinées à fournir l'énergie nécessaire au travail mécanique et à la calorification. Les corps gras étant de tous les principes combustibles emmagasinés dans nos tissus ceux qui disparaissent les premiers et le plus facilement, on peut les considérer comme des aliments d'épargne des albuminoïdes. Toutefois, leur action est moindre, à ce point de vue, que celle des hydrates de carbone; mais on a dit que, quelle que soit leur abondance relative, les corps ternaires ne sauraient entièrement empêcher la désassimilation des principes azotés.

Les graisses et les huiles peuvent être consommées en grandes quantités dans les climats très froids.

BEURRE

Le beurre se sépare du lait par écrémage et barattage. Outre les corps gras ordinaires, oléine, palmitine et stéarine, il contient de la butyrine, de la caproïne, de la capryline, et même une certaine quantité de caséine et des traces d'autres albuminoïdes qu'entraînent les globules graisseux; on y trouve aussi de l'eau interposée tenant en dissolution de la lactose et des sels empruntés au sérum du lait. En se concrétant le beurre entraîne en très grande proportion les ferments microbiens et diastasiques du lait. De là son altérabilité et son rancissement faciles. Le beurre qui n'a pas été fondu, mais qui est soigneusement lavé et pressé, est moins altérable parce qu'il est mieux débarrassé du sérum qui reste interposé entre les globules butyreux.

En raison même de cette constitution et de son point de

fusion très bas, 26°,5, le beurre est de tous les corps gras un des plus digestibles, surtout s'il est frais. Étendu sur le pain on peut, sans inconvénient, le consommer pendant des semaines, à la dose de 100 gr. et plus par jour.

Voici, d'après Duclaux (*Annales de l'Institut agronomique*, t. IX, 1884), la composition des beurres frais et salés de lait de vache :

| | BEURRE FRAIS | | BEURRE SALÉ |
	Cantal.	Isigny.	Isigny.
Eau.....................	13,40	14,24	12,40	12,36
Matières grasses........	84,30	84,82	86,71	80,56
Sel marin..............	0,94	»	»	5,08
Sucre de lait...........	0,60	0,50	0,16	0,57
Caséine et sels.........	0,76	0,44	0,73	1,43

La matière grasse du beurre de vache présente en moyenne la composition suivante d'après **W.** Blyth : *oléine*, 42 p. 100; *palmitine* avec un peu de *stéarine*, 50 p. 100; *butyrine*, 7,6 p. 100; *caproïne* et *capryline*, 0,2 p. 100. Les acides butyrique et caproïque y seraient dans la proportion de 1 à 2 p. 100, d'après Duclaux. Les beurres de laits de chèvre ou de brebis contiennent sensiblement les mêmes proportions de ces divers acides gras volatils.

La coloration du beurre varie du blanc au jaune orangé, mais sa teinte jaune est souvent due au rocou ou à la fleur de souci ou de safran qu'on y ajoute artificiellement [1].

La saveur du beurre est douce, son odeur est très légèrement parfumée. Sa réaction doit être à peine acidule. Ses acides libres volatils varient de 0 gr. 10 à 0 gr. 25 par kilogramme.

Les différents pacages et les races de vaches amènent des variations notables dans les propriétés organoleptiques et dans la composition du beurre. Si l'animal a été nourri à l'étable de drêches, tourteaux, etc., son lait et son beurre prennent une saveur déplaisante. Si même ces aliments sont abondamment donnés à l'animal, on peut trouver une partie de leurs principes gras non transformés dans le beurre [2].

Il est souvent falsifié. Le plus généralement on y introduit de

---

1. Quelquefois au dinitrocresol et au jaune de Martius qui sont vénéneux.
2. Lebedeff; Münk. *Centralblatt f. deutsche med. Wiss.*, 1882; *Virchow Arch.*, t. 95, p. 416.

l'axonge, de la graisse de cheval, de l'oléo-margarine, de la margarine artificielle, dont on va parler plus bas. Ou bien on refond des beurres altérés ou rancis qu'on émulsionne avec un peu de lait et d'eau chargés ou non d'antiseptiques et d'un peu de bicarbonate de soude, etc., puis qu'on soumet à la centrifugeuse qui réunit les globules graisseux ainsi lavés. On les soude ensuite en les faisant circuler dans des conduits très étroits sous forte pression. Il ne reste plus qu'à colorer les beurres ainsi purifiés et à les parfumer très légèrement avec de l'huile de noisette et quelquefois une trace d'essence d'amandes amères.

La graisse des rognons, des intestins ou de queues de veau, de bœuf ou de mouton, fondue à douce température, associée avec de l'oléine ou de l'huile d'amandes douces, et mélangée d'un peu de beurre frais, enfin malaxée et centrifugée, permet de faire une imitation de beurre assez réussie.

Margarine. — On produit industriellement sous le nom de *margarine* une sorte de graisse imitant bien le beurre naturel. Les parties grasses des organes internes du bœuf, du veau et même du mouton, sont recueillies à l'état frais, hachées, lavées et fondues à 48°-50° en les malaxant sous l'eau. Les graisses ainsi purifiées, et privées de leurs membranes, sont décantées et refroidies à 30° jusqu'à cristallisation de la stéarine. On soumet alors la masse à une forte pression qui enlève l'excès de cette dernière substance et laisse une matière plus fluide, l'*oléo-margarine*. Celle-ci est projetée, par des tubes fins à jets forcés, dans des récipients où elle se divise et forme une émulsion que l'on mélange avec un peu de lait frais, puis qu'on colore en jaune au rocou et qu'on baratte. On obtient ainsi un beurre factice qui, lavé et comprimé fortement, prend l'aspect du beurre ordinaire.

La margarine bien préparée avec des graisses de choix ressemble beaucoup au vrai beurre. Elle est moins altérable et moins rancissable que lui. C'est une bonne préparation lorsqu'elle est vendue sous son vrai nom et utilisée pour remplacer les beurres de qualité inférieure.

Elle a pour composition centésimale moyenne : *palmitine*, 22,3; *stéarine*, 46,9; *oléine*, 30,4; *butyrine* et *caproïne*, 0,4.

XIX

ALIMENTS D'ORIGINE VÉGÉTALE. — CÉRÉALES

L'étude des modes d'alimentation des grandes aglomérations humaines nous a permis de constater (p. 16 et 33) que, déduction faite de l'eau de boisson, sur 100 parties d'aliments, l'homme dans nos climats en emprunte 77 environ au règne végétal.

Les aliments végétaux jouent donc un rôle fort important. Le plus indispensable, le pain, ou ses congénères, entre pour 21 p. 100 dans notre ration ordinaire. Après lui, les aliments d'origine végétale les plus ordinaires sont les céréales et leurs dérivés, les légumes herbacés ou en grains, les racines et tubercules, les fruits proprement dits, etc.

Quoique les végétaux nous apportent les mêmes sortes de principes alimentaires fondamentaux que ceux que fournit la nourriture animale : albumines, graisses, hydrates de carbone, ces principes diffèrent cependant par les détails de leur constitution interne. De plus, ils sont, dans les plantes, mêlés à une masse de matière cellulosique presque inassimilable pour l'homme; et, tandis que, dans les aliments d'origine animale les matières protéiques prédominent, ce sont les matières amylacées et quelquefois les sucres, que l'on trouve en grande abondance dans les végétaux.

Remarquons aussi que les viandes, le lait, les œufs, le sang, etc., nous fournissent leurs albuminoïdes presque dans l'état où ils existent dans nos organes, et qu'au contraire, les albumines végétales, tels que légumine, amandine, gluten, etc., plus éloignées de l'état qu'elles doivent atteindre chez l'animal pour entrer dans la constitution de ses organes, demandent pour être utilisées par nous un travail d'assimilation plus difficile, si l'on en juge d'une part par cette sensation universellement reconnue qu'elles nourrissent moins sous le même poids, qu'elles sont moins aptes à entretenir nos forces ; et si l'on se rappelle, de l'autre, qu'elles sont moins complètement et plus lentement résorbées dans le tube intestinal. D'après Rübner, en effet, tandis que sur 100 parties de substances protéiques fournies par la viande, 96 sont utilisées par l'homme, 80 seulement le sont si ces albuminoïdes proviennent du pain de froment, et 82 lorsqu'elles nous sont fournies par les pois ou autres légumes secs.

Il en est de même des matières ternaires : l'animal nous les apporte en très grande partie à l'état de graisses immédiatement assimilables ; la plante surtout sous forme de substances sucrées ou amylacées qui, avant de se changer en graisses dans l'économie, doivent subir une perte d'acide carbonique et d'eau. D'ailleurs, une partie des substances amylacées, et une grande part de la cellulose et des principes analogues (gommes, mucilages, etc.) passent à travers l'intestin de l'animal sans avoir le temps d'être transformés ni même absorbés. Sur 100 parties d'hydrates de carbone contenues dans divers aliments usuels, Hübner a trouvé que les proportions suivantes restaient dans les matières fécales :

Pain blanc de froment......	1,1
Pain de seigle..............	10,9
Maïs......................	3,2
Riz.......................	0,9
Pommes de terre..........	7,6
Carottes	18,2
Lentilles..................	3,6 à 7

Une partie très importante de la cellulose des légumes herbacés traverse l'intestin sans être absorbée ; une faible proportion seulement en est utilisée.

Quant aux graisses végétales, elles sont en général d'assimilation aussi facile que les animales. A côté d'elles, on trouve dans les plantes, des corps plus ou moins solubles dans l'éther et dans l'alcool, mais de constitution différente des graisses. Ils sont souvent phosphorés et azotés. Au lieu de se dédoubler par hydrolyse, comme les vraies graisses, en glycérine et acides gras, certaines de ces substances donnent de la glycérine, des acides gras, de l'acide phosphorique et des bases azotées : c'est le cas des *lécithines*. D'après Schultze et Stieger, la teneur des graines de céréales en lécithines varie de 0,52 à 0,74 p. 100. D'autres substances d'apparence grasse sont de vraies nucléines; le phosphore y existe à l'état organique et facilement assimilable. Les graines et les tubercules sont très riches en cet élément. Près des deux tiers de celui que nous ingérons proviennent de ces substances. Il y existe en *très petite quantité* sous forme de phosphore minéral; 6 p. 100 seulement du phosphore total s'y trouve sous forme de lécithines et nucléines; mais la majeure partie (de 70 à 92 p. 100) s'y rencontre sous la forme d'une combinaison assez simple, l'acide anhydroxyméthylène-diphosphorique, découvert par M. Posternack[1], corps répondant à la composition $C^2H^8P^2O^9$, et se dédoublant nettement, par hydrolyse, en inosite et acide phosphorique. Cet acide contient, *à l'état organique 26 p. 100 de phosphore.* Il paraît uni dans les graines à la potasse et à la magnésie.

Le tableau suivant, dû à M. Posternack, indique les quantités centésimales de phosphore existant dans quelques graines sous ces divers états :

	P. total.	P. de l'acide de Posternack pour 100 parties de graine.	P. de l'acide de Posternack pour 100 parties de P total.	P. des lécithines pour 100 parties de P total.
Chènevis décortiqué.	1,460	1,330	91,44	1,02
Pois..............	0,367	0,260	70,80	6,2
Lentilles	0,299	0,247	82,60	6,7
Haricots.............	0,512	0,418	81,60	8,0

Les extraits et farines de céréales permettent donc d'introduire dans l'économie une grande quantité de phosphore, sous forme assimilable, sans charger l'alimentation d'un excès d'albuminoïdes ou de déchets azotés. Aussi ces extraits sont-ils favorables à la croissance des jeunes animaux et excellents pour les convalescents et les enfants, comme l'avaient déjà remarqué les anciens médecins grecs.

Le tableau suivant, dû à MM. Schlagdenhauffen et Reeb[2], donne en anhydride phosphorique, P^2O^5, la proportion relative

1. *Compt. rend. Acad. sciences*, t. CXXXVII, p. 339 et 439.
2. *Comptes rendus*, t. CXXXV; p. 205.

du phosphore contenu dans les graines alimentaires naturelles sous les deux états, minéral et organique :

	Cendres p. 100.	P^2O^5 Minéral.	P^2O^5 Organique.	Total.
Blé...................	2,22	0,859	0,183	1,040
Seigle................	2,16	0,739	0,291	1,030
Orge.................	2,42	0,557	0,373	0,930
Avoine...............	3,29	0,680	0,160	0,840
Sarrasin.............	2,97	1,648	0,070	1,718
Haricots.............	3,13	0,652	0,187	0,839
Pois.................	2,73	0,581	0,240	0,821

Les plantes introduisent aussi dans notre alimentation une certaine quantité de fer, de magnésie, de manganèse, et sans aucun doute de silicium, sous formes organiques. Plusieurs de leurs combinaisons contiennent aussi du phosphore et sont solubles dans l'éther et même dans l'éther de pétrole[1].

Les végétaux, en particulier les végétaux herbacés et les graines de légumineuses, jouent un autre rôle important dans l'alimentation. Ils apportent à l'organisme animal sous forme de sels de potasse, de soude, de magnésie, de chaux, les bases nécessaires à nos tissus. Elles sont contenues dans les plantes à l'état d'albuminates, malates, citrates, tartrates, oxalates, etc. La matière organique de ces sels, en se détruisant dans l'économie, grâce à une série d'oxydations, abandonne sous forme de carbonates alcalins ou alcalino-terreux les bases introduites à l'état de sels organiques. Ils viennent saturer les acides urique, hippurique, lactique, sulfurique, phosphorique, etc., provenant de la désassimilation des matières animales. C'est surtout par ce mécanisme que l'alcalinité, indispensable au fonctionnement, se conserve dans nos tissus et nos plasmas. A ce point de vue les végétaux jouent dans l'alimentation animale un rôle de premier ordre. C'est la potasse qui prédomine chez eux : d'après Boussingault, les épinards en contiennent 4 gr. 5, les pommes de terre 3 gr. 2, les navets 3 gr. 7, les choux 2 gr. 6, la chicorée 1 gr. 7, etc., pour 100 parties sèches.

Sur 4 gr. 5 de potasse (K^2O) et 1 gr. 1 de soude (Na^2O) con

1. Dans mes recherches sur les chlorophylles j'ai montré que ces pigments végétaux, dissous dans l'éther de pétrole, contiennent une certaine quantité de phosphore et de magnésium; après évaporation et calcination, on obtient un résidu contenant du phosphate de magnésie exempt de fer.

tenus dans la ration alimentaire des 24 heures, un adulte reçoit par les végétaux 3 gr. 2 de potasse et 0 gr. 65 de soude. Sur 1 gr. 15 de chaux et 0 gr. 65 de magnésie de la même ration, les végétaux lui fournissent 0 gr. 80 de chaux et 0 gr. 50 de magnésie.

Nous éliminons chaque jour par les urines 2 gr. environ d'acide sulfurique (SO^3) et 2 gr. 5 d'acide phosphorique (P^2O^5) provenant du soufre et du phosphore des albumines et des nucléines. Ce sont les acides ainsi formés, partie par dédoublements, partie par oxydation, que viennent saturer les alcalis fournis par les plantes. A cette saturation contribue toutefois une faible proportion d'ammoniaque directement produite dans nos tissus. Ce dernier phénomène, sommaire chez l'omnivore, se développe beaucoup chez les carnassiers uniquement nourris de chair.

Classification des aliments végétaux. — Nous partagerons en cinq groupes les aliments fournis par les plantes :

a. — *Céréales* (farines, pain, etc.) et leurs dérivés.

b. — *Légumes en grains* (haricots, pois, lentilles, fèves, etc.).

c. — *Racines et tubercules* (pommes de terre, patates, ignames, topinambours, etc.).

d. — *Légumes herbacés* (épinard, oseille, chicorée, choux, salades, etc.).

e. — *Fruits proprement dits* (pommes, poires, pêches, fraises, amandes, noix, etc.).

CÉRÉALES

Les graines des céréales sont utilisées dans l'alimentation soit sous forme directe, cuites à l'eau après décortication, et consommées presque en nature, comme l'orge, le riz et le blé lui-même, soit sous forme de bouillies ou de pâtes, s'il s'agit du maïs ou du sarrasin, soit enfin et surtout à l'état de pain. Avant de parler de cette dernière préparation nous inscrirons dans le tableau suivant, formé seulement de moyennes empruntées à J. Kœnig[1] et correspondant chacune à un grand nombre d'analyses, la composition des *graines entières* des principales céréales.

---

1. *Loc. cit.*

Composition moyenne des graines des principales céréales [1].

	FROMENT DE FRANCE moy.	FROMENT DE RUSSIE moy.	FROMENT D'AMÉRIQUE BLÉ D'HIVER moy.	FROMENT D'AMÉRIQUE BLÉ D'ÉTÉ moy.	SEIGLE moy.	ORGE moy.	AVOINE moy.	MAÏS moy.	RIZ moy.	SARRASIN moy.	SORGHO BLANC (Balland)
Eau........	13,37	13,37	13,37	13,37	13,37	14,05	12,11	13,35	12,58	14,12	11.70
Substances azotées. .	12,64	17,65	11,60	13,92	10,81	9,66	10,66	9,43	6,73	11,32	9,32
Graisses...	1,41	1,58	2,07	2,15	1,77	1,93	4,99	4,29	0,88	2,61	2,25
Amidons et sucres ...	68,92	65,74	69,47	67,98	70,21	66,99	58,37	69,33	78,48	54,86	67,63
Celluloses.	2,00		1,70	1,72	1,78	4,95	10,58	2,29	0,51	14,32	6,20
Cendres...	1,66	1,66	1,79	1,86	2,06	2,43	3,29	1,29	0,82	2,77	2,90

Le riz est, on le voit, la céréale la plus riche en matières amylacées; après lui viennent par ordre décroissant, le seigle, le froment, le maïs, enfin le sarrasin.

Le maïs et l'avoine sont les plus riches en matières grasses, le riz la plus pauvre.

Le froment est de toutes les céréales celle qui contient le plus de matières protéiques assimilables (jusqu'à 18 p. 100); après lui viennent le sarrasin (11,6 à 17 p. 100), puis le seigle, l'orge et l'avoine (10,7 p. 100). Les plus pauvres sont le maïs, le sorgho et surtout le riz (6,7 p. 100).

Après avoir été moulus et passés au blutoir pour en séparer les germes, le son et une petite proportion de matières azotées complexes, les diverses graines de céréales fournissent des farines dont le tableau suivant donne la *composition moyenne* d'après J. Kœnig.

1. Voir, sur la composition de diverses espèces de blés, les analyses de Péligot (*Annales phys. chim.*, 3e série, t. XXIX, p. 34).

Composition centésimale moyenne de farines de céréales.

	FARINE DE FROMENT (Moyenne)	FARINE DE SEIGLE	FARINE D'ORGE	FARINE D'AVOINE	FARINE DE MAÏS	FARINE DE SARRASIN
Eau........	13,37	13,71	14,83	9,65	14,21	13,51
Substances azotées...	10,21	11,57	11,38	13,44	9,65	8,87
Graisses...	0,94	2,08	1,53	5,92	3,80	1,56
Amidons et sucres ...	74,71	69,61	71,22	67,01	69,55	74,25
Celluloses .	0,29	1,59	0,45	1,86	1,46	0,67
Cendres...	0,48	1,44	0,59	2,12	1,33	1,14

Le froment et le sarrasin donnent donc la farine la plus riche en amidon; l'avoine, celle qui contient le plus d'albuminoïdes dont le sarrasin et le riz sont les plus dépourvus; les farines d'avoine et de maïs sont les plus riches en graisses dont sont pauvres, au contraire, les farines de blé et surtout de riz.

A propos de la farine de froment nous dirons tout à l'heure quelques mots des matières protéiques des céréales. Quant aux substances grasses, en partie phosphorées et azotées, elles sont surtout formées d'éthers de la glycérine à acides gras, d'acides gras libres, enfin de lécithines accompagnées d'autres corps phosphorés et de cholestérines spéciales. Les quantités de phosphore trouvées dans l'extrait éthéré de 100 parties de farines sèches ont été, d'après E. Schulze et E. Steiger :

Blé............................... 0^{gr},025
Seigle............................ 0 ,022
Orge............................. 0 ,028

Les céréales forment, on le sait, la base de l'alimentation humaine. Malheureusement quelques-unes d'elles peuvent introduire dans l'économie des principes vénéneux : le riz contient souvent des moisissures dont les spores peuvent résister à la cuisson; le maïs peut provoquer la pellagre, du moins dans les pays où ce grain est largement consommé par le peuple; le seigle est dangereux par son ergot qui peut produire la gangrène des extrémités; la farine du blé, peut contenir les semences vénéneuses de l'ivraie (*Lollium temulentum*) et de la nielle

(*Agrostemma*). Il est possible, par un bon choix des graines, de se mettre à l'abri de ces intoxications, quelquefois endémiques.

FROMENT

Les variétés de froment sont très nombreuses : blés d'hiver et blés d'été; blés durs et blés tendres ou touzelles, etc. Elles diffèrent par leur composition moyenne : les blés d'hiver sont plus pauvres en gluten et plus riches en amidon; les blés durs plus chargés de l'un et de l'autre et moins aqueux.

En général le gluten varie dans le grain de froment de 10 à 15 ou 16, en moyenne, 12 p. 100. Les albuminoïdes solubles oscillent de 1,3 à 2,6 p. 100; en moyenne 1,8 p. 100, ce qui porte à 13,5 p. 100 en poids la moyenne générale des matières albuminoïdes assimilables de ce précieux grain. Mais en Allemagne le poids ordinaire des corps albuminoïdes des diverses sortes de froments ne s'élève qu'à 11,6; il monte en France à 12,6 p. 100. L'amidon du grain de blé varie de 60 à 73 p. 100 en Allemagne, de 62 à 74,5 p. 100 en France.

Les *blés durs*, à grains plus petits, comme cornés et un peu translucides, proviennent des pays chauds (Amérique du Sud, Afrique, Asie, Espagne, Italie). On les emploie à confectionner les gruaux, pâtes, macaroni, semoules. Ce sont les grains de céréales les plus riches en matières azotées. Ils rendent de 82 à 83 p. 100 d'une farine jaunâtre donnant de 140 à 143 kilogrammes de pain pour 100 de farine ou pour 122 de grain. Les *blés tendres* sont les plus pauvres en matières protéiques. Leur farine est plus blanche, plus amylacée. Ils fournissent au blutoir de 72 à 78 p. 100 d'une farine qui donne elle-même, par 100 kilogrammes, 132 à 136 kg. de pain [1]. Voici la composition de deux échantillons moyens de farine de froment dite de première et de seconde qualité :

[1]. En moyenne 100 de blé donnent à la mouture :

70 p. 100 de	farine très blanche	
5	—	farine bise
22	—	son
3	—	déchets.

100 kilogrammes de blé donnent en moyenne 96 kilogrammes de pain frais.

	Farine 1re.	Farine 2e.
Eau	13,34	12,65
Gluten	10,18	11,82
Matières grasses	0,94	1,36
Amidon	74,75	72,23
Cellulose	0,31	0,98
Matières minérales	0,48	0,96
	100,00	100,00

Les farines très blanches, obtenues avec les blés tendres et les gruaux par écrasement aux *cylindres* dits *hongrois* qui séparent et moulent surtout le cœur du grain, sont beaucoup moins riches en gluten que les farines classées comme de seconde qualité vu leur moindre blancheur. Les premières qualités sont aussi plus pauvres que les secondes en phosphore et en éléments minéraux. Il s'ensuit que la dénomination commerciale de *farine première* et *farine deuxième* indique l'inverse de la valeur nutritive de ces produits.

Le son, qu'on laisse quelquefois dans le pain, par économie, ou pour de prétendus motifs d'hygiène sur lesquels nous reviendrons, a la composition suivante que je rapproche de celle de la farine correspondante :

		Farine.	Son.	Son d'une farine blutée à 20 p. 100 d'après Poggiale.
Eau		15,54	12,67	12,67
Matières azotées	solubles...	11,17	12,99	5,61
	insolubles.			7,38
Graisses		1,07	2,88	2,88
Amidon		70,43	31,31	21,69
Dextrines et sucres		»	»	9,61
Cellulose		0,98	34,67	34,57
Cendres		0,81	5,58	5,51 [1]
		100,00	100,00	

La cellulose du grain est, comme on voit, presque entièrement contenue dans l'épisperme.

Pour 1 000 parties, le grain de blé contient, en moyenne, 17 parties de matières minérales dont 8 d'acide phosphorique. 1 000 grammes de farine ne donnent plus que 5,5 parties de sels minéraux dont 2,50 d'acide phosphorique. Le son a entraîné cette énorme quantité de phosphates.

1. Il résulte de cette analyse que le son contient la moitié de son poids de matières assimilables, dont 10 à 12 p. 100 de substances azotées.

Sur 1 000 parties de grain, le phosphore est ainsi réparti :

Grain entier. 21 p. de sels minéraux dont 8,93 de P^2O^5
Farine....... 5 p. 5 de sels dont 2,33 de P^2O^5
Son......... 15 p. 5 de sels minér. dont 50 p. 100 de phosph. de K_1Mg_1Ca.

Les cendres moyennes laissées par l'incinération du froment ont la composition centésimale suivante, d'après E. Wolff :

	Blé d'hiver (110 analyses).	Blé d'été (16 analyses).
Potasse (K^2O).........................	31,16	30,51
Soude (Na^2O).........................	3,07	1,74
Chaux (CaO).........................	3,25	2,82
Magnésie (MgO).........................	12,06	11,96
Oxyde ferrique (Fe^2O^3)...............	1,28	0,51
Acide phosphorique (P^2O^5).............	47,22	48,94
Acide sulfurique (SO^3).................	0.39	1,32
Silice (SiO^2).....................	1,96	1,46
Chlore.....................	0,32	0,47
	100,70	99,73
Cendres totales pour 100 de froment sec :	1,96	2,14

Ces cendres sont donc presque entièrement composées de phosphate de potasse (PO^4K^2H) et de phosphate de magnésie (PO^4MgH) avec de très faibles proportions de soude, de chlore et de chaux. Elles sont toujours alcalines au papier de tournesol. Une partie de leur acide phosphorique provient des nucléines et de l'oxydation du phosphore organique. Remarquons aussi la richesse extraordinaire de ces cendres en silice.

La matière azotée principale de la farine, le gluten ou fibrine végétale, se compose de quatre corps : le *gluten-caséine*, véritable caséine végétale insoluble dans l'alcool[1], et trois autres albuminoïdes solubles dans ce dissolvant qui sont : la *gluten-fibrine*, insoluble dans l'eau ; la *gliadine*, qui se sépare par l'eau bouillante, et la *mucédine*. Une *albumine végétale*, soluble dans

1. On trouve dans la farine de céréales et de légumineuses une globuline cristallisable comme ses sels, l'*édestane*, soluble dans l'eau légèrement salée que l'eau froide et les acides étendus transforment en une modification insoluble dans ces solutions, et qui jouit de propriétés basiques : c'est l'*édestine* d'Osborne. Elle se dissout dans les alcalis faibles et se combine aux acides, particulièrement à l'acide phosphorique auquel elle est unie dans ces graines. L'édestine se précipite de ses solutions par un excès de sel marin. Elle est acide à la phénolphtaléine. Elle se dissout dans les acides étendus et forme avec eux et les alcalis de vraies combinaisons (Voir *Bull. Soc. chim.*, 3ᵉ série, t. XXVIII, p. 186, 189, 303, 393, 395, 666, et t. XXX, p. 274).

l'eau froide, accompagne le gluten ; elle a beaucoup d'analogie avec l'albumine de l'œuf.

L'amidon de froment est formé de grains de 49 à 50 µ de diamètre et de forme spéciale (fig. 5). Elle permet de reconnaître cette farine au microscope, et de distinguer les additions frauduleuses de riz, d'orge, d'avoine, de fécule de pomme de terre, etc.

La matière grasse que l'on extrait de la farine de froment par

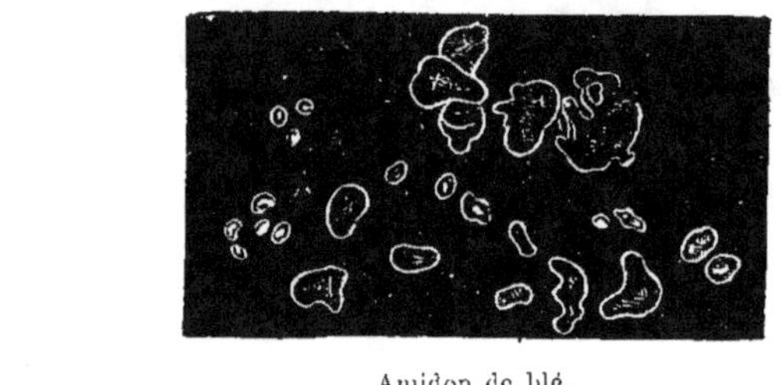

Amidon de blé.

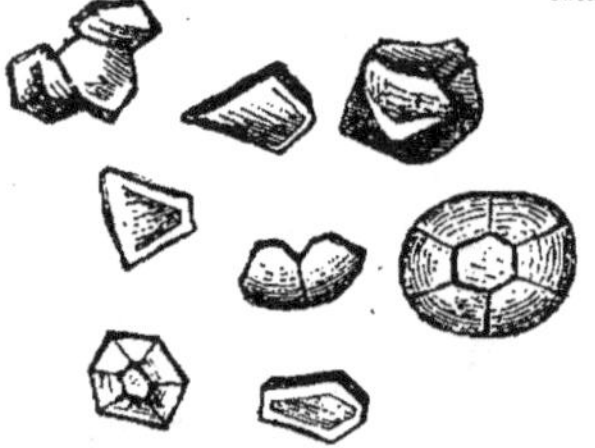

Amidon de riz.

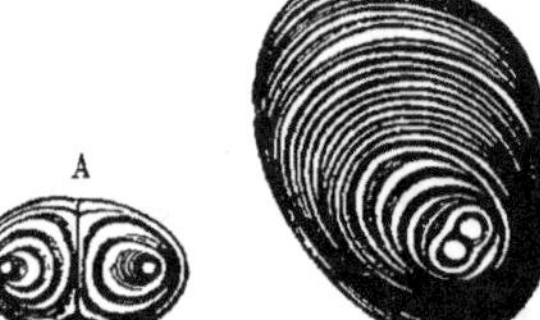

Grains d'amidon de pomme de terre.

Fig. 8.

l'éther entre facilement en fusion vers 30°. Elle contient des lécithines et d'autres composés azotés ou phosphorés, en particulier l'acide méthylène-diphosphorique $C^4H^8P^2O^9$ de M. Posternack, sur lequel on reviendra à propos des aliments minéraux.

Ces renseignements concernant les farines de froment s'appliquent, en grande partie, aux farines des autres céréales, dont nous allons dire quelques mots seulement avant d'étudier le pain, leur produit industriel principal.

SEIGLE, ORGE, AVOINE, MAÏS, RIZ, SARRASIN

Seigle. — Moins anciennement connu que le blé, ce grain entre dans l'alimentation de beaucoup de pays. Le seigle est, en effet, la céréale qui pousse sur les sols les plus pauvres. Son gluten ne peut être extrait de cette farine par malaxage avec l'eau.

Le seigle donne un pain bis légèrement aigrelet, faiblement hygroscopique, d'odeur un peu douce et spéciale. Il peut se conserver sans durcir et c'est là son très appréciable avantage. Sa digestion est un peu plus laborieuse que celle du pain de froment.

Nous donnons ici, d'après Kœnig, l'analyse du pain de farine de seigle blutée (*Pain de seigle ordinaire*) et non blutée (*Pumpernickel* des Allemands).

	Pain de seigle.	Pumpernickel.
Eau	42,27	43,42
Matières azotées	6,11	7,59
Graisses	0,43	1,51
Sucre	2,31	3,25
Amidon	46,94	41,87
Cellulose	0,49	0,94
Cendres	1,46	1,42

Le mélange de farine de seigle et de farine de froment constitue le *méteil*, qui donne un pain facile à conserver et d'assez bon goût.

La consommation du pain de seigle fait avec de la farine provenant de grains envahis par le *Claviceps purpurea* ou *ergot de seigle*, peut occasionner des épidémies caractérisées surtout par de la gangrène des extrémités.

Orge. — Cette plante est précieuse en raison de sa rapide croissance : quatre mois suffisent à sa maturation. Elle peut se cultiver dans les pays les plus froids et les plus chauds.

La farine d'orge est peu estimée; on connaît le dicton : *rude comme du pain d'orge*. Toutefois on peut mélanger, par économie, la farine d'orge à celle de blé. On obtient ainsi un pain qui lève mal, de goût moins agréable que celui de froment pur, et surtout plus indigeste.

L'orge décortiquée (gruau d'orge), cuite à l'eau ou au lait, avec ou sans jus de viande, constitue un assez bon aliment. Les soupes d'orge ou d'avoine, en raison de leurs mucilages et du gonflement de la fécule, prennent un aspect gommeux (*Soupes mucilagineuses* des Allemands) tout en ne contenant que 1,5 p. 100 d'albuminoïdes et 5,5 à 6 p. 100 d'hydrates de carbone. Elles sont donc avantageuses pour satisfaire l'estomac des malades sans les nourrir beaucoup.

Avoine. — La farine d'avoine, très utilisée il y a une centaine d'années dans notre pays sous forme de soupes et de pâtes, n'est plus employée aujourd'hui que pour préparer des bouillies pour les enfants et les personnes affaiblies; mais on en fait encore un grand usage en Angleterre. Les préparations sont très légèrement laxatives. L'avoine est un aliment assez excitant; c'est la plus riche des céréales en graisses, phosphore organique et lécithines. On dit que la bouillie d'avoine sert tout particulièrement en Orient à engraisser les jeunes filles au moment de leur puberté. Si elle n'est pas parfaitement moulue et blutée, cette farine peut contenir des glumes et poils acérés qui blessent ou irritent l'estomac et l'intestin des enfants.

Les bouillies d'avoine sont suffisamment nutritives, très stimulantes, agréables au goût, d'un léger parfum de vanille.

Le pain d'avoine est fort grossier et n'est consommé à cette heure que dans les pays très pauvres. En voici la composition centésimale moyenne :

Eau.	13,04
Matières azotées.	8,39
Matières grasses.	6,03
Sucre.	4,09
Hydrates de carbone, etc.	60,12
Celluloses.	5,28
Cendres.	3,05

Maïs. — Le maïs ou *blé de Turquie*, connu depuis les temps les plus lointains, forme la base de l'alimentation d'une foule de pays, particulièrement la Lombardie, le sud-est de la France, la Turquie, l'Amérique méridionale, etc. Sa farine jaune ou blanche, suivant la variété, cuite à l'eau, en bouillies épaisses, mêlées ou non de lait (*Polenta* des Italiens) donne des gâteaux à pâte molle qu'on mange en guise de pain. Grillé, cet aliment est de très facile digestion; mais 15 à 20 p. 100 de ses substances azotées échappent à l'absorption intestinale. Cette céréale se mange aussi quelquefois à l'état de grains éclatés au feu.

Malheureusement les contrées où se consomme largement le maïs sont des pays à pellagre.

Riz. — Le riz (*Oriza sativa*) est la plante qui nourrit le plus d'habitants au monde. Il forme la base de l'alimentation des peuples de race jaune ; on en fait aussi une forte consommation dans l'Inde, dans l'Amérique du Nord et en Europe. Sa farine est impropre à la panification. Le riz ne peut être mangé que cuit à l'eau, au lait, au bouillon, ou sous forme de gruau. Il est rarement consommé sous celle de pain, mélangé à beaucoup de farine de froment. La bouillie au riz est un aliment de facile digestion, surtout mangée presque à l'état sec, à la façon japonaise. Le riz peut être associé au lait, aux corps gras, à un peu de viande, au fromage. Il donne avec l'eau une décoction légèrement astringente qu'on utilise dans les maladies de l'intestin.

Quoique de toutes les céréales la moins riche en matières grasses et azotées, le riz additionné d'un peu de viande de porc ou de poisson suffit à nourrir d'immenses populations en Chine, au Japon, dans l'Inde, etc.

C'est une plante très prolifique, mais qui ne peut être cultivée que dans les climats assez chauds et sur des terres submersibles, conditions malheureusement favorables au développement des fièvres palustres.

Sarrasin. — Le sarrasin ou *blé noir* est le grain d'une plante, de la famille des polygonées, qui nous vient de l'Asie centrale. Il est assez répandu en Russie. En France, on le consomme en Sologne, en Bretagne, en Normandie. La récolte dans notre pays est de 6 à 7 millions de quintaux métriques. Son grain tétragonal fournit une farine blanchâtre, impropre à la panification, mais dont on fait des galettes ou des bouillies de goût assez agréable et très substantielles. D'après M. Balland, cette farine contient de 9,4 à 11,5 p. 100 de matières azotées ; 2 à 2,8 de substances grasses et 58 à 63,5 d'amidon.

Décoctions de céréales. — De tout temps les décoctions de céréales ont été employées, en médecine, comme boissons ou aliments légers pour malades ; quelques-unes, comme l'eau de riz, pour combattre la diarrhée ; celles d'orge ou d'avoine, comme rafraîchissantes. Cette pratique est parfaitement rationnelle. Non seulement on obtient ainsi des breuvages sucrés, salés, aromatisés, alcoolisés, qui plaisent aux malades, mais aussi suffisamment nutritifs en raison des matières amylacées et albumineuses, des sels et surtout des sels organiques phosphorés de potasse, de magnésie, de chaux qu'ils dissolvent en petite quantité. Une décoction de 30 gr. d'orge ou de blé concassé en 1000 cc. d'eau, bouillie une à deux heures et filtrée à la chausse, contient, par litre, 0 gr. 11 à 0 gr. 14 de phosphore total, dont 0 gr. 07 à 0 gr. 09 de phosphore organique, partie à l'état de lécithines, partie sous forme de nucléines dissoutes, partie sous forme d'oxyméthylènediphosphate de potasse et de magnésie (p. 253). Ces boissons, de même que le lait, favorisent donc le développement du squelette et la croissance de l'enfant ou du convalescent, et soutiennent le malade, comme le remarque avec raison M. le Dr Ch. Springer dans son petit livre : *L'énergie de croissance*[1].

Les décoctions de céréales peuvent être employées très utilement pour combattre la déminéralisation chez les malades, et chez les nourrices, pour améliorer la quantité et la qualité de leur lait. Nous y reviendrons à propos des régimes.

De ces boissons alimentaires, il faut rapprocher l'eau panée, qui se fait avec le pain grillé qu'on met à bouillir à l'eau puis qu'on passe à la chausse. C'est une boisson légèrement nutritive par ses principes albumineux, sa dextrine, son sucre, ses sels et ses combinaisons phosphorées organiques.

1. Paris, 1902.

XX

LE PAIN DE FROMENT

Au cours des deux précédents chapitres, nous avons exposé ce qu'il était indispensable de savoir des pains, pâtes et bouillies faits avec d'autres farines que celle de blé. Il ne sera question ici que du pain de froment.

Le pain est, avec la viande, la principale substance nutritive de l'homme de race blanche. Il ne se rassasie jamais de ces deux aliments.

La consommation totale du pain, à Paris seulement, est de 900 000 kilogrammes par jour.

Le pain résulte du pétrissage de la farine de blé avec l'eau et le levain et de la cuisson de ce mélange.

L'art de faire le pain s'est perfectionné avec les siècles. Le pain *levé* ou fermenté paraît nous venir de l'Égypte, qui, déjà au début des temps historiques, mangeait du pain levé et buvait de la bière[1]. De ce pays l'usage du levain pénétra en Phénicie, en Grèce, en Italie et dans les Gaules. Mais l'ancien peuple de Rome mangeait le blé, soit sous forme de *pulmentum* ou bouillie, comme on mange encore la bouillie de sarrasin ou de maïs et le *couscous* des Arabes, soit sous celle de galettes, non levées, cuites sous la cendre ou sur les tisons.

La farine de froment (comme toutes les farines de graminées), lorsqu'elle est mélangée et pétrie avec de l'eau, un peu de sel et

---

1. L'origine du levain paraît être le jus sucré du raisin mûr. En Egypte et en Grèce, on pétrissait le jus des raisins avec de la farine et on séchait le tout au soleil sous forme de petits cônes. On obtenait ainsi une préparation, assez facile à conserver, contenant les mucors et levures de la pellicule du raisin. Réduite en poudre et mélangée aux liquides sucrés ou à la masse panaire, cette poudre en provoquait la fermentation.

de levain, entre bientôt en fermentation : des gaz s'y produisent, s'il s'agit de la pâte de blé ou de seigle, la masse se gonfle en devenant plus ou moins poreuse et acidule, elle *lève*, comme on dit, et pour en faire du pain il ne reste plus qu'à la soumettre à la cuisson.

Le levain est tantôt formé par une partie de la pâte prélevée sur un précédent pétrissage et conservée quelques jours, tantôt il est emprunté à la cuve du brasseur. Levain, ou levure sélectionnée spéciale[1], sont mélangés d'abord avec une petite partie d'eau et de farine fraîche qu'on conserve quelques heures à 20° ou 25° (*levain de première*). Celui-ci est à son tour malaxé avec une quantité suffisante de farine et d'eau (*levain de seconde*), et enfin ce levain de seconde est pétri avec la totalité de la farine à panifier et l'eau nécessaire. On sait aujourd'hui que la levure est formée d'une multitude de cellules microscopiques vivantes, qui, rencontrant dans la pâte des phosphates, des matières azotées solubles et des sucres, s'y développent rapidement, surtout vers 30° à 40°. En agissant sur les sucres de la farine, la levure les transforme en alcool et acide carbonique et les gaz ainsi produits au sein de la pâte, tendant à s'échapper à travers la masse plastique, la gonflent et la rendent poreuse et légère. En même temps, sous l'influence des diastases ou amylases du levain, l'amidon de la farine s'hydrate et se solubifie en partie en se transformant en dextrine.

Lorsque, vers la température de 18° à 20°, la fermentation panaire est arrivée à son apogée, le boulanger partage la pâte en blocs ou pâtons qu'il porte au four. Ces pâtons augmentent encore de volume grâce au développement des gaz inclus dans la masse et à la volatilisation de l'alcool qui s'était formé. En même temps l'amidon s'hydrate en cuisant et se change en partie en amylodextrine. La surface du pâton roussit en arrivant à une température de 220 à 250°; et le pain sort du four constitué par une croûte dorée et une mie blanche et poreuse dont la température de cuisson n'a pas atteint 100°. Cette tem-

1. Il est curieux de constater que la levure, comme la pomme de terre, a trouvé, autrefois en Guy Patin (1668) et divers membres de l'Université de Paris, des adversaires convaincus. Mais défendue par Perrault et d'autres médecins, elle finit par l'emporter, par arrêt du Parlement du 21 mars 1770. Toutefois la pratique de la mise en levain par la levure est restée longtemps réservée aux pains de luxe.

pérature est cependant presque toujours suffisante pour détruire tous les organismes de la pâte et du levain.

Nous n'avons à rappeler ici la fabrication du pain que dans ses pratiques essentielles, sans nous étendre sur l'art compliqué de la panification. Il nous suffit d'en exposer brièvement les principes et surtout d'en étudier le produit.

D'après les meilleurs auteurs (*Rivot, Poggiale, J. Kœnig, Wanklyn, etc.*), le pain fait et cuit à point doit avoir pour composition approchée [1] :

```
Matières solides....................    66
Eau .............................    34
                                    ———
                                    100
```

100 parties de farine contenant en moyenne [2] 84 parties de substances solides et 16 parties d'eau, il s'ensuit que 100 kg. de cette farine doivent produire 129 à 130 kg. de pain cuit à point.

Parmi les boulangers, ceux qui tendent à augmenter frauduleusement leurs profits s'arrangent pour que 100 kg. de farine produisent non pas 130 kg. de pain à 34 ou 35 p. 100 d'eau, mais 140 à 142 kg. à 39 et 40 p. 100 d'eau. Il est facile d'obtenir ce résultat, soit en additionnant la farine de froment d'un peu de farine de riz ou de maïs, d'eau de chaux, de sels divers qui conservent un degré d'hydratation supérieure à l'amidon (ces fraudes sont assez rares); soit plutôt en surchauffant le four avant l'enfournage de façon à *saisir* la surface du pâton que l'on cuit alors moins longtemps et qui conserve au-dessous de sa croûte une quantité d'humidité surabondante. Cette fraude est à craindre surtout pour les gros pains de ménage consommés par l'ouvrier qui perd ainsi, en moyenne, 10 livres de pain par 100 kilogrammes [3].

1. Rivot donne pour le pain cuit à point : eau = 30 à 33 p. 100 ; Wanklyn et Cooper, 34 p. 100 ; Ch. Girard, 33 à 34 p. 100. Les usages et règlements fixent le taux de l'eau à 34 à 35 p. 100. — En France, les procédés de panification militaire donnent 146 kg. de pain à 38 p. 100 d'eau. Ce pain, on le voit, est trop aqueux, et ne saurait être de bonne conservation. Les analyses du pain de munition faites par Poggiale (vers 1860) ne donnaient que 34,17 p. 100 d'eau dans le pain de munition du soldat français; avec 445 d'amidon, 4,1 de sucre et dextrine, 9 de matières azotées, et 6,1 de son (Voir *Rev. de médecine militaire*, 2ᵉ série, t. XII, p. 351).

2. Mélange tel qu'on l'emploie dans la bonne panification de 1/2 à 2/3 de farine de blé tendre et 1/2 à 1/3 de farine de blé dur.

3. Si l'humidité du pain est de 41 p. 100 au lieu de 35.

Le bon pain[1] doit être léger, sonore, bien levé. Il doit donner un minimum de 22 p. 100 d'une croûte dorée[2], cassante, difficile à détacher de la mie. Celle-ci doit être élastique, à larges cavités ; si, après que le pain est refroidi, on la comprime modérément entre le pouce et l'index, la mie ne doit pas se coller à elle-même, mais revenir lentement à son premier volume ; elle ne doit pas s'attacher aux doigts qui la pétrissent. Le bon pain doit absorber beaucoup de liquide sans se déliter lorsqu'on le *trempe*. Il ne doit pas s'effriter sous les doigts. La couleur de la mie doit être d'un blanc jaunâtre très clair ; elle doit être légèrement translucide ; son odeur douce de froment ne doit rappeler ni l'aigre, ni le moisi, ni le fermenté. Séché au four, *sans être grillé*, le bon pain de froment ne doit pas perdre plus de 36 p. 100 de son poids. Coupé en tranches de un centimètre d'épaisseur et laissé à l'air, le bon pain ne doit pas, en séchant, diminuer de plus de 25 p. 100, même après deux semaines.

Le pain trop aqueux est lourd, peu sonore ; sa mie pâteuse laisse, lorsqu'on la roule entre les doigts, une trace visible, onctueuse. La croûte de ce pain pèse moins de 1/6 du poids total.

A Paris, depuis longtemps on n'emploie dans la panification courante que des farines blutées à 28 p. 100 au moins, c'est-à-dire que, du produit brut de la mouture du grain, 28 parties ont été rejetées sous forme de son. Ces farines ont l'avantage de donner un pain très blanc, mais moins riche en gluten et moins savoureux que le pain de farines blutées à 22 p. 100 seulement. Ces dernières fournissent un pain un peu moins blanc, il est vrai, moins levé, mais plus savoureux, plus riche en phosphore organique et en gluten, plus nutritif. En suivant cette pratique du blutage exagéré, pratique bonne tout au plus pour

---

1. *A priori* on peut dire qu'il n'y a de *bon pain*, dans le sens hygiénique, que celui qu'on fabrique *mécaniquement*. Le pain fait à la main a reçu non seulement la sueur et souvent les produits de la toux de l'ouvrier pétrisseur, mais ses squames épidermiques, et tout ce que celles-ci peuvent entraîner dans les cas de maladies de peau, de manque de soins de propreté, etc. Dans les meilleurs pains faits à la main on trouve quelquefois des portions d'un goût nauséeux qui ont cette origine humaine ou qui proviennent d'insectes et de vers de farine.

2. Barral : moyenne de 25 analyses de pain à Paris : 23 p. 100, Moyenne des pains dits de fantaisie, 41,6 de croûte. Rivot : proportion de croûte, minimum 22,5, maximum 44,7. Payen : pain anglais, moyenne de 6 analyses 24,4.

le riche qui trouve des aliments azotés en surabondance dans sa nourriture journalière, on sacrifie la réalité à l'apparence et l'on prive l'ouvrier d'un pain plus nutritif et qu'il pourrait payer moins cher.

Le pain qui vient d'être refroidi au sortir du four est le *pain tendre* ou *pain frais*. Sa mie garde durant quelques heures l'aptitude à se souder à elle-même sous une pression suffisante ou par mastication.

Après 12 à 15 heures, le pain devient *rassis*. Il s'émiette alors sous les doigts; son goût est moins délicat. Mais ce pain rassis est de plus facile digestion parce qu'il est plus perméable aux sucs digestifs. Cette transformation du pain ne tient pas à une dessiccation : elle se produit même dans une enceinte saturée d'humidité. Du reste en devenant rassis le pain frais ne perd que 2 p. 100 et moins encore de son eau. La transformation du pain tendre en pain rassis tient, comme l'a montré M. Lindet, à ce qu'une partie de l'amidon qui s'était transformée en amylodextrine (elle forme 10 p. 100 environ du poids du pain au moment où il sort du four), rétrograde au bout de 12 à 24 heures en repassant à l'état d'amidon. L'amylodextrine reparaît en petite proportion, et pour quelques heures seulement, lorsqu'on passe au four le pain rassis, qui reprend alors quelques-uns des caractères du pain tendre.

L'amidon du pain frais qui absorbe de 4 à 5 fois son volume d'eau, n'en prend plus que 2 fois son volume quand le pain est rassis. Celui-ci se gonfle donc bien moins dans l'estomac.

Voici quelques analyses de pains de froment usuels :

Analyses centésimales moyennes du pain blanc de froment.

	Rivot.	J. Kœnig.	Wanklyn et Cooper.
Eau	43 à 33,2	35,59	34,00
Amidon	35 à 44,5	51,78	54,50
Dextrines	9 à 3,9		
Sucres	2 à 1,3	4,02	
Graisses	1 à 0,7	0,46	»
Matières protéiques	9,3 à 8,8	7,06	9,50
Matières minérales	0,7 à 1,3	1,09	2,0

Barral a donné les analyses suivantes du *pain entier*, de la croûte et de la *mie*, d'un même pain moyen de Paris, pain de 4 livres (dit pain de *maçon*) :

	Pain entier.	Croûte.	Mie [1].
Eau	38,30	17,15	44,45
Matières azotées insolubles	6,24	7,50	5,92
— — solubles	1,86	5,70	0,75
Matières non azotées solubles	4,04	4,88	3,79
Amidon	47,84	62,58	45,55
Graisses	0,81	1,18	0,70
Matières minérales	0,91	1,21	0,84
	100,00	100,00	100,00

100 parties de bon pain frais de froment donnent, d'après Rivot, 0 gr. 6 à 0 gr. 8 de cendres. Elles ont la composition suivante par gramme :

Bases alcalines	0,211 à 0,272
Chaux	0,111 à 0,144
Oxyde de fer	0,043 à 0,051
Cl (exprimé en HCl)	0,065 à 0,039
SO^3	0,010 à 0.007
P^2O^5	0,500 à 0.438
CO^2	» à 0,003
Silice	0,016 à 0,019
Sable et argile	0,040 à 0,021

Les phosphates alcalins et terreux constituent, on le voit, la majeure partie de ces cendres; une portion notable de l'acide phosphorique dérive de l'oxydation du phosphore des lécithines, nucléines, acide méthylènephosphorique, etc., qui ont disparu. En effet, pour saturer à l'état de phosphate bibasique les bases alcalines et alcalino-terreuses contenues dans les cendres de 100 parties de pain, il suffirait de 0 gr. 232 de P^2O^5; or on en trouve, en moyenne, 0 gr. 470; la différence, soit 0 g. 238, est due en grande partie à la combustion du phosphore organique. En traversant l'économie, les composés phosphorés du pain que l'on mange s'oxydent de même et passent à l'état d'acide phosphorique. Il résulte de ces remarques que *le pain, comme la viande, tend à acidifier le sang*, observation importante sur laquelle nous reviendrons souvent et qui montre la nécessité de l'addition des légumes à l'alimentation.

La croûte de pain est plus nourrissante que la mie; elle est plus soluble dans l'eau, plus riche en matières azotées dans la proportion du simple au double. Elle est aussi plus facilement digestible, plus excitante pour l'estomac.

1. Croûte, 22,5; mie, 77,5 p. 100 de pain.

L'eau panée, les panades, les biscottes peuvent être citées parmi les aliments les plus favorables au développement des nourrissons et aux convalescents.

Dans les grandes villes, on a fabriqué de tout temps des pains pour le riche et pour le pauvre : pains de fantaisie, pains de première et de seconde qualité, pain complet, pain bis, pain noir, etc. Mais ici surtout, il ne faut pas juger des choses sur l'étiquette et l'apparence. A Paris, les pains dits *de fantaisie* sont ceux *qui n'ont pas le poids* (il manque souvent plus d'un tiers). Faits d'une farine trop blutée, ils sont plus riches en amidon, plus pauvres en gluten que le pain dit de seconde qualité. Ils ont donc plus d'apparence, mais ils sont moins nourrissants. En revanche ils sont cuits à point et souvent ne contiennent même que 28 à 30 p. 100 d'eau.

Au contraire, dans les campagnes, le pain est plus grossier à l'œil, soit qu'on y ajoute une certaine proportion de farine de seigle, environ le huitième, pour l'empêcher de sécher et lui donner plus de saveur (c'est le cas du *pain de munition* du soldat), soit qu'on y laisse une partie du son, soit qu'on blute à 15 ou 16 p. 100 seulement, ce qui fait que la farine contient les cellules épispermiques du grain, avec leur ferment spécial, la *céréaline* de Mège-Mouriès [1], apte à brunir la pâte pendant la panification. Mais ce pain de couleur grisâtre, ou pain bis, est plus nutritif, plus savoureux, plus riche en gluten, en azote et en phosphore que le pain blanc. Magendie, étudiant le pain à ce point de vue, vit mourir au bout de cinquante jours un chien qu'il nourrissait uniquement avec du pain blanc de luxe, alors qu'un autre chien, tout semblable, exclusivement nourri de pain bis (farine et son), vécut indéfiniment [2].

Les anciens ne mangeaient que du pain bis, et les populations qui, dans notre Europe, conservent cet usage, s'en trouvent bien. De là cette recommandation d'user, une à deux fois par semaine, du pain dit *complet*, c'est-à-dire du pain contenant une partie du son; ou même du *pain de son* avec le son tout entier [3].

1. C. rend. *Acad. sciences*, t. XXXVII, p. 427; t. XXXVIII, p. 505; t. XLVI, p. 126; t. XLVIII, p. 431; t. LXI, p. 1137.
2. *Compt. rendus*, t. XXVIII, p. 40.
3. Faire usage de pain de son 1 à 2 fois la semaine n'équivaut pas, on le comprend, à manger chaque jour du pain bis.

Le pain bis, surtout mélangé d'un peu de seigle, est plus nutritif et plus rafraîchissant que le pain blanc. Mais il faut ajouter, qu'en raison du péristaltisme intestinal qu'il exagère, le pain bis est moins bien utilisé que le pain blanc et donne des excréments plus abondants. Ainsi, après l'ingestion d'une livre de pain blanc, 5 p. 100 environ du poids des substances calculées sèches, répondant à 20 p. 100 de l'azote total et à 1 p. 100 des hydrates de carbone, restent dans les fèces. Le pain de seigle laisse dans les excréments 10 à 15 p. 100 de son poids, calculé sec, et 20 à 30 p. 100 de son azote. Le pain dit *complet*, c'est-à-dire sans séparation aucune de son, s'absorbe encore plus imparfaitement.

Les analyses suivantes, dues à M. Balland, dont on connaît la compétence en tout ce qui touche à l'alimentation, montrent la supériorité, en matières azotées nutritives, du pain de ferme et du pain de munition français sur le pain blanc de Paris et surtout sur le pain extra-blanc dit *de fantaisie*. Nous y joignons, d'après le même auteur, la composition du pain de guerre français et du biscuit de troupe :

Composition centésimale comparée de diverses sortes de pains et biscuits.

	PAIN DE FERME (Bresse)	PAIN DE MUNITION	PAIN DE FANTAISIE (Paris)	PAIN DE GUERRE (Paris)	BISCUIT DE TROUPE (1894)
Eau................	32,60	38,50	31,60	11,40	11,30
Matières azotées.....	7,25	7,98	5,99	10,50	13,20
Matières grasses.....	0,40	0,15	0,24	0,60	0,42
Amidon et sucre.....	59,04	52,13	61,59	72,66	73,75
Cellulose...........	0,14	0,28	0,14	0,34	0,44
Cendres...........	0,57	0,97	0,44	1,04	0,89

La farine faite au cylindre, et non à la meule, aplatit le grain avant de l'écraser et fait passer une partie du gluten dans le son. Voici, d'après M. Muntz, des analyses de pain blanc : le premier a été fait avec la farine écrasée au cylindre (rendement 70 de farine p. 100 de grain), le second, avec la farine faite à la meule (rendement 77 p. 100).

	PAIN BLANC DE FARINE AU CYLINDRE		PAIN BLANC DE FARINE A LA MEULE	
	Croûte.	Mie.	Croûte.	Mie.
Eau....................	20,7	41,4	21,5	37,8
Matières azotées...............	8,06	5,87	8,50	6,62
Matières grasses...............	0,08	0,02	0,19	0,10
Matières solubles dans l'alcool..	0,32	0,30	0,60	0.43
Sucres....................	0,18	0,14	0,29	0,20
Matières minérales............	,981	1,57	2,52	2,06
Acide phosphorique............	0,19	0,13	0,28	0.20

On voit que le rendement à la meule est plus fort, et le poids des matières albuminoïdes plus élevé.

Le blutage exagéré des farines, depuis l'essor pris par la *mouture hongroise* ou à cylindres, en substituant au pain ordinaire un pain plus blanc mais moins nutritif, moins phosphoré, moins azoté, est certainement l'une des causes de l'affaiblissement de la santé générale en Europe.

Les procédés étudiés par Mège-Mouriez pour éliminer la céréaline ou entraver son action sur la farine qu'elle brunit pendant la panification, permettent de faire depuis longtemps dans les usines qui fabriquent le pain pour nos hôpitaux, un pain presque aussi blanc que le pain de fantaisie, tout aussi agréable au goût et beaucoup plus nutritif que lui.

Altérations. — Sophistications du pain. — Le pain fait avec un levain aigri possède une saveur acidule désagréable. Il en est de même si la levure a été employée en proportion exagérée dans le but d'utiliser et faire bien lever des farines de qualité inférieure. Le pain peut aussi prendre, dans ce dernier cas, un léger goût d'amer.

S'il est fait avec des farines avariées ou s'il est trop aqueux, s'il est mal cuit, il peut être envahi (surtout dans la saison chaude), soit à sa surface, soit à l'intérieur, par des champignons divers : l'*Oïdium auruntiacum* le couvre d'une efflorescence orangée pâle ; l'*Ascophora nigricans* le noircit à l'intérieur et donne un pain vénéneux, l'*Aspergillus glaucus* et l'*A. flavus*, le *Penicilium glaucum* l'envahissent rapidement de leurs moisissures. Tous ces pains moisis produisent de la diarrhée et quelquefois des empoisonnements sérieux.

Leur goût comme leur valeur alimentaire en sont altérés.

La carie du blé (*Tilletia caries*), la rouille (*Pucinia graminis*), l'ivraie, la nielle des champs, communiquent aussi à la farine et au pain des propriétés nocives.

Enfin les farines mal tenues ou trop anciennes peuvent être envahies par certains insectes : le ciron ou *Tyroglyfus siro farinæ*, le *ver de farine*, etc., qui laissent dans le pain, après cuisson, leurs détritus nauséeux.

La principale sophistication du pain consiste dans son hydratation exagérée : nous en avons parlé plus haut (p. 268). Un pain contenant au delà de 37 à 38 p. 100 d'eau doit être considéré comme fraudé. On ne saurait trop surveiller cette sophistication qui frappe surtout les pauvres gens à l'avantage d'industriels qui tirent un intérêt excessif de leurs capitaux.

Le sulfate de cuivre, à la dose de 1 gr. par 35 kg. de farine, permet d'augmenter la quantité d'eau du pain et d'obtenir une croûte et une mie satisfaisantes à l'œil, même avec des farines douteuses. L'alun, le borax, servent aussi à donner de la blancheur au pain de farines blutées à faibles taux.

Enfin l'addition au pain de farines de riz, de blé noir, de légumineuses ou de fécules, constitue une fraude facile à reconnaître, au microscope, par l'examen des grains d'amidon.

Divers dérivés du pain. — On peut augmenter le pouvoir nutritif du pain en l'additionnant de poudre de gluten ou de caséine sèche.

On peut aussi ajouter à la farine du lait, des œufs, du beurre, ce qui constitue des préparations savoureuses et très nutritives dont on fait les gâteaux, biscuits, nouilles, macaroni, etc. Additionnées de fromages, ces dernières constituent la nourriture rationelle, très nutritive, et à bon marché des populations pauvres de l'Italie.

Le *pain d'épice* est fabriqué avec la farine de froment mélangée de seigle, et additionnée de miel, de mélasse, d'anis, de girofle, de cannelle, et de 1 à 1,5 p. 1000 de carbonate de potasse. C'est un aliment assez agréable, très légèrement laxatif. On peut, par des additions diverses, en faire un pain médicamenteux.

Le *pain de gluten*, pour diabétiques, se prépare en desséchant le gluten à 100°, le pulvérisant finement et pétrissant avec un peu de farine, d'eau et de beurre ou plus souvent en ajoutant à la farine ordinaire de la poudre de gluten et panifiant ensuite. Les pains dits *de gluten* peuvent contenir de 5 à 8 p. 100, et quelquefois jusqu'à 25 p. 100 et plus d'amidon. On a essayé de les remplacer par le pain de soja, très riche en gluten, plus nutritif que le pain ordinaire, mais d'un goût peu agréable. On fait aussi des pains avec la farine de froment additionnée d'une bonne proportion de farine d'amandes douces.

Il a été fait ou proposé pour l'armée des pains très azotés, fabriqués avec de la farine de froment préalablement portée à 140°, puis pétrie avec de la farine de légumineuses, et enfin cuits au four de boulanger. Ces préparations, délayées dans l'eau et bouillies, donnent des aliments assez agréable au goût et fort nutritifs.

La composition des biscuits, brioches, croquets, gaufrettes, etc., que l'on donne souvent aux malades et aux enfants mérite d'être ici rapportée. Je la reproduis d'après M. Balland.

	BISCUITS EN CAISSE	BISCUITS A LA CUILLÈRE	BRIOCHES	CROQUETS DE BORDEAUX	GAUFRETTES ANGLAISES	PAIN D'ÉPICE
Eau	9,20	14,00	21,10	1,00	5,70	14,60
Matières azotées	7,70	9,82	9,40	10,50	8,40	3,74
— grasses	2,60	6,35	22,85	12,15	1,15	1,15
— sucrées	42,80	59,86	4,50	43,17	44.38	28,90
— amylacées	37,40	8,62	40,46	31,83	39,97	48,86
Cellulose	0,10	0,35	0,35	0,85	—	0,81
Cendres	0,20	1,00	1,34	0,50	0,40	1,94
	100,00	100,00	100,00	100,00	100,00	100,00

Toutes ces préparations sont faites avec la farine, le beurre, le sucre, le jaune d'œuf, le lait, quelquefois les pâtes d'amandes, le blanc d'œuf, etc., qu'on sucre et aromatise diversement.

XXI

Le pain et la viande peuvent nourrir l'homme, mais ils ne
sauraient l'entretenir indéfiniment en santé ; l'un et l'autre, nous
l'avons vu, tendent à acidifier le sang. Que les légumes viennent
quelque temps à manquer, les humeurs deviendront de moins en
moins alcalines et les accidents de nature scorbutique apparaî-
tront. Ce n'est pas l'usage des viandes salées qui les détermine :
le scorbut à Paris, durant le siège de 1870-71, vint frapper une
population qui n'avait pas d'approvisionnement en viandes
salées, mais où manquaient les légumes.

Ceux-ci apportent à l'économie, non seulement une forte
proportion de bases alcalines et alcalino-terreuses (potasse,
soude, chaux, magnésie), mais surtout des sels alcalins à acides
organiques, aptes, par oxydation de la partie combustible de
leur molécule, à se transformer en carbonates dans les tissus et
plasmas où ils vont saturer les acides phosphorique, urique, etc.,
originaires de la destruction des nucléo-protéides, ainsi que
l'acide sulfurique provenant de l'oxydation incessante du soufre
des albuminoïdes. Tandis que les cendres laissées par l'incinération de la farine de blé, de seigle, ou de pain, sont formées
de phosphates acides, ainsi que nous l'avons vu, l'incinération des pois, fèves, haricots, choux, etc., laisse au contraire
des cendres franchement alcalines. Cet excès d'alcali, dans les
produits d'incinération des légumes, sur la quantité qui suffirait
à neutraliser les acides forts qu'on y trouve (phosphorique, sulfurique, etc.), provient de la destruction par le feu des sels à
acides organiques de ces aliments végétaux. Or, on sait,

depuis Woehler, que, dans l'économie animale, les tartrates, citrates, malates, etc., alcalins (qu'on les prenne par la bouche ou qu'on les donne en lavements) passent, à la suite des oxydations successives qu'ils subissent dans les tissus, à l'état de carbonates de potasse ou de soude qui vont alcaliniser le sang et les urines. Si l'on calcule les analyses des cendres de fèves ou de haricots, on trouve pour 100 parties, dans les fèves 20 parties, dans les haricots 17 parties de potasse en excès sur la quantité qui peut saturer la totalité des acides forts en présence. 100 grammes de fèves à l'état naturel (séchées à l'air) m'ont donné à l'incinération 3 gr. 93 de sels, dont 2 gr. 34 de sels solubles d'une alcalinité à la phénolphtaléine qui répondait à 0 gr. 184 de soude libre.

Les légumes secs constituent donc une source indirecte d'alcalis. *A fortiori* en est-il ainsi des légumes herbacés. Ce sont, pour l'animal herbivore, les grands fournisseurs de bases et de matières minérales. Pour 100 parties de substance calculée sèche, la laitue romaine nous apporte de 13 à 22 parties de matières minérales; les épinards et le céleri de 16 à 20 parties; le chou de 12 à 10; le chou de Bruxelles 10; le chou-fleur 9, le navet 8 parties de sels minéraux. La pomme de terre n'en laisse que 3,8 parties. *Toutes ces cendres sont fortement alcalines.*

Il en est de même des fruits : les plus acides, tels que les pommes, poires, pêches, cerises, groseilles, fraises, raisins, tomates, etc., contiennent aussi une grande quantité d'alcalis à l'état de sels organiques acides, qui contribuent, en s'oxydant dans l'économie, à alcaliniser le sang et les humeurs.

Les légumes et les fruits remplissent encore un autre office : ils régularisent les garde-robes en excitant le péristaltisme intestinal par leurs résidus cellulosiques. Grâce à eux, les matières fécales forment une masse suffisamment liée, qui ne blesse pas l'intestin par sa dureté et qui peut être facilement expulsée.

On a vu (*Première Partie*) que Rubner, Woroschiloff, Atwater, etc., ont établi que les légumes, à poids égaux de principes nutritifs, n'ont pas une valeur alimentaire aussi élevée que la viande qui reste plus favorable qu'eux au développement de la force musculaire. Les aliments herbacés tendent à augmenter l'hydratation des organes et à élever le poids absolu du corps, tout en diminuant sa densité.

Une bonne proportion de légumes frais, dans l'alimentation, 250 à 300 gr. par jour environ, est la quantité moyenne qu'on peut considérer comme suffisante et nécessaire.

Pour étudier ces aliments nous les diviserons en *Légumes en grains*, — *Jeunes pousses et bourgeons*, — *Tubercules et racines*.

LÉGUMES EN GRAINS

Ces légumes, qu'on appelle aussi quelquefois *légumes secs*, sont les pois, pois chiches, haricots, fèves, lentilles, etc.

De tous les matériaux nutritifs, y compris la viande, les graines de légumineuses constituent l'aliment le plus riche en principes albumineux et en substances ternaires. Ce sont donc des produits très nourrissants et, on peut dire, des aliments complets. Rübner a pu maintenir l'équilibre azoté et carboné des individus en expérience uniquement avec 520 gr., par jour, de pois secs donnés en bouillie. La digestibilité des légumes en grains est, il est vrai, un peu plus faible que celle de la viande et du pain et l'assimilabilité de leurs principes un peu plus difficile, mais la valeur qu'ils tiennent de leur richesse en principes azotés, amylacés et phosphorés, devrait les faire entrer pour une bien plus grande part dans notre alimentation journalière. C'est ce qu'ont très bien compris les Allemands en adoptant, pour l'armée, leurs *saucissons* et *tablettes aux légumes*, et c'est ce que j'ai pu réaliser en faisant accepter, dès 1888, par les comités techniques du Ministère de la Guerre que les légumes secs entrassent pour une bien plus grande proportion dans l'alimentation du soldat et dans les réserves des camps retranchés. J'ajoute que les pois, les haricots et surtout les lentilles se conservent longtemps, un an et plus, sans modification bien sensible dans leur contitution intrinsèque. Ils sont fort peu sujets à l'attaque des insectes; ils peuvent d'ailleurs, au besoin, être séchés et stérilisés. Ce sont autant de qualités précieuses et pratiques.

Les matières protéiques des légumes en grains sont surtout formées de *légumine*, sorte de caséine végétale de digestion facile[1]. Elle répond, d'après Ritthausen, à la composition

---

1. Voir note, p. 260, ses rapports avec l'édestine.

$C = 51,48$; $H = 7,0$; $N = 16,7$ (pois; lentille), à $14,7$ (haricots); $S = 0,40$ à $0,45$; $O = 24,3$ (pois; fèves) à $26,3$ (haricots.) La légumine forme avec les alcalis des sels solubles; mais avec la chaux ou la magnésie, elle donne des combinaisons insolubles qui expliquent le durcissement de ces aliments lorsqu'on les met à cuire dans des eaux trop calcaires. Dans ce cas, il est bon de corriger ces eaux, en les additionnant d'avance d'un peu de carbonate sodique (0 gr. 3 à 0 gr. 5 par litre d'eau) qui en précipite les sels alcalino-terreux.

La légumine est toujours accompagnée dans les légumes en grains par les oxyméthylènediphosphates (voir p. 253) et par des nucléines phosphorées d'autant plus abondantes que ces produits végétaux sont mangés à l'état de graines plus imparfaitement développées, de pousses tendres, de bourgeons, etc.

La cuisson, en hydratant l'amidon des légumes en grains et le transformant en partie en amylodextrine, rend ces aliments plus digestibles et en même temps augmente le poids de la matière qui s'hydrate; la purée de pois contient 70 p. 100 d'eau et plus, tandis que les pois verts n'en contiennent que 14 p. 100 au maximum. De là, en partie du moins, l'impression de rassasiement qu'occasionnent ces purées.

D'autre part, après cuisson, la cellulose, dont il existe toujours une certaine proportion dans tout légume, peut être absorbée, dans l'intestin, pour moitié et quelquefois plus (*Kniriem*).

Quant à la chlorophylle ou couleur verte végétale elle ne paraît avoir aucune valeur nutritive [1].

Les *matières minérales* qui, dans l'alimentation par les légumes verts ou herbacés, jouent un rôle si important, varient beaucoup avec les terrains où ont cru ces végétaux. Le tableau suivant indique la quantité qu'en fournissent 100 parties de légumes frais et donne en même temps la composition centésimale de ces matières.

---

[1]. Dans le but de conserver aux légumes verts la couleur qui plaît au consommateur, beaucoup de fabricants en France, en Angleterre, en Amérique, ajoutent, au moment de la cuisson des conserves ou de leur mise en boîte, une petite quantité de sel de cuivre. Les analyses de conserves ainsi préparées ont donné de 0 gr. 016 à 0 gr. 050 de cuivre par kilogramme de légumes égouttés (A. Gautier, *Annales Hygiène*, etc., Paris, 1876, 3ᵉ série, t. I; p. 5). Ces quantités de cuivre changent légèrement le goût des légumes, mais ne semblent pas susceptible d'agir sur la santé du consommateur. Il serait cependant désirable de voir disparaître cette pratique.

Composition des cendres laissées par les légumes en grains.

	LENTILLES		HARICOTS BLANCS	HARICOTS DE WORMS	POIS DE HOLLANDE	POIDS D'ALSACE	FÈVES
Cendres pour 100 parties fraîches.	2,32		3,39	»	2,88	»	1,66
Pour 100 parties de cendres :							
K^2O	27,84	34,76	39,51	38,89	34,19	36,31	20,82
Na^2O	8,76	13,50	3,98	11,78	12,86	1,76	18,10
CaO	5,07	6,34	5,71	5,90	2,46	10,39	7,26
MgO	1,90	2,47	6,43	9,03	8,60	12,24	8,87
NaCl	5,18	4,63	3,71	0,55	0,52	1,90	2,44
Fe^2O^3	1,61	2,60	1,05	0,11	0,96	»	1,03
P^2O^5	29,07	36,30	34,50	31,34	34,57	31,00	37,94
SO^3	15,83 [1]	»	4,91	2,49	3,56	4,84	1,34
SiO^2	1,07	»	»	0,44	0,29	1,54	2,46
Auteurs	Lévy	»	Boussin-gault	Lévy	Thou	Boussin-gault	Bichon

1. Ce nombre répond, dans ce cas particulier, à celui de l'acide carbonique des carbonates des cendres et non à celui de SO³.

Ces nombres montrent tout de suite l'énorme proportion de phosphates alcalins de ces cendres; l'excès des alcalis sur l'acide phosphorique et les autres radicaux acides; la remarquable richesse de quelques légumes (haricots, pois, fèves) en magnésie, base qui accompagne presque toujours le phosphore et le soufre organiques. L'acide phosphorique provenant du phosphore organique des lécithines, nucléines, etc., s'élève, pour 100 gr. de pois verts, à 0 gr. 240, et pour 100 gr. de haricots à 0 gr. 187 avec 2 gr. 7 et 3 gr. 1 de cendres totales. On voit aussi que la proportion de fer dans les lentilles, les fèves, les haricots est considérable. C'est dans les matières grasses végétales que dissout l'éther que se trouvent les lécithines.

Voici maintenant les renseignements les plus indispensables sur chacun de ces aliments en particulier.

Haricots. — Il en existe beaucoup de variétés. Je donne ici l'analyse de quelques-unes, d'après M. Balland [1].

1. *Compt. Rendus*, t. CXXV, p. 120.

POUR 100 PARTIES :	Graines de haricots blancs ou rouges.		Haricots verts en gousses pleines.
	Minimum.	Maximum.	
Eau......................	10,00	20,40	92,00
Matières azotées..........	13,81	25,16	1,90
— grasses	0,98	2,46	0,28
Sucre et amidon..........	52,91	60,98	4,17
Cellulose................	2,46	4,62	0,74
Cendres	2,38	4,20	0,82

Le maximum des matières grasses et le minimum des matières azotées ne se rencontrent qu'exceptionnellement, et dans les très gros haricots d'origine espagnole. Les cendres de ces graisses sont manganésiennes.

La digestion des haricots n'est laborieuse que pour les intestins fatigués et affaiblis. Elle ne se fait cependant pas sans production de gaz. C'est un aliment sain et très nutritif, mais surtout pour les bien portants. Les haricots verts sont contr'indiqués dans l'arthritisme.

Pois. — Les diverses variétés de pois (pois blancs de France, d'Allemagne, pois verts de l'Est, du Nord, de Noyon, de Hollande, etc.) offrent une composition assez uniforme qui les rapproche plus des haricots que des lentilles. La voici, d'après le même auteur (*loc. cit.*). Il s'agit du pois sec et non du pois vert :

	Minimum.	Maximum.
Eau	10,60	14,20
Matières azotées	18,88	23,48
— grasses	1,22	1,40
Sucre et amidon.................	56,21	61,10
Cellulose.......................	2,90	5,52
Cendres	2,26	3,50

Les petits pois verts, non encore entièrement formés, sont plus riches que les gros en matériaux azotés (*Poggiale*). Les petits pois verts en graines ont donné à M. Balland : *eau*, 78,8 ; *matières azotées*, 4,47 ; *mat. grasses*, 0,24 ; *mat. extractives*, 14,02 ; *cellulose*, 1,65 ; *cendres*, 0,72 p. 100.

Les soupes et purées aux pois sont facilement assimilables mais relativement peu nourrissantes. La purée de pois contient jusqu'à 70 et 80 p. 100 d'eau.

Les pois cassés du commerce sont plus nourrissants que les pois secs ordinaires.

Des haricots verts, non encore développés dans leur cosse, et des pois dits *mangetout*, on consomme la gousse alors qu'elle est encore gorgée des sucs amylacés et albumineux destinés à nourrir les graines à peine formées. Ce sont des aliments riches en sucres, en celluloses assimilables, en inosite et en nucléines.

Lentilles. — Leur composition offre assez d'analogie avec celle des fèves; mais les lentilles sont moins riches qu'elles en cellulose. Les petites lentilles d'Égypte, du Midi de la France, d'Auvergne, sont plus savoureuses et plus azotées que celles de Paris, de Bohême, de Russie, dont le grain est au moins deux fois plus gros. Voici quelques analyses de ce légume sec avant cuisson; elles sont rapportées à 100 parties (*Même auteur; loc. cit.*) :

	Minimum.	Maximum.
Eau	11,70	13,50
Matières azotées	20,32	24,24
— grasses	0,58	1,45
Sucre et amidon	56,07	62,45
Cellulose	2,96	3,56
Cendres	1,99	2,66

Fèves. — Les fèves des divers pays (Artois, Bourgogne, Midi de la France, Égypte, Algérie, Kœnigsberg, etc.) diffèrent assez entre elles d'aspect et de grosseur, mais leur composition, du moins celle de l'amande privée d'épisperme, varie peu.

La fève est un aliment très nutritif, très azoté. Nous savons par Pline que les peuples de l'Italie du Nord l'utilisaient dans tous leurs aliments. L'usage de la fève mériterait d'être plus répandu. Délivrée de son épisperme, sa graine forme un légume excellent, savoureux et très nutritif. Le bas prix de cet aliment et sa richesse en légumine l'indiquent tout naturellement dans le régime du pauvre. Un poids de fève nourrit bien plus qu'un même poids de viande.

Voici, d'après M. Balland (*loc. cit.*), quelques analyses maximum et minimum de la fève; pour celle du Midi, le tableau donne la composition de la fève entière, amande et enveloppe comprise, pour 100 parties :

Composition centésimale de la fève comestible.

	MINIMUM	MAXIMUM	FÈVE ENTIÈRE DU MIDI	AMANDE 83,2 p. 100	ENVELOPPES 15,1 p. 100
Eau.................	10,60	15,30	11,10	10,90	9,80
Matières azotées......	20,87	26,51	22,95	26,98	3,44
Matières grasses......	0,80	1,50	0,92	1,12	0,25
Amidon, sucre, etc....	50,89	58,03	54,11	56,74	34,56 [1]
Cellulose.............	5,24	7,86	7,68	1,16	49,70
Cendres..............	2,06	3,26	3,24	3,10	2,25
			100,00	100,00	100,00

1. 34,56 de *matières extractives*, dont l'amidon est entièrement absent.

Les petites fèves d'Égypte de couleur brune ou noire, de forme arrondie, sont les plus azotées (*matières azotées*, 26,51 p. 100); après elles viennent, par ordre décroissant, celles de Bresse, de Lorraine, de Kœnigsberg, d'Artois. Les moins azotées sont celles d'Algérie et de Tunisie.

Pois ou fèves de Soja. — C'est le pois oléagineux de Chine et du Japon où sa culture remonte à la plus haute antiquité. Sa faible quantité d'amidon et sa richesse en albuminoïdes l'ont fait proposer pour fabriquer un pain destiné aux diabétiques. Voici, d'après M. Balland, la composition de cette graine intéressante [1].

	Maximum.	Minimum.
Eau................................	11,30	10,00
Matières grasses....................	14,80	12,95
Matières protéiques.................	38,41	34,85
Amidon, dextrine, sucre.............	32,11	26,74
Cellulose...........................	6,20	3,60
Matières minérales..................	5,20	4,35

Ses cendres sont surtout composées de phosphates de potasse et de magnésie, avec un peu de sulfate calcique.

On remarquera l'exceptionnelle richesse de cet aliment en principes azotés. L'amidon s'élève en moyenne dans cette farine à 28 p. 100 au lieu de 45 p. 100 dans celle de froment. Malheureusement le goût de ce légume est peu agréable.

Au Japon, on mélange la farine de Soja avec du riz cuit, on

1. *Compt. Rendus*, t. XC, p. 1177, et t. CXXXVI, p. 936.

laisse fermenter et on obtient ainsi une sorte de bouillie ou de sauce qui remplace l'extrait de viande.

Poudres et farines comestibles de légumineuses
et de graminées.

La richesse des semences de légumineuses et de graminées en matériaux nutritifs azotés et phosphorés a fait créer une foule de spécialités de farines et de poudres qui, bouillies à l'eau ou associées au lait, au bouillon, aux œufs, permettent d'obtenir des purées et potages très nourrissants. Ces poudres sont presque toutes des mélanges de farines de graines de légumineuses avec celles de céréales (orge, maïs et avoine, etc.), en proportions convenables. On fait subir ensuite à ces préparations une faible torréfaction qui les stérilise, leur communique un léger parfum, et transforme aussi en matières plus assimilables quelques-uns de leurs principes nutritifs; c'est ainsi que l'amidon y est partiellement changé en amylodextrine et dextrines très digestibles. Enfin on soumet quelquefois les graines destinées à fabriquer ces préparations semi-médicamenteuses à un commencement de germination qui peptonise une partie de leurs principes protéiques et solubilise en partie leur amidon. Les gemmules sont alors enlevées grâce à des moulins appropriés et le grain ainsi dégermé est transformé en farines. Telles sont les farines dites *diastasées*. On les prépare avec le blé, le froment, l'avoine, le maïs, etc., additionnés ou non de légumineuses[1]. On mélange leurs farines entre elles en proportions qui varient suivant chaque marque. L'une de celles que sa large réclame a mis le plus en vogue, paraît obtenue par une association de farines diastasées de pois, haricots, lentilles, avoine, maïs et cacao. Quelquefois même on ajoute du jaune d'œuf qu'on malaxe avec ces poudres; on dessèche et pulvérise ensuite le tout à nouveau. Enfin ces aliments peuvent avoir reçu des additions de lait ou de poudre de lait, de phosphates, etc. On obtient encore de bons résultats en soumettant à une légère torréfac-

---

1. J.-B. Boussingault raconte dans ses Mémoires (t. IV) qu'au Chocco il a vu les Indiens se nourrir ainsi de farine faite de grains de maïs, légèrement germés, puis torréfiés, farine qu'ils avalaient après l'avoir simplement délayée dans l'eau de rivière.

tion une partie du grain diastasé et dégermé, puis ajoutant l'autre partie qui apporte ses diastases intactes et actives.

Chauffées avec de l'eau, ces diverses préparations donnent des bouillies très nutritives. Elles conviennent aux enfants, à partir du septième ou huitième mois. Avant cet âge, elles sont mal supportées, les matières amylacées et légumines qu'elles contiennent étant difficiles à digérer par de trop jeunes estomacs. Ce sont au contraire de bons aliments au cours de la deuxième année. On peut aussi les prescrire aux convalescents, sauf dans les cas de dyspepsie, la fermentation microbienne de leurs sucres et dextrines dans l'estomac étant très rapide et pouvant même devancer la sécrétion chlorhydrique.

Conserves de légumes, avec ou sans viande.

Les légumes desséchés, comprimés, mis en poudre ou en minces lanières, avec ou sans graisse, avec ou sans viande, rendent de grands services dans l'alimentation du soldat, du marin, du voyageur. Il semble utile d'en dire ici quelques mots[1].

Légumes desséchés et juliennes. — Les légumes divers (choux, carottes, pommes de terre, haricots verts, navets, etc.) sont découpés mécaniquement en minces lanières, desséchés au four tant qu'ils contiennent plus de 13 à 14 p. 100 d'eau et comprimés alors jusqu'à obtenir une masse de densité égale à 1.

Détrempées à l'eau, ces préparations, qui se conservent assez longtemps, se gonflent un peu, supportent la cuisson et permettent d'avoir toujours sous la main ce complément normal indispensable de l'alimentation carnée. Ces conserves de légumes rendent de vrais services aux marins, explorateurs, soldats, etc.

Les conserves de haricots verts, petits pois, etc., s'obtiennent en *blanchissant* d'abord ces légumes par ébullition d'un instant dans l'eau salée, puis versant en boîte de fer-blanc avec une certaine proportion de liquide préparé (eau, sel, épices, etc.), scellant et portant à l'autoclave à 115°.

Voici, d'après Balland, quelques analyses de juliennes, choux, haricots desséchés, etc., destinés à l'armée.

---

1. Nous empruntons les détails qui suivent surtout aux travaux de M. Balland (Mémoire des *Annales d'hygiène et de méd. légale*, août 1901 en particulier).

	Julienne d'origine française.	Choux blancs en galettes desséchés.	Haricots verts desséchés.	Petits pois en boîte (égouttés).
Eau................	13,80	18,00	10,60	77,00 [1]
Matières azotées....	7,75	8,12	17,80	5,36
— grasses....	1,50	0,30	1,15	0,46
— amylacées et extractives.....	67,33	63,13	57,10	13,96
Cellulose..........	5,16	7,75	8,65	2,30
Cendres..........	4,46	2,70	4,70	5,17

Conserves de potages; conserves de viande et légumes.
— On avait essayé de préparer, en France, pour l'alimentation
du soldat en campagne, des conserves sèches complètes, avec
pois, viande, graisse, oignons frits. Elles contenaient, pour
100 parties, 20 de viande nette cuite, 20 de graisse, 48 de farine
de pois, 4 d'oignons, 8 de sel et poivre. Cette préparation n'eut
aucun succès; elle rancit assez vite, prend un goût âcre, désagréable, etc.

On est arrivé par tâtonnements successifs à la *conserve de
potage aux haricots*, fabriquée avec 60 p. 100 de farine de
haricots décortiqués [2], 30 de graisse, sel et poivre. Les haricots
doivent avoir été au préalable cuits et en partie séchés avant
mouture. Cette préparation est logée dans des boîtes de fer-
blanc et stérilisée à 115°. Elle a l'aspect d'une pâte homogène,
jaunâtre, conservant longtemps sa saveur, sans rancir nullement; elle fournit des potages copieux. La conserve de viande-
légumes pour l'armée, d'après les *Instructions publiées au Bulletin militaire* du 6 février 1901, contient pour 100 parties :
farine de haricots cuits et séchés avant mouture, 54; *graisse*, 25;
viande maigre de porc, 15; *oignons* épluchés, 1; *sel*, 5; *poivre*,
0,3. Elle paraît mieux appréciée des soldats que les précédentes.
Nous donnons ici deux analyses de ces produits :

1. Petits pois cuits à l'eau et non séchés.
2. Tout légume non décortiqué prend à la longue une amertume désagréable.

	Conserve de potage aux haricots.	Conserve de purée de haricots au porc (mélange).
Eau	6,40	12,90
Matières azotées	13,55	18,85
— grasses	24,20	26,98
— amylacées	44,31	33,75
Cellulose	2,44	1,90
Cendres	9,10	5,62
	100,00	100,00

Les conserves de soupe de l'armée allemande sont des mélanges de farines cuites de haricots, lentilles et pois avec de la graisse et du sel. Elles sont un peu plus azotées que celles de l'armée française, grâce à l'addition, paraît-il, d'extrait de viande. Elles sont aussi, et avec beaucoup de raison, plus épicées que les nôtres. On les transporte en rouleaux de rondelles plates entourées de papier parchemin; chaque rondelle pèse 150 gr. et, délayée dans 1 litre d'eau bouillante, fournit un épais potage. Voici la composition de quelques-unes de ces conserves de soupe :

	Conserve aux haricots.	Conserve aux lentilles.	Conserve aux pois.
Eau	9,10	8,90	8,00
Matières azotées	16,14	17,97	17,50
— grasses	22,10	20,60	19,05
— amylacées	41,98	38,83	42,45
Cellulose	3,96	3,60	3,10
Cendres	6,72	10,00	9,90
	100,00	100,00	100,00

Les conserves pour potage (*Cartouches-rations*) de l'armée anglaise sont très variables (graisses, extrait de viande, poudre de viande, haricots, pommes de terre, pois, riz). Elles paraissent peu estimées du soldat anglais.

L'*Eibrennsuppe* d'Autriche-Hongrie est en paquets carrés, chacun de 36 gr., recouverts de papier parchemin. On y trouve de la farine de légumineuses et de froment, de la pulpe de pommes de terre, de l'oignon brûlé, de l'anis....

Les *conserves de soupe* belges sont aussi à base de farines de légumineuses, additionnées de graisse, d'extrait de viande, poivre, poireaux, sel. Elles sont un peu plus azotées et plus riches en cellulose que les similaires françaises.

Des tablettes de *viande-légumine* sont préparées avec 1 partie

de poudre de viande et 6 p. de farine de pois, fèves, lentilles.
Elles contiennent 12 p. 100 d'eau ; 28,7 d'albuminoïdes ; 2,2 de
graisse ; 50 d'hydrates de carbone ; 3 de sels.

La plupart de ces aliments, et autres produits semblables, se
gardent assez bien en lieu sec, mais ils ont la propriété de rancir
lorsqu'ils restent quelque temps exposés à l'air.

BOURGEONS, BULBES, TUBERCULES ET RACINES

Dans cette classe nous placerons : 1° les légumes qu'on mange
à l'état de *bourgeons* ou de jeunes pousses, tels que l'asperge,
l'artichaut, le chou, etc. ; 2° les *tubercules*, ou dépendances souterraines de la tige : pomme de terre, topinambour, patate,
igname, colocase, etc. ; 3° les *bulbes* : oignon, poireau, ail ;
3° les *racines* : carotte, navet, salsifis, scorsonère, etc.

Bourgeons ; bulbes. — L'*asperge* que l'on mange au printemps est constituée par la jeune tige, ou bourgeon, de la
plante qu'on récolte au moment où elle va sortir de terre.
C'est un mets assez estimé, contenant des nucléoprotéides, de
la mannite, de l'asparagine $C^4H^8Az^2O^3$, de l'acide aspartique ou
amino-succinique $C^4H^7AzO^4$ et une substance qui, en traversant
l'économie, communique aux urines une odeur spéciale très
désagréable.

J'emprunte encore à M. Balland l'analyse de l'asperge blanche
rosée :

	Pointes coupées à 0ᵐ,05 du sommet.	Longueur de 0ᵐ,05 coupés au-dessous des pointes ci-contre.
Eau	90,50	92,80
Matières azotées	1,31	0,67
Corps gras	0,31	0,11
Amidon et mucilages	6,78	5,40
Cellulose	0,69	0,65
Cendres	0,41	0,37
	100,00	100,00

L'*artichaut* est formé par les capitules non encore épanouis
du *Cynara scolymus* de la famille des Synanthérées. Le bas
des squames et le réceptacle qui les porte sont riches en inuline
et en matières azotées albumineuses très nutritives.

Voici, d'après Balland, l'analyse du réceptacle (fond d'artichaut) et de la partie blanche comestible des feuilles centrales de l'artichaut :

	Réceptacle.	Bas des feuilles.
Eau	80,80	80,90
Matières azotées	3,68	3,76
— grasses	0,21	0,52
— extractives	13,07	12,73
Cellulose	1,27	1,53
Cendres	0,97	0,56
	100,00	100,00

On trouve du manganèse dans les cendres.

Le *chou* (*Brassica oleracea*, Crucifères) est cultivé de temps immémorial, comme plante alimentaire. Il contient une grande quantité d'eau (de 89 à 94 p. 100). Après une longue coction, s'il s'agit du chou en feuilles, le résidu constitue un mets commun, mais savoureux et très nutritif, riche en principes albumineux azotés et sulfurés rappelant un peu, comme goût, le bouillon et l'extrait de viande.

Il existe un grand nombre de variétés comestibles de ce précieux légume : le *chou vert*, le *chou frisé*, le *chou pommé* ou *cabus*, le *chou rouge*, le *chou-fleur*, le *chou de Bruxelles*, etc.

Le chou vert ordinaire à larges feuilles et le chou cabus rendent les plus grands services dans l'alimentation du peuple. Avec le pain et le lard il fournit une nourriture saine pour les estomacs vigoureux, nourriture économique, très nutritive, dont on ne se fatigue pas.

Le chou-fleur est formé par les rameaux naissants de la tige du végétal groupés en mamelons encore unis entre eux. Il donne une masse charnue, tendre, légèrement sucrée, où l'on trouve à peine un peu d'amidon localisé dans les parties les plus externes. Bouilli à l'eau, il constitue un aliment léger, assez délicat.

Voici des analyses de chou pommé (*Brassica oleracea capitata*), de chou vert ou ordinaire, de chou-fleur (*B. o. botrytis*) et de chou dit de Bruxelles. Elles sont rapportées au kilogramme :

	Chou pommé (moyenne).	Chou vert.	Chou-fleur (moyenne).	Chou de Bruxelles.
Eau	899.7	900	909	828,0
Matières albuminoïdes	18,9	33	24,8	38,0
— amylacées, etc.	48,7	} 57	45,5	96,20
Cellulose	18,4		9,1	17,90
Graisses	2,0	»	3,4	5,80
Matières minérales	12,3	15	8,3	14,10

Nous donnons plus loin l'analyse détaillée des matières minérales de ces légumes.

La *choucroute* s'obtient en faisant macérer dans l'eau salée, avec addition de baies de genièvre, poivre, etc., les feuilles de chou cabus préalablement divisées en minces lanières. On renouvelle l'eau après 10 à 12 jours. Il se développe une fermentation fétide et lactique qui laisse, après lavage et cuisson, un aliment acidule, de digestion assez facile, presque exempt d'amidon.

L'*oignon* est la tige bulbeuse radicale, souvent très développée, de l'*Allium cepa* (*Liliacées*). Le *poireau* est le bulbe allongé de l'*Allium porrum*. La composition détaillée de ces deux légumes mériterait d'être mieux connue : on sait seulement qu'ils contiennent une essence volatile, piquante aux yeux et au nez, formée d'éthers allyliques. On ne trouve pas d'amidon ordinaire dans ces deux végétaux.

L'*ail* est formé par les bulbilles, ou *cayeux*, de l'*Allium sativum* (*Liliacées*). Il est surtout employé en assaisonnement. On y trouve une huile sulfurée très irritante, le sulfure d'allyle, qui excite les sécrétions stomacales et intestinales. Après ébullition dans l'eau, l'ail peut être facilement mangé. Il contient des matières amylacées, mucilagineuses et sucrées.

Voici deux analyses d'oignon et d'ail dues à M. Balland :

	Oignon rosé.	Ail.
Eau	83,50	58,00
Matières azotées	1,62	6,52
— grasses	0,10	0,15
— extractives, amylacées, etc...	13,69 [1]	32,08 [2]
Cellulose	0,50	1,22
Cendres	0,59	1,43

Ces trois derniers légumes sont presque des condiments.

Tous les légumes verts sont très riches en eau ; elle y est rarement inférieure à 83 p. 100 et peut s'élever à 94 p. 100 et plus. Cette eau tient en dissolution, avec de faibles proportions d'albumines, de gommes et de mucilages, divers sels où prédominent les alcalis. 100 gr. de chou vert frais m'ont donné 1,09 de cendres, composée de 0 gr. 338 de sels insolubles et 0,752 de

1. Dont 2,06 de sucre.
2. Avec seulement des traces de sucre.

sels solubles. Ceux-ci répondaient à une alcalinité de 0 gr. 06 de soude, NaOH, mesurée à la phénophtaléine.

Voici du reste l'analyse complète des cendres de quelques-uns de ces aliments. On y remarquera la prédominance des phosphates alcalins, surtout du phosphate de potasse, et la richesse surprenante en silice de certains de ces légumes.

Composition centésimale des matières inorganiques de quelques légumes.

	ASPERGES	OIGNON	CHOU VERT	CHOU-FLEUR
Eau en 100 parties fraiches.....	94	86	87	91
Sels en 100 — —	0,436	0,74	1,40	0,99
Composition de 100 parties de ces sels.				
K^2O.........................	24,0	25,1	26,8	26,4
Na^2O.........................	17,1	3,2	13,9	10,2
CaO.........................	10,9	21,9	14,8	18,7
MgO.........................	4,3	5,3	4,2	2,3
Fe^2O^3.........................	3,4	4,5	1,6	0,4
P^2O^5.........................	18,6	15,0	13,2	13,1
SO^3.........................	6,2	5,5	12,8	11,4
SiO^2.........................	10,1	16,7	5,2	12,8
Cl.........................	5,9	2,8	7,5	6,1

Tubercules : pommes de terre; patates, ignames, etc. — *Pommes de terre.* — Elle est le type des aliments emmagasinés par les parties souterraines de la tige. Elle se forme sur les parties radicales du *Solanum tuberosum*, famille des Solanées, plante importée de l'Amérique du Sud en Italie et en Espagne vers le milieu du XVIᵉ siècle, puis en Angleterre par W. Raleigh en 1586. En France elle fut cultivée dès cette époque dans la Franche-Comté et la Bourgogne où elle avait été introduite par les Espagnols, ainsi que dans le Lyonnais. Mais le préjugé malheureux qui fit longtemps affirmer qu'elle donnait la lèpre l'empêcha de se répandre, jusqu'au XVIIᵉ siècle où Parmentier la fit définitivement accepter.

A cette heure, la pomme de terre est, avec le pain et la viande, l'aliment le plus répandu et le plus précieux. Depuis qu'elle est devenue populaire, on peut dire que la famine a disparu d'Europe.

La production de la pomme de terre, qui en France seulement

était de 42 millions de quintaux en 1852, atteignait 100 millions en 1862 et 130 millions en 1895 dans notre pays.

On compte aujourd'hui plus de quarante variétés de cette précieuse solanée.

Les analyses effectuées par M. Balland (*C. R.*, t. CXXV, p. 429) sur les principales sortes : *Early rose, Hollande, Pomme de terre d'Auvergne, de Bourgogne, Hâtive Saint-Jean, Royale bleue, Saucisse rouge, Mille yeux, Vitelotte, Rosace d'Allemagne,* ont donné pour 100 parties, à l'état frais, les résultats suivants :

	Moyenne [1].	Minimum.	Maximum.
Eau	74,98	66,10	80,60
Matières azotées	2,08	1,43	2,81
— grasses	0,15	0,04	0,14
— amylacées et sucrées	21,01	15,58	29,85
Cellulose	0,69	0,37	0,68
Cendres	1,09	0,44	1,80

On remarquera combien est faible dans cet aliment la teneur en matières protéiques : M. Balland a trouvé 1,43 de matière azotée dans 100 parties fraîches d'early rose de Bresse; 2,32 dans 100 de la même variété cultivée en Bretagne; 1,78 dans la hollande du Gâtinais; 2,57 dans la hollande de Pontoise; 1,51 dans la saucisse rouge de la Nièvre et du Gâtinais.

La proportion d'eau paraît être indépendante de la variété, et provenir bien plutôt des pluies et de l'état du sol. L'early rose a donné 80,5 p. 100 d'eau en Bourgogne et 67,50 en Bretagne.

Les petites pommes de terre nouvelles diffèrent peu par leur composition de celles qui ont atteint tout leur développement.

Le suc de pomme de terre contient de l'asparagine, de l'acide malique et un glucoside soluble dans l'alcool.

Les pommes de terre cuites à l'eau ne changent pas sensiblement de poids. Frites à la graisse ou à l'huile, elles conservent environ 38 p. 100 d'eau et absorbent de 4 à 9 p. 100 de matières grasses. Trois kilogrammes de pomme de terres cuites à l'eau, ou 1200 gr. de frites, représentent à peu près la matière alimentaire azotée et amylacée d'un kilogramme de pain blanc ordinaire.

Les analyses suivantes, dues à J. Herapath (*Chem. soc. Journ.*, II, 4°), donnent la composition des matières minérales de quelques-unes des variétés principales de ce précieux aliment:

1. Moyenne empruntée à J. Kœnig (*loc. cit.*, p. 650).

Composition des cendres de pomme de terre (Variétés anglaises.)

POMMES DE TERRE	WHITE APPLE	PRINCE'S BEAUTY	MAGGIE	FORTYFOLD
Cendres pour 100 parties de plantes fraîches..............	1,30	1,06	1,09	0,88
Composition de 100 p. de cendres.				
1° Cendres solubles :				
CO^2..............................	21,06	16,67	18,16	13,33
SO^3..............................	2,77	4,94	5,60	6,78
P^2O^5..............................	5,72	8,92	6,67	11,43
K^2O..............................	53,47	54,17	55,73	53,03
Na^2O..............................	Traces.	Traces.	Traces.	Traces.
NaCl..............................	Traces.	Traces.	Traces.	2,09
2° Cendres insolubles :				
CO^3Ca..............................	0,84	2,05	1,95	2,29
CO^3Mg..............................	3,53	0,27	2,56	0,57
SO^4Ca..............................	Traces.	Traces.	Traces.	Traces.
$(PO^4)^2Ca^3$..............................	3,36	0,68	5,37	2,86
$(PO^4)^2Mg^3$..............................	9,25	12,30	5,54	7,62
$(PO^4)^2Fe^2$ et Mn^2..............................	Traces.	Traces.	Traces.	Traces.
SiO^2..............................	Traces.	Traces.	Traces.	Traces.
	100,00	100,00	100,00	100,00

Ces analyses montrent :

1° La grande richesse de ces aliments en potasse et l'excès de cette base sur la quantité qui constituerait du phosphate neutre. La potasse, dans la pomme de terre, est principalement unie aux acides citrique et malique ; 2° la très grande proportion de magnésie par rapport à la chaux ; 3° l'absence des chlorures et des sels de soude, sauf pour une variété.

D'après Rübner, si l'on nourrit exclusivement un homme de pommes de terre, 9 p. 100 de la substance sèche, 30 p. 100 de l'azote et 7 p. 100 des hydrates de carbone restent dans les fèces qui deviennent molles, acides et fétides. Au contraire les purées de pommes de terre faites avec addition de lait ou de beurre sont beaucoup mieux absorbées. Il ne reste dans l'intestin que 4,5 p. 100 des substances calculées sèches et 19 p. 100 de l'azote. La pauvreté de la pomme de terre en principe protéique, et ces dernières observations, montrent qu'elle est loin de représenter un aliment complet et de pouvoir suffire. Mais elle a cet avantage sur le pain que loin d'acidifier le sang, comme le fait ce dernier, elle l'alcalinise. Malheureusement elle pousse à l'engraissement et à l'obésité.

Patates, ignames, topinambours, etc. — Pour les autres tubercules amylacés nous nous bornerons à quelques indications :

Les *patates* sont constituées par les tubercules ovoïdes, blancs ou jaunes, formés sur les racines du *Convolvulus batatas*. Comme goût et composition, la patate ressemble beaucoup à la pomme de terre. Elle est riche comme elle en féculents et pauvre en albuminoïdes. Elle contient : eau, 66 à 79 p. 100; fécule, 9 à 16; sucre, 10 à 2; matières grasses, 1 à 0,3; matières albuminoïdes, 1,2 à 1,5; sels, 2,6 à 3,5 p. 100.

Les *ignames* sont aussi des tubercules radicaux, souvent très développés (ils peuvent avoir plus d'un mètre de longueur et presque de diamètre), formés sur les racines de diverses dioscorées : *Dioscorea sativa, D. batatas*. Ces produits servent de nourriture à l'homme dans les Indes, la Guyane, la Chine, le Japon, en Floride, en Virginie, etc.

L'*igname de Chine* répond à la composition : eau, 83,4 à 77; fécule, 15 à 16,8; cellulose, 0,4 à 1,5; substances protéiques, 2,4 à 2,6; pectates, citrates, phosphate de potassium, magnésium, calcium..., 1,4 à 2 p. 100. On voit que l'igname est presque aussi riche en amidon que la pomme de terre, et un peu moins pauvre qu'elle en substances protéiques.

Le *manioc* se retire des tubercules d'une plante, le *Jatropa manihot*, de la famille des Euphorbiacées, groupe des ricinés. Il y en a deux principales variétés : la *Yuca dulce* et la *Yuca brava*; celle-ci est vénéneuse; elle le doit à un composé cyanhydrique [1], mais après cuisson, elle peut être impunément mangée.

Les tubercules, souvent volumineux, du manioc sont grossièrement râpés, et leur pulpe, égouttée, est légèrement torréfiée dans un vase de terre. On obtient ainsi la *cassave*, aliment qui forme la base de l'alimentation dans beaucoup de pays de l'Amérique méridionale, de l'Inde, des Antilles, etc.

Payen (*loc. cit.*) a donné, pour 100 parties fraîches de tubercules de manioc écorcés, la composition suivante :

---

1. Payen (*Comptes rendus*, t. XLIV, p. 404) a retiré 4 milligrammes d'acide cyanhydrique de 100 gr. de pulpe. Il semble s'y trouver sous forme d'un glucoside très instable.

Eau..	67,65
Fécule..	23,10
Sucres, gommes, etc......................	5,53
Matières azotées..........................	1,17
Cellulose, pectose, etc..................	1,50
Matières grasses..........................	0,40
Substances minérales....................	0,65

Le *topinambour* ou *Helianthus tuberosus*, originaire du Brésil, porte sur sa souche traçante de nombreux bourgeons pédiculés de la grosseur d'une poire, couverts d'un épiderme rouge et vert et contenant dans leur intérieur une pulpe blanche, translucide, formée d'un tissu cellulaire renfermant de l'inuline en place d'amidon, et un suc riche en sucre et sels divers (tartrates, malates, citrates, phosphates, sulfates). Cette pulpe peut se manger après cuisson, et rappelle beaucoup les fonds d'artichaut par sa saveur, sa consistance et sa composition. Son goût est légèrement vireux. Cent parties à l'état frais contiennent :

	Braconnot.	Payen.	Moyenne (J. Kœnig.)
Eau...................................	77,2	76,0	79,24
Dextrine, sucre incristallisable.... }	14,8	14,7	16,29
Inuline............................... }	3,0	1,90	1,49
Cellulose, etc.......................	1,22	1,50	»
Gommes...............................	1,08	»	1,76
Glutine, albumine....................	0,99	3,10	0,14
Huile, cericine......................	0.09	0,20	»
Matières extractives.................	»	1,30	»
Citrate et malate de potasse........	1,15	»	0,10
Citrate et tartrate de chaux........	0,10	} 1,30	18,0
SO^4K^2, KCl, PO^4K^2H, PO^4CaH, SiO^2.	0,42	}	
	100,05	100,00	100,0

Le *cerfeuil bulbeux* est un légume, encore trop peu répandu, d'un goût douceâtre assez délicat. C'est la racine charnue et féculente du *Chærophyllum bulbosum* (*Ombellifères*). Il a, d'après Payen (*C. Rend.*, t. XLIII, p. 770), la composition centésimale suivante :

Eau..	63,6
Fécule et congénères......................	28,6
Sucre de canne.............................	1,2
Albumine et autres matières azotées.....	2,6
Matières grasses..........................	0,35
Cellulose, pectose, acide pectique........	2,10
Substances minérales....................	1,5

Le cerfeuil bulbeux est plus riche que la pomme de terre en substances féculentes et albumineuses.

Racines : navets, chou-rave, carottes, salsifis, etc. — Le *navet* est la racine charnue fusiforme du *Brassica napus esculenta*.

C'est un aliment très riche en amidon d'une saveur sucrée un peu aromatique et légèrement piquante, différant beaucoup de composition et de goût suivant le terrain, le climat et la variété.

La *rave* est la partie radiculaire succulente du *Brassica oleracea caulo-rapa*.

Le *salsifis*, racine du *Tragopogon pratensis* cultivé, est aussi un légume amylacé, comme la *scorsonère* dont la racine, fusiforme, noire en dehors, blanche en dedans, contient surtout des amidons et mucilages solubles et de la mannite.

La *carotte* est le pivot radiculaire, complètement modifié par la culture maraîchère, du *Daucus carotta (Ombellifères)*. C'est une racine charnue, sucrée, parfumée, propre à nourrir l'homme et les animaux. Elle contient de l'amidon, du sucre de canne, de la mannite, des huiles grasses et essentielles, un hydrocarbure colorant, la *carottine*, de l'asparagine, des malates et phosphates de potasse et de chaux, etc.

La racine pivotante et charnue d'un autre ombellifère, le panais cultivé, est encore un aliment sain, de goût sucré et légèrement aromatique.

Voici quelques analyses moyennes de ces diverses racines :

Analyse centésimale de quelques racines comestibles (d'après Kœnig).

	CAROTTES	RAVES	NAVETS	PANAIS	RADIS
Eau	86,8	85,9	87,8	82,0	86,9
Substances amylacées, etc., non azotées	9,2	8,2	8,2	14,1	6,8
Substances cellulosiques	1,5	1,7	1,3		1,5
— azotées	1,2	2,8	1,5	1,1	1,0
Corps gras	0,3	0,21	0,2	0,5	0,1
Matières minérales	1,0	1,17	0,9	1,0	1,0

La *betterave* est la racine pivotante, charnue et sucrée de la *Beta vulgaris*. Elle est employée surtout pour la nourriture du bétail et la production du sucre ordinaire. Sa variété rouge, que l'on mange en salade, paraît assez souvent sur nos tables. La composition de la betterave est très variable suivant la culture et la variété.

Voici une analyse moyenne de la betterave comestible :

Eau...............................	87,50
Matières azotées..................	1,34
Corps gras........................	0,14
Matières amylacées, sucres........	8,90
Cellulose.........................	0,98
Cendres...........................	1,14

La betterave peut contenir de 6 à 15 p. 100 de saccharose.

Farines de légumes amylacées. — Pour l'alimentation courante et pour les malades, on prépare avec les bulbes, tubercules et racines qu'on vient d'étudier, des farines comestibles, dont je dois dire ici quelques mots.

Le *tapioca* est une fécule retirée du manioc. Au cours de la préparation de la *cassave* (voir p. 294), la pulpe de manioc jetée sur des tamis grossiers donne un suc entraînant une certaine quantité de grains d'amidon. On les recueille, les lave et les sèche à l'air; on obtient ainsi la *moussache*. Cet amidon, encore humide légèrement surchauffé sur des plaques métalliques, se gonfle, devient translucide et prend alors le nom de *tapioca*. C'est un aliment essentiellement amylacé formé de grumeaux opalins agglomérés et élastiques. Le tapioca ordinaire, qui sert à faire nos potages, s'obtient souvent aujourd'hui en faisant subir la même opération à l'amidon de riz ou à la fécule de pomme de terre.

L'*arrow-root* est une fécule provenant du *Maranta indica* (*Amomacées*) des Antilles. Ses grains, faiblement translucides, comme tronqués, donnent une gelée agréable en cuisant à l'eau. On falsifie cette farine avec la fécule de pomme de terre. On trouve dans l'arrow-root 0,9 p. 100 d'albumine et 82,41 de fécule.

Le *sagou* contient 87 p. 100 d'amidon et des traces seulement d'albumine. On le retire de la moelle de divers palmiers. Il remplace quelquefois le tapioca. On l'ordonne dans les entérites légères, les convalescences, etc.

Le *salep* est surtout un aliment de malade. Il est fourni par les bulbes de différents *Orchis*. Il contient des gommes, des mucilages et beaucoup d'amidon. Il prend, par ébullition avec l'eau, la consistance d'une gelée. Il passe pour être assez nourrissant.

XXII

Les légumes verts ou herbacés entrent pour une part très sensible dans notre alimentation. J'ai dit ailleurs que dans nos usages français habituels, ces aliments représentent en moyenne 12 à 13 p. 100 du poids de la ration journalière, l'eau de boisson non comprise.

Ils sont, en général, pauvres en principes nutritifs : on y trouve peu de corps gras, peu d'amidons, peu de sucres, peu d'albuminoïdes. Aucun d'eux ne donne, après cuisson, au delà de 2 à 3 p. 100 d'hydrates de carbone assimilables, parmi lesquels il faut encore compter l'inosite, les mucilages et les gommes dont l'assimilabilité est imparfaite ou douteuse. Mais, comme on l'a déjà dit, ces aliments nous apportent en abondance des sels à acides organiques (malique, citrique, tartrique, oxalique, succinique, quinique, etc.), sels à bases alcalines et alcalino-terreuses qui fournissent aux cellules et au sang la potasse, la magnésie, la chaux qui leur sont indispensables. Ces matières varient dans ces produits de 4 à 2 p. 100. Les légumes verts et les fruits proprement dits sont donc des aliments à la fois rafraîchissants et alcalinisants.

Leurs hydrates de carbone sont : l'amidon, l'inuline, les dextrines, les mucilages; la cellulose et des gommes peu digestibles; le sucre de canne, le glucose et le lévulose, quelquefois la mannite et des sucres spéciaux, tels que l'érythrite, la dulcite, la sorbite, l'inosite, le galactose, etc.

Les matériaux albuminoïdes des légumes verts sont :

Des *albumines*, non précipitables par l'acide acétique étendu et coagulables à chaud; des *caséines et légumines végétales*, substances très peu solubles dans l'eau où elles ne se dissolvent sensiblement qu'à l'état de sels de potasse ou de soude. L'acide acétique faible les précipite de leurs solutions; les acides un peu forts et les alcalis, ou leurs carbonates, les redissolvent. Par hydrolyse, ces léguminés se dédoublent en acides aminés : leucine, tyrosine, acides glutamique, aspartique, etc.

De ces substances il faut rapprocher : 1° les *cyto-* et *nucléoprotéides* pouvant contenir de 1,5 à 3 p. 100 de phosphore et que la chaleur et l'eau dédoublent en acides nucléiniques et en albuminoïdes coagulés.

2° L'*édestine*, substance cristallisable, généralement unie à l'acide phosphorique, que nous avons déjà signalée dans les graines de céréales (p. 260). Elle ressemble beaucoup à la caséine.

3° La *gliadine* ou gélatine végétale soluble dans l'eau alcoolisée à 70° centésimaux. On la trouve dans les légumes comme dans les céréales et les fruits.

4° La *conglutine*, très voisine de la précédente, ayant mêmes caractères de solubilité dans l'eau, les acides et les alcalis. Dans l'acte de la digestion ou sous l'action des acides étendus, elle se dédouble à la façon de la légumine.

Les graisses des légumes herbacés sont variables et en très faible proportion. On y trouve souvent ces lécithines dont nous avons déjà parlé à propos des légumes secs et des farines de céréales.

Le pigment vert des végétaux, la chloryphylle, est une matière colorante azotée et phosphorée soluble dans l'alcool et dans l'éther et paraissant indigestible.

Dans ce chapitre, nous étudierons successivement les *champignons*, les *légumes herbacés* et les *légumes fruits*.

Champignons. — Ces aliments, par leur goût et leur richesse en principes azotés, méritent d'être mis à part. Ils contiennent, en général, 90 à 92 p. 100 d'eau, sauf la truffe, qui n'en donne que 72 à 73 p. 100. Leurs principes fixes, fort divers, sont :

1° Des matières azotées sur lesquelles on a peu de renseignements. Les trois quarts consistent en substances protéiques insolubles dans l'eau. Sur 4 à 5 p. 100 de corps azotés contenus dans les champignons comestibles ordinaires, et 8 à 10 p. 100 dans la truffe, il y a 0,8 à 1 p. 100 seulement d'albuminoïdes solubles coagulables. Une bonne fraction des corps protéiques est donc à l'état de globulines et de nucléo-albumines insolubles. L'alcool à 70° centésimaux entraîne une partie des principes azotés et avec eux les parfums de ces aliments. Une autre partie se dissout dans l'eau. Lorsqu'on la concentre à chaud, cette solution prend un peu l'aspect et la saveur de l'extrait de viande. Outre diverses substances azotées, l'eau de coction des champignons dissout aussi des matières visqueuses ou mucilagineuses, probablement de la nature des gommes ou des amidons, des sucres fermentescibles en faible quantité, de la dextrine, et surtout de la mannite, particulièrement dans le cas de la truffe.

2° L'éther enlève aux champignons, mais surtout dans le cas de la truffe, des matières grasses très odorantes en proportion relativement élevée. Elles sont pour une bonne part composées d'oléine et de margarine et d'une substance que les alcalis ne saponifient pas, l'*agaricine*; sans doute une sorte de cholestérine.

En fait de sels organiques on trouve dans les champignons des malates, citrates, tannates, fumarates, pectates, etc.[1].

Les parties blanches de la truffe ou des champignons ordinaires sont formées surtout de celluloses; la partie colorée ou noire est riche en spores et sporanges. On ne sait rien de la nature de ce pigment brun spécial.

Les sels minéraux des champignons sont surtout formés de phosphates de potasse et de chaux avec un peu de sulfates, chlorures et silicates de sodium, ammonium, calcium, magnésium et fer.

Voici un tableau de la composition de quelques-uns de ces aliments :

Composition centésimale de quelques champignons.

	TRUFFE NOIRE	CHAMPIGNONS DE COUCHE	CÈPES	MORILLES	BOLET (B. EDULIS)	AGARIC COMESTIBLE
Eau.........................	70,5	90,5	90,6	90,0	91,3	90,10
Matières azotées.........	8,4	4,6	4,9	4,4	3,6	2,68
Albumines coagulables.	0,6	0,7	»	»	»	»
Cellulose...............	5,2	3,2	2,44	2,96	0,6	0,64
Corps gras.............	0,55	0,25	0,65	0,56	0,2	0,13
Mannite et sucres.....	11,00	1,15	0,6	0,72	3,7	5,14
Malates, citrates, fumarates.............	0,65	1,35	0,83	1,36	0,6	
Sels minéraux.........	1,49	»	»	»	»	1,31

1. L'acide fumarique serait absent de la truffe, d'après Lefort.

Les champignons conservés par dessiccation contiennent encore de 10 à 20 p. 100 d'eau.

Plusieurs champignons vénéneux, tels que l'helvelle crépue, perdent leur toxicité par dessiccation ou ébullition avec l'eau.

Légumes herbacés. — Nous comprenons sous cette rubrique les végétaux dont on mange les feuilles et les parties tendres cuites ou crues : tels sont les salades de toute sorte (laitues, chicorées, mâche, cresson, roquette, etc.), l'oseille, les rhubarbes, épinards, poirée, tétragone, etc., etc.

Ainsi qu'on l'a déjà dit, ces produits de la culture maraîchère introduisent dans l'économie fort peu de matières organiques assimilables, mais beaucoup d'eau et surtout des sels riches en potasse, soude, chaux, magnésie, phosphates, silice, enfin du fer sous forme d'hématogène, etc. Sur 8 parties de matériaux fixes contenus dans 100 p. de laitue fraîche (le reste étant constitué par de l'eau) il y a 1,24 de sels minéraux. Sur 12 parties fixes laissées par 100 parties d'épinards pris à l'état frais, 1,98 ou le sixième est formé de sels inorganiques.

Dans 100 parties de cendres laissées par la laitue romaine nous trouvons $K^2O = 25,3$; $Na^2O = 35,3$; $CaO = 11,9$; $MgO = 4,3$; $Fe^2O^3 = 1,3$. Et, pour les radicaux acides : $P^2O^5 = 10,9$; $SO^3 = 3,9$; $SiO^2 = 3,0$; $Cl = 4,2$. Dans l'épinard nous avons pour 100 p. de matières minérales : $K^2O = 16,6$; $Na^2O = 35,3$; $CaO = 11,9$; $MgO = 6,4$; $Fe^2O^3 = 2,3$; $P^2O^5 = 10,2$; $SO^3 = 6,9$; $SiO^2 = 4,5$; $Cl = 6,3$. On remarquera la richesse de ces cendres en bases, surtout en bases alcalines, et l'abondance du fer.

Ces aliments essentiellement aqueux contiennent cependant des substances albumineuses richement phosphorées, des lécithines, des graisses, et des matières mucilagineuses et amylacées facilement assimilables. Comme l'a démontré Kniriem, une partie de la cellulose des légumes herbacés, lorsqu'elle est à l'état jeune, est, comme celle des fruits, résorbée en traversant le tube digestif.

L'ensemble de toutes ces matières nutritives s'élève rarement dans les légumes verts à plus du 20e du poids total de l'aliment frais.

L'amidon peut y être remplacé (et il l'est toujours dans les parties comestibles de la famille des Synanthérées, tels que chicorées, laitues, artichauts) par de l'inuline ; cette observation

est importante au point de vue de l'alimentation des glycosuriques. A la place du sucre ordinaire on peut trouver aussi de la
mannite dans beaucoup de ces aliments.

L'utilisation intestinale de légumes herbacés est toujours imparfaite : après l'ingestion de chou vert, 15 p. 100 environ de
matières fixes restent dans les fèces, 18 p. 100 de l'azote total,
15 p. 100 des hydrates de carbone, 6 p. 100 des corps gras
échappent à l'absorption intestinale. Il en est à peu près de
même pour les autres légumes verts.

La cellulose des jeunes pousses est digérée par l'homme
environ dans la proportion de 50 p. 100. La partie de ces
aliments qui reste ainsi dans les matières fécales empêche leur
durcissement et prévient la constipation ; d'où ce qualificatif de
rafraîchissants qu'on donne souvent aux légumes verts.

Les légumes herbacés peuvent être classés en *neutres* et *acidules* : la chicorée, les laitues, la mâche, le pissenlit, le cardon,
la bette, la tétragone, le céleri, les épinards, etc., entrent dans
la première catégorie ; l'oseille, la rhubarbe, etc., dans la
seconde. On mange ces légumes cuits ou crus.

Nous ne pouvons citer ici que les principaux :

Le *céleri* est constitué par la jeune pousse, étiolée en la
soustrayant à l'action de la lumière, de l'*Apium dulce* (*Ombellifères*). C'est un aliment aromatique riche en mucilages qui
contient une essence et des produits odorants agissant un peu
sur le cœur et qu'on dit légèrement aphrodisiaques. La *barbe de
capucin*, qu'on mange en salade, n'est qu'une chicorée amère et
tonique élevée en caves à l'abri de la lumière.

La *mâche* ou *doucette* est une valérianée. La *laitue* est riche en
citrates alcalins. La *poirée* ou *bette*, dont les feuilles, et surtout
les côtes, se mangent cuites comme celles du cardon, contient
un principe légèrement laxatif. C'est une Chénopodiacée. Il en
est de même de l'*épinard* (*Spinacia oleracea*), riche en principes
mucilagineux et en sucres qu'accompagnent des oxalates et
divers sels organiques de potasse et de chaux.

Les *légumes herbacés acides* doivent leur acidité tantôt à des
oxalates, tantôt à des citrates et malates acides.

De l'*oseille* et de la *rhubarbe*, de la famille des Polygonées, on
mange les feuilles et les jeunes pousses. Ce sont des aliments
qu'il ne faut point donner aux goutteux, arthritiques, uratiques,

oxaluriques. Ils doivent leur acidité aux quadroxalate et bioxalate de potasse.

Voici leur composition générale d'après Balland :

	Oseille.	Rhubarbe (pétioles pour entremets).
Eau	91,40	94,50
Matières azotées	2,74	0,43
— grasses	0,40	0,49
Amidons, etc.	3,57	3,47
Cellulose	0,60	0,54
Cendres	1,29	0,57
	100,00	100,00

Le *cresson*, de la famille des *Crucifères*, nous fournit ses feuilles épaisses, mucilagineuses, d'une saveur piquante, excitant l'appétit grâce à l'essence allylique qu'elles contiennent. Ce végétal est très riche en sels. M. Chatin y a signalé le premier l'iode qui paraît s'y trouver à l'état organique. C'est un aliment diurétique, rafraîchissant, antiscorbutique.

Voici, d'après J. Kœnig et M. Balland, la composition de quelques-uns des légumes dont on vient de parler.

Composition centésimale de quelques légumes usuels.

	ÉPINARD	CÉLERI (feuilles)	ROMAINE	LAITUE POMMÉE	CRESSON [1]	BETTERAVE ROUGE A SALADE [1]
Eau	88,47	85,57	92,50	94,93	90,8	84.80
Matières azotées	3,49	2,26	1,26	1,41	2,87	3.09
— grasses	0,58	0,56	0,54	0,31	0,21	0,05
Sucre	0,10	0,94	»	»	} 3,19	} 9.14
Gomme, amidon, mucilages	4,34	6,91	3,55	2,19		
Cellulose	0,93	1,32	1,17	0,73	1,21	1.18
Cendres	2,09	1,93	0,98	1,03	1,72	1,74

1. D'après Balland.

Légumes fruits. — Les *légumes fruits* sont la tomate, l'aubergine, les piments, etc. ; et l'on peut y joindre les concombres, le melon, la citrouille, etc.

Le fruit de *Lycopersicum solanum* ou *tomate* est une baie

rouge remplie d'une pulpe acide, à la fois légèrement parfumée et d'un goût un peu vireux. Elle est riche en sels acides (citrates, malates); mais *contrairement à l'opinion généralement répandue, on y trouve à peine une trace d'oxalates.* Ce fruit convient tout particulièrement aux arthritiques, goutteux et uratiques lorsque leur estomac le digère bien.

La tomate contient, d'après W. Dahlen : *eau,* 92,37; *substances azotées,* 1,25; *corps gras,* 0,33; *sucres,* 2,53; *substances non azotées,* 1,54; *substances cellulosiques,* 0,84; *cendres,* 0,63. Balland y a trouvé 95,2 p. 100 d'eau, 0,89 de matières azotées et 2,92 de substances solubles (sucres, etc.) non azotées.

Le fruit du *Solanum melongena,* ou aubergine, qui semble originaire des Indes, forme des baies allongées, de couleur violacée[1], remplies d'une chair blanche, à suc âcre, qu'on exprime généralement en tailladant et égouttant la pulpe dont l'âcreté disparaît à la cuisson. C'est un aliment assez digestible s'il est bien cuit, mais de préparation difficile. Balland y a trouvé : *eau,* 92,30; *matières azotées,* 1,34; *mat. grasses,* 0,17; *mat. extractives ou amylacées,* 4,77; *cellulose,* 0,87; *cendres,* 0,55.

Des piments, fruits des *Capsicum,* et provenant de la même famille, il existe beaucoup de variétés. L'une, douce, en grosses baies renflées de plus d'un décimètre de long, se mange beaucoup en hors-d'œuvre dans le Midi de l'Europe. Son épisperme est gorgé d'une pulpe douceâtre, un peu parfumée, contenant les graines qu'on rejette. Une variété de ce piment de 2 à 5 centimètres de long, de couleur rouge vif quand il est mûr, est employée comme condiment pour relever les mets et exciter l'appétit en raison de sa saveur très âcre et aromatique. Le piment de Cayenne, d'une âcreté encore plus violente, d'un arome très léger, est séché, pulvérisé et quelquefois utilisé en place de poivre, c'est un condiment dangereux si l'on s'habitue à en faire usage.

Le melon, la pastèque, le concombre, le potiron, le cornichon, la courge, sont fournis par la famille des Cucurbitacées.

Le fruit du melon (*Cucumis melo*) est succulent, très aqueux, légèrement albumineux, riche en saccharose, parfumé quand il est mûr et de bonne qualité, mais fort peu nutritif. Ses semences sont un peu émétiques.

---

1. La variété blanche est vénéneuse.

Le concombre (*Cucumis sativus*) donne une chair aqueuse, fade, à peine sucrée. On le mange souvent confit au vinaigre, cru ou cuit, diversement apprêté.

Le cornichon est une variété de concombre cueilli avant maturité. La *câpre* est le petit fruit ovoïde du câprier (*Capparidées*). L'un et l'autre, conservés dans le vinaigre, servent de condiments.

La pastèque est recherchée surtout pour la douceur de sa chair presque uniquement formée d'eau et de saccharose.

Voici, d'après J. Kœnig et Balland, trois analyses moyennes de melons, concombres et courges.

	Melon.	Concombre.	Courge ordinaire.
Eau	90,38	95,20	94,5
Matières azotées	1,0	1,18	0,35
Corps gras	0,32	0,09	0,06
Matières amylacées, sucres, etc.	6,53	2,21	4,08
Cellulose	1,09	0,78	0,64
Cendres	0,68	0,44	0,37

Le potiron, jaune ou rouge, forme de gros fruits aplatis pesant jusqu'à 10 et 20 kg. Sa chair assez ferme se mange après cuisson. Elle est douce au goût, un peu aromatique et de facile digestion. C'est un aliment très aqueux. Ses graines blanchâtres, d'un goût d'amande, sont anthelmintiques.

La courge ou calebasse produit des variétés comestibles et des variétés vénéneuses, en particulier celle à forme de gourde. Celle à chair jaune est fort amère.

La courge contient 85 p. 100 d'eau et 0,4 p. 100 de matière minérale.

Dans les fruits à pulpe neutre, ou presque neutre au tournesol, tels que le melon, la pastèque, etc., le sucre est surtout du saccharose, mais on peut y trouver aussi des lévuloses et des substances lévogyres à rotation gauche considérable, dont la proportion varie durant tout le temps de la maturation (*Commaille*).

XXIII

FRUITS PROPREMENT DITS

Au point de vue de leur composition et de leur utilisation, les fruits qui paraissent au dessert sur nos tables et qui constituent un agréable et rationnel complément du repas, peuvent être divisés en trois groupes :

Les *fruits aqueux acidules*, généralement sucrés et parfumés, que nous fournissent la vigne, l'oranger, le groseillier, et surtout les arbres de la famille des Rosacées;.

Les *fruits sucrés proprement dits*, fruits à goût non acide ni gras, produits par le figuier, les dattiers, bananiers, etc.;

Enfin, les *fruits amylacés* ou *huileux* : noix, châtaignes, amandes, noisettes, cacao, cocos et autres fruits exotiques.

Fruits aqueux acidules — Ce sont : les pommes et les poires avec leurs très nombreuses variétés; les prunes, les pêches, les abricots, les brugnons, coings, cerises, nèfles, fraises, framboises, etc., tous fournis par les Rosacées; le raisin, la groseille, le cassis, l'ananas, l'orange, le citron, la grenade, etc., originaires de familles très diverses, etc., et quelques fruits des pays tropicaux.

Ces fruits sont tous remarquables par leur richesse en eau (72 à 90 p. 100); leur très faible teneur en matières amylacées presque entièrement disparues à la maturation; leur pauvreté en principes albumineux dont le poids total s'élève rarement à 1/2 p. 100; leur richesse saccharine qui varie de 4 à 24 p. 100; leur acidité constante; enfin le parfum très agréable de leur suc. Une partie de leur cellulose devient soluble dans l'intestin de l'homme. Ces fruits sont donc, en réalité, plutôt des aliments aqueux, rafraîchissants, plaisants au palais et à l'estomac, que des aliments plastiques, à moins qu'ils ne soient consommés en très grande abondance, comme on le fait pour la cure de raisin.

Leur acidité, due en grande partie à des sels acides (malates, citrates, tartrates, fumarates, etc.), varie de 0,2 à 1,5 p. 100. Ces sels à bases d'alcalis se transforment dans l'économie, par combustion totale de leur partie organique, en carbonates solubles qui vont alcaliniser les humeurs, ainsi qu'on l'a déjà dit.

En même temps, par la quantité d'eau qu'ils apportent et leur acidité spéciale, ces fruits sont le plus souvent un peu diurétiques et laxatifs, surtout s'ils ne sont pas parfaitement mûrs.

Les matières sucrées qui forment la majeure partie des substances dissoutes dans leur pulpe sont constituées par un mélange, à parties presque égales, à la maturation, de glycose et de lévulose avec un peu de saccharose.

Voici la composition centésimale moyenne de quelques-uns des principaux fruits des rosacées :

Composition de divers fruits usuels de rosacées.

	POMMES (moyenne) [1]	POIRES	PRUNES	PRUNES REINE-CLAUDE [3]	PRUNEAUX SECS DE CHOIX	MIRA-BELLES [6]
Eau	84,79	83,03	81,18	78,30	19,80	79,4
Substances albuminoïdes, etc.	0,36	0,36	0,78	0,42	2,37	0,4
Acide libre [2]	0,82	0,20	0,85	0,38	"	0,5
Sucre	7,22	8,26	6,15	10,9	46,3	4,0
Substances diverses non azotées	4,81	3,54	4,92	9,28 [4]	25,14 [5]	10,1
Cellulose	1,51	4,30	5,41	0,62	4,13	5,0
Cendres	0,49	0,31	0,71	0,48	1,86	0,6

1. D'après J. Jacquemin et H. Alliot une pomme type, à bon point de maturation pour donner du cidre, contenait pour 100 parties : eau, 83,2 ; sucre, 11 ; tissu végétal, cellulose, 3 ; gommes, pectase, 2,1 ; albumine, 0,20 ; acides malique, pectique, tannique, gallique. chaux, acétates alcalins, matières huileuses et azotées, 0,50. — 2. Exprimé en poids d'acide malique. — 3. Substances grasses. — 4. Dont 0,21 de corps gras. — 5. Dont 0,40 de corps gras. — 6. Analyse de M. Balland.

Composition de fruits usuels de rosacées (suite) [1].

	PÊCHES	ABRICOTS	CERISES	COINGS 6	FRAISES (Moyenne)	FRAMBOISES
Eau	80,0	81,2	79,82	71,70	87,66	85,7
Substances albuminoïdes, etc.	0,6	0,5	0,67	1,12	0,54	0,4
Acide libre [2]	0,9	1,2	0,91	0,61	0,93	1,4
Sucre	4,5 [9]	4,7 [8]	10,24	6,70	6,28	3,9
Substances diverses non azotées	7,2	6,3	1,76	0,69 [3]	1,01	0,7
Cellulose	6,1	5,3	6,07	18,79	2,32	7,4
Cendres	0,7	0,8	0,73	0,47	0,81	0,5

1 à 6. Mêmes renvois que dans le tableau précédent.

7. Ce poids de sucre paraît faible ; Balland a donné 8,9 de sucre en moyenne.

8. D'après Balland, 8,1 de sucre. — 9. D'après Balland, 6,2 de sucre.

1000 gr. de ces divers fruits laissent des cendres ainsi composées d'après Moleschott :

Composition des cendres de 1 000 parties fraîches de divers fruits.

	POMMES	POIRES	PRUNES	CERISES	FRAISES
Cendre totale pour 1000 p. fraîches	3,65	3,57	4,80	6,58	7,56
K^2O	1,30	1,96	2,63	3,41	1,77
Na^2O	0,95	0,31	0,42	0,08	2,27
CaO	0,15	0,29	0,23	0,49	1,20
MgO	0,32	0,19	0,22	0,35	Traces.
Fe^2O^3	0,05	0,04	0,12	0,12	0,50
P^2O^5	0,50	0,54	0,85	1,05	1,05
SO^3	0,22	0,19	0,15	0,34	0,33
SiO^2	0,16	0,05	0,15	0,60	0,20
$NaCl$	»	Traces.	0,03	0,14	0,24

Remarquons encore une fois ici la prédominance simultanée dans ces cendres de la potasse et de l'acide phosphorique, celui-ci d'ailleurs restant insuffisant, même avec le concours des autres radicaux acides, pour saturer l'ensemble des bases. La soude est relativement très abondante dans la fraise, ainsi que le fer et la chaux, tandis qu'y manque la magnésie. Les figues, poires, prunes donnent des traces de manganèse.

Dans les fruits arrivés à maturité, mais conservés secs, tels que pommes et poires tapées, figues sèches, raisins secs, pruneaux, etc., l'eau tombe à 33 et même à 30 p. 100.

Tous ces fruits sont trop connus pour que j'aie besoin d'en faire une description détaillée. Ils fournissent, du reste, d'innombrables variétés qui se distinguent par leur goût, leur parfum et leur aptitude à être cultivées dans les climats les plus différents.

L'*abricot* nous vient de la Chine. Ses graines très amères contiennent 74 p. 100 d'eau et 18 p. 100 de matières azotées. Elles sont assez riches en un glycoside cyanhydrique. Celles de la prune contiennent 45,5 p. 100 d'eau, 7 à 8 p. 100 de matières azotées et 29 p. 100 d'huile. La *pêche* qui, malgré son nom (*persica*), a même origine que l'abricot, contient une amande qui peut donner pour 100 gr. jusqu'à 64 milligrammes d'acide cyanhydrique (*Balland*). Les qualités alimentaires de ces trois sortes de fruits sont trop connues pour que leur description ait ici sa raison d'être. Leur composition centésimale nous renseigne suffisamment sur leur peu de valeur alimentaire intrinsèque.

Le poirier et le pommier sont plus anciens que l'homme en Europe. Il en existe aujourd'hui d'innombrables variétés. Beaucoup d'espèces sont mangées sur nos tables, d'autres transformées en poirée ou en cidre.

La fraise est, elle aussi, spontanée dans nos régions. Les petites fraises de bois ont donné à M. Balland : *eau*, 85,6; *matières azotées*, 1,36; *matières grasses*, 0,99; *matières extractives*, 8,85 (dont 3,7 de sucre); *cellulose*, 2,56; *cendres*, 0,64 p. 100. On sait qu'elles contiennent un dérivé salicylique qui provoque souvent des éruptions à la peau et qui est fort irritant.

Aux fruits des Rosacées il faut ajouter encore ceux que nous fournissent d'autres familles (*Ampelidées*, *Grossulariées*, *Aurantiacées*, etc.).

Nous nous bornerons à donner ici la composition du raisin, de l'orange, de la groseille et de la grenade. Sauf celle du raisin noir, ces analyses sont encore dues à M. Balland[1].

---

[1]. *Annales d'hygiène et de médecine légale*, août 1900

Composition centésimale de fruits usuels appartenant à diverses familles.

	GRO-SEILLE	RAISIN NOIR	RAISIN CHASSELAS. Grain entier avec peau et pépins.	RAISIN CHASSELAS. Pulpe seule.	RAISIN SEC; Pulpe et peau.	ORANGE	GRENADE Chair sans les graines.
Eau............	92,90	78,17	80,00	81,80	19,80	86,70	84.20
Matières azo-tées.......	0,31	1,96	0,49	0,36	0,45	0,69	0,59
Matières gras-ses.........	0,65	»	0,38	0,31	0,56	0,26	0,15
Matières su-crées, etc..	5,46 [1]	14,36	17,69	17,23 [2]	76,70	11,43 [3]	11,86
Matières ex-tractives et cellulose...	1,43	0,59	1,24	0,23	1,85	0,93	2.91
Cendres......	0,15	»	0,20	0,07	0,64	0,28	0,29
Acidité......	»	0,79	0,20	0,198	»	»	0,220
	100,00	100,00	100,00	100,00	100,00	100,00	100,00

1. Dont 4,9 de sucre. — 2. Dont 16,6 de sucre. — 3. Dont 6,2 de sucre.

La *groseille*, inconnue des Grecs et des Romains, nous vient de l'Europe septentrionnale, de la Sibérie, du Canada.

La *vigne* est spontanée en Europe, en Asie et en Afrique. L'acidité naturelle de son fruit, exprimée en acide sulfurique, varie de 0 gr. 03 à 1,2 p. 100. Les acides volatils n'y contribuent pas. Son sucre peut arriver à 25 gr. et au delà pour 100 gr. de pulpe, surtout dans les cépages blancs et dans les pays chauds.

Le *citron*, si souvent employé comme condiment, jouit d'une acidité qui plaît à l'estomac. Son jus et sa pulpe ont été ordonnés à haute dose, et, à ce qu'il semble, non sans succès, dans beaucoup de maladies : l'hydropisie, la fièvre jaune, le scorbut, etc. A doses suffisantes le citron paraît doué d'un pouvoir diurétique prononcé (*Trinkowsky*).

A côté des *fruits aqueux acidules* contenant 4 à 10 p. 100 d'acide (estimé en HCl correspondant) nous placerons les *fruits neutres* ou *fruits sucrés* proprement dits, dont la banane, la figue, la datte, etc., sont les types.

La famille des Morées nous fournit les nombreuses variétés

de figues : violettes, vertes, grises, blanches. Presque toutes sont riches en sucre et très parfumées à leur maturité.

En voici, d'après M. Balland, l'analyse comparative à l'état de fruits frais et secs :

	État frais.	État sec.
Eau	84,80	0,00
Matières azotées	0,79	5,20
— grasses	0,32	2,10
— sucrées, extractives	12,15 [1]	79,94
Cellulose	1,23	8,06
Cendres	0,71	4,70
	100,00	100,00

La datte, produite par le *Phenix dactylifera* (*Palmiers*), est un fruit à chair résistante, sucrée, aromatique. Il forme la nourriture principale de la population de beaucoup de contrées de l'Afrique méditerranéenne, de la Perse et de l'Inde. Les analyses suivantes donnent leur composition :

Pour 100 p. de fruit frais :	Morin.	Balland.
Eau	43,6	24,50
Matières albuminoïdes et pectiques	2,9	1,96
Acide tannique et glycose	47,9	67,10 [2]
Inuline	Traces.	»
Matières grasses	0,4	0,06
Cellulose	1,9	5,05
Matières minérales	3,3	1,32

La banane, originaire de l'Asie méridionale, alimente de nombreuses populations sous les tropiques et sert même à fabriquer un pain spécial. Voici l'analyse de sa pulpe à l'état frais et celle de la farine qu'elle fournit [3] :

	Pulpe.	Farine.
Eau	73,8	»
Sucre de canne	8,5	»
Sucre interverti	6,4	»
Amidon	3,3	66,1
Cellulose	0,2	1,6
Pectose	0,6	1,4
Matières azotées	1,6	2,9
Acides organiques, extractifs	4,2	»
Matières minérales	1,1	2,2

1. Dont 8,3 de sucre.
2. Dont 51,3 de sucre.
3. Marcano et A. Müntz, *C. Rend.*, t. LXXXVIII, p. 158.

Les cendres de ce fruit sont très alcalines et formées de phosphates de potasse avec un peu de soude; le chlorure de potassium constitue le quart environ de leur poids.

Les *fruits amylacés ou huileux*, tels que la noix, l'amande, la châtaigne, la noisette, le cacao, le fruit de l'arbre à pain, etc., diffèrent très notablement des précédents par leur richesse soit en amidon, soit en sucre, soit en huile ou graisses, celles-ci pouvant s'élever jusqu'à 75 p. 100. Ils s'en éloignent aussi par leur pauvreté relative en eau qui arrive rarement à dépasser 30 à 33 p. 100 dans le fruit frais, enfin par leur valeur nutritive qui est assez élevée. Voici quelques analyses de ces aliments; les trois premières sont de M. Balland (*loc. cit.*).

Analyse centésimale de quelques fruits amylacés ou huileux.

	NOIX (Octobre)	NOISETTES (Janvier)	AMANDES DOUCES FRAICHES	AMANDES DU CACAOYER		CHÀTAIGNES
Matières protéiques........	11,05	15,58	5,67	13	à 18	4,46
Graisses et huiles..........	41,98	61,16	2,19	45	à 49	0,87
Alcaloïdes.................	"	"	"	1,5	à 2	"
Sucre, divers, etc..........	17,5	13,22	0,42	0,3	à 26	19,90
Cellulose...............	1,6	3,84	0,39	5	à 80	3,79
Amidon.................	"	"	"	14	à 18	15,55
Cendres.................	1,30	2,70	0,96	3	à 5	1,51
Eau....................	26,50	3,50	88,0	5,6	à 6,3	53,71

Les amandes d'amygdalées contiennent toutes une petite quantité d'asparagine (*L. Portes*).

Il est tout à fait remarquable de voir, dans quelques-uns de ces fruits (noix, amande), l'amidon disparaître presque entièrement comme dans les fruits acidules et aqueux; chez d'autres, tels que la châtaigne, on en trouve encore de 13 à 15 p. 100 dans le fruit mûr.

L'arbre à pain (*Artocarpées*) donne un fruit verdâtre, de la grosseur de la tête, contenant près de sa surface 40 à 50 graines semblables à des châtaignes et que l'on mange grillées. La pulpe qui les entoure, et qui constitue la partie principale de ce beau fruit, est riche en amidon plus qu'en substances protéiques. Les peuplades de la Malaisie et de l'Océanie font cuire cette pulpe et s'en nourrissent comme de pain [1].

1. Dans la même famille, le *Brosimum galactodendron* ou *arbre à vache* donne,

Aux fruits huileux il faut rattacher, tout naturellement, celui de l'olivier, dont on extrait l'huile ordinaire quand il est mûr. Ce fruit n'est pas habituellement huileux lorsqu'il paraît en hors-d'œuvre sur nos tables. L'olive se mange, en effet, de deux façons : ou bien à l'*état vert*, avant maturation, après avoir été privée d'une matière extrêmement âcre et amère, grâce à des digestions répétées plusieurs semaines dans de l'eau alcalinisée. On conserve alors l'olive dans la saumure et on la consomme ensuite crue ou cuite. Ou bien on la laisse mûrir sur l'arbre jusqu'à novembre, se rider et noircir, puis, on la sale et la mange avec un peu d'huile, de poivre ou de sel, comme apéritif.

Suivant l'époque de sa récolte, ce fruit possède donc un goût et une composition très différents : la proportion d'eau qui était de 60 à 70 p. 100 dans le fruit vert, tombe à 25 p. 100 dans le fruit mûr. La substance très âcre, très amère, qu'on trouve dans l'olive avant sa maturation, disparaît en grande partie quand l'olive noircit. A l'état vert on n'y trouve pas, ou fort peu, de principes gras, mais elle est riche en chlorophylle et mannite. Ces deux derniers principes disparaissent et sont remplacés peu à peu par l'huile à mesure que le fruit mûrit (De Lucca, *C.Rend.*, t. LIII, p. 380; t. LV, p. 470 et 506; t. LVII, p. 520).

Voici les analyses dues à Balland (*loc. cit.*) de deux sortes d'olives vertes comestibles conservées dans la saumure :

	Olives longues (pulpe).	Olives courtes (pulpe).
Eau	75,40	73,30
Matières azotées	0,76	0,67
— grasses	14,48	14,03
— extractives	8,04	9,81
Cellulose	0,90	1,81
Cendres	0,42	0,38
	100,00	100,00

par incision, un lait plus épais que celui de vache, mais à réaction légèrement acide, dont se nourrissent les Indiens de l'Amérique du Sud. (Boussingault, *Comptes rendus*, t. LXXXVII, p. 277.) Ce pseudo-lait végétal contient une matière cireuse, fusible à 50°, en partie saponifiable par les alcalis; une substance azotée analogue à la caséine; des matières sucrées; des sels de potasse, de chaux et de magnésie. Boussingault à trouvé à ce lait la composition suivante :

Cire et matière saponifiable	35,2
Substances sucrées, etc	2,8
Caséine, albumine	1,7
Phosphates alcalins et terreux	0,5
Substances indéterminées	1,8
Eau	58,0

On voit que ce produit se rapproche un peu du lait ordinaire.

XXIV

ALIMENTS AROMATIQUES ET NERVINS.
CAFÉ. THÉ. CACAO. MATÉ, ETC.

A propos des aliments aromatiques, dont nos allons faire l'étude, nous devons exposer ici une série de considérations que nous n'avons pas encore eu l'occasion de développer, relatives aux divers rôles que jouent les aliments dans l'organisme. Elles sont indispensables pour aller plus loin.

Voici un homme fatigué, malade, épuisé par une vive douleur, ou tout simplement pris de migraine. Il est dans l'incapacité de fournir le moindre effort. On lui fait une injection hypodermique d'éther ou de benzoate de caféine, dans le premier cas; de morphine, dans le second; il boit une infusion chaude de paulinia dans le troisième; presque aussitôt, ses forces se raniment, la douleur se calme, l'aptitude au travail physique ou intellectuel renaît, les fonctions s'activent et se régularisent. Les quatre agents utilisés dans ces circonstances, l'éther, le benzoate de caféine, la morphine, le paulinia, sont cependant des matériaux entièrement impropres à fournir par eux-mêmes (n'étant pas sensiblement transformés dans l'économie) la moindre quantité d'énergie utilisable; mais ils ont la faculté d'agir sur les centres nerveux soit pour exciter leur activité, soit pour calmer la douleur et faire disparaître l'action nerveuse inhibitrice qu'elle provoque. Ces quatre substances sont aptes, en un mot, à placer momentanément l'organisme dans un état de résistance ou d'activité qui lui permet de réagir contre la déchéance physique ou fonctionnelle qui l'empêchait auparavant d'utiliser ses réserves.

De ces médicaments dits *nervins* aux aliments excitateurs,

dont nous allons parler, il n'y a qu'un pas. Lorsqu'à un homme affaibli surmené de travail, inanitié par les veilles ou par le manque d'aliments, nous donnons un peu d'alcool, de café, de chocolat, une tasse de bouillon, et *qu'aussitôt l'aliment absorbé, et bien avant que ses parties assimilables aient eu le temps de passer dans les vaisseaux*, la sensation de bien-être, l'énergie, les forces reviennent, nous ne pouvons admettre que le sujet ainsi traité ait trouvé dans ces aliments, à peine absorbés lorsqu'il en ressent déjà le réconfort, la source et la cause efficace de l'énergie dont il devient aussitôt capable. Ces aliments ont donc agi sur les nerfs, qu'ils ont mis en tension; ils ont fait disparaître l'influence empêchante créée par la fatigue, la douleur, l'inanition, les toxines peut-être. Ils ont permis pour quelque temps à celui qui est en état d'infériorité fonctionnelle de consommer, aux dépens de ses réserves, les graisses, les sucres, les matières azotées, etc., jusque là indisponibles, et dont il peut tirer dès lors de l'énergie utilisable.

Ces aliments excitateurs des nerfs peuvent contenir et contiennent souvent, comme le cacao, le bouillon, l'alcool, etc., des principes combustibles propres à fournir de l'énergie à l'économie animale par leur transformation ultérieure; dans ce cas, ils agissent à la fois comme *aliments* proprement dits et comme *excitateurs* des centres d'activité : cœur, cerveau, sympathique, etc.

Mais, si cette aptitude à renforcer les actions nerveuses qui président au fonctionnement vital, ou qui font cesser l'inhibition des centres trophiques provoquée par la fatigue, si cette aptitude est particulièrement remarquable dans le café, le thé, le cacao, l'alcool, etc., elle n'en existe pas moins, quoique à un degré moindre dans tous les autres aliments. Les propriétés sapides, odorantes ou aromatiques de la viande rôtie; celles des légumes, des fruits sucrés; celles de la plupart des mets qui nous plaisent, agissent également sur nous bien avant que les principes qui transportent ces propriétés aient eu le temps de contribuer, par leur assimilation et leur combustion, à la dépense d'énergie nécessaire au fonctionnement. Un homme a soif, il boit abondamment et sa soif est aussitôt calmée avant que l'eau qu'il vient à peine d'avaler n'ait pénétré jusques au sang. De même la faim est apaisée dès que l'estomac a reçu la nourriture et bien avant qu'aucun des principes alimentaires, sauf les plus volatils peut-être, n'aient été résorbés. Privé de tout, dans son terrible voyage au pôle Nord, Nansen raconte qu'il *buvait avec délices* le sang des phoques qu'il parvenait à tuer. Ce sentiment de réconfort lui arrivait au moment même où ce sang pénétrait dans l'estomac, avant qu'aucune parcelle n'en eût encore été réellement utilisée. Ce n'était pourtant pas là un aliment ni fort savoureux, ni rapidement digestible, ni diffusible.

Outre leur action directement nutritive, tous les aliments exercent donc une action excitante sur nos nerfs, et avant de nous nourrir, ils nous disposent à fonctionner grâce aux réflexes des nerfs gustatifs, olfactifs, digestifs qu'ils réveillent. Ils excitent les centres nerveux trophiques, assimilateurs et même psychiques avant de pénétrer dans le sang.

Cette aptitude à mettre ainsi l'économie en état de résister à la fatigue, de fournir plus de travail, de produire rapidement en un temps court une somme d'énergie qu'elle ne pouvait dépenser que plus lentement avant de recevoir l'action excitatrice, semble être tout particulièrement remarquable dans les produits alimentaires dont nous allons parler, à ce point que les excitations qu'ils fournissent arrivent d'emblée à un degré que les aliments habituels ne sauraient pas toujours faire atteindre. Comme le coup de fouet qui tire encore un effort du cheval exténué, à bout de forces malgré l'avoine qu'il est cependant en train de digérer, ces aliments peuvent porter l'organisme au point d'excitation nécessaire à l'excès de production momentanée d'énergie qu'on veut obtenir. Une observation que j'ai faite par hasard me paraît propre à bien éclairer ces vues. Il s'agit d'un mulet, fort bel animal, qui chaque fois qu'on l'attelait à une lourde charrette de travail refusa, durant des mois, de fournir l'effort qu'on lui demandait. Ni foin, ni avoine, ni coups, rien n'y fit. On allait le revendre, lorsqu'un valet de ferme proposa de lui appliquer le moyen employé, disait-il, chez lui pour vaincre la résistance de ces bêtes quand elles sentent au-dessus de leurs forces le travail qu'on exige d'elles. On ajouta donc à ses aliments habituels deux litres de vin par jour, quantité bien faible vis-à-vis de la masse de cet animal pesant autant que 7 hommes moyens. A partir de ce jour, et tant que le vin fut mélangé à son alimentation journalière, ce mulet fit le meilleur service. Je l'ai revu un an après toujours au même régime et toujours intrépide et résistant à la fatigue.

Ainsi cette bête qui recevait de l'avoine en abondance et du foin à discrétion, ne put fournir l'effort nécessaire que sous l'action de l'excitateur spécial élevant son système nerveux à un état de tension suffisant. C'est cet état que l'alimentation ordinaire, pourvu qu'elle soit abondante, fait atteindre à l'animal de race, tel que le cheval de course apte à faire tout à coup et momentanément un effort considérable que ne peut fournir le cheval ordinaire, état de tension auquel celui-ci peut cependant quelquefois arriver, sous l'influence d'excitants dont se passe au besoin le pur sang. Ces aliments excitateurs ne sont donc pas des *aliments d'épargne*, comme on le dit quelquefois; ils ne diminuent pas les dépenses pour un même travail produit; l'activité qu'ils impriment à l'économie ne trouve en eux que l'incitant qui met en état actuel l'énergie virtuelle des aliments ordinaires. Elle ne trouve pas dans ces excitants sa source productrice. Abstraction faite de la petite proportion de matière alimentaire assimilable que peuvent apporter ces agents, l'énergie développée sous leur influence est tout entière empruntée à la destruction des vrais aliments et proportionnelle dans tous les cas à cette destruction.

Mais l'on sait que cette dépense d'énergie se compose de deux parties bien distinctes : la perte en calorique et la production de travail mécanique. A l'état normal et chez un homme en santé nous avons vu que ce travail ne représente que 8,5 à 10 p. 100 de l'énergie totale introduite par les aliments, et qu'un bon ouvrier ne saurait fournir sous forme de *travail utile* que le 6,5 à 9 p. 100 de l'énergie alimentaire, l'évaporation cutanée et le rayonnement calorique représentant les quatorze quinzièmes de l'énergie totale dépensée (Voir p. 114). Or, il pourrait se faire que sous l'influence des aliments nervins, une plus grande proportion de l'énergie disponible fût transformable en travail; que l'économie, en un mot, fût mise en un état tel que son rendement en chaleur étant proportionnellement diminué son rendement en travail fût augmenté d'autant. Cette hypothèse est d'autant plus plausible qu'on sait que plusieurs de ces agents nervins, le café en particulier, élèvent la température centrale tout en diminuant la périphérique et, par conséquent, en affaiblissant ainsi la dépense de chaleur perdue par rayonnement et contact. D'ailleurs cette hypothèse d'une perte plus faible d'énergie calorique par la peau sous certaines influences agissant sur le système nerveux ne fait qu'étendre à l'homme en santé ce qui se passe chez le fiévreux. Ici, notoirement, et pour des causes dont le mécanisme réside dans l'innervation du sujet, le malade, pour une alimentation restreinte, produit plus de chaleur qu'à l'état normal en même temps qu'il est dans l'incapacité de fournir un travail proportionnel à la chaleur qu'il rayonne, du moins dans la proportion où l'énergie mécanique pourrait se produire s'il était en santé. On comprend donc que si la maladie diminue l'aptitude à la production de travail relativement à la chaleur disponible et rayonnée, l'amélioration de l'état de l'individu, sa mise en tension sous l'influence des excitants nervins, puisse, réciproquement, augmenter l'aptitude à tirer plus de travail d'une même alimentation.

Comme l'a établi Pavlow, les aliments agissent d'abord sur l'estomac et même sur l'intestin par un effet psychique. Le chien à qui on offre de la viande, avant qu'il ne l'ait ingurgitée sécrète abondamment déjà un suc gastrique spécial qui le met en bon état de réceptivité et de digestion. Tous les aliments qui par leur goût nous plaisent et nous disposent à les bien utiliser agissent de même. Ainsi nous influencent la variété des mets dans les repas, les préparations culinaires recherchées, et, dans l'alimentation sommaire du pauvre, un peu de vin, d'épices, d'alcool ou de café.

Les aliments aromatiques ou gustatifs peuvent agir comme aliments d'épargne en diminuant les échanges nutritifs et en enrayant la désassimilation. Tous les principes aromatiques, en effet, et l'alcool ordinaire lui-même, tendent à réduire les échanges qui se produisent dans nos tissus et l'excrétion de l'azote urinaire. Mais ils diminuent proportionnellement l'oxygène consommé, l'acide carbonique exhalé, et abaissent la température du sujet. Les principes aromatiques, médicamenteux ou alimentaires, modèrent donc en définitive le mouvement vital, après l'avoir quelquefois exalté grâce aux actions réflexes qu'ils provoquent au début. Mais dans ces cas, à cette *épargne* ou atténuation des désassimilations, ne corespond pas un profit proportionnel dans le rendement en énergie calorique ou mécanique de la machine animale. Ce ne sont donc pas de vrais aliments d'épargne.

On a prétendu pourtant que les aliments dits nervins diminuaient la proportion des dépenses qu'occasionne le fonctionnement. Il peut se produire, en effet, sous l'influence de ces agents une meilleure utilisation générale de la ration alimentaire ; mais l'expérience a démontré que ces substances excitatrices ne permettent pas de prolonger la vie des animaux, ni de conserver, encore moins d'augmenter, leur poids, lorsque, les nourrissant insuffisamment, on ajoute ces excitants à leur ration journalière.

Est-il possible tout au moins, grâce à eux, d'entretenir normalement les fonctions avec une moindre dépense de matériaux protéiques, sauf à remplacer la proportion de substances albuminoïdes ainsi épargnée par une quantité isodyname de graisses, de sucre ou d'amidon? Peut-on, en un mot, grâce aux aliments nervins, diminuer l'usure de la machine animale et par conséquent le besoin quotidien des matières protéiques? Cette hypothèse paraît en certains cas être conforme aux faits : Börker a trouvé que chez des individus soumis à un travail invariable, l'addition de café à l'alimentation augmentait le volume des urines en diminuant l'excrétion de l'urée et celle de l'acide phosphorique, tout en permettant de conserver la santé, le poids et les forces des sujets. Avec une ration journalière où les aliments azotés sont extrêmement réduits, il est des populations de l'Amérique de Sud, de l'Afrique, des îles de l'océan Indien, là où se consomment en abondance ces aliments nervins, qui peuvent produire une somme de travail journalier considérable. Le riz fortement épicé du Malais ou du Japonais, le cous-cous arrosé de multiples tasses de café de l'Arabe, le pain frotté d'ail ou le chocolat de l'Espagnol ; la cassave pimentée et le rhum du mulâtre et du noir, leur suffisent pour résister à des fatigues qui, chez un de nos ouvriers ordinaires, nécessiteraient un supplément notable de viande. En dehors même de la question économique et physiologique, on comprend encore l'importance qu'aurait cette question d'épargne des aliments protéiques pour les malades chez lesquels il convient de réduire au minimum les excrétions azotées, les toxines et les dépôts uratiques.

D'ailleurs nous avons vu que les graisses, les sucres et les matières amylacées sont assurément des aliments d'épargne des

composés protéiques, puisqu'ils diminuent dans une certaine
mesure l'excrétion urinaire de l'azote et la dépense de l'économie en albuminoïdes, pourvu que ces corps ternaires soient
assimilables et en excès dans la ration alimentaire. On a dit
aussi que les matières gélatineuses empêchent la désassimilation
rapide des corps azotés que provoquent le virus tuberculeux, la
thyroïdine, le phosphore, etc.

M. A. Javal a reconnu que l'addition d'une faible quantité
de sel marin à nos aliments diminue très sensiblement les pertes
urinaires d'azote, et augmente le coefficient azoturique, l'organisme se maintenant, sous cette influence, en santé et en poids
avec une alimentation moindre en albuminoïdes. C'est bien là
le rôle par excellence de l'aliment d'épargne. Dans l'ordre des
médicaments, les arsenicaux (surtout organiques) agissent à
faible dose dans le même sens, abaissant, pour une même alimentation, les pertes azotées ainsi que l'exhalation pulmonaire
d'acide carbonique (*A. Robin; A. Gautier*). Comme le café, le
thé, l'alcool, ces agents constituent des protecteurs efficaces
contre l'usure exagérée de la machine animale dont ils paraissent faciliter le fonctionnement et améliorer le rendement.

ALIMENTS NERVINS

Nous diviserons les *aliments nervins* en : *a) aliments aromatiques* (café, thé, cacao, etc.); *b) liqueurs alcooliques* (vin, bière,
cidre,... alcool, etc.); et *c) condiments* (épices, vinaigre, etc.).

ALIMENTS AROMATIQUES

On étudiera sous cette rubrique le café, le thé, le cacao, la
kola, le maté, le guarana.

Ces aliments doivent être examinés ensemble en raison de leurs
effets physiologiques semblables et de leur composition. Ils contiennent tous des alcaloïdes de la famille purique, c'est-à-dire se
rattachant à la xanthine et à l'acide urique, savoir : la caféine
ou théine $C^8H^{10}Az^4O^2$ (ou 1,3,7-*triméthylxanthine*); on la trouve
dans le café, le thé, la kola, le guarana, le maté, le cacao; —
la théophylline $C^7H^8Az^4O^2$ (ou 1,3-*diméthylxanthine*) alcaloïde du
thé; — la *théobromine* (3,7-*diméthylxanthine*), isomère de la
précédente; elle existe dans le cacao à côté de la caféine, etc.

Ces bases ne semblent cependant pas les agents absolument indispensables de l'activité de ces substances : ainsi que l'a démontré Hœckel pour la kola, la poudre de ce fruit conserve en grande partie son action excitante sur les muscles lors même qu'on l'a privée complètement de caféine par le chloroforme, et, à dose égale de caféine, celle-ci agit beaucoup moins activement, pour empêcher la fatigue, lorsqu'elle est administrée seule, que lorsqu'elle est donnée sous forme de café, de thé ou de kola.

Café. — Le café, qui agrémente le repas du riche et en facilite la digestion, complète et quelquefois remplace celui du pauvre. Depuis le xviie siècle où les Hollandais transportèrent le café de son pays d'origine, l'Arabie, la Haute-Égypte et le sud de l'Abyssinie, dans leurs colonies de Java et de Batavia, puis en Europe, l'usage du café s'est répandu dans le monde entier. La consommation européenne s'en accroît sans cesse : en 1888 elle était de plus de 350 millions de kilogrammes de cafés en grains, dont 48 millions pour l'Angleterre, 102 pour l'Allemagne et 67 pour la France. Dans notre pays sa consommation a sextuplé depuis 1830.

Le caféier (*Cofea arabica*), de la famille des Rubiacées, est un arbrisseau toujours vert, à feuilles opposées; elles portent à leur aisselle des fruits rouges, bacciformes, allongés, contenant deux graines, convexes d'un côté, plates de l'autre, avec un sillon longitudinal. On sépare ces graines de l'endocarpe, on les lave et on les sèche au soleil. Ainsi traitées, ces semences forment le *café en grains* ou *café vert*. Il est de consistance cornée, presque sans goût. Mais après torréfaction à 230-250° il donne une poudre parfumée dont l'infusion dans l'eau chaude constitue la boisson aromatique que nous consommons.

Il y a beaucoup de variétés de cafés (Moka, Bourbon, Martinique, Haïti, Java, Ceylan, etc.). Le plus estimé est le café Moka qui nous vient d'Arabie et particulièrement de l'Yémen; sa graine est petite, jaunâtre, irrégulière, quelquefois presque ronde. Après torréfaction légère, son arome est suave. La graine du café Bourbon est plus grosse, moins arrondie, jaunâtre. Le café Martinique, très riche en principes actifs, est formé de grains volumineux, verdâtres, à sillon très ouvert. C'est une bonne sorte.

Le café vert, c'est-à-dire non torréfié, a fait le sujet de beaucoup

de recherches : on sait qu'il contient de 11 à 12,5 p. 100 d'eau;
33 p. 100 à peu près de cellulose, 12 à 14 p. 100 de matières
grasses, 13 à 14 p. 100 de matières azotées, dont 10 environ
d'une sorte de légumine; des sucres et dextrines; des traces
d'une huile à odeur suave; 3 à 4 p. 100 de matières minérales;
enfin 0,9 à 2 p. 100 de caféine, base très faible, en partie libre,
en partie combinée à un acide tannique spécial, l'acide chlorogénique ou cafétannique.

La caféine est le plus connu des principes actifs de cette
graine. Le grillage ne la modifie pas sensiblement. Cette substance se retrouve donc dans l'infusion de café.

Elle agit sur le bulbe et fait disparaître en partie la gêne et
l'essoufflement qui suivent un travail actif ou une marche trop
rapide (*Lapicque et Parisot; Stewart*).

*La caféine élève la température centrale et diminue la tempé-
rature périphérique des animaux* (*Leblond*). A dose modérée,
elle stimule l'action du cœur qu'elle tonifie, et fait monter la
pression artérielle par constriction des petits vaisseaux phériphé-
riques. Elle excite l'activité centrale. A dose plus forte elle
déprime le système nerveux et les centres cérébraux, augmente
l'excitabilité des muscles, en facilite l'activité, et fait disparaître
en partie la sensation de fatigue. M. Mosso a montré que,
sous son influence, le travail de la première heure peut aller jusqu'à quadrupler.

La caféine ne paraît pas modifier sensiblement l'élimination
du chlore et de l'urée urinaires des vingt-quatre heures, mais
elle favorise la production du travail psychique ou mécanique,
qui augmentent pour une même alimentation.

L'acide cafétannique (ou *chlorogénique* de Payen), auquel la
caféine est partiellement unie dans le café [1], se dédouble, sous
l'action des alcalis étendus, en acide caféique et mannitane :

$$C^{15}H^{18}O^8 + H^2O = C^9H^8O^4 + C^6H^{12}O^5.$$

A. cafétannique.   A. caféique.   Mannitane.

L'acide caféique est lui-même un acide dioxycinnamique.

$$(C^6H^2)\,(OH)_4\,(OH)_3\,(CH = CH - CO^2H)_1.$$

1. Cet acide colore fortement en vert les sels de fer.

L'acide cafétannique est légèrement antiseptique, comme l'infusion de café elle-même.

Les substances oléagineuses du café sont en partie composées d'oléine, en partie de matières aromatiques à odeur suave, en partie d'une espèce de cire.

Pendant la torréfaction, vers 230-250°, l'acide cafétannique se dédouble partiellement, se colore et se gonfle en mettant en liberté une partie de la caféine à laquelle il était uni. La cellulose et les hydrates de carbone solubles éprouvent une légère caramélisation; les sucres disparaissent ou s'altèrent; il se dégage de l'acide carbonique et de l'oxyde de carbone; les essences se développent aux dépens de la destruction des principes solubles [2] et se dissolvent dans les corps huileux qui imprègnent la masse caramélisée.

Parmi les principes odorants pyrogénés apparaît le cafféol $C^8H^{10}O^2$, essence à odeur de café, bouillant à 196°, apte à se dédoubler par la potasse en donnant de l'acide salicylique.

Le café vert perd, par torréfaction, de 12 à 20 p. 100 de son poids [1]. Voici sa composition moyenne comparée à celle du café torréfié d'après J. Kœnig (*loc. cit.*, p. 1002) :

	Café vert.	Café torréfié.
Eau	11,23	1,15
Substances azotées	12,07	13,98
Caféine	1,21	1,24
Matières grasses	12,27	14,48
Gommes et sucres	8,55	0,66
Acide cafétannique	33,79	45,09
Cellulose	18,17	19,89
Matières minérales	3,92	4,75

Les matières minérales du café ont, d'après Palm, la composition centésimale : $K^2O = 62,47$; $MgO = 9,69$; $CaO = 6,28$; $Si = 0,54$; $CO^2 = 15,27$; $P^2O^5 = 13,29$; $Fe^2O^3 = 0,65$; $Cl = 0,61$.

Cent grammes de café torréfié abandonnent à l'eau bouillante environ le quart de leur poids de matières solubles. Voici la

1. Du café vert préalablement épuisé à l'eau ne donne plus de principes aromatiques ou amers lorsqu'on le torréfie.
2. Exposé à l'air et à la lumière, le café torréfié perd une partie de ces essences. Pour s'y opposer, on projette quelquefois, vers la fin de la torréfaction, un peu de sucre en poudre (20 gr. par kilo) sur les grains de café. Il s'enrobe alors de caramel et conserve mieux son parfum.

composition moyenne de cette liqueur si répandue aujourd'hui. Je la calcule ici pour 100 gr. de café et aussi pour 15 gr. seulement, quantité habituellement employée pour obtenir une tasse de bon café de 80 à 100 centimètres cubes.

	Pour une infusion de 100 gr. de café torréfié.	Pour une infusion de 15 gr café. (ou une tasse de café fort).
Substances azotées..................	3,12	0,47
(Dont : caféine)....................	1,74	0,26
Huiles...........................	5,18	0,78
Matières organiques non azotées....	13,14	1,97
Cendres..........................	4,05	0,61
Total...............	25,50	3,82

Dans 100 parties de cendres de décoction de café, Lehmann a trouvé 51,5 de K^2O; 3,6 de CaO; 8,67 de MgO, 0,25 de Fe^2O^3; 10 de P^2O^5; 4,01 de SO^3; 20,3 de CO^2; 1,98 de KCl. Pas de soude ni de manganèse.

Nous avons dit plus haut ce que nous pensons de l'action du café et ce que l'on sait des effets de son principe le plus important, la caféine. Il n'est pas démontré que le café agisse comme un véritable aliment d'épargne, mais il semble permettre, pour une même alimentation, de produire plus de travail ou le même travail avec moins de lassitude. Il active, sans conteste, la circulation du sang et, débarrassant ainsi les muscles de leurs déchets, il en active l'énergie en même temps qu'il diminue la fatigue musculaire et cérébrale [1].

Le café permet à beaucoup de personnes de digérer le lait. Son excitation peut tenir lieu, en quelque mesure, de celle de l'alcool, et l'on peut dire que l'on possède dans cette excellente préparation l'un des moyens efficaces de combattre l'alcoolisme.

Le café passe pour digestif, légèrement diurétique et un peu antiaphrodisiaque. C'était du moins l'opinion ferme de Trousseau et celle que J. Boussingault exprime dans ses *Mémoires* (t. IV).

---

1. Voir les recherches de M. de Gasparin, *Comptes rendus, Acad. Science*, t. XXX, p. 397 et 729, et t. XXXI. p. 25. D'après Börker, les sujets soumis alternativement au régime du café rendaient en 24 heures : *En l'absence de café*, 1 364 cc. d'urine, contenant 22gr,2 d'urée, 0gr,578 d'acide urique et 1,29 de P^2O^5. *Avec l'usage du café*, ils donnaient, en moyenne, 1 733 cc. d'urine, avec 12gr,58 d'urée et 0gr,402 d'acide urique et 0gr,85 d'acide phosphorique. Rabutean, Schuttze et d'autres ont signalé aussi la diminution de l'urée sous l'influence du café. Mais G. Sée et Lapicque ont cru constater une augmentation dans l'élimination de l'azote total, et Hoppe Seyler et E. Smith un accroissement du CO^2 exhalé.

Son rôle comme aliment proprement dit est pour ainsi dire nul.

Le café, tout le monde le sait, détermine une excitation nerveuse qui peut aller, si l'on en abuse, jusqu'à l'insomnie, aux hallucinations, aux troubles de la circulation et de l'innervation musculaire, à l'anxiété précordiale, à la dyspnée. On devient caféique comme on peut devenir alcoolique ou morphinomane. Certaines personnes toutefois supportent assez facilement l'abus du café. Mais, il doit être défendu surtout aux arthritiques, aux uratiques, chez lesquels il fait souvent apparaître de la gravelle, aux gastralgiques, aux dyspeptiques, aux brightiques.

C'est le meilleur antidote de l'opium, de la morphine et des solanées vireuses. Il permet de combattre efficacement les effets de l'ivresse, les accidents comateux.

Le thé. — Le thé, dont l'infusion se boit aujourd'hui un peu partout, est constitué par la feuille roulée, séchée et légèrement torréfiée, du *Thea sinensis*, arbrisseau de la famille des Caméliacées cultivé en Chine et au Japon de temps immémorial.

Il semble que les diverses espèces de thé soient produites par le même végétal ou par des variétés très rapprochées. Les multiples sortes dépendraient surtout du moment où l'on cueille la feuille et du traitement qu'on lui fait ensuite subir. Le thé recueilli au printemps est le plus estimé. Le thé vert se fait avec les premières feuilles de l'année ; il est séché et légèrement torréfié aussitôt après la cueillette. Le thé noir est soumis à une faible fermentation en tas avant d'être desséché. On le chauffe ensuite, à plusieurs reprises, sur des plaques métalliques.

Noirs ou verts, les thés se subdivisent chacun en nombreuses variétés : parmi les thés noirs, le *Souchong*, le *Pekao*, sont très estimés. Dans les thés verts, le *Hyson*, le *Tonkay* et le thé *poudre à canon* peuvent être cités.

La consommation du thé en France dépasse annuellement 450 000 kilogrammes ; elle a été en 1888, en Angleterre, de plus de 100 millions de kilogrammes et en Russie de plus de 9 millions.

Voici deux analyses de thés courants :

	Ch. Girard.	J. Kœnig (moyenne de toutes sortes).
Eau	11,49	9,51
Matières azotées	21.22	24,50
Théine	1,35	3,58
Huile essentielle	0,67	0,68
Résines, chlorophylle, graisses	3,62	6,39
Gomme et dextrine	7,13	6,45
Tannins	12,36	15,65
Pectines	16,75	16,02
Cellulose	20.30	11,58
Cendres	5.11	5,65
	100,00	100,00

Les thés verts sont généralement plus parfumés, plus chargés de chlorophylle, plus tanniques, plus pauvres en cellulose, plus riches en théine que les noirs. Cette base s'élève souvent dans les thés, noirs ou verts, à 2 p. 100 et peut atteindre dans les derniers jusqu'à 5 p. 100 de feuille sèche.

A l'état naturel, tel que le livre le commerce, le thé abandonne à l'eau chaude de 31 à 44 p. 100 de son poids de matières solubles. L'infusion se fait en versant environ 250 cc. d'eau bien chaude sur 5 gr. de thé (pour 5 tasses) placés d'avance dans la théière de métal ou de porcelaine, rejetant aussitôt cette eau qui ne sert qu'à réchauffer l'appareil, et la remplaçant par 600 cc. d'eau bouillante nouvelle. Après 5 à 6 minutes, l'infusion (faite en vase fermé) est prête à servir.

Une tasse de thé de 120 cc. ne contient pas au delà de 0 gr. 4 de substances solubles et 0 gr. 025 de théine; rarement plus, même pour les thés verts.

On trouve dans l'infusion de thé d'autres corps actifs, connus ou inconnus : une essence volatile d'une odeur suave, mais qui se dissipe peu à peu avec la vapeur d'eau; de la xanthine que Baginsky reconnut dans cette infusion, vers 1884; de l'hypoxanthine et de l'adénine que Kossel y découvrit en même temps que la _théophylline_ $C^7H^8Az^4O^2$ (ou _1, 3 diméthylxanthine_), base diurétique, très peu active sur le cœur[1]; jusqu'à 30 p. 100 d'un

1. Elle se dissout à froid dans 179 gr. d'eau et, à 37°, dans 85 parties. Un gramme se dissout dans son poids de cinnamate de soude et 7 parties d'eau. Son action excitante et convulsivante du système nerveux est semblable à celle de la caféine. Son action diurétique est considérable; on le donne à la dose de 20 à 50 centigr. Malheureusement la théophylline fatigue quelquefois l'estomac et provoque des vomissements.

tannin particulier (colorant en vert les sels ferriques) acide auquel la théine est en partie combinée ; des gommes ; des matières azotées extractives mal connues ; des résines ; enfin de 5 à 7 p. 100 de matières minérales formées surtout du phosphate de potasse, avec de la chaux, de la magnésie, du manganèse.

Pas plus que le café, le thé n'est un aliment ; c'est, comme lui, un agent excitateur des fonctions digestives et des reins, un tonique du cœur et des muscles par ses alcaloïdes. L'infusion de thé dispose au travail cérébral et musculaire, accélère la circulation du sang, active les fonctions de la peau et l'excrétion des urines, et réagit utilement sur la plupart des autres fonctions.

Le thé léger constitue une boisson excellente, surtout dans les pays où, comme dans le centre de l'Asie, le Maroc, etc., la filtration des eaux de boisson est difficile ou impossible.

Cacao. Chocolat. — L'amande avec laquelle on fabrique le cacao en poudre et le chocolat se retire du fruit du cacoyer (*Theobroma cacao*), famille des Malvacées, arbre de l'Amérique du Sud. Ces graines, séparées de leur pulpe et séchées, sont ensuite livrées au commerce.

On en distingue plusieurs variétés : celui de Caracas, ou *cacao caraque*, est le plus estimé. Le contenu de ces graines est grisâtre à l'extérieur. Il a été *terré*, c'est-à-dire mis en terre où il subit un commencement de germination ou de fermentation diastasique, qui le rend plus assimilable et fait disparaître une certaine âpreté. Les cacaos de Maragnan, du Para, de la Martinique, à graines plus petites, plus rougeâtres, n'ont pas subi le terrage.

Pour la préparation du chocolat, les graines de cacao sont d'abord légèrement torréfiées, séparées des coques et des germes, broyées et malaxées enfin avec du sucre et des aromates.

Privée de ses déchets, l'amande du cacaoyer présente la composition suivante :

Eau..	4,5 à 8
Matières grasses.........................	40 à 51
Principes colorants rouges, tannin.....	2 à 3
Théobromine.............................	1 à 3
Matières amylacées.....................	3 à 4
Matières albumineuses.................	11 à 15
Cendres...................................	3 à 4

On trouve dans le cacao une trace d'asparagine, un peu de

bitartrate de potasse et beaucoup d'oxalate de chaux. D'après Esbach, il en contient 4 gr. 50 par kilogramme.

Les cendres ont la composition centésimale : $P^2O^5 = 39,6$; $K^2O = 37,14$; $MgO = 15,97$; $CaO = 2,88$: $SO^3 = 39,65$; $Cl = 16,6$.

Les coques ou *grabeaux* et autres déchets détachés de la graine comptent pour 5 à 15 p. 100 parties d'amande brute. On y trouve beaucoup de cuivre d'après Duclaux.

Le cacao n'est pas seulement un aliment; c'est aussi un excitant nervin et gustatif en raison de ses essences que développe la torréfaction, et de son alcaloïde, la théobromine $C^7H^8Az^4O^2$, homologue de la caféine, dont les propriétés physiologiques sont très rapprochées de celles de cette dernière. Par ses matières amylacées, albumineuses et grasses, le cacao, et plus encore le chocolat (ou cacao auquel on a incorporé du sucre) constituent un aliment complet, riche en matériaux azotés et ternaires. Les matières albumineuses forment le septième du poids de l'amande; les substances grasses presque la moitié. Le beurre de cacao est un mélange de stéarine et d'oléine fusible de 27° à 31°, cassant à froid. En général on l'enlève partiellement dans les préparations de cacao en poudre pour arriver à pulvériser finement l'amande et rendre la matière facilement délayable dans l'eau chaude.

La torréfaction de l'amande de cacao se fait à 230-260°. Elle modifie très peu la composition centésimale de la substance. J'ai constaté qu'elle ne lui fait pas perdre sensiblement d'azote. Mais les matières sucrées naturelles subissent une légère caramélisation, et le parfum qui se développe ajoute son effet excitant à celui de l'alcaloïde.

On remarquera, dans l'analyse ci-dessus, la faible quantité d'amidon ou de dextrine de cette graine; l'infusion de cacao ne prend par l'iode qu'une coloration violet rougeâtre faible.

Le chocolat se prépare en broyant très finement 4 à 5 parties de sucre avec 6 parties de cacao, et ajoutant le plus souvent un peu de vanille ou de cannelle. Les chocolats de qualité inférieure peuvent contenir jusqu'à 65 p. 100 de sucre.

C'est un aliment très agréable, mais difficile à digérer, surtout à cause de l'abondance de ses graisses. D'autre part, sa grande richesse en oxalate le contre-indique chez tous ceux qui sont exposés à la diathèse urique ou oxalique, les arthritiques, les rhumatisants, les graveleux, les hyperchlorhydriques et généralement les personnes qui ne sont plus très jeunes et ne font pas assez d'exercice physique.

Voici, d'après les *Documents du laboratoire municipal* de Paris, l'analyse de quelques bons chocolats français et espagnols :

	Chocolat Menier.	Compagnie coloniale.	Chocolats espagnols.
Sucre de canne................	57,47	56,34	41,40
Beurre de cacao...............	22,20	23,80	29,24
Amidon, glycose..............	1,83	0,97	1,48
Théobromine	1,33	1,43	1,93
Albumine.....................	4,75	4,99	6,25
Gommes	1,07	1,14	1,42
Acide tartrique...............	1,48	1,58	1,98
Tannin et matières colorantes.	0,20	0,20	0,12
Cellulose soluble..............	4,70	5,04	6,21
Matières indéterminées........	1,92	1,66	3,25
Eau..........................	1,28	0,98	4,38
Cendres......................	1,75	1,87	2,34

Une tasse ordinaire, de 70 cc. environ, se prépare avec 16 gr. de chocolat.

Cent gr. de poudre de cacao, dégraissé à 25 p. 100, contiennent : 1 gr. 3 de théobromine, 17 gr. de substance azotée totale dont 8 p. 100 d'albumine, 10 à 12 gr. d'hydrates de carbone. Dix grammes de ce cacao, suffisants pour une petite tasse, répondront donc au 10ᵉ des quantités ci-dessus.

L'action de bien-être qu'une tasse de cacao ou de chocolat ne contenant que 14 gr. de matières alibiles, dont 7 gr. de sucre et 2 gr. 5 de graisse, procure *instantanément*, dans l'extrême fatigue, comme je m'en suis assuré, ne saurait s'expliquer que par un effet nerveux que provoque le parfum du cacao, que continue l'influence tonique de la théobromine et que complète la partie nutritive de l'aliment à mesure qu'il s'absorbe.

Kola. Guarana. Maté. Coca. — Ces divers produits doivent être rapprochés des précédents par les effets excitants et nervins qu'ils doivent en partie à la caféine et aux autres bases puriques.

La *kola*, qui remplit chez les nègres du centre de l'Afrique le rôle d'agent de résistance à la fatigue, est la graine du fruit du *Sterculia acuminata*. Ses semences, de couleur jaunâtre, rose ou rougeâtre, ont la consistance, et un peu la forme, d'une très grosse amande. Quelques-unes peuvent peser jusqu'à 15 et 20 gr. Analysées à l'état demi-frais, elles ont donné à MM. Heckel et Schlagdenhauffen les résultats suivants [1] :

Eau	11,92
Caféine	2,35
Théobromine	0,02
Corps gras	0,59
Tannin (0,027 soluble en chloroforme)	1,62
Rouge de kola	1,29
Glycose	2,87
Amidon	33,75
Gomme	3,04
Matières colorantes,	2,56
— protéiques	6,76
Cellulose	29,83
Cendres	3,32

Ce fruit est donc fort riche en caféine. A côté des matières amylacées qui forment plus d'un tiers de son poids, il contient aussi des substances actives, en particulier celle dénommée dans l'analyse ci-dessus *Rouge de kola*. Lors même qu'on extrait du fruit tous ses alcaloïdes, par le chloroforme, la kola permet encore de résister à la faim et à la fatigue grâce à des substances encore mal connues.

M. U. Mosso [2] et M. Marie ont démontré que la kola accroît le nombre et l'énergie des contractions musculaires, prévient la fatigue et le surmenage, rend la respiration plus ample, plus puissante. C'est un tonique du cœur, c'est aussi un agent efficace dans la neurasthénie. La kola jouit enfin de propriétés excitantes et aphrodisiaques. Elle est employée contre l'atonie intestinale, dans les affections du foie, etc.

Le *guarana* est une préparation qu'on fait avec la farine des semences torréfiées du *Paullinia sorbilis* (*Hypocastanées*). On en fabrique, avec un peu d'eau, des pains allongés, cylindroïdes, que l'on expose à la fumée. Les voyageurs du Brésil emploient, sucrée ou non, cette préparation de guarana délayée dans de l'eau bouillante (*ponche*), pour résister à la faim et à la fatigue de la marche. On la dit aussi douée de propriétés antifébriles. M. Fournier y a trouvé du tannate de caféine, un principe particulier soluble dans l'éther, qui se colore en rouge à la lumière,

1. *Comptes Rendus*, t. XCIV, p. 802.
2. *Arch. ital. de biolog.*, t. XIX, fasc. 2.

des gommes, du tanin, de l'amidon, une huile volatile aromatique, une huile verte de saveur âcre, etc.

La caféine s'élève dans le guarana à 4 p. 100 environ.

Le *maté* ou *thé du Paraguay* est constitué surtout par la feuille d'un arbrisseau, l'*Ilex paraguayensis*, qu'on trouve au Paraguay, au Brésil et dans la République Argentine. Séchées et légèrement torréfiées, ces feuilles forment une poudre grossière, vert brunâtre, à odeur de tan, qu'on emploie en guise de thé. On peut verser à deux ou trois reprises de l'eau bouillante sur les mêmes feuilles. Les propriétés toniques et stimulantes du maté sont en partie dues à la théine dont il contient 0,5 à 1,8 p. 100, et en partie à l'acide matétannique (20,88 p. 100, suivant Strauch). Voici, d'après Peckolt, la composition du maté :

Cellulose, humidité	90,84
Caféine	0,55
Acide matétannique	1,68
Acide pyromatétannique	0,15
Chlorophylle et résines	0,61
Matières extractives et caramel	1,79
Dextrine, sels	1,82
Résine acide brune	2,55
Huile volatile	Traces.

L'infusion de maté est un peu amère, aromatique et astringente. Elle régularise les évacuations. C'est un excitant neuro-musculaire.

La *coca*, constituée par les feuilles de l'*Erythroxylom coca* (*Rhamnées*), se prend en infusion ; les naturels mâchent ces feuilles avec un peu de cendre ou de chaux. Elle produit d'abord une légère excitation, puis fait disparaître la sensation de la faim, mais elle ne nourrit pas et ne permet pas de se passer longtemps d'aliments. La coca doit surtout, mais non uniquement, ses effets, à son alcaloïde *la cocaïne*. Mâchées en petite quantité, les feuilles de coca soutiennent quelque temps les forces et permettent de supporter la fatigue sans recourir aux aliments.

Ses propriétés à la fois anesthésiques et excitantes tiennent à un ensemble de produits, cocaïne et autres bases, variables suivant les espèces. La coca du Pérou donne jusqu'à 1 p. 100 de cocaïne, celle de la Jamaïque 0,26 seulement.

XXV

Les boissons alcooliques ont été fabriquées et consommées depuis les époques les plus reculées par tous les peuples, civilisés ou sauvages. Les Égyptiens, les Grecs, les Germains, les Gaulois savaient déjà faire fermenter le grain des céréales, et fabriquaient ainsi des espèces de bières ou cervoises. En Chine, le *manduring* et le *fan-tsou*; dans les Indes, l'*arak*; au Thibet, le *chong*; en Nubie, le *bouja* s'obtiennent depuis des siècles en faisant fermenter les infusions de riz ou d'autres céréales bouillies et mélangées ou non de miel et d'épices.

Le *vin de palme*, le *pulqué* du Mexique, la *cachaca* du Brésil, le *guaruzo* de l'Amérique du Sud, le *mobi* de Virginie, etc., se préparent avec les sèves sucrées du palmier, de l'agave, des cannes à sucre, et les décoctions de riz ou de pommes de terre. En Norvège on fait fermenter la sève du bouleau; dans les Alpes, l'infusion de racine de gentiane; dans le nord de l'Europe on a fait longtemps, et on fait encore, l'*hydromel* avec le miel des abeilles.

Enfin, on connaît le kéfir des Arabes et le koumys des Cosaques obtenus avec les laits fermentés de chamelle ou de jument. Il n'est pas jusqu'au *kangangtsyjen*, fabriqué par les Tartares avec la chair d'agneau, mélangée de riz cuit et d'autres végétaux mis en fermentation, qu'on n'utilise comme boisson alcoolique.

Cette universelle coutume de fabriquer et de consommer les liqueurs fermentées de toute origine ne démontre peut-être pas leur nécessité absolue, mais elle semble bien répondre à la satisfaction d'un besoin universel, instinctif et puissant.

Le principe caractéristique et commun de toutes ces boissons fermentés c'est l'alcool.

Avant d'étudier le vin, le cidre, la bière, etc., une question, dont la solution est indispensable, se pose d'abord, celle de savoir si cet alcool est un simple excitateur nerveux, s'il n'est qu'un toxique plus ou moins dangereux, ou s'il est à la fois un excitant, un tonique et un aliment dans la véritable acception du mot.

Les opinions ont été longtemps partagées à ce sujet. Elles le sont encore aujourd'hui; mais il résulte définitivement des observations et expériences modernes les plus irréprochables que l'alcool absorbé par les animaux brûle dans l'économie presque en totalité. Au même titre que la graisse ou le sucre, il doit être considéré comme un aliment nous procurant, ainsi que nous allons le démontrer, la majeure partie de l'énergie correspondant au nombre de calories qu'il produirait s'il était complètement brûlé au calorimètre. Soit que l'individu travaille, soit qu'il reste au repos, nous pensons pouvoir établir ici, grâce aux recherches les plus récentes, que, à la façon des graisses et des sucres, l'alcool protège les tissus et en particulier leurs matières protoplasmiques contre la destruction que provoque tout fonctionnement vital, *mais à la condition toutefois qu'il soit donné sans abus, celui-ci entraînant des effets contraires.*

L'alcool se comporte, en un mot, comme un véritable aliment et même comme un aliment précieux, tant que l'on ne dépasse pas la dose de 1 gr. par kilogramme de poids du corps et par jour, dose reconnue rester en deçà de la zone dangereuse ainsi que nous allons le voir.

Liebig avait avancé, sans autres preuves que celles de son bon sens, que l'alcool est un aliment analogue au sucre et qu'il se brûle dans l'économie. « L'ingestion de l'alcool, écrit-il, dispense de l'usage des aliments amylacés et sucrés... C'est une exception à la règle qu'un individu bien nourri devienne buveur d'eau-de-vie; mais lorsque l'ouvrier gagne moins par son travail qu'il ne lui faut pour se procurer la quantité d'aliments nécessaires, un besoin impérieux, inexorable, le force à recourir à l'eau-de-vie[1]. »

On avait généralement accepté cette opinion de Liebig, quand, en 1860, Lüdger, puis Lallemand et Duroy, enfin et surtout

---

1. *Nouvelles lettres sur la chimie* (35e lettre), traduction française.

Maurice Perrin essayèrent d'établir, par une suite de recherches importantes, que l'alcool ne se brûle pas dans nos organes, qu'il ne fait que passer à travers l'économie, se fixant momentanément dans les centres nerveux qu'il excite ou intoxique, pour s'éliminer ensuite lentement par la peau, le poumon, et les reins, soit en nature, soit tout au plus oxydé en très minime proportion à l'état d'aldéhyde.

Perrin, en effet, démontra qu'une partie de l'alcool se retrouve dans les sueurs, les urines, l'air expiré, etc., même lorsqu'on le prend sous la forme de vin et en faible quantité à la fois (*Comp. rend. Acad. sciences*, 1er août 1864). Il crut pouvoir en conclure que tout l'alcool à peu près doit être ainsi éliminé. D'autre part, Prout, Lehmann, Vierord, E. Smith, etc., avaient remarqué, sous l'influence de l'alcool, une diminution de l'acide carbonique expiré. Cette diminution, qui varia de 5 à 22 p. 100 dans les expériences de Maurice Perrin, contribua, elle aussi, à faire admettre que l'alcool ne brûle pas dans l'économie. Il fut un peu plus tard reconnu que chez les alcooliques, les *doses modérées* d'alcool (1 gr. au plus par kg. du poids du sujet) ne modifient pas les quantités d'acide carbonique expiré et d'oxygène absorbé; qu'elles diminuent seulement un peu (de 6 à 7 p. 100), l'excrétion de l'urée (Fokker[1], Munk[2], Obernier[3]), excrétion qui augmente, au contraire, si la dose d'alcool s'élevant jusqu'au double ou au triple, produit une excitation un peu forte des centres nerveux (Munk, Keller, etc.). Des résultats analogues furent observés en ce qui concerne l'influence de ce corps sur la consommation des graisses qu'il protège contre l'oxydation. En un mot, *à faibles doses*, l'alcool se comporte comme un aliment d'épargne; *à fortes doses* comme un agent nocif et destructeur des protoplasmas.

Mais ces expériences ne permettaient pas de se prononcer définitivement sur le rôle direct joué par ce principe lui-même comme source de chaleur et d'énergie chez les animaux, et les avis restèrent partagés : beaucoup de médecins, Lussana, Lauder-Brunton, Dujardin-Beaumetz, A. Bouchardat, etc., pensèrent que l'alcool est partiellement transformé et brûlé dans

1. C. Voit, *Handbuch*, p. 170.
2. *Arch. de Du Bois-Raymond*, 1870, p. 163.
3. *Pflügers's Arch.*, t. II, p. 503.

l'économie qui profite de l'énergie correspondante ; au contraire, Hoppe-Seyler, Hermann, Volfberg, etc., restèrent persuadés que l'alcool traverse l'organisme sans s'y décomposer sensiblement.

Reprenant l'étude de cette question par les méthodes quanti-tatives, Binz paraît avoir établi le premier, par des expériences précises (1880), que l'alcool se brûle presque complètement dans nos tissus. Botländer, Albertoni, Strassmann, Hédon, conclu-rent dans le même sens. Staumreich établit, en 1891, que la substitution isodyname de l'alcool à une certaine quantité de graisse ou de sucre, dans le régime d'un individu en équilibre azoté, a pour conséquence une augmentation de la désassi-milation de l'azote (1 gr. à 1 gr. 5 de perte par 24 heures) ; cet excès de perte d'azote se maintient deux ou trois jours encore après qu'on a cessé l'usage de l'alcool[1]. R. O. Neumann, en 1899, arrivait à des conclusions analogues, aussi bien que Rosemann sur les travaux duquel nous allons revenir.

A Montpellier, M. L. Roos, le savant directeur de la station onœ-logique de l'Hérault, avait, en 1900, fait l'expérience suivante : deux lots de cobayes, de même portée et de même poids initial, re-çurent même nourriture, mais l'un des lots reçut un supplément journalier de 30 cc. de vin rouge, à 9° centés., par kilogramme de poids d'animal. Au bout de 3 mois les cobayes recevant du vin avaient une avance en poids de 5,6 p. 100 sur les autres ; au bout de 5 mois, ils pesaient 12,9 p. 100 de plus que les témoins.

En 1901, M. Chauveau[2] fut amené à étudier les effets que produit le remplacement, dans la ration alimentaire, d'une partie des aliments ternaires par de l'alcool en quantité isody-name. Un chien de 20 kg. recevait par 24 heures 500 gr. de viande et 762 gr. de sucre et produisait un certain travail mesuré par le chemin qu'il parcourait dans une roue à gradins qu'il faisait mouvoir. On constatait, en même temps, le gain ou la perte de poids de l'animal. Ces données établies, on remplaçait un tiers du sucre de sa ration par un poids isodyname d'alcool, soit 49 gr. par 24 heures[3], et l'on mesurait le travail produit par l'animal ainsi que son poids. Dans ces conditions, à poids isodyname, l'alcool se montra toujours

1. *Arch. f. Hygiene*, t. XXXVI, p. 1, 1899 ; *Inaugur. Dissert.*, Berlin, 1891.
2. *Comptes rend. Acad. sciences*. t. CXXXII, p. 65 et 110.
3. M. Chauveau a même donné jusqu'à 84 gr. d'alcool pur à un chien de 20 kg.

inférieur au sucre. Le chien sans alcool parcourait à l'heure 10 kilomètres dans sa roue ; le chien recevant l'alcool 7 kilomètres seulement. M. Chauveau conclut (*loc. cit.*, p. 114) : « La substitution partielle de l'alcool au sucre en proportion isodyname dans la ration alimentaire du sujet qui travaille entraîne : 1° la diminution de la valeur absolue du travail musculaire ; 2° la stagnation ou l'amoindrissement de l'entretien (du poids) de l'animal ». Mais, à propos de ces dernières expériences, je remarquerai qu'il s'agissait de chiens non habitués à une nourriture aussi différente de leur nourriture naturelle, que l'alcool, dont ils recevaient la dose considérable de 49 gr. par 24 heures pour 20 kg. d'animal. Ce poids répondrait proportionnellement pour un homme moyen de 66 kg. à 2 litres de vin à 9°,5 ou à 152 gr. d'alcool absolu ou à 380 cent. cubes de cognac ordinaire à 50 centésimaux. On ne saurait, certes, douter que cette quantité de liqueur spiritueuse absorbée par un ouvrier, habitué ou non aux liqueurs alcooliques, ne troublât sa nutrition et ne diminuât son rendement en travail.

En 1902, de nouvelles expériences, celles-ci entièrement convaincantes, furent exécutées à Washington, sur cette importante et délicate question par MM. Atwater et Benedict [1]. Ils établirent d'abord pour chacun d'eux un régime apte à entretenir constants leur poids et la chaleur qu'ils émettaient. La mesure en était faite en enfermant, plusieurs jours de suite, l'expérimentateur lui-même dans le *Calorimètre respiratoire* déjà décrit (p. 73). Chacun des sujets en expérience, mis d'abord en équilibre de poids, de perte d'azote et d'émission de chaleur, était introduit dans le calorimètre et on mesurait sous forme de chaleur la totalité de l'énergie qu'il produisait et les autres constantes de son état. On substituait ensuite dans son régime, durant une période de 2 à 4 jours, une certaine quantité d'alcool (la valeur environ d'un litre de vin par 24 h.) à une quantité calorimétriquement équivalente de sucre ou de matière amylacée, et on mesurait de nouveau les calories produites. Comme contrôle,

---

1. *Experiments on the metabolism of matter and energy in the human body*, Bulletin n° 69, U. S. Depart. of Agriculture ; Office of experiment. Station Washington, 1899, et *Mém. de l'Acad. nationale des sciences*, t. VIII, Washington, 1902. (Voir un résumé de ces recherches en *Annales Institut Pasteur*, 1903, p. 857.)

on revenait durant les 3 à 4 jours suivants au régime primitif *sans alcool* et on refaisait les mêmes mesures. Il fut établi ainsi expérimentalement, AU MILLIÈME PRÈS, que *les quantités de chaleur produites étaient identiques soit quand on substituait l'alcool isodynamiquement dans le régime, soit quand le sujet n'en consommant plus, recevait, à la place de l'alcool, une quantité proportionnelle de sucre ou d'amidon.*

Les deux expérimentateurs examinèrent ensuite l'influence de l'alcool sur le travail. Ils opéraient au moyen d'un motocycle relié à un ergomètre, enfermés dans la chambre calorimétrique. On a dit (p. 77) qu'une dynamo transformait le travail produit en électricité, et que celle-ci se changeait en chaleur équivalente en traversant dans une lampe Edison. Finalement tous les travaux, y compris ceux de frottement, étaient donc transformés, dans la chambre même, en chaleur que l'on mesurait soit en état de régime alimentaire ordinaire, sans alcool, soit pendant la période de substitution isodyname d'alcool à une partie des aliments. Les chaleurs versées au calorimètre durant le travail restèrent encore les mêmes, *soit qu'il y eût, soit qu'il n'y eût pas substitution d'alcool.* Voici quelques résultats numériques :

*Expériences d'Atwater et Benedict sur la substitution isodyname
de l'alcool dans le régime.*

1° **État de repos.**

	DURÉE	RÉGIMES	QUANTITÉS	CALORIES PRODUITES
I.	3 jours. (Sujet A.)	a. Albuminoïdes.....................	124gr	
		Corps ternaires (graisses, sucre, amidon)...................... (Pas d'alcool.)	Quant. suff.[1]	3 061
	3 jours. (Sujet A.)	b. Mêmes albuminoïdes qu'en a.....	124gr	
		Corps ternaires comme en a. mais avec substitution partielle isodyname de : alcool.	124gr	3 044
II.	3 jours. (Sujet B.)	c. Albuminoïdes....................	100gr	2 490
		Corps ternaires..................	Quant. suff.	
	Id.	d. Albuminoïdes comme en c........	100gr	
		Corps ternaires comme en c, mais avec substitution isodyname de : alcool.	99gr	2 491
	Id.	e. Même alimentation qu'en c.......		2 489

2° **État de travail.**

	DURÉE	RÉGIMES	QUANTITÉS	CALORIES PRODUITES
III.	4 jours. (Sujet A.)	f. Régime ordinaire sans alcool avec : albuminoïdes	124gr	3 862
	Id.	g. Même régime qu'en f avec substitution isodyname de : alcool.	121gr	3 891
IV.	3 jours. (Sujet B.)	h. Régime ordinaire sans alcool avec : albuminoïdes...................	100gr	3 487
	Id.	i. Régime ordinaire précédent, mais avec substitution isodyname aux corps ternaires de : alcool.	99gr	3 458
	Id.	j. Retour au régime h.............		3 495

Dans ces expériences, le travail consistait en six à huit heures par jour de motocycle.

On voit par les chiffres de ce tableau que le travail accompli pour un poids d'alcool remplaçant une quantité isodyname de sucre ou de graisse, fut identique dans les deux cas (avec ou sans alcool) puisque la quantité de chaleur proportionnelle à ce travail transformé en calorique au moyen de la dynamo, resta exactement la même. Cette conclusion est d'autant plus intéressante que l'un des expérimentateurs n'était pas habitué à boire de liqueurs alcooliques.

D'autre part, au point de vue de la nutrition générale, en

1. *Quant. suff.*, c'est-à-dire quantité suffisante pour que ce régime donnât le nombre de calories indiquées (Ici : 3 061). Dans la période *b*, on remplaçait une partie des sucres ou de l'amidon de la période *a* par de l'alcool en quantité isodyname, soit 124 gr., dans ce cas, durant les 3 jours de cette période *b*.

particulier des pertes ou gains du corps en azote, les résultats de ces importantes recherches furent les suivants :

	Azote perdu ou gagné par le sujet en expérience en 24 h.
Période de repos sans alcool...............	— 0^{gr},70
Id.	0 ,00
Id.	— 0 ,60
Période de travail..........................	+ 1 ,1
Période de repos avec alcool...............	— 1 ,9
Id.	— 1 ,1

Il y a donc eu, sous l'influence de la substitution, en quantité isodyname, de l'alcool aux graisses et aux sucres une légère augmentation de l'excrétion azotée. La machine s'est très légèrement plus usée avec l'alcool qu'avec le sucre.

Cette même conclusion résulte de l'important travail de R. Rosemann [1]. On mettait d'abord le sujet en état d'équilibre azoté, grâce à une alimentation préalablement bien étudiée, puis on substituait isodynamiquement une certaine quantité d'alcool à une proportion équivalente de sucre ou de graisses. Voici les résultats obtenus dans les deux cas de nourriture normale et insuffisante :

PREMIÈRE SÉRIE D'EXPÉRIENCES : Cas d'une alimentation en équilibre azoté.

	DURÉE	ALCOOL, EXPRIMÉ EN VIN PAR JOUR	PERTE OU GAIN JOURNALIERS EN AZOTE [2]
1° *Période préparatoire*....................	9 jours	0,0	+ 1,1370
2° *Période d'alcool* (On supprime 60 gr. pain et 75 gr. sucre qu'on remplace par l'alcool).	14 jours	1 400^{cc}	+ 0,7960
3° *Période de retour* (On revient à l'alimentation de la 1re période)...............	6 jours	0,0	+ 1,0487
4° *Période de contrôle* (Suppression des mêmes aliments qu'au 2°, mais sans les remplacer par l'alcool)....................	7 jours	0,0	— 1,4613

Ainsi, d'après ces expériences, l'alcool s'oppose à la désassimilation des albuminoïdes (0 gr. 7 960 fixés par jour au lieu de 1 gr. 4 613 perdus quand on n'ajoute pas d'alcool); mais il est

1. *Arch. f. ges. Phisiolog.*, Bd. LXXXVI, p. 307 (1901). *Der Einflus der Alkohols auf den Eiweiszstoffwechsel.*

2. On analysait tous les aliments et considérait comme gagné ou perdu la différence entre l'azote alimentaire et l'azote total des excrétions.

moins efficace qu'une quantité isodyname d'hydrates de carbone (0 gr. 7 960 d'Az fixé par jour quand il y a substitution d'alcool pur, au lieu de 1 gr. 1 370 avec les aliments ordinaires).

DEUXIÈME SÉRIE D'EXPÉRIENCES : *Cas d'une nourriture insuffisante en azote.*

	DURÉE	ALCOOL. EXPRIMÉ EN VIN PAR JOUR	PERTE OU GAIN D'AZOTE PAR JOUR
1° *Période préparatoire*.....................	9 jours	0,00	— 0,8883
2° *Période d'alcool* (Suppression de 20 gr. de sucre et 100 gr. pain remplacés iso-dynamiquement par l'alcool)..........	10 jours	1 400ᶜᶜ	— 1,3389
3° *Période de retour au sucre* (Suppression du vin qu'on remplace par 220 gr. sucre)..	5 jours	0,00	— 0,3724
4° *Période de contrôle* (Alimentation de la période 2°, moins le vin).............	4 jours	0,00	— 2,3728

L'alcool a donc une action préservatrice sur les albuminoïdes, que la nourriture en azote soit ou non insuffisante; mais, dans les deux cas, cette action est un peu moins puissante que celle d'une quantité isodyname de sucre, de graisses ou de substances amylacées [1].

D'autre part il a été établi (*Expériences d'Atwater et Benedict*) que l'alcool est apte à remplacer des poids isodynames d'amidon ou de sucre, mais à cette condition qu'il ne dépasse pas une certaine limite qui est d'environ 1 gr. 2 à 1 gr. 3 par kg. du poids du corps et par jour.

On voit donc combien était peu fondée l'opinion de Maurice Perrin, Lallemand et Duroy, Hoppe-Seyler, Brücke, Volfberg, Chauveau, Bunge, Ch. Richet, etc., que l'alcool ne peut être considéré comme un véritable aliment et qu'il ne saurait fournir son équivalent d'énergie fonctionnelle [2]. La seule conclusion qui

1. Ces résultats sont analogues à ceux qu'avait obtenus Mogiliansky. (*Der Einfluss der Alkohols auf die Assimilation und den Stoffwechsel der Stickstoffe am die Assimilation der Fette*, Inaug. Vissench. St-Petersburg, 1889. Dans ces essais faits sur des sujets recevant une alimentation surabondante et à volonté, l'alcool augmentait l'assimilation ou plutôt enrayait la désassimilation. Ils ne concordent pas avec ceux de Miura (*Zeitsch f. klin. Med.*, t. XX, 1892), qui a opéré exactement comme l'a fait Rosemann, et qui a trouvé qu'en remplaçant isodynamiquement, dans l'alimentation, 110 gr. d'hydrates de carbone par de l'alcool, ou en supprimant cet alcool, la perte de l'organisme en azote restait la même.

2. Bunge s'exprime ainsi : « Il est reconnu que l'alcool est brûlé (par les animaux)... L'alcool est donc, à n'en pas douter, une source de force vive pour

reste des expériences de ces auteurs c'est que chez l'homme, à des doses supérieures à 1 gr. 5 par jour et par kilogramme, l'alcool doit être considéré comme dangereux. Mais, à doses modérées, et à ces doses seulement, il constitue un aliment apte à nous procurer rapidement de la chaleur et de la force, à *réchauffer le sang*, comme dit le peuple, à protéger la partie azotée de nos tissus, à *mettre enfin le sujet en état de fournir tout de suite un effort supérieur à celui que permettrait l'alimentation sans alcool.* L'usage de ce corps ne répond donc pas à un besoin factice, c'est un aliment à effet immédiat, une ressource momentanée, quoique dangereuse dans son maniement, pour l'individu insuffisamment nourri. C'est que l'alcool est à la fois un combustible et un puissant excitateur nerveux. Absorbé même à doses faibles, il passe dans les plasmas et se fixe dans les centres nerveux dont il ne s'élimine ensuite que lentement (*Nicloux*). Utilisable, précieuse quelquefois, tant qu'elle est modérée, cette excitation devient désastreuse si l'on fait abus répété de l'alcool. Mais les conséquences déplorables de cet abus, sur lesquelles nous reviendrons plus loin (p. 366), ne doivent pas nous faire rejeter ce précieux adjuvant de l'alimentation, pas plus que les abus de la morphine ne sauraient nous faire rejeter cet admirable médicament.

L'usage universel des boissons fermentées est donc logique et fondé. Il montre que le bon sens du vulgaire peut avoir quelquefois raison contre les théories trop exclusives d'une science

notre corps; mais cela ne veut pas dire qu'il soit un aliment. Pour justifier cette conception, il faudrait prouver que cette force vive mise en liberté par sa combustion est employée à l'accomplissement d'une fonction normale... La combustion de l'alcool devrait épargner celle d'autres aliments. Mais on ne peut concéder cela non plus. » (*Ann. de chim. biolog.*, p. 124. 2ᵉ édition allemande.)

M. Chauveau (Discours à la Soc. nationale d'agriculture, 11 décembre 1901; p. 10, écrit » : Je ne suis donc pas un ennemi du vin... Mais est-ce un aliment? Est-ce une simple boisson? Un aliment! Pour mériter ce nom il faudrait que le potentiel énergétique que renferme le vin, sous forme d'alcool et d'acides organiques, fut incorporable à notre économie. Or il n'en est rien... Ce sont (les alcooliques) en quelque sorte des succédanés d'aliments vrais... Il est douteux qu'ils soient jamais employés par l'organisme à l'exécution de ses travaux physiologiques. Le seraient-ils qu'ils resteraient toujours vis-à-vis du potentiel vrai fourni par les hydrates de carbone, constitués en état de piteuse infériorité. » Je rappelle ici que des traces d'alcool ont été signalées dans le lait et les urines et que les professeurs Stoklaza et Czerny (de Vienne) ont annoncé avoir trouvé dans nos tissus une alcoolase qui transforme le sucre en alcool, comme l'alcoolase de Büchner. Il est donc très probable que l'alcool peut se produire dans nos tissus, sinon être un des dérivés nécessaires de leur désassimilation. » (*Bull. soc. chim.*, 3ᵉ S., t. XXX; p. 339).

qui se forme, et qui, dans ce cas particulier, préoccupée surtout de la plaie terrible de l'alcoolisme, est restée longtemps plus utilitariste et convaincue qu'expérimentale et sereine.

Employées sans abus, les boissons fermentées conviennent à tous ceux qui ne trouvent dans une alimentation trop pauvre qu'une réparation insuffisante : à l'adulte qui travaille beaucoup et mange mal, au convalescent qui se refait, au vieillard qui dépérit, à l'ouvrier et au marin qui a besoin de se réchauffer. L'usage du vin et de la bière, protègent contre les abus de l'eau-de-vie. Mais les vins généreux, et l'alcool lui-même, sont surtout précieux dans les pays froids, humides et marécageux. Encore faut-il qu'on sache le danger auquel expose l'usage de ces liqueurs dont on est souvent entraîné à faire abus. Nous reviendrons sur ce point important dans le chapitre consacré à l'alcoolisme (p. 366).

LE VIN

La paléontologie végétale établit que la vigne existait déjà en Asie, en Afrique et dans le Midi de l'Europe à l'époque bien lointaine de l'âge tertiaire. L'homme l'y a trouvée à l'état sauvage; il l'a recueillie, cultivée, modifiée, il a créé ses innombrables variétés ou cépages. Aujourd'hui la vigne couvre en France le quinzième de la surface du territoire. Elle occupe le sixième de sa population. Notre pays récolte annuellement, en moyenne, 50 millions d'hectolitres de vin. Réparti sur une population de 35 millions d'hommes, si tout le vin français était consommé chez nous, ce serait 132 litres par an et par tête ou 362 centilitres par jour. En réalité la statistique établit que, dans les villes, la consommation du vin est de 380 centilitres, ou un peu plus d'un tiers de litre par tête et par jour, et bien moins encore à la campagne.

Ces chiffres montrent que si le danger de l'alcoolisme existe en France, comme partout en Europe, il tient non à la consommation du vin, mais à son trop faible usage, la tendance de l'ouvrier étant, depuis des années, de remplacer le vin et la bière, qui ne donnent que des effets plus lents, par l'alcool en nature d'un goût plus violent et qui semble lui apporter un réconfort immédiat.

Le *vin* résulte de la fermentation alcoolique du jus du raisin frais arrivé à maturité. C'est un liquide éminemment complexe, variable suivant le cépage, l'origine, l'année, les soins qu'il a reçus, mais contenant toujours un ensemble de principes qui le caractérise. Ce sont, avec l'eau qui en forme les 70 à 90 centièmes : l'alcool vinique accompagné d'une faible proportion d'alcools homologues, propylique, butylique et surtout amylique ; une très petite quantité d'éthers à odeur vineuse ou aromatique ; de la glycérine ; quelquefois un peu de mannite, d'inosite, de glycose et de lévulose ; une trace d'aldéhyde ; des matières pectiques, des gommes et dextrines ; une très faible proportion de substances grasses et albumineuses ; des acides en partie libres, en partie combinés : acides acétique, propionique, malique, citrique, succinique, butyrique, lactique et surtout tartrique, ce dernier sous forme de tartrate acide de potasse. Le vin contient, en outre, des substances colorantes, astringentes et tanniques, le plus souvent à l'état de sels ferreux ; des essences à odeur de fruits et de vanille ; des sels divers où domine la potasse, avec un peu de chaux, de magnésie, d'alumine ; des phosphates, sulfates, chlorures, etc. ; enfin des gaz, acide carbonique et azote.

De tous ces corps l'eau, l'alcool ordinaire, les matières colorantes, le tartre, la glycérine et le sucre (celui-ci dans le cas des vins de liqueur, c'est-à-dire des vins n'ayant pas complètement fermenté), sont les plus importants par leur rôle et leur masse[1].

Le poids de l'eau varie dans les vins ordinaires (les vins de liqueur mis à part) de 718 gr. à 935 gr. par litre, celui de l'alcool de 45 gr. à 135 gr., celui de la glycérine de 4 à 13 gr., celui des matières colorantes de 0,6 à 2 gr. et plus dans les vins rouges ; celui des tartrates de 1 gr. à 3,75. L'ensemble de toutes les autres substances n'atteint que 9 à 13 gr. par litre. Ce sont toutefois celles qui différencient les divers crus, qui communi-

1. En faisant fermenter, avec de la lie des vins blancs des Charentes, 100 kilogrammes de sucre blanc, MM. Claudon et Morin ont obtenu 50 kg. d'alcool vinique, un peu d'aldéhyde, 158 gr. d'alcool isobutylénique, 2 120 gr. de glycérine, 205 gr. d'acide acétique, 452 gr. d'acide succinique et 207 gr. d'*huiles*. Celles-ci étaient formées de 145 gr. d'alcool ordinaire, 2 gr. d'alcool propylique normal, 1 gr. d'alcool isobutylique et 51 gr. d'alcool amylique. Plusieurs de ces produits, particulièrement le dernier, sont vénéneux. Ils sont mélangés naturellement *en très faible proportion* à l'alcool ordinaire ou au cognac extrait par distillation des liqueurs fermentées.

quent aux vins leur bouquet, leur vinosité, leur goût spécial.
Les variations indéfinies de ces matières et leurs combinaisons
que le temps complète lentement, font de quelques-uns de ces
vins des boissons inimitables, d'un arome et d'un goût exquis,
différant suivant chaque cépage et chaque cru.

Comme on l'a déjà dit, le vin à doses modérées est un aliment
réparateur, une boisson hygiénique, un excitant nerveux, qualités qu'il doit à son alcool, à son bouquet, à l'ensemble des
matières qui le constituent.

Les vins contiennent avant tout de l'alcool accompagné
d'éthers, d'essences et de substances fixes. Ces dernières restent
lorsqu'on distille ces liqueurs. Elles en constituent l'*extrait sec*,
dont le poids varie de 14 à 90 gr. par litre. Généralement il n'est
pas inférieur, pour les vins rouges, à 4 fois et demie le poids de
l'alcool correspondant au même volume de liquide. Encore existe-
t-il des vins qui ne laissent que 10 à 12 gr. d'extrait sec par
litre et d'autres qui en fournissent jusqu'à 190 gr.; mais les
premiers proviennent le plus souvent de raisins médiocres,
imparfaitement mûris; les autres sont au contraire des *vins de
liqueur* où le sucre du moût primitif dépassait, avant fermentation, le poids de 200 à 220 gr. par litre; ou bien ce sont des vins
mutés où le sucre a été conservé par addition d'alcool, d'acide
sulfureux, de bisulfites, etc., substances qui ont paralysé l'action
des levures. En général, les meilleurs vins rouges de nos pays
tempérés (Bourgogne, Bordelais, Midi) donnent de 16 à 26 gr.
d'extrait sec par litre.

La moitié de ce résidu sec est formée par la glycérine, le tartre,
les matières colorantes et quelques sels minéraux. L'autre moitié
comprend des dextrines, des sucres, des tannins colorants ou
non, des principes aromatiques, des sels à acides organiques
(succinique, citrique, malique, tartrique), des matières pectiques
et albuminoïdes, enfin des principes inconnus.

Les alcools entrent dans la constitution des vins pour 45 à
132 millièmes de leur poids. Ils sont presque uniquement représentés par de l'alcool éthylique. Du poids total de ces alcools,
le propylique forme au plus la millième partie, l'alcool butylique les 5 millièmes, l'alcool amylique les 2,5 millièmes. Mais
ces rapports peuvent être très variables.

Les vins qui, comme le Madère, le Marsala, le Porto, contiennent plus de 140 gr. d'alcool par litre, c'est-à-dire qui marquent plus de 17,5 degrés centésimaux à l'alcoomètre, sont des vins alcoolisés. Ceux qui donnent moins de 50 gr. d'alcool au litre, ou qui marquent moins de 6,2 degrés centésimaux à l'alcoomètre, sont des vins trop légers, généralement trop *verts* (c'est-à-dire provenant de raisins mal mûris), ou bien des vins additionnés d'eau ou de piquettes. Toutefois de bons vins du Midi, du Centre, de la Bourgogne, du Bordelais, d'Alsace, de Hongrie, peuvent marquer à peine 7° à 8° à l'alcoomètre.

Nous n'avons pas à décrire ici l'alcool éthylique lui-même. Il suffit de rappeler qu'à l'état d'alcool absolu, il constitue un liquide spiritueux, inflammable, bouillant à 78°,4, d'une densité de 0,795 à 15°, s'oxydant peu à peu à l'air, surtout sous l'action des corps poreux ou de certains ferments, pour donner l'aldéhyde et l'acide acétique. On sait qu'il produit l'ébriété chez l'homme et les animaux lorsqu'on le boit à dose exagérée.

La glycérine a été découverte dans les vins par Pasteur. Ils en contiennent de 4 à 13 gr. par litre; on peut même en trouver, dans certains vins des pays méridionaux, jusqu'à 17 gr. au litre. Cette substance peut être accompagnée de mannite (vins de Bordeaux; d'Algérie), de glycols, de lévulose, et peut-être d'érythrite.

Tous ces principes mélangés à l'alcool et à l'acide succinique contribuent à donner à la liqueur sa saveur *vineuse*.

Dans les vins sucrés ou *vins de liqueur*, dans ceux dits *de paille* faits avec du raisin mûri sur claie avant fermentation (vins blancs de Bordeaux, vins du Rhin) et dans les vins de raisin sec, on peut trouver encore de la lévulose en quantité très sensible (50 à 60 gr. et plus par litre) mélangée ou non de glycose. Ce sont autant d'éléments nutritifs non négligeables.

Les vins de liqueur, soit qu'ils proviennent de raisins primitivement très riches en sucre, soit qu'ils aient été sucrés après coup, comme le champagne, soit qu'ils résultent de moûts *mutés*, c'est-à-dire dont on a arrêté la fermentation avant disparition complète du sucre par addition d'un antiseptique tel que l'acide sulfureux ou l'alcool, tous ces vins contiennent de la glycose et de la lévulose en quantités très variables pouvant atteindre, comme dans certains malagas, 150 gr. par litre.

Les acides organiques, en partie libres ou partie combinés aux bases minérales, en partie éthérifiés par les alcools, contribuent à la saveur et au bouquet des vins. Le plus abondant, l'acide tartrique, est uni en presque totalité à la potasse sous forme de bitartrate de potasse $C^4H^5KO^6$. L'acidité qu'apporte ce sel varie dans les vins du tiers aux deux tiers de l'acidité fixe totale qui est de 4 à 8 gr. par litre (exprimée en SO^4H^2) pour les vins jeunes. Lorsqu'ils vieillissent, cette acidité diminue et tombe à 4 gr. et même 1,5 gr. dans les bons vins de France.

L'acide succinique se rencontre dans tous les vins. Dans ceux de nos pays, on en trouve de 0 gr. 9 à 1 gr. 5 par litre avec un peu d'acique malique, et peut-être d'acide citrique.

Enfin les vins rouges peuvent contenir jusqu'à 2 gr. par litre d'acide œnotannique; les blancs, une trace seulement. C'est un tannin spécial qui contribue à la conservation du vin. Il donne avec les sels ferriques un précipité vert sombre soluble dans le suc gastrique.

Parmi les acides volatils, on trouve dans les vins à peine (0 gr. 150 à 0 gr. 250 par litre, d'acide acétique, avec une trace d'acides propionique, butyrique et valérique (*Ordonneau; Winckler*).

Le bouquet des vins n'est dû qu'en partie à l'ensemble des éthers formés lentement par l'union des alcools aux acides restés libres de la liqueur fermentée. M. Berthelot, en épuisant les vins avec de l'éther ordinaire, dans une atmosphère non oxydante, en a extrait le *parfum*. Son poids s'élevait au millième environ de celui de la liqueur. D'une odeur suave pour les grands vins, ce parfum est formé d'alcool amylique, d'une huile essentielle en partie mélangée aux vrais éthers, et d'un principe neutre paraissant appartenir au groupe des aldéhydes très oxygénées et constituant la véritable *essence du bouquet*. On sait aujourd'hui que les matières qui concourent à donner ainsi leur arome très spécial aux vins sont sécrétées surtout par les levures dont les variétés diffèrent suivant les crus et les cépages.

J'ai montré que les substances colorantes des vins rouges ne sont pas, comme on le pensait, une seule et même matière, l'*œnoline*, mais qu'elles diffèrent avec chaque variété de vigne. Toutefois elles appartiennent toutes à une même famille de tannins complexes caractérisés par leurs dédoublements, sous l'influence de la potasse fondante, en phloroglucine, acides caféique ou hydro-protocatéchique et en un dérivé généralement acrylique. Ces pigments rouges sont des substances à goût astringent, d'une oxydabilité extrême en présence de l'air et des alcalis, colorant l'acétate de plomb en violet, bleu ou vert foncé. Voici la composition que j'ai trouvée à quelques-uns d'entre eux :

$$\begin{aligned}
&\text{pour le } \textit{Gamay}, &&C^{20}H^{20}O^{10} \\
&\quad\text{—} \quad \textit{Carignan}, &&C^{21}H^{20}O^{10} \\
&\quad\text{—} \quad \textit{Grenache}, &&C^{23}H^{22}O^{10} \\
&\quad\text{—} \quad \textit{Aramon}, &&C^{23}H^{18}O^{10} \\
&\quad\text{etc.} &&\text{etc.}
\end{aligned}$$

Il en est aussi d'azotés, l'amidogène AzH^2 y remplaçant partiellement l'oxhydrile OH.

Les sels à acides minéraux contenus dans les vins sont des phosphates de potasse, de chaux, de magnésie et de fer, des sulfates de potasse et de chaux, du chlorure de potassium, etc. L'acide sulfurique des sulfates naturels au vin y varie de 0 gr. 109 à 0 gr. 308 par litre ; l'acide phosphorique, de 0 gr. 15 à 0 gr. 50 ; le fer, de 0 gr. 008 à 0 gr. 050 par litre. On voit que le vin n'est pas une source négligeable de fer pour l'organisme.

En résumé, un litre de vin moyen contient les proportions suivantes de principaux matériaux aptes à nous fournir de l'énergie par leur combustion :

	Moyenne.	Calories correspondantes.
Alcool..	$8o^{gr}$	566 [1]
Glycérine.....................................	6	25,8
Sucres réducteurs, mannite, glycol.........	1 ,5	6,0
Gomme, dextrine, etc......................	1 ,0	4,2
Crème de tartre.............................	2 ,0	4,1
		606

La combustion des principes organiques d'un litre de vin moyen correspond donc environ à 600 Calories.

Voici maintenant quelques analyses des vins les plus usuels. Dans le tableau suivant, l'alcool est indiqué en degrés centésimaux, qui, multipliés par 8, donneraient en grammes le poids de ce principe au litre.

1. En ne comptant que les 4 cinquièmes seulement de l'alcool comme utilisés.

Composition (rapportée au litre) de vins divers, français ou étrangers.

	ALCOOL EN DEGRÉS CENTÉSIMAUX	EXTRAIT SEC A 100°	GLYCÉRINE	TARTRE	ACIDITÉ TOTALE EXPRIMÉE EN SO⁴H²	CENDRES	MATIÈRES RÉDUISANT RÉACTIF CUPROPOTASSIQUE
Bourgogne rouge. Moyenne des grands crus.............	11°,1	20gr.58	»	2gr,59	4gr,53	1gr,83	1,31
Corton.............	11 ,2	23 ,8	»	3 ,76	»	1 ,92	1,28
Bourgognes rouges ordinaires [1]..........	9 ,14	18 ,9	6,0	3 ,00	5 ,24	1 ,93	1,32
Bourgognes blancs (Moyenne)..........	9 ,02	17 ,2	»	»	7 ,18	»	»
Bordeaux rouges (Moy. des grands crus [2])..	10 ,4	20 ,3	»	2 ,09	3 ,93	2 ,31	»
Bordeaux rouges ordinaires. Moyenne....	10 ,3	22 .08	7,3	1 ,57	4 ,3	2 ,33	1,58
Bordeaux blanc (Sauterne).............	10 ,4	16 ,0	»	»	»	»	3,6
Médoc (Graves).......	11 ,6	23 ,0	»	3 ,66	4 ,45	2 ,47	1,60
Vins rouges Narbonne.	11 ,0	18 ,8	»	1 ,80	4 ,2	3 ,20	0,95
Vin d'Aramon de l'Hérault.............	7 ,8	17 ,0	»	2 ,63	5 ,10	2 ,02	»
Vins rouges du Gers.	10 ,0	21 ,4	»	1 ,08	3 ,99	1 ,19	»
Vin rouge d'Algérie..	11 ,3	21 ,5	»	1 ,10	4 ,51	2 ,66	0,70
Vins rouges d'Italie [3] (Marengo)..........	11 ,25	16 ,05	7,94	»	9 ,0	1 ,20	1,79
Vin rouge de Toscane (moyen)...........	14 ,2	13 ,9	8,78	»	6 ,56	1 ,82	9,25
Lacryma Christi (vin rouge vieux).......	14 ,95	108 ,9	12,1	»	6 ,71	4 ,95	116,13
Muscat d'Asti (blanc; 2 ans).............	13 ,73	16 ,05	7,94	»	9 ,0	1 ,20	1,79
Vins rouges ordinaires d'Espagne..........	14 ,20	23 ,1	»	1 ,08	»	2 ,60	2,10
Vins rouges moyens du Rhin...........	11 ,50	27 ,0	»	»	7 ,0	»	4,09
Vins rouges moyens d'Alsace	11 ,14	21 ,33	»	»	3 ,30	2 ,95	0,49
Vins blancs moyens d'Alsace...........	10 ,22	19 ,54	»	»	3 ,30	2 ,21	0,87
Vins blancs de Hongrie (Feheztimpkon).	10 ,25	26 ,30	8,80	»	2 ,02	1 ,80	0,20
Vin de Hongrie (Tokay).	12 ,00	72 ,00	9,0 [4]	»	7 ,02	3 ,00	»
Vin rouge de Corinthe (Grèce).............	14 ,84	41 ,70	8,86	»	4 ,57	2 ,32	3,84

1. Analyse de 12 vins de Bourgogne authentiques de 2 à 4 ans, par Ch. Girard.
2. Moyenne de 21 grands crus bordelais rouges. Analyses par le même.
3. Analyse de Fausto Sestini.
4. Ce vin contenait, en plus, 51 grammes de sucre par litre.

Blancs ou rouges, les vins se modifient lentement. L'effet de leur vieillissement consiste : 1° dans la disparition d'une partie des acides fixes ou volatils qui, s'unissant à l'alcool, donnent des éthers nouveaux accentuant et affinant à la fois le bouquet et la saveur de ces liqueurs, et 2° dans la précipitation, par oxydation, ou autres modifications successives, des matières colorantes et des tanins qui se déposent sous forme de lies. Le vin vieux est plus parfumé, plus léger, moins alcoolique, moins chargé d'extrait, moins enivrant que le vin nouveau.

Les *vins secs* sont ceux où le sucre a presque entièrement disparu. Ils donnent, à la bouche, une impression chaude et alcoolique. Dans les *vins de liqueurs*, au contraire, le sucre persiste et sa douceur se marie avec la saveur vineuse et parfumée du breuvage. Ces vins provenant en général de raisins très murs et très sucrés, peuvent arriver, soit naturellement, soit par addition d'alcool au moment de la fermentation, au titre de 17 à 18 degrés centésimaux. Plusieurs s'obtiennent aussi en ajoutant à des vins fermentés et alcoolisés une certaine quantité de moût de raisin frais ou cuit. Le malaga, le muscat, le porto, le madère, le xérès, sont des vins de liqueur.

Les *vins mousseux* sont ceux qui, tels que la blanquette de Limoux, les vins d'Asti, de Champagne, de Saumur, contiennent à la fois une certaine proportion de sucre et une quantité de gaz carbonique assez abondante pour produire, quand on ouvre la bouteille, une mousse pétillante, qui donne à ces boissons le goût piquant du gaz carbonique produit grâce à la fermentation qui s'était poursuivie après que la liqueur a été embouteillée.

On appelle *piquettes* des liquides vineux provenant du lavage méthodique, par une quantité d'eau modérée, des marcs frais dont on a déjà extrait la goutte mère. Ces piquettes se fabriquent sur une vaste échelle, soit pour les besoins domestiques courants, soit dans le but de frauder les vrais vins. La saveur des piquettes est acidule et assez agréable quand elles sont bien faites. En voici deux analyses :

	Piquettes d'un marc de vin moyen de Narbonne (Aramon et carignan).	Piquettes d'un marc de gros vin de Roussillon (Grenache et carignan).
Alcool (en degrés centésimaux).	$5°,9$	$6°,1$
Extrait à 100°.....................	$17^{gr},9$	$19^{gr},0$
Sucre réducteur.................	traces	traces
Tartre.........................	$3^{gr},59$	$3^{gr},30$
Acide tartrique libre............	$0,75$	$1,05$
Cendres........................	$4,68$ [1]	$4,94$ [2]
Acidité totale en SO^4H^2.........	$4,07$	$4,26$

On nomme vins de sucre, vins de marc, vins de seconde ou de troisième cuvée, vins par procédé, vins pétiotisés, les liquides qui s'obtiennent en ajoutant au marc, séparé du vin grâce à une première pression, une certaine quantité d'eau sucrée tiède, puis soumettant de nouveau le tout à la fermentation. Les boissons ainsi obtenues sont agréables, alcooliques, elles contiennent le tartre en quantité suffisante, mais elles n'ont ni le parfum, ni la couleur, ni le corps des vins de premier jet. Leur extrait, leur vinosité, leur acidité, leur tanin sont moindres que pour les vins proprement dits. Voici un tableau de la composition de trois de ces vins de marc comparés aux vins correspondants :

		ALCOOL	EXTRAIT DANS LE VIDE	TANIN	TARTRE	COLORATION COMPARÉE
Haut-Médoc.	Vin de vendange..........	$12,4$	$29,80$	$3,62$	$2,40$	$100,0$
	Vin de marc correspondant.	$11,0$	$18,13$	$1,48$	1.98	$23,6$
Bourgogne.	Vin de vendange..........	$10,6$	$24,10$	$2,73$	2.68	$100,0$
	Vin de marc correspondant.	10.4	$17,40$	$0,41$	$1,77$	$17,5$
Isère.	Vin de vendange..........	$9,5$	$25,20$	$2,66$	$2,41$	$100,0$
	Vin de marc correspondant.	$9,1$	$15,70$	$1,20$	$1,89$	$51,5$

On fabrique avec les *raisins secs*, surtout avec ceux qui nous viennent de Grèce, d'Espagne, de Turquie, d'Asie Mineure, des piquettes ou petits vins dits *vins de raisins secs* qui sont aujourd'hui de consommation assez courante. Le fruit sec, partiellement broyé, est mis à digérer plusieurs jours avec de l'eau

1. Le vin de ce marc avait été plâtré. Cette piquette répondait à 2,75 de SO^4H^2 par litre.
2. Le vin de ce marc avait été plâtré. La piquette répondait à 1,70 de SO^4H^2 par litre.

tiède, puis soumis à la fermentation. Cent kilos de raisins secs de bonne qualité peuvent donner ainsi 3 hectolitres environ d'une liqueur marquant 7° centésimaux. Ces pseudo-vins se distinguent, en général, des vins ordinaires par leur richesse en sucre et en gommes et par leur faible proportion de tartre et d'extrait. Ils manquent de corps et de parfum.

A propos des vins rouges il faut signaler encore la pratique assez répandue, immémoriale dans le midi de l'Europe, qui consiste à plâtrer la vendange pour donner au vin plus de couleur, de vivacité et de tenue. Dans les années pluvieuses et chaudes, le plâtrage a pour principal objet de déféquer, de précipiter les albuminoïdes et les microbes, en un mot, de les conserver. Mais cette addition de plâtre à la vendange a pour résultat d'introduire dans le vin une quantité correspondante, non pas de sulfate de chaux, mais de sulfate acide de potasse et d'acide tartrique libre. Il est certain que le sulfate de potasse qui se forme dans ces vins déplaît à beaucoup d'estomacs, et l'Académie de Médecine de Paris, aussi bien que l'État, pour concilier tous les intérêts, surtout ceux de l'hygiène publique, s'est arrêtée à une tolérance du plâtrage ne dépassant pas 2 gr. au maximum de sulfate de potasse par litre de vin. A cette dose ce sel est le plus souvent inoffensif, comme en témoigne l'état des populations méridionales, françaises, espagnoles ou italiennes qui ont fait de ces vins dits plâtrés un constant usage depuis des siècles. Mais aux doses exagérées de 4 à 7 gr. au litre où l'on utilisait autrefois le plâtrage, cette pratique exerce sur la santé une influence fâcheuse et communique d'ailleurs au vin un goût amer et dur qui en diminue la qualité. Les vins plâtrés perdent la moitié environ de leurs phosphates naturels. Les non plâtrés, au contraire, gagnent en qualité, en finesse, sinon en couleur. Il faut savoir reconnaître que les soins d'antisepsie appliqués au raisin, à la cave et aux tonneaux permettent aujourd'hui de se passer à peu près du plâtrage, même dans les pays du sud de l'Europe et même en Afrique.

Le phosphate de chaux bibasique ajouté à la vendange exercerait sur les vins les effets de clarification et de conservation qu'on obtient par le plâtre sans en avoir les inconvénients (*Hugouneng*). Le phosphatage serait donc préférable au plâtrage, du moins au point de vue de l'hygiène.

XXVI

LE CIDRE. — LE POIRÉ. — LA BIÈRE

Après le vin, les boissons alcooliques les plus répandues sont le cidre, le poiré et surtout la bière.

Cidre; poiré.

Le cidre. — Le *cidre* est le jus fermenté de la pomme; le *poiré*, celui de la poire. Ces deux liqueurs paraissent avoir été connues de temps immémorial en Europe où les pommiers et les poiriers sont autochtones. Déjà Charlemagne, dans ses Capitulaires, recommande aux administrateurs de ses domaines d'entretenir des ouvriers capables de préparer le cidre ou pommé (*pomarium*), ouvriers qu'il désigne sous le nom de *siceratores*[1]. Fabriqué en France dans la plupart de nos provinces, le cidre disparut peu à peu partout où l'on parvint à cultiver la vigne. Ce n'est que vers le xiiie siècle qu'il devint la boisson habituelle des Normands, puis des Bretons. Toutefois il se fabriquait et se fabrique encore en petite quantité dans le Maine, la Gascogne, la Navare, ainsi qu'en Angleterre et dans l'Italie du Nord.

En France, la production annuelle de cidre, qui ne dépassait pas 10 millions d'hectolitres avant 1880, est arrivée à une moyenne de 14 millions d'hectolitres dans la période bi-décennale 1879-1899. La Normandie et la Bretagne consomment, en moyenne, 212 litres de cidre par an et par habitant. La consommation du poiré n'atteint pas le dixième de ce chiffre.

---

1. L'ancien français écrivait *sidre* et non *cidre*. Ce mot vient du grec σίκερα, issu lui-même d'un terme hébreu qui signifie *boisson enivrante*.

Les *pommes* à cidre ne sont généralement pas comestibles. On les divise en trois catégories :

Les *pommes sures*, qui fournissent un jus acide, clair, léger, sujet à noircir ;

Les *pommes douces*, moins riches en suc, qui donnent un jus sucré et un cidre très agréable mais passant à l'amer ;

Les *pommes amères ou âpres*, qui fournissent un cidre généreux, coloré, ayant du corps, apte à se bien conserver.

Les meilleurs cidres se font avec un mélange des deux dernières variétés. On ajoute quelquefois un cinquième de poires pour donner au cidre plus de bouquet.

La pomme à cidre, lorsqu'elle est bien mûre, est broyée mécaniquement et additionnée de 20 p. 100 d'eau. Après quelques heures on soumet au pressurage. Mille kilogrammes de pommes donnent ainsi 500 kg. de jus. Le marc est ensuite mêlé à 150 à 200 litres d'eau et rend encore 250 litres, ce qui porte à 750 litres la quantité de moût correspondant à 1 000 kg. de pommes [1]. On laisse fermenter soit dans des tonneaux, soit dans des cuves, et après 4 à 5 jours (la cave étant à une température qui ne doit pas être inférieure à 12° ni supérieure à 28°) on transvase dans des futailles soufrées, dont on ne ferme la bonde que lorsque la liqueur n'a plus qu'une densité de 1,022, soit 3 degrés Baumé. On boit le cidre après qu'il a passé l'hiver et qu'il s'est éclairci, alors que la fermentation lente a pris fin et que son bouquet s'est développé.

Si l'on veut obtenir des cidres doux et mousseux, on arrête la fermentation quand la liqueur n'a plus que le degré de douceur qu'on désire (ou même un peu plus) ; on additionne le liquide de 8 à 10 gr. de bisulfite de potasse par hectolitre, et on le transvase dans un fût soufré. Après l'hiver, on met en bouteilles ce cidre clarifié qui reste doux et devient alors mousseux.

Le cidre est, on le voit, une boisson un peu artificielle. Suivant le fruit qui l'a fourni et les préparations ultérieures qu'il a subies, il présente une composition assez différente. Voici,

---

1. Dans les mauvaises années, l'eau ajoutée au cidre doit être diminuée de moitié. Si l'on veut que le cidre ait de la richesse alcoolique et se conserve, il faut additionner le moût d'une certaine proportion de sucre. On compte que pour élever le titre alcoolique de 1° centésimal après fermentation, on doit ajouter 1 800 gr. de sucre par hectolitre de moût, et additionner en plus 100 à 150 gr. d'acide tartrique par 100 litres d'eau.

d'après le *Laboratoire municipal* et M. X. Roques, la composition, par litre, de quelques bons cidres.

Composition de quelques cidres (par litre).

	CIDRE NON MOUSSEUX						CIDRE MOUSSEUX		
	Cidre doux, moyenne de 4 échantillons	Gros cidre (environs Bayeux)	Cidre pur de plaine (Yvetot)	Cidre vieux de Normandie	Cidre non mousseux allemand (Speierling)	Cidre non mousseux allemand (Borsdorfer)	Cidre mousseux de Redon (Bretagne)	Cidre mousseux de Villaviciosa (Espagne)	Cidre mousseux de diffusion de Gournay
Alcool (en degrés).	1°,7	3°,0	4°,4	4°,8	5°,5	5°,45	5°,25	5°,1	5°,25
Extrait sec à 100°.	66^{gr},98	53^{gr},20	61^{gr},30	20^{gr},90	15^{gr},68	15^{gr},8	62^{gr},96	68^{gr},20	62^{gr},96
Sucre réducteur.	»	16 ,50	3 ,70	4 ,40	1 ,74	1 ,34	43 ,62	53 ,79	43 ,61
Acide tartrique..	»	»	»	»	0 ,40	0 ,42	0 ,70	0 ,32	0 ,70
Tanin..........	»	»	»	»	0 ,19	0 ,19	0 ,54	0 ,06	0 ,54
Pectine.........	de 6 à 10 gr. par litre.								
Acidité en SO^4H^2.									
— totale....	2 ,67	3 ,23	4 ,54	5 ,36	3 ,14	2 ,79	2 ,89	3 ,92	2 ,89
— fixe......	1 ,76	2 ,68	2 ,31	2 ,59	2 ,15	2 ,35	2 ,06	2 ,86	2 ,06
— volatile..	0 ,91	0 .55	2 ,23	2 ,77	0 ,64	0 ,79	0 ,83	1 ,06	0 ,83
Cendres solubles.	2 ,56	2 .15	2 ,70	2 ,25	1 ,90	2 ,00	2 ,51	2 ,07	2 ,51
— insolubles.........		0 ,45	0 ,30	0 ,25	0 ,22	0 ,23	0 ,66	0 ,41	0 ,66

Les cidres anglais titrent environ 4°,8 à l'alcoomètre, ceux de Jersey 4°, ceux de Normandie 4°,6 à 3°,5. Les titres de 5° à 6 degrés conviennent pour les cidres de garde.

La teneur du jus de pomme étant en moyenne de 120 gr. de sucre par litre, le cidre qui en provient devrait marquer 6°,8 à l'alcoomètre ; ce résultat n'est que très rarement atteint.

Le tanin du cidre est, comme l'alcool, un principe conservateur ; mais s'il devient trop abondant, le cidre est âpre et amer.

L'acidité du cidre est due surtout à l'acide malique qu'accompagnent des traces d'acide tartrique. La poire étant en général plus acide et plus astringente que la pomme, on comprend l'utilité de la poire pour faire de bon cidre ; mais on doit l'ajouter seulement en petite proportion.

La pectine, ou principe mucilagineux, forme une partie assez notable de l'extrait. Elle donne du corps au cidre qui en contient de 5 à 10 gr. par litre.

La matière colorante du cidre est mal connue. Son parfum

tient à une huile essentielle en partie formée d'éthers volatils.

Mal soigné, le cidre s'acidifie, ou bien tourne *au gras* et file. On peut remédier à ce dernier inconvénient en l'additionnant à la fois d'acide tartrique, de tanin et d'alcool (500 cc. par hectolitre). On dit que le cidre se *tue* quand sa couleur blonde passe au vert et au noirâtre. On y remédie quelquefois en additionnant la liqueur de 40 gr. d'acide tartrique par hecto-litre et d'un peu de tanin.

Le cidre est une excellente boisson où l'alcool existe sous une forme agréable et diluée. Toutefois, pour le travailleur qui se fatigue beaucoup, il ne vaut pas le vin ; mais il vaut autant et mieux que lui comme liqueur rafraîchissante lorsqu'on le mélange d'eau et qu'on en use sobrement. Toutefois le cidre est une boisson *froide* ; aussi, comme le buveur de bière, le buveur de cidre accompagne-t-il son repas, s'il le peut, d'un petit verre d'eau-de-vie. C'est là qu'est le danger, l'abus de l'alcool sous forme de liqueur forte se produisant fort souvent petit à petit.

Le cidre convient aux pléthoriques, aux arthritiques, aux goutteux, d'après le témoignage de Garrod, à la condition que ces malades ne soient pas en même temps lymphatiques ou cardiaques. Il doit ces propriétés antigoutteuses à ses malates acides qui excitent l'activité rénale et alcalinisent le sang.

Le cidre mal fermenté, trouble, acide, paré, glaireux, filant, tel qu'on le retire souvent des tonneaux où pénètrent l'air et les mucédinées, est une boisson mauvaise, quelquefois nuisible, en raison des acides libres et des microbes qu'elle renferme.

Poiré. — Presque tout ce qu'on vient de dire du cidre s'applique au poiré. Il doit être fabriqué avec des poires spéciales, bien mûres (mélanges de variétés douces et âpres), brassées au moment où leur pulpe cède sous la pression du doigt. Les poires étant un peu moins riches en sucre que les pommes, leur moût s'obtient en additionnant le marc pressé de 1/6 d'eau seulement. La fermentation terminée, le liquide s'éclaircit et peut être mis en tonneaux ou en bouteilles. Le goût du poiré est excellent. Bien fait, il ressemble beaucoup à un champagne léger. Mais l'infériorité du poiré sur le cidre tient moins à une acidité plus grande qu'à une action d'excitation spéciale qu'il exerce sur les nerfs et le cerveau, action qui paraît due à la quantité exagérée d'éthers amyliques qu'il contient.

En voici une analyse moyenne d'après Behrend :

<pre>
                    Par litre :
Alcool (en degrés)................   6°,9
Extrait sec à 100°.................   51gr,6
Sucre   28
Acide malique.....................   5 ,64 ⎱
   —   acétique ....   0 ,71 ⎰ 6,35 au total
Cendres...........................   4 ,3
Densité ....   1 ,011
</pre>

LA BIÈRE

La bière résulte de la fermentation des graines de céréales saccharifiées par le malt, additionnées de houblon et soumises à l'action de la levure qui change le sucre en alcool.

C'est la boisson des pays où ne prospère pas la vigne ou le pommier. Elle a été connue des Égyptiens, des peuples Aryas, des Grecs, des Gaulois et des Germains. Aujourd'hui, en Europe seulement, on en consomme plus de 128 millions d'hectolitres par an, dont 36 en Angleterre, 24 en Allemagne et 9 en France.

Généralement, la matière première de la bière est le grain d'orge; mais tous les grains riches en amidon sont susceptibles de saccharification et peuvent donner de la bière; l'orge est préférable pour des raisons d'économie et de facile fabrication. Le riz et le maïs sont aussi beaucoup employés depuis quelques années. L'avoine et le seigle donnent une bière qui se clarifie mal et qui s'acidifie.

La fabrication de la bière comprend quatre opérations successives : le maltage, le brassage, le houblonnage et la fermentation.

Le *maltage* consiste à transformer le grain en malt, c'est-à-dire en un produit où l'amidon est en grande partie changé en dextrine et en sucre de malt ou *maltose*. Pour cela l'orge est modérément mouillée, puis étendue dans des greniers chauffés d'abord à 18°, puis à 30° et 34°. Là, elle germe lentement et, au bout de 7 à 8 jours, la gemmule ayant atteint la longueur des deux tiers du grain, on arrête le germage en aérant et refroidissant, puis desséchant le tout dans les tourailles, chambres à planchers perforés où le grain est porté graduellement à une température croissante de 30° à 35°, puis de 60°, 80° et au delà.

Durant sa germination, il s'est développé dans le grain une

diastase qui, agissant sur son amidon, le transforme presque intégralement en dextrine et maltose solubles dans l'eau. La dessiccation a pour effet de compléter cette action, et de permettre ensuite, grâce à des moulins spéciaux, de séparer le germe qui donnerait un mauvais goût à la bière. On obtient ainsi un malt facile à conserver et prêt pour les besoins de la brasserie.

Lorsqu'on veut le transformer en bière, on le moud et le soumet au brassage. Dans cette seconde opération on épuise le malt avec de l'eau à 60°. Elle dissout les ferments du malt, diastases et invertines, et les met en contact intime avec l'amidon, la dextrine et le maltose. Les ferments les transforment presque intégralement en glycose directement fermentescible qui se dissout dans la liqueur.

Finalement celle-ci ne renferme plus que du glycose, un peu de dextrine, et des substances azotées solubles originaires du grain dont les matières albuminoïdes ont été peptonisées en faible proportion ou transformées en amides divers. On porte alors ce moût à l'ébullition et l'on ajoute de 600 gr. à 1 kg. de houblon par hectolitre. Il a pour but d'aromatiser la liqueur et de la rendre plus conservable. Le houblon agit surtout par son principe amer, le *lupulin*, sécrétion jaunâtre accumulée à la base de ses bractées. Son tanin, en précipitant une partie des albuminoïdes, rend aussi la bière plus claire et moins altérable.

Après le houblonnage, le moût rapidement refroidi est soumis à la fermentation. Celle-ci peut se faire soit de 15° à 30° (*fermentation haute*), soit vers 4° à 5° (*fermentation basse*). On obtient par ces deux méthodes des bières fort différentes :

Dans la *fermentation haute*, on met le moût à fermenter, à 10° environ, avec de la levure fraîche provenant d'une fermentation haute précédente [1]. Le dédoublement des sucres commence rapidement ; ils sont transformés en alcool et acide carbonique. Ce gaz se dissout dans la liqueur et se dégage en partie, en même temps que la levure se nourrit et se reproduit. Au bout de quelques heures, pour les petites bières, après deux ou trois jours, pour les bières de garde, la fermentation est terminée.

Dans la *fermentation basse*, le moût est mis en levain à la température de 5° à 6° seulement, avec de la *levure basse*, variété de

1. Levure arborescente à cellules arrondies.

levure à grains ellipsoïdaux, et l'on maintient le liquide dans des caves refroidies. La levure tombe au fond de la cuve, et la fermentation se poursuit lentement. Après 8 à 10 jours la bière est faite. Si l'on veut obtenir des bières de conserve on laisse une très lente fermentation se continuer dans la liqueur maintenue à la cave pendant 7 à 8 mois à des températures de 2° ou 3°.

On fait, en Belgique et en Hollande, avec le malt de froment, des bières acides spéciales, dites *Faro* et *Lambick*. Le moût qui en provient, assez généralement houblonné [1], est, après refroidissement, mis en cuves fraîches *sans addition de levure*; une fermentation lente et spéciale s'y développe d'où résultent à la fois de l'alcool, de l'acide acétique, de l'acide lactique, etc. Finalement on obtient une liqueur claire, acidule, peu alcoolique et d'assez facile conservation.

Généralement la bière, avant d'être livrée à la consommation, doit être clarifiée par dépôt ou par collage.

La bonne bière constitue une boisson agréable, saine, parfumée, d'un titre alcoolique variant de 3° à 7° centésimaux. Elle est toujours chargée d'acide carbonique qui la rend pétillante. Elle tient en dissolution des matières azotées, de la glycérine, des dextrines et des sucres qui lui communiquent leurs propriétés nutritives; des produits amers et résineux toniques; des acides acétique, succinique, lactique, malique, tannique; des sels, surtout des phosphates alcalins et alcalino-terreux.

Malheureusement on modifie ou falsifie la bière, soit en la suralcoolisant pour lui donner plus de corps et de résistance aux altérations spontanées, soit en remplaçant le houblon par les feuilles de pin, de sapin, de buis, de saule...; quelquefois par le quassia amara, la gentiane; plus rarement en ajoutant des substances amères nuisibles (acide picrique, coloquinte, coque du Levant, noix vomique, strychnine). Des traces de ces dernières suffisent à donner à la bière une amertume très prononcée. On l'additionne aussi fort souvent d'agents de conservation : acide salicylique et salicylates, acide sulfureux et bisulfites, acide oxalique, etc. Ou bien on la colore avec le caramel, la graisse et le carbonate d'ammoniaque mêlés et surchauffés, etc.

---

1. Chaque brasseur ajoute une infusion spéciale de plantes qui aromatise sa bière suivant le goût de sa clientèle.

Ce sont là des pratiques fâcheuses qu'on ne saurait que signaler ici et qui peuvent faire de cette boisson un liquide dangereux.

Je rappelle aussi que depuis quelque temps on a consommé, surtout en Angleterre, des bières contenant une quantité d'arsenic assez élevée pour avoir provoqué de nombreux empoisonnements. Ces bières avaient été fabriquées, non avec le malt d'orge, comme on le fait en Allemagne et en France, mais avec des sirops de glycose obtenus eux-mêmes en saccharifiant l'amidon ou la fécule de pomme de terre par l'acide sulfurique commercial, qui contient souvent beaucoup d'arsenic.

Le plomb doit être proscrit de toutes les cuves ou tuyautages à bière.

Voici les compositions de quelques bières authentiques d'orge et de houblon. Je les emprunte aux *Documents du laboratoire municipal* de Paris (1885; p. 196 et suiv.) et à l'important ouvrage, si souvent cité, de J. Kœnig.

Composition centésimale des bières les plus connues (pour 100 cent. cub.).

	ALCOOL EN VOL. P. 100 OU DEGRÉ	EXTRAIT SEC	CENDRES	SUCRE	ACIDITÉ EN ACIDE LACTIQUE	OBSERVATIONS
Bière Tourtel (Nancy).	5°,8	7^g,6	0,35	»	»	»
Bière de Strasbourg...	4 ,8	5 ,62	0,30	0,85	0,41	$d = 1,015$
Id. ...	4 ,2	4 ,6	0,30	»	0,58	(1)
Bière Fanta (Paris)....	4 ,7	6 ,53	0,20	1,15	»	»
Munich (Salvator).....	4 ,35	9 ,78	0,7	»	0,18	»
Nuremberg............	4 ,5	7 ,05	0,23	»	0,17	»
Bière Lowenbrau......	3 ,0	6 ,0	0,25	»	»	(2)
Bière de Bohême......	3 ,46	4 ,91	0,19	»	0,16	»
Bière de Dresde.......	2 ,36	3 ,03	0,12	»	0,13	»
Bière de Hambourg ...	3 ,98	6 ,76	0,25	»	0,16	»
Bière de Pilsen........	3 ,47	4 ,97	0,17	»	0,16	»
Bière de Dreher.......	3 ,60	5 ,54	0,24	»	0,17	»
Porter (Londres)......	5 ,2	6 ,4	0,32	»	»	»
Ale (Écosse)..........	5 ,8	10 ,5	»	»	»	»
Faro.................	4 ,32	5 ,15	0,29	»	0,89	»
Lambick.............	5 ,94	3 ,30	0,31	0,48	0,99	(3)

1. Les cendres de cet échantillon avaient la composition centésimale suivante : $SiO^2 = 16,6$; $K^2O = 4,8$; $Na^2O = 0,5$; $P^2O^5 = 20,0$; $PO^4MgH = 20,0$; $PO^4CaH = 2,6$.

2. Cendres contenant p.100 : $SiO^2 = 14,0$; $K^2O = 29,0$; $Na^2O = 0,1$; $CaO = 6,0$; $MgO = 7,7$; $Fe^2O^3 = 0,8$; $NaCl = 6,0$; $P^2O^5 = 29,3$; $SO^3 = 5,0$.

2. Avec dextrine, pour $100 = 1,84$.

La bière est donc moins alcoolique que le vin; elle est aussi moins stimulante, moins apte à faire résister à la fatigue. Elle introduit, dans l'économie, pour des quantités moyennes de 32 gr. d'alcool par litre, et 30 à 105 gr. d'extrait, une quantité d'eau très élevée. Elle n'apaise la soif que momentanément pour l'exciter ensuite par la sensation de sécheresse et d'empâtement qu'elle laisse à la bouche. Elle alourdit le buveur, particulièrement par l'action spécifique de son houblon, action qu'on a comparée, quoique avec grande exagération, à celle du chanvre indien. Sa consommation, si souvent excessive, peut amener l'état athéromateux du cœur et des artères, affaiblir la résistance aux maladies, produire le catarrhe intestinal et vésical, surtout si la bière est trop jeune. Ce sont là ses défauts; mais ses qualités sont tout aussi remarquables : une bonne bière constitue une boisson rafraîchissante, très agréable, nutritive par son extrait, par ses principes azotés autant que par son alcool, ses phosphates, ses dextrines; tonique par ses substances amères; diurétique; stimulante par son acide carbonique; légère à l'estomac.

L'abus de la bière conduit à l'obésité, à la distension de l'estomac; elle peut devenir une des causes prédisposantes à la glycosurie, à la goutte, à l'athérome des artères et, par là, aux maladies du cœur.

Les Allemands sont à peu près unanimes à dire que la bière prise en mangeant est défavorable à la digestion [1]. Ils la boivent entre leurs repas. A moins que la bière ne soit prise en grandes quantités ou qu'elle soit trop jeune, elle ne m'a paru avoir, à table, aucun inconvénient.

Au point de vue de l'hygiène, le remplacement du houblon par d'autres ingrédients aromatiques ou amers peut être utile ou dangereux : les bourgeons de sapin, de bouleau, de saule ont été essayés et peuvent le remplacer sans inconvénient. La gentiane communique à cette boisson une amertume dont l'estomac s'accommode facilement. Mais il n'en est plus de même du buis, et bien moins encore de la coque du Levant, de la noix vomique, de l'aloès et de la coloquinte.

1. BUCHNER, *Deuts. Arch. f. klin. Med.*, t. XIV; p. 3; OGATA, *Arch. f. Hyg.* t. III, p. 204.

XXVII

La distillation des liqueurs fermentées fournit l'alcool qu'accompagnent les produits secondaires qui composent son bouquet et lui communiquent ses caractères d'origine. L'addition à ces alcools et *eaux-de vie* d'extraits de fruits, de parfums ou de sucre produit les diverses liqueurs alcoolique (cassis, chartreuse, menthe, anisette, absinthe, etc.), que nous consommons quelquefois entre nos repas ou après le repas.

De toutes ces liqueurs fortes, les *eaux-de-vie* provenant de la distillation des vins sont les plus estimées. Elles marquent de 30° à 80° à l'alcoomètre centésimal.

Les plus connues sont le *cognac*, produit de la distillation des vins de Charente et plus particulièrement de ceux que donne le cépage dit *folle blanche*. Après l'avoir fabriqué par distillation de ces vins dans de petits alambics de métal et avant de livrer l'eau-de-vie de Cognac à la consommation, on la conserve des années en tonnelets de chêne où elle s'oxyde peu à peu, laisse développer ses éthers, perd une partie de son alcool et se charge de matières colorantes empruntées au bois du fût. Le bon cognac marque alors de 50 à 56° centésimaux.

Le parfum de cette exquise boisson est surtout dû aux éthers qui s'y ont produits, aux essences préexistant dans le raisin, et à une faible trace d'alcaloïdes hydropyridiques suaves, mais vénéneux à dose un peu élevée, qui se sont formés au cours de la fermentation. Voici, d'après M. Ordonneau, la composition déterminée avec grand soin d'une de ces eaux-de-vie de cognac authentique, vieille de 25 ans, et marquant 50° centésimaux.

Dans cette analyse, les nombres sont tous rapportés à 1 hecto-litre sur lequel on opérait. Il pesait 91 000 gr. (Voir *Bull. Soc. chim.*, Paris, 1886 ; p. 334.) On y trouva :

Alcool éthylique..........................	40 000 gr.
Autres alcools et essences diverses.....	408
Eau....................................	59 592
Total..............	91 000 gr. = 100 litres.

Les 408 grammes d'alcool autres que l'alcool éthylique et les essences diverses indiqués dans cette analyse, étaient, à leur tour, ainsi composés :

Aldéhyde acétique....................	9^{gr}
Éther acétique.......................	35
Acétal..............................	traces
Alcool propylique normal............	40^{gr}
— butylique normal.............	218 ,6
— amylique....................	83 ,80
— hexylique...................	0 ,60
— heptylique..................	} 1 ,50
Alcools supérieurs...................	
Éthers propionique et butyrique.....	3
— caproïque...................	}
— œnanthylique................	} 12 ,40
— œnanthique..................	}
Acide œnanthique....................	4
Bases diverses.......................	traces
Total..............	407^{gr},90

On n'a pas trouvé d'alcool isobutylique dans ce produit. La quantité d'alcool amylique (le plus dangereux de ces alcools) n'est, on le voit, que de 0 gr. 83 par litre de cognac, soit 13 milligrammes par petit verre de 16 centimètres cubes.

A côté de l'éther œnanthique, qui contribue beaucoup au bouquet des cognacs, on trouve dans cette liqueur quelques décigrammes d'un terpène spécial très oxydable, bouillant à 173°. Il donne en partie aux vins et aux eaux-de-vie leur caractère vineux si particulier et leur parfum. Des amines à chaîne ouverte et des alcaloïdes pyridiques et hydropyriques (que j'ai depuis retrouvés en très minime proportion, avec M. G. Halphen, dans les moûts et les vins) contribuent aussi au bouquet des eaux-de-vie de Cognac, d'Armagnac, etc. D'après M. Lindet, les eaux-de-vie de marc et de cidre contiendraient de 5 à 6 milligrammes de ces bases par litre.

Le marc des raisins fermentés, distillé avec de l'eau, donne l'eau-de-vie dite *de marc*. Elle contient du furfurol et des alcools butylique et amylique en assez grande abondance.

Le suc de canne à sucre, fermenté et distillé, fournit le *rhum*. La fermentation de la mélasse donne le *tafia*. Le rhum renferme en volume de 50 à 65 p. 100 d'alcool. On vend aussi sous ce nom un produit fabriqué avec les parties des eaux-de-vie de grains ou de pomme de terre les plus chargées d'alcool amylique. Ces liqueurs très nocives peuvent contenir jusqu'à 100 milligrammes de bases pyridiques par litre. On en masque le goût et l'odeur en les additionnant d'une essence de rhum artificielle, mélange de formiate d'éthyle et de méthylal.

Le *kirsch* s'obtient en distillant le suc fermenté des merises ou cerises noires. Il renferme de 45 à 50 p. 100 d'alcool en volume. On y trouve de 30 à 100 mgr. d'acide cyanhydrique par litre.

L'*eau-de-vie de prunes*, ou *slibowitz*, provient de la distillation de la pulpe de ce fruit après fermentation.

L'*arack* est le produit de la distillation du riz fermenté ou du vin de palmier. Il contient une assez forte proportion d'alcool amylique.

Le *wisky* des Écossais résulte de la distillation de l'orge germée et fermentée.

L'*anisette* est une infusion alcoolique d'anis ou de badiane. C'est une liqueur sucrée contenant une faible quantité de ces essences.

L'*absinthe*, ce dangereux et étrange breuvage, s'obtient en distillant avec de l'alcool des sommités de grande absinthe, d'hysope, d'angélique, des graines de badiane, d'anis, de fenouil, etc. La liqueur d'absinthe renferme, par litre, de 1 à 3 gr. de ces essences. Son titre alcoolique varie de 40 à 70 degrés. On colore quelquefois l'absinthe avec du jus d'ortie ou d'hysope, du curcuma et même des couleurs d'aniline.

Les effets de ce breuvage sont bien plus redoutables que ceux de l'alcool qu'il contient [1]. Nous y reviendrons tout à l'heure.

La *chartreuse*, qui rappelle un peu l'absinthe, offre plusieurs

---

[1] Une prise moyenne de 30 gr. de liqueur d'absinthe contient.

	Alcool.	Essence d'absinthe.	Autres essences.
Absinthe demi-fine....	15^{gr}	0^{gr},010	0^{gr},046
— fine	20 ,4	0 ,010	0 ,084
— Suisse.......	24 ,2	0 ,010	0 ,085

variétés ; la *verte* est la plus riche en alcool. C'est un alcoolat, convenablement sucré, de genièvre, de sommités de sapin et de plantes alpestres odoriférantes.

Le *bitter* s'obtient en faisant infuser dans de l'alcool à 50 ou 60° centésimaux, des écorces d'oranges amères ainsi que diverses essences ou aromates variant suivant la marque.

Le *cassis* est une infusion faite à froid dans de l'eau-de-vie à 50° ou 60° centésimaux du fruit mûr du cassissier. Au bout de quelques mois, on filtre et sature le liquide avec du sucre. Pris par petites quantités, tel qu'on le boit souvent à la fin du repas, le cassis est une liqueur inoffensive, tonique et digestive.

Le *vermout*[1] s'obtient en faisant infuser dans des vins blancs alcoolisés (18 à 20° centésimaux), secs ou doux, un certain nombre de racines ou d'espèces amères (petite centaurée, gentiane, écorces d'orange amère), puis ajoutant un bouquet ou extrait, différent suivant chaque marque, de plantes odoriférantes variées (absinthe, cannelle, muscade, reine des prés, etc.). C'est en somme un vin blanc fortement aromatisé et alcoolisé dont l'amertume excite un peu l'estomac *si l'on n'en abuse pas*. On le boit pur et, plus souvent encore, coupé d'eau.

Nous ne pouvons ici nous étendre davantage sur les autres liqueurs ou boissons alcooliques artificielles, telles que l'eau-de-vie de genièvre, le curaçao, le kummel, le marasquin, le noyau et bien d'autres.

Voici, par litre, la composition sommaire des plus connues :

Analyse de quelques liqueurs,

	POIDS SPÉCIFIQUE	DEGRÉ ALCOOLIQUE	SUCRE	AUTRE EXTRAIT	CENDRES	AUTEURS
Absinthe	0,9116	58°,9	0,00	4,99	»	Adrian ; Deschamps.
Bitter	1,071	52	325,7	34,3	0,43	Krauch et Aldendorff.
Kummel..........	1,083	34	311,8	8,4	0,58	—
Curaçao	1,030	55	285	1,0	0,4	—
Chartreuse jaune.	1,080	43 ,2	343,5	17,8	»	O. Reinke.
Anisette de Bordeaux	1,085	42	344,4	3,8	0,4	Krauch et Aldendorff.

1. De l'allemand *wermuth*, absinthe.

L'ALCOOLISME

L'abus des liqueurs spiritueuses ou de l'alcool en nature est devenu, comme l'opium, un des fléaux de l'humanité. En Afrique, en Amérique, en Australie, il est en train de faire disparaître des populations entières. Il menace et atteint partout les races les plus vigoureuses. D'année en année le danger va croissant. En France la consommation de l'alcool en nature est montée de 1 lit. 46 par tête et par an, en 1850, à 3 lit. 8 en 1888. Elle dépasse aujourd'hui 7 litres à Paris. La consommation est de plus de 8 litres par tête, en Allemagne et en Belgique ; 5 lit. 5 en Hongrie ; 9 litres en Hollande. Elle était montée, vers 1884, avant les règlements répressifs du débit des boissons alcooliques en Russie, à 9 litres dans la province de Moscou et à 16 lit. 58 dans la ville de Pétersbourg !

C'est ainsi que presque partout la consommation de l'alcool augmente, et partout augmente avec elle la criminalité et le nombre de cas de folie. C'est que l'abus de l'alcool vient, en somme, de la misère et de l'ignorance et les engendre à son tour, en traînant avec lui toute une suite de conséquences pathologiques et morales que nous résumerons ici très rapidement.

Chez celui qui vient de faire abus des liqueurs alcooliques, à la sensation de bien-être momentané et de vigueur apparente qui suit l'ingestion des premières quantités du liquide fermenté, ou de l'alcool en nature, succèdent rapidement une excitation générale, une exaltation de la sensibilité, de la pensée et de forces physiques, un très léger vertige, un peu d'ardeur génésique ; c'est le début de l'ivresse. Si la dose a été suffisante, à ces phénomènes s'ajoutent bientôt les conceptions plus ou moins délirantes, le désordre de la parole, l'incoordination des idées et des mouvements, une tendance à la congestion, à l'insensibilité, à la résolution musculaire, au collapsus si l'on a trop dépassé la mesure. Un sommeil profond de quelques heures, suivi de transpiration et d'urination abondantes, jugent, en général, cet état d'empoisonnement aigu par l'alcool.

S'il se renouvelle souvent, et sans même que l'excitation journalière ait besoin d'arriver jamais jusqu'à l'ivresse proprement dite, l'individu devient petit à petit alcoolique.

La dyspepsie et la gastrite sont de règle chez ces derniers malades. Dès le saut du lit, ils éprouvent déjà des nausées. Le foie congestionné puis stéatosé est augmenté de volume ; plus tard il peut devenir cirrhotique. La face prend peu à peu une pâleur spéciale. La muqueuse du larynx et des bronches est violacée, épaissie, la voix s'enroue ; il y a de l'oppression respiratoire, une congestion passive et continue des poumons avec disposition manifeste à la tuberculisation. Le cœur tend à s'hypertrophier.

A un degré plus avancé, on voit apparaître les troubles de la sensibilité et de la mémoire, l'insomnie, la tristesse, l'inquiétude, l'angoisse, la dyspnée, des sensations de froid ou de chaud, l'hyperesthésie de certaines parties, surtout de la plante des pieds ; puis une anesthésie plus ou moins intermittente qui des extrémités peut s'étendre au tronc. Devant ses yeux l'alcoolique perçoit des scintillements, des mouches volantes ; il a des bourdonnements d'oreilles.

L'intelligence s'obscurcit lentement ; le cerveau, la matière nerveuse sans cesse congestionnés, imprégnés d'alcool, comme l'ont démontré Maurice Perrin et M. Nicloux, ne tardent pas à dégénérer ; le *delirium tremens*, la démence se manifestent.

Ce sont là les troubles de l'empoisonnement chronique, état que suffisent dès lors à entretenir les moindres quantités d'alcool, un verre de vin, quelques centimètres cubes d'eau-de-vie. Tantôt ces malheureux alcooliques paraissent calmes et comme préoccupés d'un rêve ou d'une idée fixe ; tantôt ils sont inquiets, victimes de conceptions délirantes qui les hantent surtout la nuit ; très souvent ils injurient, frappent ceux qui les approchent ; ils sont poursuivis de l'idée de suicide ou de meurtre, ou bien ils sont pris de gaîté folle. Leurs muscles sont tiraillés par de mouvements inégaux ; ils ont des tremblements convulsifs incoordonnés, suivis parfois de véritables accès épileptiformes.

L'attaque de délire alcoolique se termine par un sommeil profond qui ne laisse au malade qu'un souvenir diffus de ce qui s'est passé, avec une courbature générale et un léger tremblement musculaire.

Chose plus grave encore : l'alcoolique transmet ses tares par hérédité. Un grand nombre d'enfants issus de ces malheureux sont victimes de convulsions, sujets à l'épilepsie, aux méningites tuberculeuses, à l'hystérie, à la scrofulose. A un certain âge, le besoin de liqueurs fortes se développe aussi chez eux; ils deviennent susceptibles, nerveux, violents, vicieux et reproduisent une nouvelle génération de dégénérés ou de fous [1].

Malheureusement en France l'alcoolisme, favorisé par de fausses conceptions budgétaires et politiques, fait depuis quelques années de redoutables et rapides progrès. Le mauvais vouloir, l'ignorance peut-être, des pouvoirs publics et l'oubli des lois morales conduisent ainsi petit à petit vers cette décadence tous ceux dont on escompte l'inconscience et les passions.

Tous les alcools ne sont pas également toxiques [2] : l'alcool vinique est moins dangereux que les alcools supérieurs; mais étant de beaucoup le plus abondant, c'est à lui que les phénomènes d'intoxication alcoolique sont plus particulièrement attribuables (*Joffroy*). Voici d'ailleurs, d'après Dujardin-Beaumetz et Audigé, les rapports de toxicité entre les divers produits extraits des liqueurs fermentées.

1. Sur une portée de 12 petits provenant d'une chienne normale accouplée avec un chien vigoureux, mais qui depuis 8 mois recevait par jour 11 gr. d'absinthe, il y eut deux mort-nés; 7 autres succombèrent peu de temps après leur naissance à la tuberculose, à l'entérite, aux attaques épileptiformes. Une chienne paresseuse et inintelligente, provenant d'une mère soumise à l'alcoolisation chronique, accouplée à un chien vigoureux normal, mit bas 3 petits; l'un mourut quelques heures après sa naissance; à l'autopsie on trouva une atrophie des orteils, un pied bot, une gueule de loup (Mairet et Combemale, *Acad. Sciences*, t. CVI, p. 667).

Gilbert Ballet et Faure ont suivi durant quatre années cinq couples de chiens alcoolisés. Aucun des petits nés durant l'alcoolisation ne vécut plus d'un mois, ils étaient tous pris de convulsions, présentaient des arrêts de développement, etc. Livanoff a montré que les lapins alcoolisés chroniquement présentent une atrophie générale de tous les viscères (sauf la rate qui est augmentée de 30 p. 100). M. Nicloux, on l'a dit plus haut, a montré que l'alcool passe de la mère au fœtus et envahit les organes en formation. Il passe aussi dans la matière spermatique (*P. Renault*).

Chez les animaux qui, soumis à l'alcoolisme chronique, ne succombent pas au cours de l'expérience, on observe soit un amaigrissement, soit un engraissement. Beaucoup deviennent hargneux, méchants, inintelligents. D'autres sont pris de tremblements musculaires, de convulsions, d'accès épileptiformes, d'intolérance gastrique et intestinale. L'estomac est congestionné, l'épithélium glandulaire dégénéré, sclérosé. La cirrhose du foie n'est pas démontrée être une suite de l'alcoolisme. Le poumon, le cœur et les méninges sont normaux.

Voir, au sujet de l'*alcoolisme* et de ses effets, l'article de R. Romme, *Revue générale des Sciences*, 30 juillet 1902, auquel nous empruntons en partie ces faits.

2. Voir à ce sujet *Recherches sur la puissance toxique des alcools*, par Dujardin-Beaumetz et Audigé. Doin, éditeur, Paris. 1879, 1 vol. in-8°; et Joffroy, Paris, 1890.

Doses toxiques par kilogramme d'animal (Chien) [1].

Alcool éthylique ou vinique.	$7^{gr},75$	Alcool œnanthylique........	8
— méthylique pur......	7 ,o	Glycérine.................	8 ,75
— propylique	3 ,8	Aldéhyde acétique..........	1 ,1
— isopropylique........	3 ,7	Éther acétique.............	4 ,o
— butylique...........	2 ,o	Acétone	5 ,o
— amylique...........	1 ,6		

1 gr. 50 à 3 gr. d'alcool éthylique par kilogramme de poids du corps déterminent l'ivresse passagère ; à 6 gr. les accidents sont très graves et la mort arrive en deux ou trois jours.

Au point de vue de leur nocivité croissante les alcools industriels doivent être classés comme suit :

1. *Alcool et eaux-de-vie de vin ;*	4. *Alcools et eaux-de-vie de grains ;*
2. *Eau-de-vie de cidre ;*	5. *— de betterave ;*
3. *— de marc de raisin, de poiré ;*	6. *— de pommes de terre.*

D'après M. Antheaume [2], un litre des boissons alcooliques suivantes tuent les poids de sujets vivants que nous indiquons ici :

Alcool éthylique pur............	64 kilos
Rhum Martinique...............	65
Cognac à 5o°...................	65
Eau-de-vie de marc de Bourgogne.	68
Kirsch à 5o°...................	64 ,5
Eau-de-vie de cidre à 5o°........	65
Eau-de-vie de prunes à 5o°......	68 ,2

On voit que si les impuretés des alcools sont beaucoup plus dangereuses que l'alcool ordinaire, la prépondérance du poids de ce dernier dans ces diverses liqueurs détermine la majeure partie de la toxicité de ces produits qui ne semble varier que relativement peu.

Mais si à l'alcool de vin ou d'industrie on ajoute des essences d'anis, de badiane, d'origan, de menthe, de mélisse, d'absinthe, etc., on en augmente très sensiblement les effets nuisibles. Les plus dangereuses de ces liqueurs sont les deux dernières, mais plus particulièrement encore l'absinthe. Elle peut produire à la longue, chez le buveur, le délire alcoolique, la folie violente, criminelle,

1. Par injections sous-cutanées.
2. Voir la thèse d'*Antheaume*, Paris, 1897.

des attaques convulsives épileptiformes. L'absinthisme est plus dangereux encore que l'alcoolisme chronique.

Une nourriture saine et suffisante, la facilité de se procurer du *vin léger* ou de la *bière* à bon marché, l'usage du café et du thé, sont les moyens diététiques les meilleurs pour combattre ces tristes habitudes.

Mais il faut avant tout que l'ouvrier sache bien qu'en le poussant à boire on l'abaisse et on l'assujettit; qu'on prélève ainsi sur son salaire un gain et un impôt iniques, et qu'il ne saurait en résulter pour sa personne et pour les siens que la misère physique et morale.

XXVIII

CONDIMENTS

Aux aliments et boissons aromatiques ou alcooliques, que l'on vient d'étudier, doivent être rattachés les *condiments* qu'on ajoute aux divers mets pour en rehausser la saveur, les parfumer, exciter les organes digestifs. Presque tous sont des agents de haut goût, servant à éveiller l'appétit, non à le satisfaire. Plusieurs, tels que les épices aromatiques, le vin, le café, le thé, etc., répondent à une sorte d'instinct universel qui tend à associer les sensations d'un ordre presque artistique à l'assouvissement brutal de la faim.

Nous avons déjà parlé des recherches de Pavlow relatives à l'influence qu'exercent les impressions gustatives et psychiques sur les nerfs sécréteurs de l'estomac et de l'intestin dont elles provoquent l'activité. Il n'est pas douteux qu'en vertu de ce mécanisme, les condiments n'activent la digestion et l'assimilation des aliments. C'est en ce sens qu'ils peuvent être agents d'épargne. Il est certain que les peuples qui en usent le plus largement sont aussi les plus sobres. Parlant de l'arrivée des Chinois aux îles Moluques, Raynal (*Hist. Philos.*, I, p. 17) écrit : « Un peuple sobre, indépendant, ennemi de travail, avait vécu des siècles avec la farine de sagou et l'eau de cocotier quand les Chinois ayant abordé par hasard aux Moluques, dans le moyen âge, y découvrirent le girofle et la muscade, deux épices précieuses que les anciens n'avaient pas connues. »

De ces condiments, ceux auxquels recourt toute cuisine rationnelle et soignée, depuis le girofle et la muscade, jusqu'au sucre et au sel marin, sont des agents précieux qui accélèrent la circulation, les sécrétions intestinales et la digestion; mais il ne

faut pas en faire abus. Après toute excitation du système nerveux arrive, on le sait, la détente, la fatigue, l'atonie et l'insensibilité. Nul n'ignore combien l'usage exagéré des condiments
pimentés, par exemple, fatigue vite l'estomac qu'ils irritent et
blasent bien vite en faisant disparaître l'appétit. Comme du café,
de l'alcool, du vin, des parfums, il faut savoir user modérément
des condiments si l'on ne veut perdre, et au delà, tout le bénéfice
qu'ils peuvent nous procurer.

En modifiant presque indéfiniment la sapidité et les parfums
des mêmes aliments, tels que la viande et les légumes, les condiments nous les font supporter et digérer plus facilement. Ils nous
permettent aussi de modérer l'usage des boissons alcooliques.

Plusieurs de ces ingrédients remplissent encore un autre rôle.
Ils se comportent comme des antiseptiques enrayant les fermentations microbiennes, soit directement, soit en favorisant l'action
des ferments solubles digestifs et de l'acide chlorhydrique que
l'intestin sécrète plus abondamment sous leur influence. Les
épices aromatiques, le sel marin, l'ail, le raifort, la moutarde, etc.,
sont antiseptiques. Ils améliorent le goût de nourritures souvent
grossières, quelquefois même indigestes ou avariées, qu'ils
rendent acceptables ou inoffensives. De là leur usage répandu
de temps immémorial dans la classe ouvrière.

Nous diviserons les condiments en *aromatiques*, *âcres* ou *poivrés*, *alliacés*, *acides*, *salés*, *sucrés*, et *condiments d'origine animale.*

a. **Condiments aromatiques.** — Les principaux sont : la
vanille, la cannelle, le girofle, la muscade, l'anis, le cumin, le
fenouil, le cerfeuil, le persil, le safran, le laurier, la sauge, la
sariette, la pimprenelle, etc.

Tous ces ingrédients contiennent des huiles essentielles aromatiques, excitantes et antiseptiques.

Nous ne dirons de chacun d'eux que l'indispensable.

La vanille est le fruit siliqueux de l'*Epidendron vanilla*, orchidée
du Mexique, de la Colombie et de la Guyane. La plus estimée
est en gousses longues de 16 à 18 centimètres, brunes foncées,
à surface molle souvent recouverte d'un *givre* cristallin. Elles
exhalent une odeur suave qu'elles doivent principalement à la
vanilline ou aldéhyde vanillique $C^6H^3(COH)_1(OH)_1(OCH^3)_3$. Les
bonnes vanilles en contiennent de 1,5 à 2,5 p. 100. Cette essence
est accompagnée d'acide vanillique, de matières grasses, d'une

résine peu odorante, et quelquefois d'une autre aldéhyde qui donne à ce fruit un léger parfum d'héliotrope.

La vanille en poudre ou en gousses sert à aromatiser les mets sucrés, le chocolat, etc.

La vanilline, ou plutôt un glycoside capable de la donner par hydrolyse, existe aussi dans l'avoine. C'est un des agents de l'excitation que cet aliment provoque chez l'animal qui s'en nourrit[1].

La *muscade* est l'amande du fruit du muscadier (*Myristica moschata*; *Myristicées*). Sa poudre exhale une odeur forte, aromatique; son goût est âcre et chaud à la fois. On retire de la muscade un beurre odorant formé de myristine $(C^3H^5)'''(C^{14}H^{27}O^2)^3$ mêlée d'autres glycérides huileux et d'une essence $C^{10}H^{16}$, bouillant à 165°, de saveur forte, d'odeur de muscade très développée (*Cloëz*).

Le *girofle* ou *clou de girofle* est la fleur non encore ouverte du giroflier (*Caryophillus aromaticus*, famille des Myrtacées). Les girofles des Moluques et de Bourbon sont les plus estimés. Cet épice, qui sert à parfumer nos mets, contient d'après Trommsdorff 18 p. 100 d'une essence volatile, âcre et aromatique, formée, pour 100 parties, de 92 p. d'eugénol et de 8 p. d'un hydrocarbure en $C^{10}H^{16}$. L'eugénol $C^{10}H^{12}O^2$ est l'éther monométhylique d'une allyl-pyrocatéchine ou allylgaïcol $C^6H^3(CH - CH^2 = CH^2)_4(OH)_3(OCH^3)_4$. Il se rencontre aussi dans l'essence de l'écorce de cannelle.

A côté de cette huile on trouve dans le girofle une matière amère et astringente (17 p. 100), de l'eau (15 p. 100), une résine (6 p. 100), de la cellulose (28 p. 100).

La *cannelle* est constituée par l'écorce roulée des *Laurus cassia* et *cinnamomum* (*Lauracées*), arbres de Ceylan et de la Chine. Sa couleur est fauve; sa saveur chaude, sucrée, aromatique. Elle contient une essence formée d'aldéhyde cinnamique C^6H^8O, ou $C^9H^5-CH = CH-COH$, du cinnamène C^8H^8, de l'acide cinnamique, une résine et un peu d'eugénol.

L'*anis* est le fruit du *Pimpinella anisum* (*Ombellifères*). Depuis un temps immémorial, on le mélange à certaines sortes de gâteaux. On en parfume des liqueurs, des bonbons. Son goût est piquant, agréable, sucré, aromatique. L'anis contient, comme le *fenouil*,

---

1. Il semble même exister quelquefois de la vanilline dans le sang du cheval nourri d'avoine. On en a trouvé dans quelques plantes indigènes, entre autres dans l'*Epipactis atrorubens* (L. Maillard).

autre ombellifère qu'on emploie aussi pour aromatiser quelques mets, un hydrocarbure en $C^{10}H^{16}$ et un éther cristallisable, l'*anéthol* $C^{10}H^{12}O$ ou $C^6H^4(OCH^3)(CH=CH-CH^3)$ qui se rattache aux essences précédentes.

La partie concrète des essences de badiane et d'estragon est de composition et de constitution semblables.

Le *cumin*, dont les graines s'emploient aussi en guise d'anis, contient une essence analogue d'où l'on extrait de l'aldéhyde cuminique $C^{10}H^{12}O$, et même de l'anéthol.

Le *cerfeuil*, qui entre dans nos assaisonnements en raison de sa saveur aromatique agréable, est encore fourni par une ombellifère (*Chærophyllum sativum*). Il en est de même du *persil* (*Apium petroselinum*), dont on emploie les feuilles pour parfumer les mets salés les plus divers. On y trouve une huile essentielle d'odeur piquante et un principe oléagineux, l'apiol $C^{12}H^{14}O^4$ ou $C^6H(CH^2-CH=CH^2)_1(OCH^3)_2(O^2CH^2)''_4$ ayant sur la matrice et l'ovaire une action congestive.

La *sauge*, le *serpolet*, le *thym*, la *sariette*, etc., qu'on utilise pour aromatiser les aliments, sont des labiées à essences analogues. Celle du thym est âcre, très aromatique, pénétrante, et contient principalement du thymol $C^{10}H^{14}O$ ou para-isopropylmétacrésol $C^6H^3(OH)_3(CH^3)_1\left(CH{<}{{CH^3}\atop{CH^3}}\right)_4$. Ce corps est accompagné d'un peu de thymème $C^{10}H^{15}$ et de cymène $C^{10}H^{14}$.

Le *laurier*, autre ingrédient de nos cuisines, est la feuille aromatique et stimulante du *Laurus nobilis* (Lauracées).

Les feuilles du *laurier cerise* servent à parfumer les laitages, les sirops, etc. Elles doivent leur parfum à l'essence d'amande amère C^7H^6O et à l'acide cyanhydrique faiblement unis entre eux.

Le *safran* est constitué par les stigmates, desséchés sur claie, de la fleur du safran ou *Crocus sativus* (*Iridées*). On le cultive et l'emploie comme assaisonnement, surtout en Espagne, dans le midi de la France, en Italie. Il communique aux mets une couleur jaune et une saveur indéfinissable, très particulière, légèrement sucrée, amère, aromatique et excitante. Il renferme 7,5 p. 100 d'une essence volatile, un corps gras fusible vers 48°, une matière colorante abondante (68 p. 100), et de la *crocine* $C^{16}H^{18}O^8$ ou *polychroïte* soluble dans l'eau et l'alcool étendu. Cette dernière est apte, par hydrolyse, à se dédoubler en sucre et en une huile essentielle $C^{10}H^{14}O$ d'une forte odeur safranée.

Le curcuma est employé dans l'Inde sous forme d'assaisonnement, et souvent aussi chez nous, dans le *cary* ou curry en mélange avec le piment et autres épices aromatiques. C'est la racine d'une amomacée de l'Asie méridionale (*Amomum curcuma*). Le curcuma doit en grande partie sa saveur à une huile âcre et odorante. Il contient en abondance une matière résineuse jaune, de la fécule, etc. Le curcuma est tonique, excitant et diurétique.

b. **Condiments âcres ou poivrés**. — Parmi eux nous citerons le poivre ordinaire, le gingembre, les piments, le kava.

Ce sont des excitants de l'estomac et des voies digestives, qu'ils irritent et congestionnent. Leur action antiseptique est très restreinte.

Le *poivre* est peut-être l'épice la plus employée. Il nous vient du Malabar, de Java, de Bornéo, de Sumatra, de la Guyane. C'est le fruit du poivrier, arbrisseau de la famille des Pipéridées. On le recueille à mesure qu'il mûrit et on le sèche sur des toiles. Il a la grosseur d'un tout petit pois recouvert d'une écorce très ridée contenant un grain blanc grisâtre, assez dur, de saveur âcre et aromatique. C'est le poivre gris ordinaire. Ce même grain écorcé, après trempage dans l'eau salée ou l'eau de chaux, constitue le *poivre blanc* qui est d'un gris blanchâtre et lisse à sa surface.

Le poivre contient avec un peu de ligneux, d'amidon et quelques sels minéraux, une huile volatile essentielle, en $C^{10}H^{16}$, à odeur poivrée; une huile concrète très âcre; 1 pour 100 environ d'un alcaloïde toxique, la pipéridine $C^{5}H^{11}Az$, et surtout une matière azotée cristallisable faiblement alcaloïdique, la pipérine $C^{17}H^{19}AzO^{3}$ que le poivre cède à l'alcool. La potasse la transforme en pipéridine $C^{5}H^{11}Az$, et acide pipérique $C^{12}H^{10}O^{4}$ qui paraît avoir lui-même la constitution $C^{6}H^{3}(C^{4}H^{4}-COH)(O^{2}CH^{2})''$.

La moyenne de la composition du poivre est d'après Ch. Girard:

Eau...............................	12 p. 100
Huile volatile....................	1 à 2 —
Pipérine..........................	16 —
Matières albuminoïdes.............	2 —
Amidon............................	18 —

Le poivre blanc laisse 1 p. 100 environ de cendres ; le gris, de 4,1 à 5,6. L'extrait alcoolique peut varier de 6,5 à 13,3 p. 100.

Le poivre irrite les voies digestives et urinaires. Il est aphrodisiaque.

Le *kava* est un autre poivre non usité en Europe. Ses feuilles servent de masticatoire dans l'Asie Orientale. Elles sont âcres, astringentes, aromatique et sialagogues.

Le *gingembre* est la racine tuberculeuse d'une Amomacée des Indes, du Mexique, des Antilles et de Cayenne, le *Zinziber officinale*. Sa poudre brunâtre possède une saveur âcre et douce, une odeur forte, aromatique, un peu poivrée. On l'ajoute souvent aux pâtisseries et à d'autres aliments.

A propos des légumes nous avons déjà parlé des *piments* (voir p. 304). Ils sont légèrement parfumés et plus ou moins chargés d'une substance très âcre, la capsicine, volatile à 100°, d'odeur et de saveur extrêmement piquantes et caustiques. Le plus dangereux de tous est le poivre de Cayenne, *Capsicum baccatum* ou *fastigiatum*. Il vient de l'Inde et de Java.

c. **Condiments alliacés ou allyliques.** — L'ail, l'échalote, la ciboule, l'oignon, le poireau, la rocambole, tous fournis par la famille des Liliacées ; le raifort, et surtout la moutarde, de la famille des *Crucifères*, forment cette classe de condiments.

Sauf la moutarde, ils ont été déjà suffisamment décrits à propos des légumes ordinaires (p. 290).

La farine de moutarde se prépare en broyant les graines de *Sinapis nigra* (Crucifères). Elle contient des glycérides huileux doux (26 à 28 p. 100), du glycose, des gommes, des matières colorantes diverses, de la chlorophylle, des sels ; mais son principe caractéristique est le myronate de potasse d'où l'essence est originaire. Ce sel représente 1 à 2 p. 100 du poids de la graine. L'essence de moutarde, en effet, ne préexiste pas dans ce fruit : elle se développe dans la farine seulement par addition d'eau froide ou tiède (et non bouillante), qui, dissolvant une diastase, la myrosine, permet à ce ferment d'agir sur le myronate de potasse (*Bussy*). Sous cette influence ce sel se décompose en glycose, sulfocyanate d'allyle et bisulfate de potasse suivant l'équation :

$$C^{10}H^{18}AzKS^2O^{10} = C^6H^{12}O^6 + C^3H^5Az = C = S + SO^4KH.$$

Myronate de potasse.   Sucre.   Sulfocyanate d'allyle.   Bisulfate de K.

L'essence de moutarde est constituée par le sulfocyanate d'allyle ainsi formé.

Le raifort, le cresson, les radis contiennent les mêmes principes et la même essence.

Son action, irritante sur la langue et les nerfs olfactifs, est bien supportée par l'estomac dont elle augmente les sécrétions et la vigueur. Mais elle jouit encore d'une autre propriété précieuse, celle d'être l'un des antiseptiques connus les plus puissants. Le sulfure d'allyle $(C^3H^5)^2S$ de l'ail et des autres alliacés, joue le même rôle. La moutarde, l'ail, l'oignon, permettent donc de digérer des aliments, parfois douteux, en excitant l'estomac et aseptisant les voies digestives.

d. **Condiments acides.** — Le vinaigre, le citron, les câpres, les cornichons et autres préparations de cette nature composent cette quatrième classe.

Ces condiments excitent le goût et l'appétit par leurs acides organiques libres ou à l'état des sels acides : acides acétique, citrique, malique, tartrique, oxalique... Ils mettent les glandes salivaires et l'estomac en bon état digestif si l'on en use modérément. Mélangés à l'eau et au sucre ils fournissent des breuvages excellents contre la soif.

Le *vinaigre* de vin, et surtout celui de vins de crus estimés, tels que Bourgogne, Bordelais, Midi de la France, Espagne, Italie, est un condiment de saveur agréable et parfumée qui n'a de commun avec les vinaigres de bière, d'alcool de bois ou l'acide pyroligneux, etc., que l'acide acétique. La couleur du vinaigre de vin est jaune ou rouge, sa saveur acide est franche, son odeur éthérée et suave. Souvent on le parfume encore avec de l'estragon. Le bon vinaigre peut contenir de 40 à 60 gr. d'acide acétique cristallisable par litre, auquel se joignent les sels du vin et particulièrement la crème de tartre.

Les vinaigres de cidre et de poiré rappellent un peu ces liqueurs par leur goût. Ils sont jaunâtres et ne contiennent pas de crème de tartre.

Le vinaigre de bière est jaune et rappelle la bière aigrie.

Le vinaigre de bois garde toujours un léger goût pyrogéné.

Celui qu'on obtient en acidifiant l'alcool d'industrie par le *mycoderma aceti* ne lui est pas sensiblement supérieur. Ce sont des liqueurs dont l'acidité plate satisfait mal le sens du goût.

Les câpres, cornichons, pickles, etc., doivent leur acidité au vinaigre qu'on parfume, suivant les cas, avec le poivre, les piments, l'estragon, le laurier, etc.

e. **Condiments salés.** — Divers sels de potasse, de soude, de chaux, de magnésie, de fer, conviennent à l'alimentation et y jouent un rôle important ainsi que nous le verrons plus loin (p. 381). Mais de tous, le chlorure de sodium, ou sel de cuisine, est le seul que nous introduisions en nature dans nos aliments. Le sel marin existe dans nos plasmas extra-cellulaires et nous reviendrons plus loin sur l'importance de son rôle à propos des aliments salins. Nous en ajoutons directement tous les jours de 6 à 8 gr. à notre nourriture. Cette addition nous est d'autant plus nécessaire que l'alimentation est plus pauvre en chlorures. On a déjà dit que le sel protège les substances albuminoïdes contre la désassimilation. Le sel marin est donc, par excellence, un aliment d'épargne. Il fait accepter et digérer aux herbivores des fourrages qu'ils refuseraient s'ils n'avaient été salés au préalable. Il excite la production du lait. Il provoque chez les omnivores la sécrétion d'un suc gastrique plus actif.

f. **Condiments sucrés.** — Nous placerons parmi ces condiments le sucre de canne, le sucre de lait et le miel, quoique ces ingrédients soient aussi de vrais aliments.

Le *sucre de canne* ou *saccharose* se retire de la canne à sucre dans les colonies, de la betterave à sucre en Europe. C'est lui que l'on trouve principalement dans les fruits sucrés peu ou pas acides. Quelle que soit son origine, le saccharose est toujours identique à lui-même et répond, quand il est pur et cristallisé, à la composition $C^{12}H^{22}O^{11}$. Nous ne ferons pas ici la description de ce produit. Disons seulement que ce sucre, le sucre le plus usuel, est blanc, cristallin, inodore, très doux, soluble dans le tiers de son poids d'eau à 15° et dans le quart à 100°. Le sirop de sucre des pharmacies se fait avec *sucre blanc* 1000 et eau 525. Ce sirop bout à 105° et se conserve sans fermenter ni brunir.

Le saccharose, lorsqu'on le fond à 160°, forme un liquide épais qui se prend par refroidissement en une masse vitreuse. C'est ce produit qu'on appelle à tort *sucre d'orge*.

Le saccharose n'est pas seulement un condiment, c'est aussi un aliment. Autrefois aliment de luxe et même médicament, on le remplaçait, par raison d'économie, par le miel et les sucs concentrés des fruits doux. Aujourd'hui on consomme en France 160 millions de kilogrammes de sucre, et plus de trois fois autant, paraît-il, en Angleterre.

En traversant le tube digestif, le sucre de canne est interverti, ou changé en parties égales de glycose et de lévulose. Le saccharose ne saurait être directement assimilé si on l'injecte dans les veines, comme l'ont démontré, dès 1848, Bouchardat et Sandras.

Le sucre plaît au goût et nourrit à la façon de l'amidon ou des graisses. Il s'emmagasine en partie dans le foie sous forme de glycogène.

La *lactine* ou sucre de lait $C^{12}H^{22}O^{11},H^2O$ existe dans le lait des mammifères et aussi dans quelques végétaux. Le lait de vache en renferme 40 à 50 gr., celui de femme 70 gr. par litre. C'est une substance blanche, un peu dure et croquante sous la dent, peu sucrée, soluble dans six parties d'eau froide. Son pouvoir rotatoire spécifique $[\alpha]\, d = + 52°,5$. Il peut fermenter directement dans certaines conditions. C'est à cette fermentation que le koumys et le kéfir doivent leur alcool. Le sucre de lait se transforme dans l'intestin en galactose et glycose qui sont ensuite résorbés. Ces sucres se comportent comme des aliments de calorification. Mais M. Mosso a montré qu'injectés dans les veines ou donnés directement aux animaux, ils possèdent aussi une action excitatrice évidente sur la contraction musculaire.

On trouve dans les fruits acides tels que les cerises, le raisin, les groseilles, etc., du sucre interverti formé de parties à peu près égales de glycose et de lévulose. C'est surtout dans le miel que se rencontre ce mélange. On sait que ce produit est régurgité par l'abeille après qu'elle s'est nourrie du nectar des fleurs. Séparé du gâteau de cire où il a été déposé, le miel constitue une substance semi-fluide qui se concrète et durcit. Il est formé d'un mélange de glycose, de lévulose et d'un peu de saccharose avec de petites quantités de principes parfumés et colorants.

Les plus estimés sont ceux qui viennent de Grèce, du Narbonnais et du Gâtinais. Le miel peut se conserver indéfiniment.

Il est légèrement laxatif, surtout les sortes très colorées.

L'*hydromel* était la liqueur, plus ou moins alcoolique, qu'on obtenait en dissolvant le miel dans 10 à 12 fois son poids d'eau et conservant quelque temps cette solution qui subissait alors une fermentation alcoolique spontanée.

g. **Condiments d'origine animale.** — Les préparations de poissons demi-fermentés, les anchois, le caviar, la boutargue, les fromages faits et l'extrait de viande lui-même doivent être cités à cette place.

Les préparations de poissons fermentés, recherchées, semble-t-il, des Chinois et jadis des Anciens, ne le sont pas chez nous.

Les anchois conservés dans la saumure, dans le poivre et autres épices, les harengs fumés, etc., sont à la fois des aliments et des excitants de l'appétit et des fonctions digestives. La *boutargue*, fort appréciée comme condiment sur nos côtes de la Méditerranée, est formée d'œufs de mulets ou de bars séchés au soleil dans l'enveloppe même de leur glande. Il faut en rapprocher le caviar, œufs pressés et salés, quelquefois légèrement fumés, du grand esturgeon, de la sangle, de l'able guilagine et de la brème. Comme la boutargue, le caviar, dont on a déjà dit quelques mots (p. 244), forme un mets très riche en nucléo-protéides et autres principes azotés et phosphorés donnant par dédoublement des bases héxoniques (*Kossel*). Voici la composition, d'ailleurs assez variable, du caviar d'esturgeon, le plus connu :

		Caviar d'esturgeon.
Eau	37,5	56,97
Matières azotées	29,2	27,87
Matières grasses	6,3	12,85
Autres matières organiques non azotées	7,8	»
Sels minéraux	9,3	2,31

Une partie des sels indiqués dans ces analyses (4,8 sur 9,3 dans le premier cas) est du chlorure de sodium ajouté à cette préparation.

Le caviar d'Astrakan est plus estimé que celui de l'Elbe. Certains caviars (le *Iastychnaïa* par exemple) sont préparés avec des œufs très mûrs fermentés et salés.

Toutes ces préparations paraissent de très facile digestion.

Les anchois conservés dans la saumure aromatisée de poivre, de laurier, etc., forment un mets délicat et un excitant de l'appétit. Ils contiennent pour cent parties : eau, 58; albuminoïdes, 23; graisses, 2,3, et sels, 24, dont 19 à 20 de sel marin.

XXIX

ALIMENTS INORGANIQUES

L'économie n'a pas seulement besoin de matières alimentaires organiques; l'eau et les substances minérales fixes lui sont absolument indispensables. Nous nous occuperons d'abord de ces dernières.

Nous avons déjà vu (p. 35) que les sels minéraux entrent dans la composition de tous les organes et plasmas des animaux. Dans les os, les muscles, le tissu nerveux, la peau, les diverses glandes, le sang, la lymphe, etc., ces substances existent en quantités relatives à peu près invariables, et pour chaque organe varient peu à l'état de santé. Normalement, les matières minérales ne changent de quantité absolue et de proportions que d'un tissu à l'autre : les muscles frais en contiennent 1,1 à 1,3 p. 100, le sang 0,9 à 1,15, les os frais 34 à 37 p. 100. Ces constatations suffiraient à elles seules pour démontrer que les sels jouent dans les organes un rôle important puisqu'ils s'y localisent électivement.

D'autre part, des matières salines sont sans cesse éliminées par les urines, les fèces, les sueurs, la desquamation épithéliale, etc. L'adulte perd ainsi chaque jour 26 à 27 gr. de ces substances dont la moitié environ est constituée par du sel marin. L'accroissement des jeunes animaux exagère encore le besoin de sels fixes : 3 gr. à 3 gr. 8 de phosphate de chaux sont nécessaires par semaine pour former le corps du jeune enfant : c'est donc environ 0 gr. 27 de chaux et près de 0 gr. 10 de phosphore qu'il lui faut trouver tous les jours dans le lait et les autres substances dont il se nourrit. Les aliments doivent réparer sans cesse ces pertes et fournir à ces besoins minéraux.

Les sels de l'organisme prennent d'ailleurs une part importante aux échanges nutritifs. Entre deux cellules contiguës différentes, ou entre chacune de ces cellules et le plasma qui les baigne, il faut, pour que les échanges nutritifs s'accomplissent, qu'il y ait une cause qui active la circulation des produits. Les sels en se diluant dans les liquides de l'organisme introduisent leurs tensions osmotiques que l'on ne saurait mieux comparer qu'à une tension de vapeur qui presse sur les parois des cellules et tend à les traverser de façon à établir l'isotonie, c'est-à-dire l'égalité des pressions, sur les deux côtés. De là cette circulation du dehors au dedans, et du dedans au dehors qui, suivant la nature des sels dissous, entraîne chimiquement ou physiquement les substances combinées à ces sels ou dissoutes, les produits de sécrétion et les matériaux d'assimilation.

Aussi, dès qu'on essaye de priver l'organisme de ses matières minérales, le malaise devient de jour en jour plus grand. Quelque suffisante que soit d'ailleurs l'alimentation, la cachexie et la mort sont les conséquences de cette privation.

Chossat, Boussingault, puis Forster, et bien d'autres, étudièrent les effets sur l'organisme de la privation de sels. Forster[1] nourrit des chiens avec de la poudre de viande bouillie épuisée à l'eau (elle ne laissait plus que 0 gr. 8 de cendre pour 100); à cet aliment il ajoutait les substances amylacées et les graisses dans les quantités et proportions de l'alimentation normale. Il reconnut qu'à mesure que l'organisme s'appauvrissait en sels, les sujets en expérience s'affaiblissaient; il survint chez eux de l'hébétude, du tremblement, de la faiblesse musculaire, de la paresse des membres inférieurs, des convulsions; finalement apparurent les troubles digestifs et les vomissements. Les animaux moururent au bout de 26 à 36 jours, alors que des chiens témoins soumis à l'inanition alimentaire complète vécurent de 40 à 60 jours.

Kemmerich essaya aussi de nourrir deux chiens avec de la viande épuisée de sels par l'eau bouillante. A cet aliment imparfait il ajoutait, pour l'un des deux animaux, un peu du résidu obtenu par l'incinération du bouillon de viande, pour l'autre, du sel marin seulement. Le premier prospéra, le second n'augmenta plus de poids. Cette observation montre déjà l'influence pré-

---

1. *Zeitsch. fur Biolog.*, t. IX, p. 297 (1873). Voir aussi R. *Tigerstedt*, Lehrbuch der physiolog., 1897.

pondérante de certains sels minéraux qu'on rencontre dans les tissus et plasmas, en particulier des phosphates alcalins et alcalino-terreux de l'extrait de viande.

C'est que toutes les matières protéiques de nos cellules et de nos humeurs sont unies à ces phosphates sans lesquels elles ne sauraient fonctionner.

Les matières minérales indispensables nous sont apportées par les aliments habituels sous des formes très différentes. Les substances d'origine animale contiennent, unis à leurs substances albuminoïdes, du phosphore et du soufre organiques qui, par leurs dédoublements et oxydations dans l'économie, se changent en acides phosphorique et sulfurique, fournissant de ces acides un excès qui tend à acidifier le sang. Les aliments végétaux, au contraire (sauf le pain et les céréales), nous apportent toujours un excès de bases. Ils alcalinisent donc les humeurs.

Le tableau suivant donne pour 1 000 parties d'aliments frais la quantité, en grammes, des principes alcalins et acides qu'ils contiennent. On remarquera la pauvreté relative des apports en bases des aliments animaux et, au contraire, la richesse des aliments végétaux en alcalis et même en acide phosphorique, mais toujours avec excès de bases alcalines.

Apports en bases et acides de quelques aliments d'origine animale ou végétale.

POUR 1 000 PARTIES FRAÎCHES	K^2O	Na^2O	CaO	MgO	Fe^2O^3	P^2O^5	SO^3	Cl
Viandes des mammifères	3gr,5	0gr,55	0gr,51	0gr,4	0gr,03	4gr,2	2gr,2	0gr,6
Foie	3 ,0	1 ,2	0 ,15	0 ,01	0 ,20	4 ,6	0 ,09	0 ,3
Cervelle	1 ,15	1 ,0	0 ,03	0 ,41	0 ,08	1 ,13	0 ,14	0 ,4
Chair de brochet	1 ,46	1 ,24	0 ,45	0 ,23	»	2 ,32	0 ,15	0 ,3
Lait de femme	2 ,03	0 ,59	0 ,85	0 ,17	0 ,01	1 ,22	»	1 ,12
Lait de vache	2 ,39	1 ,50	2 ,16	0 ,28	0 ,004	2 ,65	»	2 ,28
Pain de froment	1,69		0 ,89	»	»	3 ,35	0 ,119[6]	»
Haricots	13 ,2	2 ,80	1 ,97	2 ,11	0 ,35	11 ,5	1 ,60[1]	0 ,8
Pois	9 ,58	3 ,75	0 ,68	2 ,41	0 ,27	9 ,67	0 ,99[2]	0 ,14
Fèves	6 ,24	5 ,71	2 ,17	2 ,66	0 ,30	11 ,38	0 ,40[3]	0 ,24
Choux-fleurs	0 ,26	0 ,11	0 ,17	0 ,02	0 ,004	0 ,13	0 ,11[4]	0 ,06
Pommes	1 ,30	0 ,95	0 ,15	0 ,32	0 ,05	0 ,50	0 ,22[5]	»

1. En plus SiO^2 = 0 gr. 14. — 2. En plus 0 gr. 06 de SiO^2. — 3. En plus 0 gr. 73 de SiO^2. — 4. En plus 0 gr. 128 de SiO^2. — 5. En plus 0 gr. 16 de SiO^2. — 6. Ce nombre 0,119 se rapporte à la silice SiO^2, dans ce cas, et non à SO^3.

La chair des animaux contenant une quantité d'acides phosphorique et sulfurique préexistants capable de saturer, et au delà, toutes les bases contenues dans cet aliment, il s'ensuit que les carnivores qui s'en nourrissent exclusivement ne sauraient y trouver les matériaux propres à alcaliniser leur sang. De plus, comme nous le disions tout à l'heure, l'oxydation des produits organiques sulfurés et phosphorés de cette chair musculaire donne encore une certaine proportion d'acides sulfurique et phosphorique libres. Enfin la désassimilation des nucléines de la viande produit un acide fixe, l'acide urique, qui tend à acidifier le sang et les plasmas. Incapables de trouver dans leurs aliments l'alcali qui saturera leurs humeurs, les animaux carnivores se le procurent grâce à un mécanisme mis en lumière surtout par Schmiedeberg et Walter, puis par Hallevorden [1]. Ils reconnurent que chez les carnivores, et même chez les omnivores qui reçoivent une quantité insuffisante d'alcalis végétaux, l'organisme fabrique par destruction de ses albuminoïdes des bases alcalines, et tout particulièrement *de l'ammoniaque*, en proportion d'autant plus forte que les acides à saturer sont plus abondants. Mais ce mécanisme, très puissant chez le carnivore, a cependant une limite ; quant à l'omnivore, il ne saurait longtemps se passer d'aliments alcalins, et particulièrement de végétaux.

Le calcul du tableau (p. 37) des pertes minérales que subit l'adulte en 24 heures, par les urines, les matières fécales et les sueurs, conduit, en acides et bases, aux nombres suivants correspondant aux besoins journaliers de l'organisme en chaque principe minéral :

Substances minérales nécessaires par 24 heures :

Bases.		Acides.	
K^2O	$3^{gr},22$	P^2O^5	$3^{gr},9$ [2]
Na^2O	7 ,70 [3]	SO^3	2 ,03 [2]
CaO	1 ,47	SO^2	0 ,25
MgO	0 ,56	Cl	8 ,50 [3]
Fe^2O^3	0 ,04	CO^2	0 ,05

1. *Arch. f. exp. Path.*, t. VII. p. 148, et t. X, p. 124.
2. Nous ne recevons pas, en réalité, par nos aliments journaliers les 3 gr. 9 de P^2O^5 et les 2 gr. 03 de SO^3 ici indiqués ; mais le phosphore et le soufre organiques de ces aliments passant dans l'économie sous cette forme, nous devons les porter ici à l'état de P^2O^5 et de SO^3.
3. Y compris le chlore et le sodium du sel marin apporté par l'alimentation des 24 heures.

Voyons comment nous arrivent ces matériaux.

Alcalis alimentaires. — La ration des vingt-quatre heures contenant 107 gr. d'albumine répond à 1 gr. environ de soufre qui, en s'oxydant pour les 4/5 dans l'économie, donnera 2 gr. d'anhydride sulfurique, SO^3. Le phosphore organique se transforme, par le même mécanisme, en environ 0 gr. 3 d'anhydride phosphorique, P^2O^5, par jour. Ces acides demanderaient en tout 2 gr. 3 de potasse K^2O (ou la quantité correspondante de Na^2O) pour être saturés comme ils le sont dans le sang et les humeurs. Telle est la quantité minimum de ces bases que nous devons trouver chaque jour dans les aliments végétaux seuls capables de nous les présenter à l'état de sels organiques aptes à se transformer en carbonates dans l'économie.

Les divers aliments sont loin de nous apporter les deux principaux alcalis, potasse et soude, en quantités égales. Le tableau suivant, dressé par Bunge, donne la richesse absolue et relative en potasse et soude de divers tissus, humeurs et matières alimentaires. Tous les nombres sont exprimés en grammes et rapportés à 1 000 parties sèches de chaque aliment :

	K^2O	Na^2O
Riz	1 gr	0 gr,03
Avoine		
Froment		
Seigle	5 à 6	0,1 à 0,4
Orge		
Pommes	11	0,1
Pois	12	0,2
Lait des herbivores	9 à 17	1 à 10
Herbes	6 à 18	0,3 à 1,5
Viande de bœuf	19	3
Sang de bœuf	2	19
Lait de chienne	5 à 6	2 à 3
Lait de femme		1 à 2
Haricots	21	0,1
Fraises	22	0,2
Pommes de terre	20 à 28	0,3 à 0,6

La viande et le lait ne nous apportent que fort peu de sels de soude : 0,07 p. 100 chlorure de sodium dans la chair musculaire, 0,1 dans le lait.

Sauf pour le sang, on voit le rôle atténué que joue la soude dans le règne vivant par rapport à la potasse. C'est en effet par la potasse que s'alcalinisent les tissus, et c'est grâce à elle que se réalisent les combustions que tendent à provoquer les ferments oxydants. C'est donc la potasse (bicarbonate, tartrate, citrate, etc.), bien mieux que la soude ou le carbonate sodique, qu'il convient d'introduire dans l'économie quand on veut accélérer les combustions organiques.

C'est du reste ce que réalisent les plantes. Elles jouissent de l'aptitude singulière, même dans les sols les plus pauvres en potasse, même dans ceux où prédomine la soude, de choisir les sels de potasse nécessaires à leurs besoins et de les transformer, par un mécanisme qui nous échappe encore, en sels à acides organiques.

Apportés à nos tissus par les aliments, ces sels sont transformés en carbonates grâce à l'oxydation de leur partie combustible, soit dans les cellules, soit dans le sang des herbivores et omnivores, où ils rencontrent le chlorure de sodium. Ils font aussitôt avec lui double décomposition. Il en résulte du carbontae ou bicarbonate sodique qui vient alcaliniser le plasma sanguin et du chlorure de potassium qui s'élimine en partie par les reins. Les carbonates de potasse et de soude, aussi bien que la soude mise en liberté grâce à la production de l'acide chlorhydrique stomacal que saturent les peptones, s'unissent ensuite aux acides phosphorique et sulfurique provenant de l'oxydation du phosphore et du soufre des albuminoïdes, ainsi qu'aux acides taurocholique et glycocholique incessamment versés à l'état de sels de soude dans l'intestin; ces phosphates, sulfates et autres sels sodiques, devenus dès lors inutilisables, sont rejetés avec les urines et les fèces. Nous perdons chaque jour de 9 à 14 gr. de sel marin et de 2 à 4 gr. de potasse K^2O par les urines. De là, pour l'animal, un incessant besoin de sels alcalins : de ceux de potasse, à l'état de sels organiques assimilables et combustibles; de ceux de soude, à l'état de chlorure dont l'élément négatif passe dans le suc gastrique, tandis que l'élément basique alcalinise les plasmas et forme les sels biliaires. Chez l'omnivore, une faible partie des acides originaires des combustions organiques est aussi saturée par un peu d'ammoniaque formée en petite proportion aux dépens des albuminoïdes. Ces sels ammoniacaux sont en partie rejetés avec les urines.

Le sel marin et les sels de potasse ayant ainsi disparu par double décomposition, puis élimination rénale, le besoin de ces alcalis se fait de nouveau sentir, d'où la nécessité continue des bases alcalines.

Au contraire, chez le carnivore la production d'ammoniaque devenant prépondérante, le besoin de sels de soude ou de potasse diminue ou disparaît. Aussi, tandis que les populations frugivores et omnivores recherchent les sels alcalins, les individus et peuples carnivores (*Ostiaques*, *Tongousses*) se passent de ces sels dans une très large mesure.

Le sel marin doit être ajouté à l'alimentation en quantité d'autant plus abondante qu'elle est plus végétale. D'ordinaire 8 à 9 gr. par jour suffisent.

Quel que soit le mode d'alimentation, le sel marin reste toujours en quantité à peu près constante dans le sang, sauf dans l'abstinence complète et prolongée où il peut s'abaisser au tiers de sa valeur habituelle.

C. Voit[1], Dehn[2], Schaumann[3], A. Javal ont observé que l'addition de sel marin ou de chlorure de potassium à la nourriture des animaux produit la polyurie et l'azoturie. Sous son influence, l'urée, *même si l'on n'augmente pas l'eau ingérée*, est éliminée avec plus d'abondance. C. Voit, dans une expérience qui dura quarante-neuf jours, trouva une augmentation de 106 gr. d'urée au total par rapport à l'élimination ordinaire[4]. Les autres sels d'alcalis possèdent une action analogue, mais bien moins prononcée.

C'est grâce à ces sels, et particulièrement au chlorure de sodium, que s'éliminent par les reins la plupart des produits de désassimilation : l'urée, les amides complexes, les leucomaïnes, etc., la glycose chez les diabétiques, soit que ces corps s'unissent directement à ces sels, soit que les produits de décomposition des tissus soient solubilisés et véhiculés au dehors par la soude, comme les acides biliaires, soude originaire elle-même du sel marin a fait double décomposition avec les sels de potasse des tissus. On sait que la chloruration de

---

1. *Untersuch. u. d. Einfluss des Kochsalz*, 1860.
2. *Pfluger's Arch.*, Bd. XIII, p. 367.
3. *Dissertat.*, Halle, 1893.
4. C'est un peu par le même mécanisme que le salage de la viande élimine en partie les matières extractives sous forme de saumure.

l'organisme augmente la sécrétion chlorhydrique stomacale (*Dastre, Linnossier*).

On comprend donc l'influence salutaire du sel ordinaire sur la santé, en particulier sur celle des animaux d'étable, influence à laquelle vient s'adjoindre peut-être celle des faibles quantités d'arsenic que j'ai toujours trouvées dans le sel marin, et qui, à ces faibles doses, active très heureusement le mécanisme vital. De là aussi l'action bien connue du sel marin sur l'appétit et sur la fécondité.

La privation complète du sel marin a pour effet de réduire considérablement celui que nous éliminons par les urines. Dès le troisième jour cette quantité s'abaisse à 2 gr., puis à 1 gr., ou un peu au-dessous, et reste ensuite constante (*Forster*). Si l'on donne alors du sel marin à l'animal, ce sel s'accumule dans le sang jusqu'à ce que le taux normal soit rétabli. Privé de sel, au contraire, l'animal tend à se déshydrater; d'où l'observation pratique du traitement des œdèmes, des hydropisies, de l'ascite, de la maladie de Bright, par la déchloruration. Nous y reviendrons à propos des *Régimes*.

Sels alcalino-terreux. — Les sels de chaux et de magnésie ne sont pas moins indispensables à la vie que les sels alcalins. Ils nous sont très inégalement fournis par les aliments. Les nombres suivants, qui indiquent leur richesse en ces bases, sont empruntés à Bunge :

Pour 100 parties d'aliments secs :	CaO	MgO
Lait de vache	1,51	0,20
Jaune d'œuf	0,38	0,06
Blanc d'œuf	0,13	0,13
Lait de femme	0,243	0,05
Viande de bœuf	0,029	0,15
Cervelle	0,080	0,24
Froment	0,065	0,24
Pommes de terre	0,10	0,19
Pois	0,137	0,220

La chaux, comme la magnésie, se trouve dans l'économie : 1° *Sous la forme organique* de lécithines, lécithalbumines, etc., ou sous des formes plus complexes encore et telles que ces éléments ne peuvent être décelés avant que la molécule organique qui les contient ait été détruite. Le magnésium, plus que le calcium, est propre à fournir ces combinaisons complexes ;

2° *Sous forme semi-organique*, unies aux albumines et substances complexes des tissus sous forme d'albuminates dissociables grâce à l'action des acides faibles et à la dialyse;

3° *Enfin sous la forme de sels* minéraux ou organiques solubles ou insolubles (sulfates, lactates, phosphates, etc.), permettant la circulation et l'excrétion de ces combinaisons métalliques.

Il était intéressant de voir comment ces deux bases varient *chez un même animal*. Voici les quantités de chaux et de magnésie trouvées dans les divers organes d'un même chien par M. le professeur Aloy[1], de Toulouse. Tous ces dosages sont calculés en milligrammes et se rapportent à 1000 grammes de tissus frais :

	Chien, 10 kg. 5 (3 ans).		Chienne, 13 kg. 2		$\frac{Ca}{Mg}$		Moyenne
	Ca	Mg	Ca	Mg			
Cerveau	28	84	14	72	0,33	0,19	0,26
Muscle	147	270	196	332	0,54	0,60	0,57
Sang dé-fibriné. Globules.	très faible	0,05	nul	0,02	très petit		très petit
Sang dé-fibriné. Sérum	80	24	50	12	3,3	2,7	3
Poils	185	19	280	22	8,2	12,7	10,4
Aponévroses	130	0	180	36	4,0	5	4,5
Os (tibia)	21 000	450	18 900	631	40,6	31,1	38,3
Cœur	357	440	380	498	0,81	0,76	0,78
Foie	175	48	259	66	3,6	3,9	3,7
Rein	238	126	350	192	1,8	1,8	1,8
Rate	392	54	448	72	7,5	6,3	6,8

Chez le cheval, M. Aloy a trouvé, par kilogramme :

	CaO	MgO
Cerveau	0,050	0,150
Muscle	0,310	0,740

On voit que la magnésie prédomine dans le cerveau, les muscles, les globules du sang, le thymus, les capsules surrénales. Les œufs sont aussi très riches en magnésium. Les microbes eux-mêmes ne sauraient s'en passer. La chaux ne peut en aucun cas remplacer la magnésie. Pour les aliments, la magnésie, accompagnée de phosphates de potassium, se rencontre surtout dans les graines. Elle est abondante dans le fro-

1. *Le calcium et le magnésium chez les êtres vivants*, par le Dr F. Aloy. Toulouse, 1897.

ment, dans le pain, la pomme de terre et les autres tubercules ; ainsi que dans les légumes. Elle est toujours accompagnée de phosphore. La chaux, rare dans ces diverses parties des animaux et des plantes, dépasse la magnésie dans les autres organes. C'est la base plus particulièrement abondante des parties foliacées. Chez les animaux, elle domine dans les tissus de soutien : osseux, conjonctif, cartilagineux. Remarquons que dans le cerveau le magnésium est quatre fois plus abondant que la chaux ; probablement il y existe (en partie du moins) à l'état organique, comme j'ai montré que cela se passe pour la chlorophylle.

Le magnésium est donc le métal spécifique des organes les plus différenciés et le calcium surtout celui des tissus de soutien. On le voit bien chez le végétal ; 100 parties de cendres contiennent, d'après Boussingault :

	K^2O	CaO	MgO	P^2O^5
Grain de blé.............	3o,12	3,o	16,26	48,3o
Paille de blé...........	16,17	7,28	4,7o	4,14

Il en est de même pour l'animal, comme le montrent les nombres des tableaux précédents.

L'excrétion de la chaux est irrégulière et varie avec l'alimentation. Organe chimique secondaire de support, cette base peut subir des variations indépendantes de celles du protoplasma. Il n'en est pas de même de la magnésie : appartenant aux parties les plus différenciées de la cellule, son excrétion suit les variations de celle de l'urée ou de l'azote chez l'animal. A cet égard, voici quelques nombres dus à M. Aloy :

Urines des 24 heures.	CaO	MgO	Urée.
Alimentation très ($1^{lit},35o$	$0^{gr},31$	$0^{gr},27$	38^{gr}
animalisée..... (1 ,4oo	o ,3o	o ,28	42
Régime mixte or-			
dinaire........ 1 ,35o	o ,27	o ,15	27

Bunge avait déjà donné les chiffres suivants :

Urines des 24 heures.	CaO	MgO
Alimentation en viande...	$1^{lit},672$	$0^{gr},328$	$0^{gr},294$
Alimentation en pain......	1 ,92o	o ,339	o ,13o

D'après Mairet et Thorion, le travail cérébral augmente beaucoup l'excrétion de ces deux bases.

Les sels de chaux sont nécessaires à la constitution du sang, comme antihémorragiques et au cœur comme excitant de ses contractions. Le sérum de Locke (*Eau*, 1000, $CaCl^2 = 0$ gr. 20; $KCl = 0$ gr. 20; $CO^3Na^2H = 0$ gr. 20; $NaCl = 9$ gr. 30; glycose $= 1$ gr.), injecté tiède dans les vaisseaux entretient les battements du cœur, même extrait de la poitrine des animaux, et fait revenir ces battements, alors qu'ils sont arrêtés depuis quelque temps. Ce même sérum décalcifié n'a plus d'action.

Les expériences de Chossat sur l'alimentation des pigeons, de Boussingault sur celle des porcs, de Kemmerich sur celle de l'homme et du chien, démontrent que chez les jeunes animaux ou chez les adultes que l'on a privés de chaux, cette base s'assimile lors même qu'elle arrive sous forme de sels minéraux, phosphates et carbonates, par les aliments et les eaux de boisson [1]. Chossat démontrait déjà en 1842 que les pigeons nourris de grains de blé bien choisis ne font que des os fragiles. Ils ne forment bien leur squelette que s'ils reçoivent du calcaire. Les graines, en effet, fournissent beaucoup de magnésie, mais peu de chaux. Les poules, en pays granitiques, s'accommodent du phosphate ou même du sulfate de chaux et on retrouve cette base dans leurs os à l'état de phosphate ou dans la coquille à l'état de *carbonate*. Privés en partie de chaux, ces animaux deviennent peu prolifiques.

Les sels minéraux de ces bases peuvent donc s'assimiler; toutefois l'assimilation se fait infiniment mieux si la chaux et la magnésie sont offertes à l'animal sous forme *organique*, le métal restant pour ainsi dire latent dans ces combinaisons, comme dans le pain, le lait, les légumes secs, etc. [2].

Introduites dans l'économie à l'état intermédiaire de sels à acides organiques, lactates, malates, glycérophosphates, de chaux ou de magnésie, ces bases ne sont que plus difficilement et incomplètement assimilées.

---

1. Un porc en expérience fixa en 93 jours, d'après J.-B. Boussingault, 150 gr. de chaux dans ses os; l'analyse de ses aliments démontra qu'ils ne contenaient en tout que 98 gr. de chaux. La différence, soit 52 gr., provenait de l'eau ingérée.

2. M. Vaudin a montré que dans le lait les phosphates sont dissous à la faveur du sucre de lait et que les produits de saccharification de l'amidon dissolvent plusieurs sels terreux insolubles (*Bull. Soc. Chim.*, t. XXVII, p. 416).

Dans la suralimentation calcaire ou magnésienne, l'excès de chaux et de magnésie est éliminé par l'intestin, une faible partie passe par le rein.

Fer, manganèse. — Nous éliminons tous les jours du fer, même en état d'inanition absolue, surtout par les matières fécales. Il provient en grande partie de la désassimilation des globules rouges. Cette élimination augmente dans la fièvre (*Salkowski*). Boussingault[1] évalue à 0 g. 060 ou 0 gr. 080 les besoins journaliers en fer de l'homme fait.

Ce métal existe à l'état organique et latent, ou simplement à l'état minéral, dans beaucoup d'aliments. Voici à ce sujet quelques nombres empruntés à Boussingault et à Bunge.

Fer en milligrammes dans 100 parties fraîches (Boussingault).

Viande de boucherie....	$37^{mg},5$	Pain blanc...............	$4^{mg},8$
Sang de porc..........	63 ,4	Haricots blancs.........	7 ,4
Viande de veau........	2 ,7	Lentilles...............	8 ,3
Chair de poisson........	7 ,5	Pommes de terre.......	6 ,6
Œufs de poule..........	5 ,7		

Fer (en milligrammes) dans 100 parties sèches.

Hémoglobine............	340	Pois...................	6,4
Hématogène............	290	Pommes de terre........	6,4
Sang de porc..........	622	Lentilles...............	9,5
Jaune d'œuf....... 10 à	24	Haricots blancs..........	8,3
Lait de vache...........	2,3	Carottes.................	8,6
— de femme.... 2,3 à	3,2	Seigle..................	4,9
Blanc d'œuf............	traces	Froment................	5,5
Farine de froment.......	1,6	Riz................. 1 à	2
Son de froment.........	8,8	Pommes................	13
Pain....................	1,3	Cerises (pulpe)..........	10
Choux (feuilles intérieures jaunes)................	4,5	Fraises.................	9,0
		Noisettes (*pelées*)........	4,3
Choux (feuilles extérieures vertes)............	17	Amandes (*pelées*)........	4,9
		Figues.................	3,7

Le fer existe certainement dans la plupart de ces aliments sous une forme métallo-organique uni aux protoplasmas et comparable à l'hémoglobine du sang et à l'hématogène (voir plus bas). Il faut remarquer seulement que cette richesse en fer, calculée ici pour les aliments à l'état sec, est compensée par la grande masse d'eau qui les constitue. Le vin rouge est, lui aussi, très riche en fer, surtout quand il est jeune.

Chose intéressante, le lait est, de tous les aliments, l'un des

1. *C. rend.*, t. LXIV, p. 1353.

plus pauvres en ce métal. L'explication de ce fait, en apparence paradoxal, est due à Bunge : il établit que durant la vie fœtale l'embryon accumule aux dépens du sang de la mère (et chez l'oiseau en l'empruntant au jaune de l'œuf) une substance ferrugineuse organique, l'*hématogène*, véritable nucléo-albumine que le jeune animal, à sa naissance, possède emmagasinée dans ses organes et particulièrement dans son foie. Cette matière, très ferrugineuse, est comparable à l'hémoglobine. Elle est consommée peu à peu par le jeune être à mesure que se forme son sang[1]. M. Lapicque, qui a confirmé les observations de Bunge, a trouvé dans 1 000 gr. de foie, lavé de sang, les quantités de fer suivantes : à onze jours, 0 gr. 20 de fer ; à vingt et un jours, 0 gr. 14 ; à trois mois, 0 gr. 043 ; à six mois, 0 gr. 040. Krüger a aussi montré que le foie du fœtus, chez la vache, est dix fois plus riche en fer que celui de l'animal adulte.

L'hématogène du jaune d'œuf contient, d'après Bunge :
$$C = 42,19 ; \quad H = 6,08 ; \quad Az = 14,7 ; \quad S = 0,55 ; \quad Ph = 5,19 ;$$
$$O = 31,0 ; \quad Fe = 0,29.$$

Une substance de même nature a été signalée aussi par Stoklasa dans le noyau des cellules végétales[2]. Un kilogramme de pois secs en a donné 0 gr. 9. Le *Boletus edulis*, champignon exempt de chlorophylle, en contient 3 gr 05 par kilogramme. Stoklasa trouva dans 100 gr. de cette substance 1,68 de fer.

Il est à peine douteux que les végétaux contiennent aussi une nucléo-protéide manganésienne analogue. Le manganèse a été signalé dans les cendres de beaucoup de légumes comestibles ; celles du chou-fleur, des asperges, de la salade, du raisin, du blé, du maïs[3], etc.

L'absorption du fer minéral par le tube digestif (sels de fer à acides minéraux ou organiques) est aujourd'hui résolue positivement. Dans ces conditions ce fer passe plus abondamment par les urines et peut s'accumuler dans le foie. Mais la majeure partie de celui que nous assimilons par les aliments l'est sous la forme de nucléoprotéides ferrugineuses ou d'hémoglobines.

Il ne s'élimine qu'en proportions extrêmement faibles par les urines et la bile.

1. M. Zalesky, *Zeitschft. physiolog. Chem.*, t. X, p. 453.
2. *Bull. Soc. Chim.*, t, XVII, p. 523.
3. *C. rend.*, t. LXXV, p. 1213.

Le fer introduit par les aliments ou les médicaments accélère les oxydations intraorganiques, aussi bien celles des hydrates de carbone que des corps protéiques (*Linnossier et Debierre*; *Pokrowski*). Boussingault estime à 60 ou 90 milligr. par jour les besoins de l'homme en fer.

Passons maintenant aux principes minéraux acides que nous apportent les aliments.

Chlore, fluor, brome, iode. — Ces éléments nous viennent en partie (et le chlore principalement) du sel marin dont nous avons montré plus haut le rôle important. Le fluor nous arrive surtout par les eaux potables, probablement à l'état de fluorures alcalins; le brome et l'iode semblent entrer dans la constitution de nucléo-protéides bromées et iodées, comparables à celles que l'on rencontre dans la glande thyroïde ou dans l'iodospongine. L'iode prédomine surtout dans la glande thyroïde (*Baumann*) : elle en contient 0 gr. 075 à 0 gr. 130 pour cent grammes. Il y en a une bien moindre proportion dans les autres organes; ainsi chez le lapin on trouve, d'après Gallard (*C. Rend.*, t. 128, p. 1120) :

Sang	$0^{mg},42$ par 100 gr.	
Cœur et poumons	0 ,50	—
Foie	0 ,13	—
Rein et rate	0 ,15	—
Cerveau et cervelet	1 ,10	—

Le brome et l'iode nous sont apportés surtout par certaines plantes. Parmi les aliments végétaux iodés on peut citer particulièrement les suivants d'après le Dr Bourcet [1] :

	Iode par kgr. de matières fraîches.		Iode par kgr. de matières fraîches.
Asperges	$0^{mg},24$	Oseille	$0^{mg},12$
Ail	0 ,21	Pain de ménage	0 ,000
Ananas	0 ,31	Pois verts	0 ,080
Carottes	0 ,134	Pommes de terre	0 ,010
Champignons	0 ,172	Poireaux	0 ,12
Chou blanc	0 ,21	Poires	0 ,017
Fraises	0 ,17	Raisin	0 ,020 à 0,00
Farine de froment	0 ,007	Riz	0 ,17
Farine d'avoine	0 ,009	Laitue	0 ,012
Haricots verts	0 ,32	Tomates	0 ,023
Haricots blancs secs	0 ,014	Artichauts	0 ,017

[1]. Voir le beau mémoire de P: Bourcet, Thèse de Paris, 1900, p. 65 (*Travaux de mon laboratoire*).

Les fruits et les aliments très fortement amylacés contiennent fort peu d'iode. Le raisin et le vin sont plus ou moins iodés suivant les terrains.

Parmi les aliments d'origine animale les plus iodés sont les suivants, d'après le même auteur :

	Iode par kg. de matières fraîches.		Iode par kg. de matières fraîches.
Anguille............	$0^{mg},80$	Huître..............	1 ,37
Anchois............	0 ,95	Homard.............	1 ,78
Brême.............	1 ,25	Merlan.............	0 ,31
Crabes............	1 ,82	Morue fraîche.......	1 ,23
Crevettes grises.....	5 ,91	Saumon frais........	1 ,40
Gardon............	1 ,38	Thon frais..........	0 ,88
Hareng fumé.......	1 ,57	Truite..............	0 ,08

Le brome accompagne toujours l'iode et souvent augmente ou diminue comme lui sans lui être toutefois proportionnel.

Soufre, phosphore et acides correspondants. — Emprunté originairement au sol, surtout à l'état de sulfate, peut-être en partie sous forme de composés organiques tels que ceux que fabriquent les sulfuraires, le soufre nous arrive surtout par les albuminoïdes végétaux et animaux. Oxydés dans l'économie, les quatre cinquièmes environ de cet élément reparaissent à l'état de sulfates ou de phénolsulfates dans les urines ; un cinquième reste à l'état de cystine, taurine et autres corps sulfurés de nature inconnue. Un peu de soufre est ainsi rejeté par les diverses excrétions, et les produits épidermiques, tels que les cornes et les cheveux. L'homme adulte élimine en totalité 1 gr. de soufre par jour.

Il n'est pas démontré que le soufre minéral de nos aliments puisse concourir à la formation des albuminoïdes spécifiques des tissus.

Le *phosphore* et ses composés sont indispensables à la fixation de la matière albuminoïde par les animaux et à leur accroissement. Il nous vient, par les aliments, sous les deux formes de phosphates et de composés phosphorés organiques, lécithines, nucléines, nucléone ou acide phosphocarnique, lécithalbumines, protagons, jécorines, acide inosique et autres corps complexes où il peut être quelquefois très abondant.

Dans les aliments d'origine animale on trouve [1] les quantités

---

1. Gilbert et Posternak, *La médication phosphorée*, 1er décembre 1903, p. 26.

suivantes de *phosphore organique* directement assimilable (exprimé en P^2O^5) :

	Lait de femme par litre.	Lait de vache par litre.	Œufs (un jaune seul).	Pour 100 gr. viande fraîche.
Caséine............	0gr,132	0gr,580	»	»
Vitelline...........	»	»	0gr,059	0gr,060
Lécithine.........	0 ,133	0 ,091	0 ,071	0 ,039
Nucléine	0 ,171	0 ,087	»	0 ,008
Autres combinaisons insolubles dans l'eau.......	»	»	»	0 ,128
Combinaisons solubles dans l'eau non précipitables par CaO.........	»	»	»	0 ,039
	0gr,456	0gr,758	0gr,130	0gr,274
	(0gr,18 de P^2O^5 total)	(1fr,81 de P^2O^5 total par litre)	Pas de phosphore minéral.	(0gr,450 de P^2O^5 total)

Le cerveau, le foie, le thymus, le rein, la laitance contiennent la presque totalité de leur phosphore à l'état organique. La chair de homard en contient jusqu'à 2,20 p. 100. Le jaune d'œuf, les laitances de poisson, le tissu nerveux, sont riches en nucléines et par conséquent en phosphore. De tous les aliments d'origine animale le thymus (12 gr. par kg.), puis le muscle cardiaque (10 gr.) sont les plus riches en *phosphore total*. Lee cerveau, le foie, n'en contiennent que 8 gr. et 5 gr. par kg., les reins 4 gr. 5. Les aliments les plus riches en *phosphore organique* sont, par ordre décroissant, le thymus, le cerveau, les muscles, le foie, le rein (A.-L. Percival, *C. Rend. Acad. science*, 1er décembre 1902, *Travaux de mon laboratoire*).

C'est surtout, mais non uniquement, sous forme organique que le phosphore est assimilé par l'organisme. On sait déjà depuis longtemps que les phosphates solubles, alcalins ou terreux, ne sont que difficilement assimilables. Voici quelques expériences nouvelles faites à ce sujet sur l'homme [1], par MM. Gilbert et Posternak.

Dans une *période préliminaire*, ces savants se soumettent à une alimentation azotée légèrement insuffisante et établissent le bilan complet de l'élimination de l'azote et du phosphore. Ils trouvent :

[1]. *La médication phosphorée*, p. 36 et suiv.

	Az	P²O⁵
Introduit par les aliments en 5 jours.	89^{gr},8	12^{gr},15
Trouvé dans les excrétions :		
Urines........................	88 ,62	9 ,86
Fèces........................	12 ,25	3 ,75

Ainsi, dans cette période et avec cette alimentation, l'organisme insuffisamment nourri perdait en 5 jours 11 gr. 07 d'azote et 1 gr. 084 de P²O⁵. Dans une seconde période, et sans rien changer à l'alimentation des sujets, on ajouta 1 gr. 2 d'acide phosphorique sous forme de phosphate bicalcique, et 2 gr. 6 sous celle de phosphate monocalcique. On obtint :

	Az	P²O⁵		
Introduit avec les ingesta en 5 jours........	89,8	15,95		
Trouvé dans les excréta. Az P²O'				
Urines.............. 83,10 10,222			} 94,75	16,907
Fèces.............. 11,65 6,685				
Différence non retenue par l'économie.	—4,95	—0,957		

Ainsi recevant 3 gr. 8 d'acide phosphorique (sous forme minérale) de plus que dans la période préliminaire, l'organisme ne gardait que 0 gr. 127 (1,084-0,097) de cet acide dans ses tissus. Dans une autre expérience, 2 gr. 966 d'acide phosphorique ingéré sous forme de glycérophosphate donnèrent des résultats presque identiques (0 gr. 136 de P²O⁵ assimilé). Au contraire, lorsqu'on ajouta à la ration alimentaire 1 gr., pris en 5 jours, d'acide phosphorique sous la forme organique de phytine (anhydroxyméthylène diphosphate calcique), l'économie qui perdait au cours de la période préliminaire 0 gr. 927 de P²O⁵ en gagna 0 gr. 606 (total du gain : 1 gr. 543).

Les lécithines ne donnent que des résultats bien moins favorables.

Soit que l'acide phosphorique provienne des combinaisons organiques où il préexistait, uni à des radicaux azotés comme dans les nucléines et lécithines ; soit qu'il vienne de l'oxydation de composés où le phosphore est encore moins saturé d'oxygène que dans les produits précédents, dans tous les cas, de ces dédoublements ou combustions il résulte de l'acide phosphorique qui s'unit aux alcalis du sang ou des tissus qu'il tend à acidifier. Il se produit définitivement dans l'économie la même transformation que lorsque nous soumettons à l'oxydation brutale, dans le moufle porté au rouge, les matériaux phosphorés de la chair musculaire ou du tissu nerveux, par exemple. Or les cendres qu'abandonnent ces tissus contiennent toujours un très notable excès d'acide phosphorique par rapport à celui qui saturerait (à l'état de PO^4R^2H) les alcalis et les terres alcalines présentes dans ces produits. En voici un exemple déjà cité par Liebig.

Composition centésimale des cendres de :	Phosphates terreux.	Phosphates alcalins PO^4R^2H	Acide phosphorique resté libre.
Chair de cheval (Weber)............	16,43 %	80,96 %	2,62 %
Chair de bœuf privée de sang (Keller).	26,26	48,06	17,23
Jaune d'œuf (Poleck)..............	34,70	27,25	36,74

L'acide phosphorique provenant de la destruction des principes phosphorés de nos tissus est ensuite saturé par les bases fixes du sang et, comme on l'a vu, mais pour une plus faible part, par l'ammoniaque qui tend à se former dans l'économie. Ce sont ces phosphates alcalins et ammoniacaux qui vont alcaliniser les humeurs des omnivores. Quant aux herbivores, les sels organiques à bases de potasse que leur apportent en abondance les aliments végétaux sont transformés en carbonates par oxydation, et alcalinisent leurs plasmas. Remarquons en passant que les phosphates existent dans les urines des carnivores mais manquent dans celles des herbivores, car dans les plasmas riches en chaux et carbonates alcalins de ces derniers, ces phosphates sont enlevés ou mis dans l'impossibilité de traverser le rein. Il s'ensuit que le phosphore alimentaire excrété se retrouve chez l'herbivore presque en entier dans les fèces.

Nous éliminons par jour, avec les urines, 1 gr. 70 de phosphore, ou 3 gr. 9 d'anhydride P^2O^5, dont 1 à 1,3 parties p. 100 incomplètement oxydé. Une grande portion de ce phosphore ne fait que traverser l'économie, entrant et sortant à l'état de phosphates. Cependant, on a vu que, dans certains cas, ces derniers peuvent être directement assimilés sous forme de phosphates alcalins ou alcalino-terreux.

Arsenic. — Contrairement à ce qu'on avait admis jusque-là, j'ai établi, en 1900, que l'arsenic entre en très faible proportion dans la constitution des tissus ectodermiques : épiderme, poils, cornes, glande thyroïde, cerveau, mamelle. Il en existe des traces, mais beaucoup plus faibles, dans quelques autres organes. L'arsenic paraît jouer dans l'économie, à un degré éminent, le rôle du phosphore. Peut-être fait-il partie de substances fort instables comparables aux ferments.

Quelques végétaux contiennent de très faibles quantités d'arsenic (le chou, la rave, quelques céréales). D'après mes recherches, sa source alimentaire la plus abondante est le sel marin, et surtout le sel gris ou sel brut de cuisine.

Silicium. — On ne sait pas bien le rôle que joue le silicium dans l'organisme. Il s'accumule tout particulièrement dans le tissu conjonctif. On le trouve dans beaucoup d'aliments végétaux et quelquefois en quantité telle qu'il est impossible qu'il n'ait pas été sélectionné par certaines cellules et n'y joue un rôle spécifique encore inconnu. Nous en éliminons beaucoup avec les cheveux et par desquamation épidermique.

Chez les herbivores, le silicium est presque totalement éliminé sous forme de silice par les matières fécales et les poils.

XXX

L'EAU POTABLE

De toutes les substances minérales qui entrent dans l'alimentation, l'eau est de beaucoup la plus importante. Elle constitue, en effet, le milieu où s'accomplissent les actes intimes de la vie cellulaire; elle forme les trois quarts environ du poids de nos organes; elle assure les échanges nutritifs, se charge des résidus de la désassimilation et les entraîne au dehors. Par les urines et la transpiration cutanée et pulmonaire nous perdons chaque jour 2 000 à 2 300 gr. d'eau, au repos, et 2 600 à 2 800 si nous produisons du travail mécanique [1]. Il faut donc sans cesse restituer l'eau à l'économie qui ne saurait s'en appauvrir sensiblement. Les aliments nous en fournissent une partie (60 p. 100 environ); le reste, à peu près 900 gr. à 1 litre par jour, nous vient des boissons. On comprend donc toute l'importance des bonnes eaux potables.

L'eau est la seule boisson indispensable à l'homme. Bien des peuples, les Arabes mahométans, les Turcs, les Indiens, les Chinois, les Japonais ne boivent que de l'eau ou des infusions aqueuses. Ils n'en constituent pas moins des races prospères, aptes au travail ou à la conquête, et dont la longue histoire suffirait à démontrer toute la vitalité.

[1]. D'après Petenkofer et Voit, un ouvrier vigoureux produit chaque jour les quantités d'eau suivantes (*Zeitsch. f. Biolog.*, t. II, p. 480).

	Au repos.	Au travail.
Par les urines.....................	1 280	1 200
Par la respiration et la transpiration.	830	1 410
Par les fèces.....................	80	90

D'après les calculs de C. Voit, la quantité d'eau formée par oxydation de l'hydrogène des aliments représente environ le sixième de la quantité d'eau totale éliminée.

L'eau joue dans nos tissus le rôle d'un *substratum* neutre au sein duquel se font tous les échanges. L'hydratation des protoplasmas se modifie sans cesse, mais dans une faible mesure.

Les apports d'eau font varier les excrétions; celle de l'urée entre autre peut augmenter chez l'homme de 50 p. 100 et plus, si l'on boit beaucoup; mais si l'on continue à boire abondamment, au bout de 1 à 2 jours l'excrétion de l'urée revient à son taux normal. Un excès d'eau de boisson paraît également activer un peu la destruction des graisses (*Ortel*).

L'eau n'a pas seulement pour rôle d'apaiser la soif; elle est aussi un aliment. Elle forme les quatre cinquièmes du poids de nos tissus et il n'est pas douteux que l'eau de nos boissons ne participe à leur constitution et à leur formation par ses sels minéraux, au moins dans certaines conditions chez l'adulte, et, dans tous les cas, au cours de la période de développement des jeunes animaux.

En effet, un homme, de sa naissance à dix-huit ou vingt ans, construit son squelette. Si l'on tient compte que les os frais contiennent 36 p. 100 de chaux et que les matières minérales du squelette de l'adulte et des tissus mous pèsent environ 3 000 gr., on voit qu'un homme adulte a emmagasiné au moins 1 080 gr. de chaux en dix-huit années, soit en moyenne 0 gr. 150 de chaux par jour.

Ce n'est pas tout; l'enfant et l'adolescent perdent, en moyenne, par leurs urines des 24 heures, 0 gr. 310 de chaux, et ils en rejettent encore 0 gr. 440 avec leurs excréments[1]. Les besoins journaliers en chaux seront donc :

	CaO
Pour la formation du squelette.........	0,150
Perdu par les urines...................	0,310
— par les fèces....................	0,440
Total...............	0,900

Or l'adolescent reçoit journellement par son alimentation moyenne (voir p. 14) :

	CaO
Pour 260 gr. de viande fraîche..........	0,080
— pain, 420 gr........................	0,250
— légumes secs, 60 gr...............	0,135
— légumes frais, 250 gr.............	0,300
Soit.............	0,765

1. Voir p. 37.

Il est donc obligé d'emprunter à l'eau le supplément de chaux qui lui manque, soit 0 gr. 135 au moins par jour. Mais dans combien de cas la ration alimentaire est-elle insuffisante et les apports de chaux plus faibles que ce que nous indiquons ici! Par conséquent aussi combien plus pressante encore est la nécessité de trouver dans l'eau potable le supplément de chaux nécessaire.

Au cours de la période de croissance de la vie humaine, l'eau paraît donc contribuer à parfaire le déficit sensible des aliments en chaux et probablement aussi en d'autres matières minérales plus rares (fer, fluor, silicium, arsenic, etc.).

Pour l'adulte les besoins sont atténués puisqu'il ne grandit plus. Nous aurons dans ce cas :

	CaO
Pour réparer les pertes journalières de chaux par les urines.	0gr,310
Pour la chaux perdue par les matières fécales.............	0 ,600 à 0,650
Besoins en chaux par jour......	0gr,910

Dans ce cas, l'alimentation normale (eau non comprise) fournit par jour, on l'a vu plus haut, la quantité de chaux suffisante. Mais si elle vient à s'appauvrir, l'adulte, lui-même est obligé d'emprunter en partie sa chaux à son eau de boisson.

Les calculs précédents ont été confirmés par l'expérience directe. J.-B. Boussingault[1] prend trois jeunes porcs de même poids à peu près et de même portée. Chez deux d'entre eux, qu'il sacrifie, il dose la chaux des os. Le troisième est nourri 93 jours avec des pommes de terre dont la chaux a été préalablement dosée. On abat alors l'animal et l'on trouve dans ses os 140 gr. de chaux de plus que dans le squelette des deux porcelets pris comme termes de comparaison. La nourriture *solide* absorbée par le troisième porc n'en contenant que 98 gr., il a donc fallu que les 42 gr. de chaux excédents trouvés dans ses os, aient été fournis à l'animal par l'eau de boisson. Comme contre-épreuve, cette eau est analysée. La chaux répondant à la totalité de celle qui avait été bue s'élève à 180 gr. qui, ajoutés aux 90 gr. de chaux des aliments solides, donnent le poids total de 278 gr. Or si l'on ajoute au poids de 140 gr. absorbés par les os celui de 116 gr. de chaux contenue dans la totalité des excréments et urines rendus par l'animal, on trouve

---

[1]. C. rend. acad. sc., t. XXIV, p. 486, et XXII, p. 356.

le poids de 256 gr. assez rapproché de 278 gr. de chaux fournis par l'alimentation totale.

Les 22 gr. de cette base qui paraissent ici manquer au bilan complet répondent en réalité à la chaux qui était entrée dans la constitution des parties molles de l'animal; muscles, glandes, matière cérébrale, téguments, etc., de nouvelle formation.

Cette importante expérience donne la preuve de l'utilisation directe de l'un des éléments salins des eaux potables, la chaux, alors même qu'elle est absorbée sous forme minérale. Mais il est impossible de penser que si celle-ci est assimilée, il n'en soit pas de même de la magnésie, de la soude, des fluorures, silicates, etc., qui existent dans les eaux potables, alors surtout qu'insuffisants dans nos aliments solides, ces sels font cependant partie nécessaire de nos tissus.

Ces conclusions n'ont cependant pas été acceptées par tous les hygiénistes. Quelques-uns ont fait remarquer que des populations entières n'utilisaient pour boisson que des eaux presque exemptes de sels de chaux. Cette remarque peut être exacte pour une ville, une agglomération largement nourrie, qui reçoit un excès de sels de toute nature et en particulier de sels de chaux, avec ses aliments; elle ne l'est pas dans le cas contraire. Que de montagnards qui boivent des eaux presque déminéralisées et qui sont rachitiques ou goitreux! Combien de populations qui ne disposent que d'aliments insuffisants! Que de pauvres gens obligés de se contenter de pommes de terre, de légumes et de céréales récoltés souvent sur des terrains siliceux qui ne leur apportent pas la quantité de sels indispensables! Que d'ouvriers réduits dans nos grandes villes au strict nécessaire! Il faut, à tous ceux-là, que l'eau potable fournisse le supplément nécessaire de sels calcaires et magnésiens que ne leur fournit pas leur maigre régime journalier.

Nous conclurons donc que les eaux de boisson, pour être bonnes et satisfaire, dans tous les cas, aux besoins généraux, doivent être légèrement salines et calcaires.

Les faits d'observation viennent corroborer cette déduction. Partout les populations ont toujours considéré comme les meilleures à boire les eaux qui sortent des terrains crétacés et jurassiques, et qui contiennent entre 0 gr. 100 et 0 gr. 300 de bicarbonate calcique, avec quelques autres sels dont on va parler.

Ces préliminaires établis, tenant compte du double rôle que l'eau doit jouer et comme boisson et comme aliment minéral, il nous est facile maintenant de déterminer le caractère des bonnes eaux potables.

Caractères des bonnes eaux potables. — *Toute eau potable doit être fraîche, limpide, sans odeur, faiblement saline, agréable au goût, aérée, légère à l'estomac, imputrescible, apte aux principaux usages domestiques.*

Les eaux potables sont *fraîches* si leur température est inférieure à celle que possède le milieu aérien durant les saisons moyennes de l'année (printemps et automne). A Paris, la moyenne du printemps est de 14°; la moyenne d'août, septembre, octobre est de 15°. L'eau est fraîche au printemps, si elle a de 9 à 13 degrés; en automne, si elle varie entre 10° et 14°.

Le sol, à 10 mètres de profondeur, ne participe plus aux variations de la température ambiante. A Paris il reste toute l'année à 10°,8. Il en résulte que l'eau amenée dans les villes par des tuyaux placés à cette profondeur sera toujours suffisamment fraîche.

A 5° ou 6° une eau est froide, et non pas seulement fraîche; son usage habituel peut devenir fâcheux.

La constance de température et de fraîcheur d'une eau de source jaillissante est un bon indice de sa pureté. Elle indique, en général, que cette eau ne reçoit pas d'infiltrations du sol superficiel.

Les qualités des eaux potables, ne fussent-elles qu'apparentes, contribuent à leurs effets favorables. Les eaux bien transparentes plaisent à l'estomac et stimulent l'appétit. Une eau limpide est celle qui, sous une épaisseur de 25 à 30 centimètres ou plus, permet de distinguer les arêtes vives et les formes des objets immergés. Toute eau légèrement trouble n'est pas toujours impotable, mais elle est toujours suspecte et doit être filtrée. Le limon qui colore d'un ton jaunâtre les eaux des fleuves contient généralement plus de 1 p. 100 de matières organiques ou organisées, celles-ci le plus souvent microbiennes.

Mais la limpidité n'implique pas la pureté : une eau limpide peut être très dangereuse.

Les bonnes eaux potables n'ont pas d'odeur. Les meilleures, lorsqu'on les garde en vase fermé presque plein, ne contractent aucune odeur de marée après avoir été conservées de deux à trois semaines. Au contraire, une eau qui, dans ces conditions, se trouble notablement en laissant déposer des matières jaunâtres, verdâtres ou odorantes, à plus forte raison toute eau qui se putréfie, doit être rejetée ou n'être bue qu'après avoir été soumise à la filtration ou avoir été bouillie ou conservée plusieurs mois.

Chaque eau potable possède sa saveur distincte bien appréciée des personnes d'un goût délicat. Cette saveur doit être fraîche, sans fadeur (*matières organiques*), ni douceur (*sels d'alumine*), ni goût de terre mouillée (*alumine*), ni séléniteuse (*sulfate de chaux*), sans amertume (*magnésie*) [1].

La fadeur sans saveur spéciale caractérise l'absence ou la grande pauvreté en sels. C'est le cas des eaux de pluie et de certaines eaux très pures sorties des granits.

L'eau doit être *aérée*, disions-nous, *légère à l'estomac*. Les bonnes eaux potables contiennent, par litre, de 25 à 35 c. c. de gaz formés, pour un tiers environ, d'acide carbonique, le reste étant un mélange d'oxygène et d'azote dans la proportion, en volumes, de 31 à 33 p. 100 du premier et de 69 à 67 du second. La quantité d'oxygène est plus faible dans les eaux de source à leur émergence.

Les eaux aérées sont *légères* à l'estomac, les eaux non aérées paraissent *lourdes*; non pas, comme on le dit très souvent, parce que ce manque d'air les rend indigestes, mais parce que cette absence d'oxygène coïncide généralement avec la présence dans ces eaux de matières organiques, et surtout organisées, en train de se décomposer en s'oxydant, et par conséquent en enlevant à l'eau l'oxygène qu'elles absorbent et font disparaître. Ces matières organiques ou organisées, de nature toujours suspecte, déplaisent à l'estomac qui les digère difficilement; de là, comme conséquence, à la fois la désaération et la sensation de lourdeur de ces eaux fades et déplaisantes. La lourdeur ne tient pas en réalité à la disparition de l'oxygène, car l'eau bouillie et refroidie n'est pas lourde à l'estomac si elle est de bonne qualité et sensiblement exempte de matières organiques.

---

1. F. de Chaumont s'est assuré que la plupart des individus reconnaissent facilement la saveur du carbonate de chaux à la dose de 0 gr. 170 par litre; du sulfate, à 0 gr. 36; du chlorure de sodium, à 1 gr. par litre. Mais autre chose est de distinguer tel ou tel sel, autre chose de juger qu'un goût plaît ou déplaît.

Voici, rangées à peu près par ordre de valeur décroissante, un certain nombre d'eaux avec leur teneur en gaz dissous. On verra que leur richesse en oxygène n'est pas proportionnelle à leur potabilité.

Gaz contenus dans quelques eaux potables de valeurs diverses.

	O	Az	CO_2	VOLUME TOTAL DE GAZ PAR LITRE
Source du Duc (terrains jurassiques, environs de Narbonne)	6,2	15,4	2,0	23,6
Source de Saint-Pierre, *id*	5,3	15,3	9,1	29,7
Rhin, à Strasbourg	7,4	15,9	7,6	30,9
Doubs, à Besançon	9,5	18,2	17,8	45,5
Garonne, à Toulouse	7,9	15,7	17,0	40,6
Loire, à Nantes (vis-à-vis le Château)	5,5	11,4	0,5	17,5
Seine, à Bercy	3,9	12,0	16,2	32,1
Puits, près le marché Saint-Honoré, à Paris	1,4	20,7	1,0	26,2

Quoique moins riches en oxygène que les eaux du Rhône ou de la Garonne, les deux premières sont meilleures et plus légères que les eaux de fleuve. On voit l'oxygène s'affaiblir dans la plus mauvaise de toutes, l'eau du puits de Paris.

L'aptitude des eaux à se prêter aux principaux usages domestiques, en particulier au savonnage et à la cuisson des légumes, est un très bon caractère de leur potabilité. Une eau qui durcit à chaud les aliments herbacés, en donnant avec les bases terreuses et la légumine de ces aliments une combinaison insoluble, est une eau trop chargée de sels de chaux ou de magnésie. Elle est *dure*, *crue*, *séléniteuse*. Ces eaux, versées dans une solution limpide de savon, forment des grumeaux insolubles abondants, et ne peuvent pas davantage être utilisées pour le savonnage. Le plus souvent elles sont peu agréables à boire, à l'exception de celles qui, comme Saint-Galmier par exemple, sont chargées d'un excès d'acide carbonique. Encore tout le monde ne s'en accommode-t-il pas.

Les eaux qui ne se prêtent pas aux usages domestiques, ne peuvent être considérées comme utilisables dans tous les cas par les populations auxquelles on les distribue. Une eau trop riche en fer, par exemple, est à la fois impropre au blanchissage, à la teinturerie, à la papeterie, etc.; elle laisse sur le linge des taches de rouille et altère les coloris. Les eaux trop calcaires gênent le travail des brasseurs et surtout des teinturiers; elles incrustent les machines à vapeur, etc.

Matières minérales des eaux potables. — Nous avons établi ci-dessus (p. 401) que les bonnes eaux potables sont et doivent être minéralisées, et que, suivant la façon dont on se nourrit, elles nous fournissent journellement de 0 gr. 050 à 0 gr. 150 de chaux, correspondant à 0 gr. 090 ou 0 gr. 250 de carbonate calcique, en moyenne 0 gr. 170.

Si, d'autre part, raisonnant *a posteriori*, nous examinons la composition des eaux réputées par tout le monde les meilleures, nous voyons que la somme de leurs éléments minéralisateurs oscille entre 0 gr. 150 et 0 gr. 300 par litre et que la moitié environ de ce poids répond à du carbonate de chaux. C'est ce que montrent les nombres suivants :

	Résidu fixe par litre.	CO_3Ca par litre.
Eau du Rhin, avant Strasbourg............	0,232	0,135
Eau de Seine (amont de Paris)............	0,224	0,165
Eau du Rhône (Genève)..................	0,182	0,079
Eau de la Vanne (Paris)	0,264	0,209
Eau de la Dhuis (Paris).................	0,312	0,193
Eau de la source de Neuville (près Lyon).	0,230	0,201
Eau de Fontfroide (Narbonne)............	0,212	0,090

On voit que la moyenne de carbonate calcaire contenu dans les bonnes eaux potables se rapproche singulièrement de la quantité que nous avons montré plus haut être journellement nécessaire.

Raisonnant de même pour les autres sels des eaux potables, nous admettrons que ceux-là peuvent être considérés comme utiles, qui se rencontrent dans les eaux de boisson réputées les meilleures, mais à cette double condition : 1° qu'ils s'y trouvent de façon constante; 2° que ces sels fassent aussi partie intégrante de nos tissus.

Nous conclurons donc finalement que les meilleures eaux potables sont celles qui, à peu près dénuées de matières organiques, et particulièrement de germes et microbes vivants, contiennent de 0 gr. 150 à 0 gr. 350 de matières minérales par litre. L'expérience a montré que dans les eaux de source ou de fleuve les meilleures, ces matières minérales sont généralement composées, par litre, de 0 gr. 050 à 0 gr. 250 de bicarbonate de chaux, avec 0 gr. 005 à 0 gr. 015 de chlorures alcalins, 0 gr. 003 à 0 gr. 028 de sulfates alcalins et terreux, 0 gr. 015 à 0 gr. 050 de silice, de 1 à 2 milligrammes de carbonate ferreux, enfin d'une trace seulement d'alumine, de fluorures et de phosphates.

Une bonne eau potable ne laisse généralement pas au delà de 0 gr. 500 de résidu fixe, et ne contient pas plus de 0 gr. 060 d'acide sulfurique et 0 gr. 010 de chlore par litre.

On a signalé plus haut les inconvénients des eaux trop riches en calcaire, en sels terreux, en chlorures alcalins, en sels de magnésie ou d'alumine, en sulfates terreux, etc. Ces derniers sels ont l'inconvénient de se réduire au contact de beaucoup de matières organiques qui les transforment en sulfures de goût désagréable. D'autre part, les eaux trop magnésiennes sont amères, et quelquefois peu salubres en raison des microbes qui peuvent y prospérer.

Les nitrates minéraux à la dose de 0 gr. 005 à 0 gr. 060 par litre d'eau n'ont par eux-mêmes aucun désavantage. Les eaux des lacs, celles qui sortent des terrains primitifs, des grès anciens en contiennent le plus souvent. Les meilleures eaux potables des sources du jurassique, du crétacé et du trias peuvent dissoudre plus de 50 milligrammes de nitrates par litre, alors que les eaux bien plus impures de la Seine, de la Marne, de l'Oise n'en contiennent en moyenne que 6 milligrammes. Mais les nitrates n'en témoignent pas moins de la souillure initiale des eaux par des matières organiques azotées ultérieurement oxydées par les ferments nitreux et nitrique. Ce qui importe avant tout, c'est que ces matières putrescibles aient entièrement disparu et qu'on ne retrouve pas dans les eaux de boisson les produits de la destruction incomplète des substances organiques, et spécialement les sels ammoniacaux qui, sans être dangereux par eux-mêmes, n'en sont pas moins les indices d'un assainissement imparfait d'eaux primitivement polluées.

La présence dans les eaux de boisson des sels de plomb est toujours très fâcheuse. Les moindres quantités de ce métal doivent suffire pour les faire rejeter. Des *traces* de cuivre ou même d'arsenic n'offriraient pas les mêmes inconvénients.

XXXI

Au point de vue de leur potabilité et de leur origine, les eaux de boisson peuvent se classer en *eaux courantes* et *eaux stagnantes*.

Dans la première classe, nous comprendrons :

a. Les *eaux de pluie* et l'*eau distillée*;

b. Les *eaux de sources* et *celles des puits artésiens;*

c. Les *eaux de rivières* et *de fleuves;*

d. Les *eaux de montagnes* (neiges, torrents et lacs).

Dans la classe des *eaux stagnantes* nous placerons :

e. Les *eaux de puits, d'étangs et de marais.*

Celles-ci sont généralement des eaux médiocres.

Eau de pluie. — L'*eau de pluie* ne constitue pas une bonne eau de table. Directement recueillie, elle ne contient que des traces d'azotates, de sulfates, de chlorures d'ammonium et de sodium et un peu d'air dissous; mais la pluie entraîne les poussières de l'air et, avec elles, d'innombrables microbes. Recueillie sur les toits ou conservée en citerne, chargée des déjections des oiseaux, de germes de moisissures, de bactéries, cette eau est putrescible et, souvent, dangereuse à boire, à moins qu'elle n'ait séjourné quelques mois en citerne où elle se purifie. De plus, elle peut rencontrer le plomb et le zinc des couvertures et soudures métalliques des toits, les attaquer et contenir un peu de ces métaux, etc. L'eau de pluie doit donc être le plus souvent tenue pour suspecte. Toutefois beaucoup de villes, Venise, Cadix, Vannes, Cette, Neubourg, une grande partie de Constantinople, etc., ne boivent que des eaux pluviales, mais conservées dans des citernes couvertes, citernes creusées dans le sol où l'eau a le temps de se purifier à l'abri des poussières et de la lumière.

Eau distillée. — L'*eau distillée*, aujourd'hui d'un usage courant sur les bâtiments au long cours, provient généralement de la distillation de l'eau de mer. Elle peut être bue sans inconvénient pourvu qu'elle ait été distillée dans des appareils en cuivre étamé à l'*étain fin* [1], et conservée dans des réservoirs de bois, ou de tôle galvanisée au zinc non plombifère. On obtient des eaux privées de tout goût nauséeux en les distillant en présence d'un léger excès de permanganate de potasse ou de chaux pour oxyder la matière organique.

Eaux de source. — Les *eaux de source*, celles surtout qui sortent des terrains profonds dont la température est presque invariable toute l'année, et inférieure au moins de quelques dixièmes de degré à la température moyenne de l'air de la région, sont les meilleures eaux potables.

Les sources qui émergent des terrains granitiques ne laissent qu'un faible résidu (0 gr. 007 à 0 gr. 030) de sels par litre. Ce sont généralement de bonnes eaux, mais pauvres en substances minérales.

C'est des terrains siluriens, dévoniens, jurassiques et crétacés que sortent les meilleures eaux potables ; elles ne sont cependant pas toutes irréprochables. Ces eaux laissent, par litre, de 0 gr. 150 à gr. 500 de résidu fixe (répondant à 10 ou 20 degrés de l'hydrotimètre français), résidu formé pour moitié de bicarbonate calcique. Leurs éléments minéraux sont généralement en bonnes proportions. Celles dont la température varie de l'été à l'hiver de moins de 1° ont aussi une composition à peu près constante et sont les plus pures. Cependant, dans les terrains à couches très fendillées, tels que le crétacé et les terrains supérieurs (myocène, pliocène, etc.), il est rare que les eaux de source soient entièrement exemptes de matières organiques et même de microbes originaires du sol arable.

Voici un tableau de la composition de quelques eaux de source types :

---

1. Il ne doit pas contenir plus de 3 à 5 dix-millièmes de plomb.

Analyses de divers types de bonnes eaux de source [1].

	SAINT-MARTIAL (Granit)	CHALET DU COMPAS (Granit)	FONT-FROIDE (Jurassique)	VANNE à Montsouris (Crétacé)	MARLY-LES-VALENCIENNES (Craie)	SAINT-CLÉMENT (Pliocène)
Carbonate de chaux....	0gr,0002	0gr,012	0gr,088		0 ,254	0gr,275
— de magnésie.	»	»	0 ,014	0gr,113	0 ,018	0 ,032
— de protoxyde de fer...............	0 ,0002	»	0 ,001		trace	0 ,002
Chlorure de sodium.....	0 ,0018	»	0 ,052	0 ,008	0 ,018	0 ,023
— de calcium....	»	0 ,007	»	»	»	»
— de magnésium.	0 ,0054	»	.	»	»	»
Sulfate de potasse.....	»	»	0 ,0006		0 ,0015	0 ,002
— de soude.......	»	»	0 ,0058		»	»
— de chaux.......	0 ,0013	»	0 ,036	0 ,136	0 ,004	0 ,012
Silicate de chaux......	»	»	0 ,007		»	»
Silicates alcalins.......	0 ,0119	»	»		»	»
Silice.................	0 ,0030	traces	»		0 ,011	»
Acide phosphorique et alumine.............	0 ,00004	»	0 ,009	»	trace	»
Iodures, bromures.....	trace	»	trace	trace	»	»
Acide azotique.........	trace	»	trace	0 ,0025	0 ,029	»
Matières organiques...	trace	»	0 ,0005	0 ,004	0 ,018	»
Résidu total par litre.	0gr,0238	0gr,019	0 ,214	0 ,263	0 ,349	0gr,346

1. *Eau de Saint-Martial.* Sort du granit dans les environs de Limoges. Belle eau entièrement privée d'azotates et de matières organiques. Analyse de l'auteur.

Eau du Chalet du Compas. Très estimée, jaillit d'une roche de protogène au pied du grand Charnier (Isère). Analyse de Nièpce.

Eau de Fontfroide. Eau potable excellente, sort des terrains jurassiques aux environs de Narbonne. Analyse de l'auteur.

Eau de la Vanne. Très estimée, goût excellent, sort de terrains crétacés. Oxygène dissous 11 milligr. en 100 cc. CaO = 112 milligr. (Analyse de l'eau du réservoir de la Vanne) (Laboratoire de Montsouris).

Eau de Marly-les-Valenciennes. Eau bien limpide, saveur agréable, bonne eau sortant des terrains crayeux.

Eau de Saint-Clément, réputée excellente. Elle jaillit dans les environs de Montpellier du terrain pliocène (Analyse de Rousset).

Tant que la surface du sol reste gazonnée ou couverte de bois, les eaux d'infiltration et les sources qui en proviennent varient peu. Leur composition devient au contraire variable, du moins pour les terrains crétacés et supérieurs, si l'état de la végétation, les déboisements, les cultures viennent à changer. Lorsque la constitution et la température des eaux d'une source restent constantes l'été et l'hiver, c'est qu'elle ne reçoit pas, en général, de mélanges d'eaux pluviales. Dans ce cas, les contaminations d'origine superficielle sont bien moins à craindre.

L'existence dans les eaux de source des sels ammoniacaux, l'augmentation des sulfates, l'élévation du nombre des microbes sont les signes les plus certains de ces pollutions temporaires.

Les eaux qui sortent des terrains gypseux, salés, anthraciteux, pyriteux ou trop riches en humus, celles qui émergent des terrains quaternaires les plus modernes, celles dont la température et la composition sont variables, celles qui contiennent des sels ammoniacaux, sont de mauvaises eaux de source.

Eaux de puits artésiens. — Les *eaux des puits artésiens* sont, à proprement parler, des eaux de sources artificielles. Dans un même lieu, elles peuvent différer quelquefois de composition suivant la profondeur de la couche qui les fournit. En effet, si ces couches sont très inclinées, la composition de l'eau de deux puits très rapprochés pourra être toute différente. C'est ce qui a lieu pour les puits Robert et Bellonct de la citadelle de Calais. L'eau du premier donne 2 gr. 51 de résidu fixe par litre, celle du second 0 gr. 58 seulement.

Eaux de rivière ou de fleuve. — Les *eaux de rivière ou de fleuve* ont pour origine : les eaux de source, d'une part, de l'autre, le ruissellement des pluies de montagne et la fonte des glaces et des neiges. Leur composition varie donc au cours de leur trajet et change sensiblement avec les saisons, les pluies, la sécheresse, les cultures traversées, etc. C'est ainsi que le résidu fixe de l'eau du Rhône tombe, de 0 gr. 18, à 0 gr. 10 par litre lors de la fonte des neiges.

Les pluies en lavant le sol arable et celui des villes vont ensuite polluer l'eau des rivières où elles s'écoulent. Elles se chargent dans les champs et les cités de matières en décomposition et de germes innombrables. Elles s'enrichissent en sulfates, phosphates, azotates, chlorures, sels ammoniacaux, matières organiques, et acide carbonique, et perdent en partie leur oxygène. A toutes ces causes d'infériorité des eaux de rivière s'ajoutent celles qui résultent des variations de niveau du cours d'eau, de ses débordements et des limons qu'il entraîne, de son trajet à l'air qui lui envoie ses poussières, des variations énormes de température et de débit des eaux aux diverses saisons. On voit que, presque en aucun cas, on ne saurait conseiller à une grande cité de puiser directement son eau de boisson à la rivière qui la traverse.

Après s'être polluée dans les villes, le fouettage de l'eau des fleuves à l'air et à la lumière, sur un long parcours, élimine les microbes les plus nombreux et les plus dangereux ; l'eau s'aère petit à petit et redevient assez rapidement bonne à boire. A la traversée de la Seine à Paris le nombre de microbes qui s'était élevé par centimètre cube de 11 500 qu'il était à Melun, avant la grande ville, à 2 512 000 après avoir reçu à Saint-Denis les égouts de Paris, tombe à Mantes, au bout de 80 kilomètres de parcours seulement, à 277 500 (*Miquel*). L'eau de la Wüpper, près Berlin, repoussante de saleté à Elberfeld, redevient limpide à Opluden, à quelques milles plus loin.

L'oxygénation de l'eau est du reste en raison inverse de sa pollution. Voici quelques nombres dus à Milter ; ils se rapportent à l'eau de la Tamise avant et après Londres :

	CO_2	O	Az	Rapport $\frac{Az}{O}$
Kingston............	3o,3	7,4	15,0	1 : 2
Hammersmith.......	»	5,1	15,1	1 : 3,7
Greenwich..........	55,6o	o,25	14,5	1 : 6o
Erith..............	57,0	1,8	15,5	1 : 8

Pour la Seine, l'oxygène dissous a été trouvé, par litre, (*Gérardin*) :

A Corbeil, avant Paris..................	9^{cc},32
A l'entrée de Paris.....................	8 ,o5
A Auteuil, avant l'égout collecteur.....	5 ,99
A Épinay, après l'égout collecteur......	1 ,o5
Au pont de Poissy (6o kilom. environ)..	6 ,12
A Mantes (8o kilom. environ)..........	8 ,96

Dans ces eaux souillées par les détritus des villes, l'ammoniaque peut se produire, et, en présence de l'acide carbonique de l'air, faire disparaître en partie la chaux qui se précipite à l'état de carbonate insoluble, tandis que l'hydrogène sulfuré et les odeurs putrides se développent. Cependant, après un trajet de 50 à 80 kilomètres, ces eaux redeviennent potables.

Voici, comme exemples, quelques analyses d'eaux de fleuves, dues à M. Ch. Ste-Cl. Deville :

Composition de l'eau de divers fleuves (par litre).

	LOIRE (avant Orléans)	GARONNE (avant Toulouse)	RHÔNE (à Genève avant l'Arve)	SEINE BERCY (entrée de Paris)	RHIN STRAS-BOURG (mai)	DANUBE (avant Vienne)
Carbonate calcique......	$0^{gr},048$	$0^{gr},064$	$0^{gr},079$	$0^{gr},166$	$0^{gr},136$	$0^{gr},086$
— magnésique ..	0 ,006	0 ,003	0 ,005	0 ,003	0 ,005	0 ,013
— sodique	0 ,014	0 ,006	"	"	"	"
— de manganèse.	"	0 ,003	"	"	"	"
Chlorure sodique.......	0 ,0048	0 ,0032	0 ,0017	0 ,0123	0 ,0020	0 ,0033
Sulfate de potassium ...	"	0 ,0076	"	0 ,0050	"	"
— de sodium......	0 ,0034	0 ,0053	0 ,0074	"	0 ,0135	"
— de calcium	"	"	0 ,0466	0 ,0269	0 ,0147	"
— de magnésium..	"	"	0 ,0063	"	"	0 ,0164
Azotates................	?	?	0 ,0085	0 ,0146	?	?
Acide silicique	0 ,042	0 ,0085	0 ,0238	0 ,0508	0 ,002	0 ,002
Alumine................	0 ,0071	"	0 ,0039	0 ,0005	0 ,0025	0 ,002
Peroxyde de fer........	0 ,0055	0 ,0031	"	0 ,0025	0 ,0058	
Résidu sec.....	$0^{gr},1346$	$0^{gr},1367$	$0^{gr},1820$	$0^{gr},2544$	$0^{gr},2318$	$0^{gr},1414$

Eaux de canaux, de fossés et de drains. — Les *eaux de canaux* sont généralement empruntées aux rivières, ou proviennent, comme celles du canal du Midi, de l'aménagement des ruisseaux et des torrents de montagne. En raison de leur moindre débit et de leur origine, ces eaux participent de tous les inconvénients des eaux de fleuves et de rivières. Plus que celles-ci encore, elles peuvent être polluées par des résidus d'industrie, le lavage du linge, les eaux d'égouts.

Les *eaux de fossés, rus* et *drains*, constituées par des eaux qui ont circulé sur le sol arable, sont toujours de fort mauvaises eaux potables.

Eaux de pluie, de neiges, de lacs, de marais. — Les *eaux de montagne* ont pour origine les pluies qui ruissellent sur le sol et les eaux de la fonte des glaces et des neiges.

Les pluies des hautes régions diffèrent de celles des plaines par la faible proportion des êtres microscopiques qu'elles entraînent. L'air à 2 800 mètres ne contient que 6 à 10 bactéries par mètre cube, au lieu de 480 dans la plaine; mais la vie est partout, même à ces hauteurs, et les détritus organiques se rencontrent dans ces eaux dès qu'elles ont coulé sur le sol. Les neiges entraînent en tombant tous les corpuscules flottant dans l'air des montagnes. Ainsi se renouvellent les microbes à la surface des glaciers, tandis que fond la couche la plus profonde et que la masse de glace, en glissant sur la roche et l'usant, forme le torrent boueux qui en émerge au bas de la vallée. En étudiant les eaux de fusion du grand glacier de Jostedalsbrü en Norvège, Schmelck a trouvé par centimètre cube, à 1 800 mètres, seulement 2 microbes vivants; dans l'eau du ruisseau qui en provient 9 à 15, et à 5 kilomètres de là, 170 à 200 microbes par centimètre cube d'eau. Le plus abondant de ces organismes était le *bacillus fluorescens liquefaciens*. La plupart des autres microbes de la surface avaient été tués par l'action prolongée du froid.

Les torrents de montagnes ont donc pour origine l'eau des pluies et celle qui provient de la fusion des glaciers. Ces eaux, très pauvres au début en matériaux salins, s'enrichissent, aux dépens des roches qu'elles traversent, en silicates, sulfates de chaux, de magnésie, chlorures, matières organiques, gaz de l'air, et vont constituer plus bas les rivières ou les lacs.

Ainsi formée l'eau des lacs s'éclaircit rapidement par dépôt; elle devient limpide, sinon toujours saine à boire, ayant reçu le plus souvent les déjections des troupeaux vivant à la montagne. Mais ces eaux peuvent devenir bonnes lorsqu'elles ont un écoulement. Chicago emprunte ses eaux de boisson au lac Michigan; Boston au Cochituata; Édimbourg au lac Katrine. Les eaux du lac de Genève, parcourues par le Rhône, sont suffisamment pures.

Il n'en est pas de même de celles des prétendus lacs de plaines, tels que celui de Grandlieu, dans la Loire-Inférieure, cuvettes sans écoulement sensible, qui sont des étangs ou des marais plutôt que de vrais lacs.

Ces étangs, qui reçoivent et gardent les eaux de pluie dans les parties les plus déclives des grands plateaux, constituent malheureusement la seule eau de boisson de beaucoup de pays : la Sologne, la Bresse, le pays de Caux, en France par exemple. Ce sont presque toujours de très mauvaises eaux. Des bactéries innombrables y pullulent, en absorbent l'oxygène, réduisent leurs sulfates et peuvent même rendre ces eaux ammoniacales. L'élévation de la température aidant, une foule d'animalcules, de larves, etc., y vivent, meurent et s'y putréfient, leur communiquant ce goût nauséeux des eaux de marais qu'on ne saurait boire sans dégoût, et souvent sans danger, à moins d'ébullition préalable.

Eaux de puits. — Ces eaux sont de deux sortes : tantôt les puits sont creusés près des habitations ; véritables drains verticaux, ils recueillent les filtrations du sol environnant. Ce sont des eaux mauvaises ou dangereuses. Tantôt les puits sont en pleine campagne ; ils pénètrent à travers les couches perméables jusqu'aux assises argileuses sur lesquelles repose la nappe d'eau souterraine qui parcourt le sous-sol. Sortes de sources artificielles, ces puits peuvent fournir de bonnes eaux potables. Toutefois leur nappe étant près de la surface du sol, elles sont passibles de toutes les objections faites plus haut aux eaux de sources trop superficielles.

Les puits creusés au milieu des villes ne fournissent le plus souvent que des eaux dangereuses ; tels sont les puits de Rodez, de Laon, de Reims, véritables sources à goitre ; l'eau des puits de Munich, de Paris. etc., qui peuvent transmettre la fièvre typhoïde. Dans ces eaux, le poids des azotates dépasse quelquefois 1 gr. par litre, et celui des matières animales dissoutes, originaires des déjections de l'homme et des animaux, peut s'élever à 0 gr. 10. Les microorganismes vivants y pullulent, grâce au renouvellement incessant de la matière organique, aux sels ammoniacaux et aux azotates.

Eaux minérales de table. — **Glace naturelle ou artificielle.** — Parmi les eaux minérales que l'on boit comme eaux de table, nous citerons en France : Saint-Galmier, Morny-Châteauneuf, Condillac, Saint-Pardoux, Vernet (Ardèche), Châteldon, etc. En Westphalie, Pyrmont ; en Alsace, Soultzmatt ; en Nassau, Seltz, etc. Ce sont des eaux tantôt acidules calcaires, tantôt acidules alcalines avec prédominance d'acide carbonique libre. Très pauvres en matières organiques, piquantes au goût, elles plaisent en général, et facilitent la digestion. Mais leur usage habituel ne saurait être conseillé, soit que l'action continue sur l'estomac de l'acide carbonique soit fâcheuse, soit que les sels de chaux surabondants fatiguent les reins et entraînent la gravelle oxalique ou phosphatique chez les personnes prédisposées.

A côté de ces eaux gazeuses naturelles il faut placer les eaux artificiellement chargées d'acide carbonique, dites *Eaux de Seltz artificielles*. Elles ont divers inconvénients ; le principal c'est qu'on les fabrique souvent avec des eaux de rivière ou de puits non filtrées, et par conséquent dangereuses. Elles peuvent aussi contenir des traces de sels de plomb en suspension, comme je m'en suis assuré. Cet inconvénient est beaucoup diminué depuis le nouveau mode de fabrication consistant à injecter le gaz carbonique dans les siphons mêmes. Mais ce dernier système a le désavantage de ne permettre que très difficilement le lavage des bouteilles qui passent de main en main sans autre appropriation.

L'eau glacée est très recherchée surtout l'été. Malheureusement on introduit généralement la glace elle-même dans le verre. Or, naturellle ou artificielle, la glace employée en boisson n'est pas toujours saine. Elle contient, plus ou moins, les impuretés des eaux qui ont servi à la produire. De la belle glace livrée par une société parisienne, glace originaire des étangs de la Briche, du bois de Boulogne, et de Chaville près Paris, donna les résultats suivants[1] : Un litre d'eau de fusion de cette glace[2], évaporé à l'abri des poussières de l'air, laissa 0 gr. 271 d'un résidu sec, composé de 0 gr. 146 de matières organiques et 0 gr. 125 de sels minéraux. Ce résidu fut reconnu azoté; il dégageait de l'ammoniaque lorsqu'on le traitait par les carbonates alcalins; il donna les réactions caractéristiques des acides nitreux et nitrique. Au microscope il fut reconnu contenir une grande quantité de microbes et de vibrions.

A la suite d'une épidémie grave de diarrhée, James Carder examinant, en 1875, la glace de Rye Beach, près New-York, conclut, vu sa teneur en microbes, à l'interdiction pour les besoins alimentaires des glaces du lac Onondaga. Frankel, Prüdden, dans les glaces des eaux de rivière et d'étangs, signalèrent aussi plusieurs milliers de bactéries par c. cube. Enfin H. Anton et Rieder ont établi, en 1888, que beaucoup de microbes saprogènes ou pathogènes se conservent fort longtemps dans la glace sans perdre leur vitalité ni leur virulence (*Instit. imp. d'hygiène*, Berlin, 1888). Ces expériences ont été reprises et confirmées à Paris par MM. Chantemesse et Widal.

La glace directement consommée sur nos tables ne devra donc être réputée saine que si elle provient d'eau bouillie ou du moins très soigneusement filtrée.

1. A. Biche, *Rapport au conseil d'hygiène et de salubrité de la Seine.*
2. Fusion de gros blocs de glace bien transparents, préalablement lavés à leur surface à l'eau distillée.

XXXII

MALADIES ATTRIBUABLES AUX EAUX DE BOISSON. CONSERVATION ET PURIFICATION DES EAUX POTABLES.

Comme conclusion de l'étude des diverses eaux potables, il faut nous demander s'il existe des maladies transmissibles par les eaux de boisson; s'il y a quelques relations entre l'état de santé insuffisante ou les endémies qui frappent certaines populations et la nature des eaux qu'elles boivent.

Nous traiterons ensuite de la purification des eaux malsaines.

MALADIES ATTRIBUABLES AUX EAUX DE BOISSON

Le rachitisme, la scrofulose, la tuberculose peut-être, paraissent provenir de l'envahissement de l'individu par des organismes de déchéance dès que les tissus ne sont plus protégés par une assimilation calcaire, magnésienne, iodée, arsenicale suffisante, assimilation que de bonnes eaux potables contribuent à parfaire. Malgré leurs faibles proportions, la présence constante de certains éléments dont on trouve des traces dans nos organes : l'arsenic, le brome, l'iode, le cuivre, le manganèse, en particulier, porte à croire que ces éléments jouent un rôle nécessaire et que, par conséquent, la faible quantité qu'en fournissent les eaux n'est pas négligeable. Toutefois l'importance de doses infinitésimales (1/200 de mgr. par litre), d'iode par exemple, dans les eaux des pays salubres, alors que ce métalloïde disparaît, semble-t-il, totalement des eaux des pays à goitre (*Chatin*), ne nous semble pas suffisamment démontrée.

Les eaux de boisson lorsqu'elles sont trop riches en sulfates, en bicarbonate de chaux, ou en sels d'alumine, prennent une saveur terreuse qui dispose mal l'estomac. Les sulfates arrivés en abondance dans le tube intestinal peuvent y être réduits en partie à l'état de sulfures et de sulfhydrates, sels qui sont bien loin d'être inoffensifs même à faible dose.

Depuis Hippocrate, les médecins ont accusé les eaux trop calcaires de favoriser la formation des dépôts urinaires. Les calculeux sont, paraît-il, relativement nombreux dans le faubourg d'Avignon, dit l'*Isle de Vaucluse*, où l'on boit les eaux très calcaires de la fontaine de ce nom, aussi bien que dans la campagne qui reçoit ces mêmes eaux, alors qu'ils seraient rares dans le reste de la ville et du pays. De même, depuis la substitution des eaux de montagne aux eaux trop calcaires de la Clyde, les calculs vésicaux, très fréquents auparavant à Glasgow, auraient progressivement diminué. Les mêmes faits auraient été constatés à Faisley, Bolton et autres villes anglaises.

La présence de nitrates dans les eaux, même à la dose de 0 gr. 350 par litre, ne serait pas trop fâcheuse par elle-même, si ces sels n'étaient le signe de la pollution originelle de ces eaux par des déjections azotées.

De toutes les substances minérales dangereuses qu'on peut accidentellement trouver dans les eaux de boisson, le plomb est la plus redoutable. Il peut s'y introduire par les tuyaux de conduite, les réservoirs, les soudures, les couvertures métalliques de nos demeures. Les eaux naturelles chargées de sulfates et de carbonates attaquent mal ce métal, mais les eaux de pluies, les eaux distillées, celles qui contiennent des chlorures, des azotates, certaines matières organiques, le dissolvent beaucoup mieux.

A cet égard voici des essais intéressants de P. Coulier. Il plongea des lames de plomb de 16 décimètres carrés de surface dans des récipients de verre contenant chacun 2 400 cc. d'eau à demi saturée de chacun des sels indiqués à la page qui suit. L'eau évaporée était remplacée de temps en temps par son volume d'eau distillée. Il observa que les lames s'attaquaient lentement, et qu'elles avaient subi les pertes et altérations dont nous indiquons la grandeur dans le tableau suivant [1] :

	PERTE DU POIDS EN MILLIGRAMMES			OBSERVATIONS FAITES APRÈS 8 ANS
	après 64 jours	après 5 ans	après 8 ans	
Eau distillée..............	1,8	60,1	58,9	Teinte violacée. La lame est réduite en fragments.
Eau de la Dhuis..........	0,50	0,60	0,70	Teinte brune de la lame avec dessins en fougère.
Eau de Seine..............	0,15	0,70	0,16	Lame attaquée en quelques endroits.
Eau distillée et carbonate de chaux..................	0,35	0,10	1,05	Lame intacte, teinte brune uniforme.
Eau distillée et sulfate de chaux..................	0,30	0,80	0,80	La lame a pris une teinte blanchâtre.
Eau distillée et sel marin...	1,00	12,40	13,9	Teinte brune, perforation aux plis de la lame.

On voit donc que les eaux pures sont bien celles qui attaquent le mieux le plomb.

L'exemple le plus connu d'empoisonnement saturnin par les eaux de boisson plombeuses est celui qui, à Claremont, frappa la famille d'Orléans, en 1853[1]. L'eau de source qui, avant d'arriver au château, avait traversé des réservoirs et des conduits de plomb, contenait, d'après l'analyse qu'en fit W. Hofmann, 4 milligrammes de ce métal par litre. Trente-quatre personnes sur 100 furent frappées; les enfants résistèrent beaucoup mieux que les adultes.

J'ai fait moi-même de nombreuses recherches relatives aux conditions qui introduisent le plomb dans les eaux potables[2]. En séjournant quelques jours, ou quelques heures, au contact des tuyaux de plomb neufs, les eaux de source ou de rivière se chargent d'environ 1/2 milligramme de plomb et plus par litre. Aux tuyaux vieux, même couverts intérieurement de leur croûte calcaire, elles enlèvent encore un peu de plomb en partie dissous, en partie en suspension. Ces incrustations plombeuses des tuyaux se détachent au moindre effort. Elles peuvent contenir jusqu'à 50 et 75 p. 100 de plomb.

Le simple écoulement à travers les branchements en plomb qui des rues montent dans les habitations n'introduit dans ces

1. Guencau de Mussy (*Ann. d'hygiène et de méd. légale*, 1853, t. IV, p. 318).
2. Voir mon Ouvrage : *Le cuivre et le plomb dans l'alimentation et l'industrie* (Paris, 1853, p. 152 et suiv.).

eaux aucune quantité pondérable de ce métal. Mais pour la distribution générale des eaux d'une ville, particulièrement lorsqu'elles sont peu calcaires, il faut renoncer aux tuyaux de plomb, et recourir à ceux de poterie, aux tubages en fer ou en plomb doublé d'étain fin.

Influence des matières organiques des eaux potables. — Les substances organiques banales des eaux potables, les matières dites humiques, à moins qu'elles ne soient très abondantes, ne sont pas à craindre. Les eaux qui en sont souillées sont quelquefois peu agréables à boire, elles peuvent avoir un goût de vase, mais elles ne sont pas particulièrement dangereuses. On sait seulement que les eaux jaunâtres des fleuves et les eaux des terrains bourbeux sont un peu laxatives. Bien souvent c'est leur seul inconvénient.

Certaines eaux potables, vues en masse, paraissent colorées; celles des rivières qui arrosent les plateaux élevés de l'Amérique du Sud présentent en certains cas une teinte noirâtre qu'elles doivent à une matière humique acide empruntée aux terrains granitiques qu'elles traversent (*Müntz et Marcano*). Cependant les populations de ces contrées préfèrent ces eaux noires aux eaux blanches des mêmes régions.

Le vrai danger des eaux potables réside avant tout dans les organismes inférieurs qui peuvent y vivre. Ils proviennent, en grande partie, des déjections animales et humaines. Sans doute, les bactéries pathogènes sont fragiles et ne se multiplient que difficilement dans les eaux déjà habitées par des microbes inoffensifs (*Meade Bolton*); mais elles peuvent encore y pulluler. En 1887, MM. Chantemesse et Widal trouvèrent le bacille typhique, vivant et cultivable, dans l'eau de la Seine à Paris[1]. Le bacille virgule du choléra fut découvert, en 1884, par R. Kock dans l'eau d'étangs de l'Inde où abondaient des milliers d'autres microbes. Celui de la septicémie fut retiré par G. Gaffky des eaux de la Sprée à Berlin. Cependant, comme l'ont montré Bolton, Karlinski, puis Dubarry, les bacilles pathogènes disparaissent assez rapidement des eaux de rivière grâce aux bactéries inoffensives qui y vivent. Elles étouffent rapidement les bacilles du choléra, du charbon, de la fièvre jaune. Tandis que dans l'eau

______
1. *Arch. physiologiq.*, avril 1887.

de fontaine ou de fleuve *stérilisée* au préalable, Dubarry retrouva vivant le bacille charbonneux 131 jours après qu'il l'y avait introduit, et celui de la fièvre typhoïde 81 jours après ; le premier disparaissait après 4 jours, le second après 2 jours, le bacille du choléra après un jour seulement si l'on versait les cultures de chacun de ces microbes dans ces mêmes eaux *non stérilisées*.

Ces faits et l'histoire des épidémies démontrent la possibilité et la réalité de la transmission de la fièvre typhoïde, du choléra, de le fièvre jaune, etc., par les eaux de boisson. Il faut même ajouter, pensons-nous, la transmissibilité de la malaria par les eaux de marais en dehors de l'inoculation ordinaire de l'hématozoaire spécifique par les piqûres de l'anophele. Enfin il est à peu près certain que les eaux véhiculent et transmettent la dysenterie. De 1867 à 1873 les cas mortels imputables à cette maladie s'élevèrent, dans la capitale de l'Autriche, à 84 par an. Dès 1874, époque où les eaux de montagne furent substituées à celles du Danube, la mortalité annuelle par dysenterie tombait à 12 cas. Aujourd'hui, elle est à peu près entièrement disparue.

Les endémies de goitre et de crétinisme ont été de tout temps attribuées à l'usage d'eaux malsaines. On a successivement accusé leur fraîcheur trop grande, leur désaération, leur richesse en magnésie, le manque d'iode, les matières organiques en décomposition, etc. J'ai fait autrefois la critique de ces opinions qui sont toutes mal fondées [1].

A la suite d'une enquête qui dura près de vingt ans, Mgr Billet, archevêque de Chambéry, arrivait, en 1850, à cette remarquable conclusion que l'endémie goitreuse est *provoquée par une cause miasmatique qui s'élabore dans certains sols, surtout dans les sols magnésiens riches en matières organiques en train de se putréfier, miasmes qui communiquent aux eaux leurs propriétés toxiques.* En un mot, comme nous dirions aujourd'hui, la cause de cette affection est attribuable à un microbe, encore inconnu, pullulant tout particulièrement dans les sols magnésiens auxquels l'empruntent les eaux de boisson.

Il faudrait encore signaler ici les protozoaires et entozoaires qui,

---

1. *Les eaux potables* ; J.-B. Baillière, éditeur, Paris, 1863.

à l'état d'œufs ou de larves, sont véhiculés par les eaux potables, œufs de botriocéphale, de tœnia, d'ascaride lombricoïde, etc.; anguillule ou amibe de la diarrhée de Cochinchine; bilharzie d'Égypte et du Cap, distome hépatique, filaire du sang, etc. Mais dans un Ouvrage sur l'alimentation, nous ne saurions développer, même incidemment, cet important chapitre de pathologie spéciale.

DISTRIBUTION DES EAUX DE BOISSON; QUANTITÉS NÉCESSAIRES

S'il s'agit d'une agglomération urbaine, du choix de sources nouvelles, de construction de citernes ou de bassins, etc., la première question qui se pose toujours est celle de la quantité d'eau qui peut être nécessaire par habitant et par jour.

Cette question comporte plusieurs solutions; au point de vue strict des nécessités quotidiennes, on peut dire que, pour les besoins de la toilette corporelle ou de celle de la maison, 100 litres d'eau sont strictement suffisants par tête et par jour. S'il s'agit des besoins d'une ville avec ses arrosages de rues et de jardins, ses machines à vapeur, ses ascenseurs et autres engins hydrauliques, ses industries, etc., il semble que 150 à 180 litres sont indispensables par jour et par habitant. D'après Graham, 128 villes anglaises reçoivent en moyenne 142 litres d'eau par tête et par jour; Paris en a 250 litres; Toulouse 160, New-York 300, Dijon 150. Mais avec ses fontaines monumentales et ses eaux jaillissant presque en chaque maison et à chaque carrefour, l'ancienne Rome distribuait quotidiennement 2 000 litres d'eau à chacun de ses habitants.

Conduites, réservoirs. — Les eaux potables doivent être amenées aux villes par des conduites tubulaires ou par des canaux couverts; ils peuvent être en poterie, en maçonnerie cimentée, en fonte revêtue ou non d'enduits intérieurs où entrent le goudron, l'asphalte, etc., mais jamais en plomb. On en a dit plus haut la raison (p. 418). Les réservoirs urbains sont généralement en béton recouvert de ciment hydraulique bien lissé. Les meilleurs sont ceux qui s'enfoncent de plusieurs mètres dans le sol ou qui sont creusés dans le roc. Tout réservoir d'eau doit être couvert et, s'il se peut, souterrain.

Épuration des eaux. — L'eau impropre à la boisson peut

être trouble, bourbeuse, souillée de matières organiques et organisées. Elle peut contenir des sels en excès. Un mode d'épuration différent convient en chaque cas.

Il est bien peu d'eaux que l'on puisse boire sans qu'elles aient été préalablement clarifiées dans les grands réservoirs des villes. Ce n'est qu'au bout de huit à dix jours que l'eau trouble des fleuves y devient à peu près claire. Cette épuration par dépôt ne peut être considérée que comme un premier dégrossissement. Les microbes ne disparaissent, en effet, de ces eaux qu'au bout de plusieurs semaines. Il devient donc nécessaire, dans presque tous les cas, de compléter l'épuration par une filtration soignée.

Elle peut se faire soit dans les ménages particuliers grâce aux filtres domestiques, soit administrativement pour les besoins de toute une ville.

On a proposé un grand nombre de systèmes de filtres destinés aux particuliers.

Le plus simple consiste en une grosse éponge, bien lavée à l'acide chlorhydrique à 2 p. 100, qu'on tasse fortement au fond d'un cylindre de fonte, au besoin d'un conduit de poterie, percé d'un trou dans le bas. On remplit ensuite à moitié le cylindre de sable bien lavé. L'eau qu'on y verse traverse le sable et l'éponge sur 20 à 40 centimètres de hauteur, y déposant en grande partie ses souillures. Au bout de quelques jours le sable est colmaté par les bactéries banales des eaux. La filtration se fait alors plus lentement, mais l'eau passe sensiblement privée de ses impuretés dangereuses. Ce filtre a l'avantage de pouvoir être construit rapidement et presque partout.

On peut se servir d'un tonneau de fer ou de bois au fond duquel on place un ou deux disques de laine ou de feutre bien lavés, et qu'on remplit ensuite de cailloutis et de sable fin, avec interposition de couches de charbon de bois et de rognures de fer. Un tube latéral, plongeant jusqu'au fond du tonneau, permet à l'air entraîné par l'eau de s'échapper par le haut du filtre.

On peut, dans le filtre précédent, remplacer le sable par du charbon d'os. L'industrie construit ainsi de très bons filtres à charbon. Les uns sont formés par un bloc aggloméré, dense, mais poreux, muni d'une excavation centrale tubulaire à laquelle est adapté un tube de caoutchouc qui fait office de siphon. Ce bloc de charbon étant plongé dans l'eau à filtrer, on aspire par l'embout du caoutchouc et on laisse écouler l'eau qui se purifie en traversant le cylindre filtrant.

L'appareil suivant (fig. 9) est préférable : on fait en toile épaisse d'amiante une sorte de poche en accordéon ou en double tronc de cône *a a e* soutenue à l'intérieur par une carcasse C de grès percée de trous dans le bas et se terminant par un embout *e* qui sert à l'écoulement. Cet appareil est placé dans un

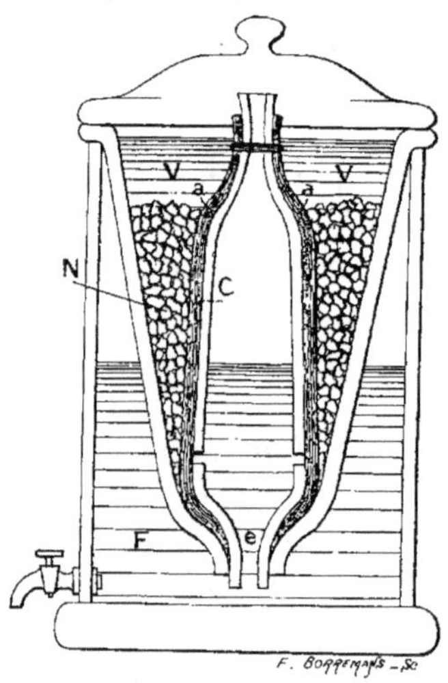

Fig. 9.

vase cylindrique de grès, V, à tubulure inférieure fermée par un bouchon où passe l'embout *e*. Ce vase V occupe lui-même le centre d'un réservoir F muni d'un couvercle et, dans le bas, d'un robinet R. Dans le vase central V, entre ses parois et le cône filtrant d'amiante, on place une couche de 30 à 40 centimètres de hauteur de noir animal en partie grenu, en partie pulvérulent, qui le remplit presque entièrement, et l'on verse par-dessus l'eau à filtrer. Elle traverse le charbon qu'elle ne tarde pas à colmater, puis la toile épaisse d'amiante et passe par les trous du bas dans le cône central d'où elle va au réservoir F qu'elle remplit. On recueille l'eau filtrée par le robinet du bas.

Ce filtre, surtout quand il a fonctionné quelques jours et qu'il est bien conduit, fait disparaître la plupart des microbes pathogènes qu'on y verse. Il absorbe tout ou partie des sels métalliques de zinc, de plomb, etc., que l'eau peut contenir en faible quantité. Il la dépouille d'une partie de sa chaux, de sa magnésie, de tout son fer, d'une partie notable des matières organiques, etc.

Tout le monde connaît le filtre ordinaire des ménages de Paris. Il est formé d'un réservoir de calcaire ou de grès, séparé en deux compartiments de hauteurs inégales grâce à une mince plaque inclinée, formée d'une pierre poreuse, reliée aux parois verticales par un ciment spécial. L'eau qui remplit la fontaine traverse sous faible pression ce diaphragme de pierre, à la surface duquel elle dépose sa vase et ses microbes. Lorsque cette paroi filtrante est intacte et bien cimentée, on peut compter sur la purification de l'eau. Il faut seulement rincer de temps en temps l'appareil et racler modérément la face supérieure de la pierre à filtrer.

J'ai moi-même créé, en 1884, les filtres de biscuit de porcelaine ou de faïence destinés à stériliser l'eau et les liquides de culture[1]. Le filtre dit de *Chamberland* (fig. 10), venu après le mien, consiste en un tube de biscuit de porcelaine enfermé dans un mandrin métallique, biscuit que l'eau traverse de l'extérieur à l'intérieur. Elle se débarrasse sur la paroi filtrante de la majeure partie de ses impuretés. Ces filtres de pâte à porcelaine incomplètement cuite ont rendu de réels services, mais ils sont loin de présenter toutes garanties. Le public demande, et l'industrie lui fournit, des filtres toujours plus rapides. Cette apparente qualité n'est obtenue qu'en donnant aux parois de biscuit de plus en plus de minceur et de porosité. Par le passage de l'eau, le biscuit, au bout d'un certain temps, se désagrège, ses pertuis vont en grandissant au lieu de diminuer, et la vitesse de filtration augmente de plus en plus. Mes premières observations à ce sujet, confirmées par celle

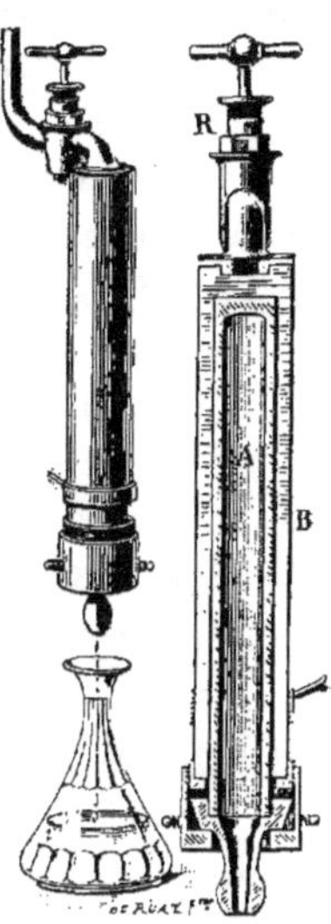

Fig. 10. — Filtre de biscuit de porcelaine dit *Chamberland.*

de MM. Bourquelot, Galippe, Villejean et Miquel en France, Wolfhügel et Riedel en Allemagne, ont établi que plusieurs microbes pathogènes ou saprogènes passent peu à peu à travers ces filtres ou pénètrent dans leurs parois par leurs myceliums qui les traversent.

Aussi a-t-on essayé de remplacer le biscuit de porcelaine par celui d'amiante, d'un grain beaucoup plus serré et plus efficace. Généralement l'eau à filtrer passe d'abord dans un cylindre de charbon poreux dégrossisseur pour traverser ensuite la paroi de biscuit d'amiante.

Lorsqu'il s'agit de purifier les eaux de toute une ville, les

1. Voir *Bull. Acad. méd.*, t. XI, p. 314 et 332, et *Bull. Soc. chim.*, t. XLVII, p. 146, juin 1884.

filtres précédents sont insuffisants ou du moins ne sauraient être regardés que comme destinés à compléter la purification de l'eau distribuée en chaque maison par les conduites urbaines. Généralement l'eau des villes est purifiée d'abord par dépôt dans de grands réservoirs, s'il s'agit d'eau de source, ou par filtration à travers le sol, s'il s'agit de celle des fleuves et rivières. Le type de ces derniers filtres fut celui qu'établit à Toulouse, au xviiiᵉ siècle, l'ingénieur d'Aubuisson pour les eaux de la Garonne. Grâce à une série de galeries, l'eau du fleuve traverse, sous son propre poids, un banc naturel de sable et de cailloux autrefois déposé par la Garonne. Elle se réunit ensuite dans des galeries en pierres sèches dont le radier, à 4 m. 30 au-dessous du niveau du sol, est à 1 m. 10 *au-dessus* de la nappe d'eau des puits environnants. Cette dernière condition met l'eau reçue dans les galeries à l'abri des infiltrations du sous-sol toujours infecté par les déjections et détritus de la ville.

Depuis, la filtration de l'eau des rivières à travers les terrains sablonneux a été adoptée à Varsovie, Berlin, Calcutta, Hanovre, Strasbourg, Londres, etc. A Berlin, les eaux empruntées au Tegelsee, au Rummelburgersee et à la Sprée déposent d'abord leurs limons dans de grands bassins où elles séjournent vingt-quatre heures. Elles sont ensuite filtrées à travers des couches de cailloux gréseux dont le grain va diminuant jusqu'au sable fin. L'épaisseur traversée est de 1 m. 40. Les eaux ainsi traitées ne contiendraient plus que quelques centaines de microbes par centimètre cube. La majeure partie est arrêtée ou détruite grâce à l'action des couches sableuses colmatées par dépôt de zooglées très actives.

Le sol possède une merveilleuse puissance de destruction des microbes, mais à la condition qu'il ne soit pas largement fissuré et que l'eau filtre régulièrement et lentement de couche en couche. Lorsqu'il s'agit non de filtrer les eaux de rivière mais de purifier les eaux d'égout, la vitesse doit être telle qu'à travers une couche de 2 mètres d'épaisseur, il ne s'écoule pas plus de 15 000 à 20 000 mètres cubes par hectare et par an. Une surface de 1 m. carré ne doit donc pas débiter au delà de 5 à 6 litres d'eau par jour. Dans les expériences faites par M. le Dʳ Miquel pour la ville de Paris, les eaux ont donné par centimètre cube : *eaux de pluie*, 35 microbes; *eaux de la Vanne*, 62; *eaux de*

Seine, 1 200 ; *eaux d'égout*, 20 000. Ces mêmes *eaux d'égout*, au sortir des drains de Gennevilliers, après avoir filtré à travers le sol avec la vitesse précédente, ne contenaient plus que 24 microbes. R. Kock, à Berlin, a trouvé : *eau distillée bouillie*, 4 à 6 colonies ; eau du Rummelburgersee, 32 000 ; eaux d'égout, 38 millions. Dans la même eau d'égout, au sortir des drains d'Osdorff on en trouve 37 800, c'est-à-dire mille fois moins.

Mais pour la filtration des eaux de boisson empruntées aux rivières, on se contente souvent des filtres de sable de 1 m. 50 et même 50 centimètres d'épaisseur et on fait traverser l'eau avec une vitesse de 15 centimètres à l'heure. Wibel a reconnu qu'après cette filtration rapide, l'eau de l'Elbe à Hambourg perd 34 à 61 p. 100 de ses matériaux dissous, et 64 p. 100 de ses substances organiques ; mais les microorganismes et leurs germes traversent en partie, et il faut, avant de boire ces eaux, les purifier encore à travers de bons filtres domestiques.

On a dit plus haut que ces derniers, même les plus parfaits, n'arrêtent pas la totalite des matières organiques dissoutes ni même tous les microbes. Pour obtenir une purification complète on peut recourir à deux méthodes : les actions chimiques ou la chaleur.

Bien des moyens ont été préconisés pour purifier chimiquement les eaux potables. Les plus pratiques sont : l'emploi du permanganate de chaux ou de potasse, l'ozone, le peroxyde de chlore.

Les permanganates de potasse ou de chaux doivent être ajoutés à l'eau jusqu'à ce qu'elle reste légèrement colorée en rose. On peut la filtrer alors sur le charbon. Les matières organiques, les microbes, sont en grande partie oxydés ou détruits par ce procédé.

L'ozone paraît être aussi un bon stérilisateur des eaux potables, à la dose de 6 milligrammes par litre, pourvu que son action soit suffisamment prolongée et que les eaux ne soient pas trop riches en matières organiques. Seul le *bacillus subtilis* résisterait partiellement. Des expériences faites à Lille par MM. Roux et Calmette ont en partie vérifié ces résultats[1].

Le peroxyde de chlore ClO^2 a été aussi prôné pour stériliser les eaux de boisson. Il agirait suffisamment à la dose de 1 gr. par mètre cube d'eau. On l'obtient par l'action à froid de l'acide sulfurique à 28° B° (3 parties SO^5H^2 et 1 partie eau) sur le chlo-

---

[1]. Voir *Journ. pharm. et chim.*, 1er juin 1899, p. 552.

rate de potasse. L'action de ce gaz doit se prolonger quelque temps pour être efficace.

Il est d'autres modes de purification chimique des eaux potables qui permettent de se passer des filtres qu'on ne peut avoir partout, et qui privent l'eau des substances qui la troublent ou la rendent imbuvable, en même temps que d'une grande partie de ses microorganismes. Si l'eau est salie par des matières organiques, on peut la fouetter avec de l'argile délayée, de la terre de pipe, etc.; on peut ajouter un peu d'alun, puis un très léger lait de chaux. Au bout de 36 à 40 heures l'eau s'est éclaircie et le précipité a entraîné la presque totalité des matières suspectes.

Si l'eau est trop séléniteuse, on peut l'additionner de deux millièmes de carbonate sodique, ou d'un peu de lessive de cendres de bois qui précipitent la chaux à l'état de carbonate. Est-elle surchargée de sels magnésiens, comme celle des chotts africains, on la traite par un lait de chaux clair en faible excès; quand la liqueur est devenue limpide, on la décante et l'agite à l'air pour insolubiliser enfin par l'acide carbonique les traces de chaux restées dissoutes.

De tous ces procédés de purification, y compris la filtration soigneuse des eaux, aucun ne vaut l'épuration par la chaleur ou par distillation. L'eau bouillie *durant quelques minutes* peut être considérée comme absolument inoffensive; soit qu'on la boive après refroidissement à l'air où elle s'aère suffisamment, soit qu'on l'absorbe sous forme d'infusions très faibles de thé ou de café. Les habitants du centre de l'Asie, de la Chine, de l'Inde, du Maroc, des îles du Pacifique, etc., n'ont pas d'autre procédé pour rendre inoffensives les eaux dangereuses de leurs marais et de leurs rivières. En temps d'épidémie, c'est toujours à l'ébullition de l'eau qu'il est prudent de recourir. Bouillie le soir, durant 3 à 4 minutes, l'eau est éclaircie et suffisamment aérée le lendemain; elle peut être alors consommée sans danger. Par surcroît de précaution on pourrait y ajouter avant ébullition quelques gouttes de permanganate de potasse ou de chaux jusqu'à coloration rosée persistante qui disparaîtrait par une ébullition d'un instant. Grâce à ces précautions les eaux les plus dangereuses peuvent être bues sans aucun inconvénient.

1. On a créé des filtres où l'eau s'écoule lentement après avoir été portée à l'ébullition et refroidie (voir *Presse médicale*, 5 mars 1904).

XXXIII

Après avoir établi quelle est la ration normale de l'homme en santé, au repos ou au travail, et fait l'étude des divers aliments d'origine animale, végétale ou minérale qu'il utilise, il me reste, avant de passer à l'examen des régimes alimentaires dans chacun des états de santé ou de maladie, à dire quelques mots de la préparation rationnelle des aliments, et de la meilleure composition et distribution des repas.

Préparation. Présentation des aliments. — La façon dont sont préparés et présentés les aliments peut influer sur leur utilisation et leur digestibilité plus encore que sur leur composition même. L'estomac a sa conscience sur laquelle réagissent les sens de la vue, de l'odorat, du goût, et jusqu'aux impressions psychiques, aux émotions et aux souvenirs, ainsi que l'a scientifiquement établi Pavlow. Il a montré que la vue des mets qui plaisent (de la viande, par exemple, chez le chien), comme leur odeur, produit, avant qu'aucun contact direct n'ait eu lieu avec la muqueuse de la bouche ou de l'estomac, un flux salivaire et gastrique spécifique qui prépare et provoque la digestion et la sécrétion pepsique définitive. Il faut donc que l'aspect, l'odeur, la saveur, la variété des aliments plaisent d'abord à nos sens et satisfassent jusqu'à notre esprit pour disposer l'estomac à les bien digérer.

On aurait tort de ne pas tenir compte de ces facteurs importants. Le plaisir ou la répugnance qu'inspirent telle ou telle manière de présenter un aliment et de l'assaisonner, aiguillent, pour ainsi dire, la digestion, excitent ou entravent les fonctions stomacales, et si ceci est vrai pour l'homme bien portant, ce l'est encore plus pour l'homme affaibli ou malade.

Un aliment qui plaît sera généralement bien digéré; s'il répugne, il est déjà plus qu'à moitié inutilisable; souvent même il est indigeste et par conséquent dangereux.

Cuisson. — La cuisson des aliments est une pratique immémoriale. Depuis que l'homme sait faire le feu, il a fait cuire certains mets, soit, lorsqu'il s'agit des viandes, pour développer leur arome et leur saveur, soit dans la préparation des légumes, pour les rendre digestibles. Mais la cuisson a un autre rôle, plus important encore. Elle antiseptise les aliments en détruisant tout ce qui, étant vivant, pourrait devenir dangereux.

Au point de vue des transformations chimiques, la cuisson ne modifie pas les corps gras et fort peu les sucres. Au contraire elle hydrate, gonfle et fait éclater les grains d'amidon qu'elle transforme en amylodextrines, dextrines et sucres assimilables. Elle amollit et désagrège les parties coriaces, détruit les enveloppes de beaucoup de cellules végétales, et, multipliant les surfaces, assure l'insalivation, le broyage plus complet par les dents, et la solubilisation stomacale ou intestinale par les ferments digestifs. Le granivore qui digère le grain est obligé de le soumettre à l'action mécanique de son énergique estomac musculaire; il suffit à l'homme de faire cuire ces mêmes aliments, ou ceux qui en dérivent, pour arriver au même résultat avec un estomac bien moins puissant.

Les matières albuminoïdes sont modifiées plus ou moins profondément par l'ébullition avec l'eau ou par le rôtissage. La chaleur coagule les albumines, gélatinise les membranes cellulaires ou les ramollit. Le rôtissage de la viande la porte lentement, dans la profondeur à 70° — 85°. Liebig jugeait qu'elle était cuite quand elle avait atteint partout la température de 60 seulement.

A propos de la chair musculaire, on a dit que la cuisson la rend plus digestible, plus accessible à la mastication; mais elle lui enlève aussi ses ferments naturels. En revanche, elle détruit (au moins dans la viande bouillie) les germes morbides, les ferments figurés, presque tous les parasites qu'elle peut contenir à l'état frais. Pour les estomacs vigoureux, les viandes crues ou trop saignantes ne valent donc pas les viandes bien rôties ou bouillies.

Les modifications intimes que le rôtissage fait éprouver aux viandes portent à la fois sur leur composition, leur goût et leur digestibilité ou utilisation (V. p. 48). Elles ne doivent pas toutes être également soumises à l'action de la chaleur. Un vieux dicton, que j'ai bien des fois entendu citer à table, dans mon enfance, disait, je crois avec raison : *agneau bélant*; *mouton saignant*; *veau rôti*; *porc biscuit*. Rien n'est plus déplaisant, et quelquefois plus dangereux en raison de leurs parasites ou des ferments fébriles, que certaines viandes de bœuf ou de porc saignantes.

Température des aliments. — En général, les aliments doivent être pris chauds, et les boissons fraîches. Mais il ne faut pas des boissons glaciales, et des aliments brûlants. Trop de froid ou de chaleur provoquent la craquelure de l'émail des dents qui s'altère peu à peu. Les boissons trop froides finissent par affaiblir l'estomac par leur continuelle excitation. Elles peuvent d'ailleurs ne pas convenir, et beaucoup de rhumatismes viscéraux, qui ne sont pas dus à une autre cause, disparaissent quand, aux boissons glaciales ou même fraîches, on substitue les boissons tièdes ou chaudes.

Quant aux aliments solides absorbés froids, ils ne conviennent qu'aux estomacs vigoureux. Encore vaut-il toujours mieux des repas chauds.

Les aliments pris à une température trop élevée ne sont à recommander en aucun cas. Kostjurin puis F. Spœth ont fait à cet égard, sur les animaux et l'homme, des recherches d'où il résulte que tout aliment arrivant dans l'estomac à une température supérieure à 50°, occasionne du malaise, hyperémise les muqueuses, entrave la production des sucs digestifs et compromet l'efficacité de leurs ferments. Les estomacs de lapins et de chiens qui ont reçu par la sonde œsophagienne de l'eau à 60°, même en faisant suivre aussitôt d'une affusion d'eau fraîche, sont enflammés, infiltrés, quelquefois ulcérés par points [1].

---

1. St. Kostjurin, *Petersburger medizinische Wochen.*, 1879. — F. Spœth, *Arch. f. Hygiene*, 1886, p. 68.

Les températures les mieux appropriées pour l'ingestion des divers aliments sont les suivantes :

Eau potable.....	9 à 12°
Vins blancs, bière.................	8 à 10
Vins rouges......................	16 à 18
Potages	40 à 50
Purées..........................	40 à 43
Viandes rôties....................	40 à 45
Café, chocolat...................	45 à 50

Il est bon qu'un plat au moins, par repas, soit consommé chaud, et de préférence le potage. Un repas entièrement froid est une condition peu favorable pour liquéfier les gélatines, les graisses, etc., permettre leur émulsionnement et leur bonne digestion. Les repas froids doivent, tout au moins, être accompagnés de l'absorption d'un breuvage chaud, tel que le thé ou le café, et, au besoin, de quelques centimètres cubes d'eau-de-vie pour exciter suffisamment la sécrétion gastrique. C'est ainsi que la nécessité instinctive de réchauffer un estomac qui ne reçoit que des aliments froids, conduit ou peut conduire, l'ouvrier et le paysan, si souvent obligés de manger froid, à l'abus des alcooliques.

Assaisonnements. — Les assaisonnements, les sauces, etc., modifient le goût des aliments et ont pour but de les rendre plus agréables, plus appétissants, plus excitants. Ces cuisinages savants, quelquefois délicats, conviennent moins aux estomacs sains et vigoureux. Ils répondent souvent plutôt à la satisfaction d'un plaisir plus ou moins factice qu'à un véritable besoin.

Les sauces grasses retardent en général la digestion et ne conviennent qu'aux estomacs solides. Les épices hâtent la digestion, mais irritent le tube digestif. Tous ces apprêts donnent aux appétits blasés ou débiles une satisfaction, il est vrai, un peu artificielle, mais aussi quelquefois un aide. Ils permettent d'alimenter quelques malades, mais ils ne conviennent pas aux fiévreux, aux gastralgiques, aux hyperchlorhydriques. Les mets trop relevés, trop épicés, peuvent amener peu à peu les estomacs valides eux-mêmes à une consommation exagérée et à toutes ses conséquences.

Vaisselle culinaire. — Les vases dans lesquels nous faisons cuire ou nous présentons nos aliments doivent être convenablement choisis.

Les vases de terre, recouverts d'un vernis vitrifié imperméable, et la faïence ne doivent être employés à cuire les légumes que si leur couverte ne contient pas ou ne cède pas de plomb même au vinaigre et à l'eau salée que l'on y fait bouillir quelque temps. L'eau et les aliments, surtout acides, peuvent, en effet, emprunter ce métal dangereux à la couverte des poteries grossières lorsque, étant plombeuse, elle a été imparfaitement cuite au feu. Plusieurs cas d'intoxication saturnine se sont produits dans ces conditions, en particulier dans nos colonies.

Les vases en verre ou porcelaine ordinaire sont très sains. Ils n'ont pas le désavantage de se fendiller comme la faïence qui, en devenant ainsi légèrement perméable, recueillie et conserve toujours dans ses fentes, malgré les lavages répétés, des traces des repas antérieurs. En se corrompant, elles communiquent à ces ustensiles une odeur spéciale et peuvent même quelquefois devenir une cause d'altération des mets qu'on sert ou qu'on conserve dans la faïence.

Les vases de fonte communiquent un goût atramentaire à quelques aliments. La fonte doit donc être émaillée. On fait aujourd'hui un émail inaltérable formé d'un silicate alcalino-alumino-terreux, émail exempt de plomb et bien résistant au feu. Malheureusement beaucoup de ces casseroles émaillées se fendillent, craquent et peuvent introduire de petites parcelles de leur couverte dans les aliments. Les bons émaillages modernes sont exempts de plomb et n'ont pas cet inconvénient. Il nous paraît que c'est à tort qu'on a fait remonter à cette cause les accidents d'appendicite si multipliés aujourd'hui.

Les vases en cuivre rouge non étamé ne font pas courir de danger sensible, ainsi que l'a bien établi M. Galippe : mais ils communiquent aux aliments un goût métallique très désagréable qui suffit d'ailleurs à prévenir de la présence de ce métal et à empêcher tout accident sérieux. En réalité, les vases de cuivre bien reluisants, bien propres ne présentent pour ainsi dire aucun danger. Ceux qui sont étamés à l'étain fin (999 millièmes au moins d'étain, pour 0,5 p. 100 de plomb au maximum), et à fortiori les vases d'argent, sont d'excellents ustensiles de cuisine. Il en est de même des vases en nickel pur, ou plaqués en nickel (*A. Riche, Geerkens*) et de la vaisselle en aluminium, métal d'ailleurs peu pratique et très altérable par les agents culinaires.

Les nombreux alliages dits : métal blanc, métal d'Alger, maille-chort, packfong, britannia, métal à la reine, etc., alliages où entrent le cuivre, le plomb, l'antimoine, le zinc, l'étain et même l'arsenic, ne conviennent que pour d'autres usages.

La vaisselle d'étain doit être en étain fin. Tout au plus, et par raison d'économie, certaines administrations et directions hospitalières admettent qu'elle contienne 5 p. 100 de plomb ou autres impuretés. Malheureusement bien des gobelets, assiettes, etc., d'étain de nos hôpitaux et beaucoup de vaisselle d'étain ancienne, contiennent 10 p. 100 de plomb et plus. J'ai déjà établi par ailleurs qu'à partir de 10 p. 100 de ce dernier, la vais-selle d'étain est légèrement attaquée par l'eau pure, l'eau sucrée, l'eau acidulée, qui dissolvent une partie du métal toxique.

DISTRIBUTION DES REPAS

Comme les anciens Grecs, nos aïeux faisaient trois repas : deux légers, l'un, le matin, au lever, l'autre le soir, après la journée faite et le soleil couché, et un repas principal, celui du milieu du jour suivi le plus souvent de la sieste avec une à deux heures de repos. Les besoins de l'activité moderne ont fait remplacer le repas copieux de midi par un repas plus léger qui permet, sans sieste, le travail intellectuel ou physique presque immédiatement après, mais qui oblige à un second repas substantiel le soir, six à sept heures après celui du milieu du jour, généralement trois heures avant le sommeil de la nuit. A ces deux principaux repas, d'origine assez moderne, s'ajoutent le plus souvent, en France et en Allemagne, le petit déjeuner qui suit le lever, et quelquefois, au moins pour les enfants, le goûter, vers quatre à cinq heures (le *Five o'Clock* des Anglais; le *Vesperbrod* des Allemands). Cette division des repas, sans être absolument hygiénique, paraît assez pratique. En Angleterre dans les familles aisées, en Allemagne dans beaucoup de mai-sons, on déjeune à neuf heures, on dîne à deux (c'est là le repas principal), on goûte à cinq heures, avec un peu de thé, de café, de bière, de beurre, de pain ou de jambon, et l'on soupe enfin légèrement avant de se coucher.

Il y a cinquante ans, en France, les repas étaient plus logique-ment distribués : lever le matin vers six heures suivi d'une très légère réfection; dîner vers onze heures peu copieux; principal repas ou souper vers six heures. On avait ainsi, de sept à onze heures le matin, de une heure à six heures l'après-midi, neuf heures libres pour le travail; plus trois heures, de sept à dix le soir, pour les plaisirs, la promenade et les réunions de famille, avec huit heures de sommeil. Dans ces conditions, le souper de six heures arrivait bien au moment où les pertes de substance répondant au travail corporel du jour avaient besoin de réparations. Il se faisait assez tôt pour que la digestion stomacale de ce repas vespéral fût à peu près terminée au moment du sommeil. Celle du repas du milieu du jour était très avancée quand on revenait à ses affaires une à deux heures après.

Le dispositif des repas doit varier avec la nature des occupations. Un déjeuner suffisant, mais léger, vers midi, convient à ceux qui s'occupent surtout de travaux de cabinet ou d'affaires. Mais pour l'ouvrier, le paysan, qui, de six à sept heures du matin à midi ou une heure, a déjà fait un exercice fatigant, le repas du milieu du jour doit être suffisamment copieux et lui permettre non seulement de réparer ses pertes, mais de s'approvisionner de nouveau en énergie disponible.

Ce qu'il ne faut pas, c'est prendre toute la nourriture des vingt-quatre heures en une seule fois. L'estomac la digère moins facilement; dans ces conditions il reste surchargé durant des heures, et les besoins en énergie actuelle ou énergie de réserve sont moins bien satisfaits.

Il faut que, dans la digestion, chaque transformation arrive à son heure. Pavlow a montré qu'après que la viande a été introduite dans l'estomac il s'écoule encore quelques minutes avant que la pepsine ne soit sécrétée. C'est sans doute le temps que la ptyaline met à profit pour transformer l'amidon cuit en sucre. Il faut plus tard que l'acidité du suc gastrique produit soit suffisante pour qu'arrivant dans le duodénum, elle excite la sécrétion pancréatique et intestinale. Une mastication insuffisante, un repas précipité, brouillent cet ensemble d'actes qui s'harmonisent et se complètent à l'état normal; la digestion devient laborieuse et anormale dans le cas contraire.

Il faut donc manger sans précipitation, en se donnant le temps de mastiquer et d'insaliver. La mastication incomplète a pour conséquence une digestion traînante et imparfaite; elle peut provoquer le catarrhe intestinal.

Toutefois, la viande mal mastiquée se digère plus facilement que le pain ou les légumes qui l'accompagnent et que l'on ingère trop vite. Fr. Strümpell, après l'ingestion d'un plat de lentilles avalées bouillies mais entières sans les mâcher, trouva 40 p. 100 de l'azote ingéré sous cette forme dans les matières fécales. Il en est à peu près de même des autres légumes ou du pain trop tendre et mal insalivé.

Il faut enfin, durant les repas, ne pas se livrer à un travail intellectuel, lecture, calculs, préoccupations de toute nature. Les repas pris isolément sont fâcheux à ce point de vue.

COMPOSITION DES REPAS

L'alimentation devient de plus en plus animale et riche en corps gras à mesure qu'on s'avance vers les pôles. Les populations des bords de la mer Glaciale, les Lapons, les Groënlandais, les Ostiaks se nourrissent presque entièrement de poisson, de chair et de graisse de phoques autant par instinct que par impossibilité de faire autrement. L'Arabe, au contraire, est satisfait de quelques dattes et d'un peu de couscous; le Napolitain trouve son macaroni suffisant; tandis que les peuples de la zone moyenne mélangent dans une proportion rationnelle leurs aliments azotés, gras, sucrés et amylacés.

En France, la ration de viande est, par tête nous l'avons vu, de 39 kg. par an. On a dit (p. 150) qu'elle monte à 59 kg. en Angleterre, à 94 kg. à Paris. Elle est de 72 kg. en moyenne dans nos grandes villes, et de 19 kg. seulement dans nos campagnes. C'est donc pour le paysan 26 gr. à peine de viande fraîche par repas. On voit que cette quantité est insuffisante pour l'ouvrier et le laboureur qui en ont le plus grand besoin. A cette heure encore, la viande n'est pour ainsi dire qu'un condiment pour le rural.

Le citadin, au contraire, consomme généralement plus de viande qu'il ne convient. On a vu qu'à Paris, les principes alimentaires d'origine animale dépassent 480 gr. par jour dont 260 gr. de viande, et ce chiffre doit être au moins doublé pour beaucoup de citadins inoccupés. Comme le fumeur d'opium, l'individu qui s'habitue à la viande sent qu'elle lui fait défaut lorsqu'il n'en consomme pas l'excès habituel. C'est l'illusion du morphinomane, du tabagique, de l'alcoolique, etc.; exagération fâcheuse de l'homme dans l'aisance, qui croit répondre à la satisfaction d'un besoin qu'il se crée à lui-même, qui met son plaisir à se rendre malade, et qui souvent s'imagine ainsi défendre les intérêts de sa santé.

Qu'il prenne deux ou trois plats, ou plus, à chacun de ses deux principaux repas, l'homme moyen qui ne travaille pas de ses bras ne doit pas manger au delà de 250 à 300 gr. de viande ou de poisson par jour [1]; la femme un sixième en moins. Pour les autres aliments, il suffit qu'il ne s'éloigne pas trop sensiblement de la ration que nous avons expérimentalement et théoriquement établie (voir *Première Partie*, p. 29).

Contrairement à l'homme aisé, le paysan manque de viande, ainsi qu'on vient de le rappeler. Son alimentation est trop exclusivement végétale et l'oblige à une perpétuelle digestion de mets volumineux qui le nourrissent mal : pommes de terre, légumes verts, fruits, etc., qui ne lui apportent qu'une quantité insuffisante d'azote. De là, les gastralgies, les dyspepsies, les entérites si fréquentes dans cette classe. Ce régime imparfait est heureusement contre-balancé par le travail en plein air, l'habitation ventilée, isolée, insolée, le bon repos de la nuit et quelquefois du milieu du jour, et le minimum d'excitations à l'intempérance et au vice. Et cependant, en raison de son alimentation défectueuse et malgré tant d'autres bonnes conditions, la vie moyenne du paysan est encore plus courte que celle du bourgeois et de l'ouvrier des villes.

Celui-ci n'est guère mieux loti que le paysan. S'il mange plus de viande, sa nourriture est généralement moins abondante et de moindre qualité. Il sacrifie une trop grande partie de son pécule à l'achat d'aliments de luxe, café, liqueurs, eau-de-vie surtout, dont l'abus va sans cesse croissant.

L'ouvrier des villes se loge d'ailleurs dans des conditions antihygiéniques. Il manque de grand air et de lumière; il fait souvent un travail disproportionné avec son alimentation. Il perd quelquefois pour ses plaisirs le temps de son sommeil.

---

1. Chaque œuf peut compter pour 40 gr. de viande.

Celui qui travaille de ses mains devrait consommer par jour au moins 500 gr. de viande, 750 gr. de pain, et 80 à 100 gr. de corps gras. Un régime composé de 300 gr. de viande, 250 cc. de lait, 100 gr. de légumes secs, 70 à 80 gr. de jambon ou de lard, 200 gr. de pommes de terre, avec toutes les variantes qui se présentent dans la pratique, lui convient aussi parfaitement, surtout s'il peut y joindre un peu de vin (250 à 500 cc. par jour) et une tasse de café.

Quelle que soit la position sociale de la famille ou de l'individu, ce qu'il faut éviter surtout c'est l'alimentation exclusive. Il est des tables dont les légumes sont à peu près bannis *parce qu'ils ne nourrissent pas assez*, dit-on, ou parce qu'ils ne représentent pas suffisamment, ou parce qu'ils ne plaisent pas aux palais habitués au goût incisif des viandes; quelquefois parce que leur préparation demande plus de soins et de temps que ne peut leur réserver la ménagère, par exemple dans les familles où celle-ci travaille au dehors. On pense par l'excès d'alimentation azotée compenser le déficit des légumes, voulu ou non. C'est là une erreur très dangereuse. Avec une telle alimentation on élève des enfants nerveux, cacochymes, eczémateux; plus tard, ils deviendront arthritiques, goutteux, calculeux, migraineux, névropathes. *Je ne doute pas que la dégénérescence qu'on a remarquée dans beaucoup de familles aisées ne tienne particulièrement à l'alimentation trop exclusivement carnée qu'elles ont adoptée peu à peu.* A plus forte raison ne doit-on pas outrer encore cette tendance en remplaçant le bœuf et le mouton rôtis ou bouillis, par la charcuterie, les hachis, le gibier, les poissons conservés, les ragouts épicés, les viandes salées ou fumées, par celle des animaux trop jeunes, par les fromages fermentés, avec l'accompagnement obligé des apéritifs, des excitants, des épices, des vins, des liqueurs, du café, du thé, etc. Une telle alimentation entraîne toute sorte de désordres de santé, abâtardit la race et décime les familles.

Le pain, les viandes, les légumes frais ou secs, voilà la base solide et rationnelle de nos repas, et si, dans quelque cas, il y a lieu, pour des raisons d'hygiène ou d'économie, de donner la préférence à l'une de ces catégories d'aliments, c'est vers les légumes qu'il serait sage de pencher, sans exclure la viande, ou le poisson tout au moins, du repas principal.

Il est un âge de la vie où les aliments azotés sont plus particulièrement indiqués et comme instinctivement recherchés. C'est celui où s'établit la puberté. Chez la jeune fille de quatorze à seize ans, chez le garçon de seize à dix-neuf ans, il faut une alimentation particulièrement riche en viande, comme il faut à ces jeunes gens beaucoup de sommeil et souvent plus d'aliments en poids qu'à l'adulte lui-même. Ce n'est malheureusement pas la règle généralement suivie dans nos pensions et nos lycées, où tout continue à se faire non pas scientifiquement et rationnellement, mais administrativement, c'est-à-dire forcément avec parcimonie et routine.

En dehors de l'adolescence, nous pensons qu'il n'est pas sage, en état de pleine santé, surtout pour ceux qui ne font pas d'exercice fatiguant, de se laisser aller, à chacun des repas, à satisfaire tout son appétit.

Nous disions plus haut que la bonne préparation et la présentation convenable du repas influent beaucoup sur la digestion. Une table propre et bien garnie égaye l'esprit et satisfait déjà l'estomac. La bonne odeur des mets, leur sapidité, leur chaleur, dès qu'ils arrivent à la bouche, excitent les sécrétions des sucs digestifs. Les boissons fraîches ou chaudes, en raison des contractions stomacales qu'elles provoquent, emportent rapidement vers l'intestin les parties déjà solubifiées. L'excitation de la chair musculaire met en train d'une façon plus active encore les sécrétions hépatiques et intestinales. La variété des mets, en provoquant des sensations différentes, empêche l'accoutumance et conserve son intensité à l'appétit.

Pour bien des raisons que nous avons déjà développées, les repas doivent être composés de façon qu'ils nous apportent une somme de principes alimentaires suffisants sous un volume et un poids modérés.

Le repas du parisien pèse, les boissons déduites, environ 550 gr. Il atteint à peine 1 kg. avec les boissons. Le poids du repas de l'ouvrier et du paysan, surtout dans les pays pauvres, boissons non comprises, monte à 1 000 et 1 500 gr., sans lui fournir une quantité suffisante de principes nutritifs.

On doit boire à sa soif en mangeant, et ne pas s'arrêter devant cette considération que, chez les hypochlorhydriques en particulier, l'eau diminue encore le titre acide trop faible du suc gastrique. Les boissons chaudes ou froides, prises modérément, provoquent et augmentent plutôt qu'elles ne diminuent cette sécrétion. Du reste, suivant Von Mering et Moritz, les boissons traversent très rapidement l'estomac, les contractions de cet organe les poussant rapidement, par jets successifs, jusque dans l'intestin grêle. Cinq cents centimètres cubes d'eau passent ainsi chez l'homme à travers le pylore au bout d'une demi-heure, alors que le séjour des viandes dans l'estomac en présence du suc gastrique, dont la sécrétion se continue, dépasse le plus souvent trois heures.

L'usage de l'eau, et j'ajoute de la bière et du lait, au cours des repas, ne peut être nuisible que par son exagération ; mais dans le cas du lait ou de la bière, on doit faire entrer en ligne de compte leurs principes nutritifs. Ce ne sont pas là de simples boissons aqueuses.

L'eau de boisson en se chargeant des parties dissoutes en rend l'absorption plus rapide et permet à ce qui reste dans l'estomac de se digérer plus facilement.

Adjuvants de la digestion et de l'appétit.

Je me bornerai à les signaler ici en quelques mots seulement.

Pour aider ou accélérer la digestion on peut recourir aux moyens physiques, aux apéritifs chimiques ou alimentaires, aux agents médicamenteux.

Parmi les excitants physiques, il faut placer l'exercice et le travail mécanique, la promenade et la marche au grand air, le séjour à la montagne ou à la mer. la gymnastique, l'hydrothérapie, le massage.

Tout le monde connaît l'influence qu'exercent sur l'appétit et la digestion la fatigue musculaire quand elle n'est pas extrême, les exercices corporels, les jeux et la promenade en plein air, la gymnastique, les sports de tout genre. Le simple séjour à la montagne ou à la mer, l'habitation à la campagne, suffisent pour réveiller et tonifier l'estomac. Pour les malades et convalescents, les promenades en voiture découverte agissent de même et favorisent sensiblement la digestion par l'agitation qu'elles impriment au contenu stomacal.

Les bains de mer en particulier, et même seulement le séjour au bord de la mer, excitent puissamment les fonctions assimilatrices.

Au contraire, l'appétit faiblit rapidement chez l'enfant, le convalescent, le malade, privé d'air frais et pur, vivant au repos dans un milieu confiné, au sein des grandes villes.

A la question de savoir s'il faut ou non faire de l'exercice immédiatement après les repas, nous répondrons que la solution de ce problème dépend de l'état de santé des sujets. Les individus jeunes, en pleine vigueur, n'ont pas besoin de repos pour digérer ; au contraire, les personnes âgées, les gastralgiques, les hypochlorhydriques, les chlorotiques, les neurasthéniques, etc., ceux qui ont une digestion stomacale ou intestinale difficile ou ralentie, qui éprouvent du vertige, de la somnolence, de la migraine, de la courbature musculaire, des palpitations, etc., pendant leur digestion à tous ceux-là il faut accorder quelque peu de repos, une heure au moins, à la suite des repas.

Tout travail intellectuel un peu intense doit être évité immédiatement après qu'on a mangé.

Le massage modéré, le massage abdominal surtout, peut, jusqu'à un certain point, tenir lieu d'exercice, hâter la digestion et, particulièrement, faire disparaître la constipation. L'hydrothérapie et les bains froids agissent de même.

Les condiments sont, comme nous l'avons déjà dit (p. 315 et suivantes), les excitateurs alimentaires des fonctions stomacales et digestives. Mais ils doivent être maniés avec prudence, particulièrement les condiments épicés ou âcres, parce que l'excitation qu'ils provoquent s'émoussant peu à peu, on est porté à exagérer de jour en jour l'usage de ces agents dangereux. Les gastrites et entérites, ou simplement la disparition de l'appétit, sont les conséquences fâcheuses de cet abus.

Parmi les digestifs alimentaires plus inoffensifs nous citerons : le vin pris à faible dose, les fromages fermentés, le sucre en quelques cas, le café, le thé, les mets aromatiques divers, ainsi que les assaisonnements, sauces ou ingrédients dont nous avons déjà longuement parlé.

Enfin parmi les apéritifs qu'on pourrait appeler médicamenteux nous signalerons les boissons amères : houblon, quinquina, rhubarbe, écorce d'orange amère, gentiane, aulnée, tanaisie, quassia, strychnées, etc., en macération dans l'eau, quelquefois dans des vins de liqueur qui atténuent leur amertume.

On ne doit user de ces excitants que par faibles quantités et au moment des repas.

On aromatise souvent les liqueurs dites apéritives avec la cannelle, le coriandre, l'anis, le girofle, la muscade, la vanille, qui sont aussi des excitants de l'estomac. Le mieux est de se passer, lorsqu'on le peut, de toutes ces boissons excitantes ou de n'en user qu'exceptionnellement et avec la plus grande réserve.

XXXIV

LES RÉGIMES ALIMENTAIRES. — LEUR INFLUENCE SUR LES RACES, LES APTITUDES, LES TRAVAUX DE L'ESPRIT. — VARIATIONS NÉCESSITÉES PAR LE CLIMAT ET LES SAISONS.

Les *régimes alimentaires* sont les modes d'alimentation qui visent à satisfaire plus particulièrement certains besoins de l'individu, et qui, dans les cas de troubles pathologiques, ont pour but, en nourrissant les malades, de contribuer à les ramener à l'état de santé.

Que chez l'animal ou chez l'homme on veuille, grâce à une alimentation spéciale, faire prévaloir telles ou telles aptitudes, la force musculaire par exemple, la résistance aux climats extrêmes, l'énergie du caractère, l'activité cérébrale, etc.; ou que l'on tente de satisfaire le mieux possible les besoins que crée le rapide développement du jeune être et plus tard son arrivée à la puberté, l'état de grossesse, l'allaitement; que l'on s'applique à modifier par l'alimentation le tempérament d'un individu ou son mode de fonctionnement, à remonter les forces d'un convalescent, à soutenir le malade suivant les indications que fournit sa constitution ou son état présent, de façon à le ramener le plus vite possible à la santé, etc., dans tous ces cas il convient de régler l'alimentation suivant un *régime* spécial, et les règles et pratiques qui en découlent méritent d'être exposées et discutées avec soin au point de vue physiologique, chimique et clinique.

Compris dans son sens le plus large, le *régime* embrasserait tout ce qui est relatif aux aliments et aux boissons, aux exercices du corps et de l'esprit, au sommeil et à la veille, aux vêtements, etc., en un mot tout ce qui tend à protéger ou servir l'individu et à modifier favorablement son état. Mais, dans cet ouvrage spécial, nous nous bornerons à l'étude du *régime alimentaire*.

Régime strict et régime de luxe. Leur influence sur la constitution et la santé. — Nous avons établi dans notre *Première Partie*, en nous basant à la fois sur l'empirisme rationnel et sur l'observation des besoins physiologiques et des pertes de l'économie, quelles sont, en quantités et nature, les aliments qui conviennent à l'adulte en santé, soit au repos, soit au travail. La ration alimentaire apporte tous les jours, dans nos climats, à un homme ordinaire, moyen, 107 gr. d'albuminoïdes, 65 gr. de corps gras et 400 gr. environ de matières amylacées ou sucrées, y compris celles qui correspondent isodynamiquement aux boissons alcooliques. Mais nous avons établi, d'autre part, que la quantité des substances albuminoïdes peut être réduite, à la rigueur, à 80 grammes par jour chez l'homme qui ne travaille pas, à la condition que ses aliments lui fournissent en même temps, au moins 50 gr. de graisses et 485 gr. d'hydrates de carbone destinés à subvenir aux besoins de calorification qui varient beaucoup avec la température du milieu extérieur. Pour l'ouvrier de nos pays qui fournit 8 à 10 heures de travail, la ration journalière doit contenir au moins 135 gr. d'albuminoïdes, avec 85 à 100 gr. de graisses, et 500 à 900 gr. de matières amylacées suivant qu'on exige de lui un effort fatigant moyen ou excessif.

Ces divers rationnements peuvent d'ailleurs se réaliser avec les aliments les plus variés pourvu qu'ils soient suffisamment digestibles et assimilables, et que le poids de l'alcool substitué au sucre et aux substances amylacées ne dépasse pas 1 gr. 2 à 1 gr. 5 par kilogramme du poids du corps du sujet et par jour.

Si donc dans nos climats, et pour l'homme au repos relatif, 80 à 82 gr. d'albuminoïdes (fournis pour moitié environ par la chair musculaire, pour moitié par les autres aliments) sont à la rigueur suffisants, et que dans l'alimentation journalière il en entre, ainsi qu'il arrive à Paris, par exemple, 102 gr., la différence, soit 20 à 22 gr., correspond à une *consommation d'approvisionnement ou de luxe*.

Nous en dirions autant des autres principes qui entrent dans la ration alimentaire ordinaire.

Quels sont, au point de vue de la santé, la signification et le résultat de cet excès, au moins apparent, des principes protéiques ou amylacés dans notre régime journalier?

Comme le petit ouvrier sans capital qui vit au jour le jour, l'homme qui ne reçoit en aliments que juste le nécessaire est sans cesse exposé au déficit. Soit que le travail imposé à la machine animale vienne à augmenter par à-coups; soit que les fonctions, et particulièrement les fonctions assimilatrices, puissent se troubler légèrement; soit que, la température ambiante s'abaissant, le rayonnement du corps s'exagère; soit que le sommeil apporte une réparation insuffisante, etc., chacune de ces causes, et bien d'autres encore, en diminuant les recettes ou en exagérant les dépenses, viendront augmenter le déficit, et s'il n'y a pas de réserves, ce sera grâce à la combustion de la substance des organes que se fera dès lors une partie du travail mécanique ou même l'entretien de la température animale. Nos graisses épuisées, nous détruirons ensuite, au moins de façon intermittente, les protéides de nos tissus en place des sucres et des graisses défaillantes. Pour éviter ces déficits et ces pertes, pour ne pas arriver à chauffer la maison avec les outils de travail, l'économie doit donc disposer d'une réserve, celle que crée l'alimentation dite de luxe. Il faut au moins que le gain d'aujourd'hui suffise à compenser la perte de demain, et qu'il puisse s'établir, grâce à une suffisante alimentation, une sorte d'équilibre mobile où les dépenses ne dépasseront jamais les approvisionnements, surtout en albuminoïdes et sels minéraux.

Il est donc très important qu'un léger excès de ces principes alimentaires fondamentaux nous arrive tous les jours. Mais cet excès devient à son tour un danger s'il dépasse certaines limites. Les corps gras alimentaires, les albuminoïdes de la chair musculaire, par exemple, s'ils ne sont pas utilisés et brûlés grâce au travail mécanique, au fonctionnement puissant du poumon et de la peau, à une combustion suffisante et à un rayonnement de chaleur proportionnel, vont, avec tous leurs déchets, s'accumuler dans l'organisme, y produisant l'obésité, les congestions viscérales, les états névropathiques, l'arthritisme, les maladies de peau, etc. Ce qui sera un régime excellent pour l'ouvrier et le laboureur travaillant au grand air, deviendra donc une alimentation déplorable pour le bourgeois sédentaire faisant peu d'exercice, ou pour l'artiste et le savant ne se livrant qu'à des travaux intellectuels. Chez les jeunes gens, chez ceux encore dont les organes, quel que soit leur âge, ont conservé à peu près leur fonctionnement normal, un léger excès d'alimentation n'aura d'autre effet que de nécessiter une plus grande activité pulmonaire, musculaire, cutanée ou rénale. Mais il n'en sera plus de même de l'homme qui vieillit, ou dont la constitution ou le tempérament sont originairement défectueux. Chez lui l'excès d'alimentation accentuera tous les jours la déchéance : les congestions hépatiques ou pulmonaires, l'artério-sclérose, l'altération des reins, les dégénérescences graisseuses des divers organes, etc., iront en s'aggravant ; ainsi s'établira peu à peu sinon encore la maladie, au moins la prédisposition, l'état diathésique, le tempérament morbide. Si donc il convient de manger suffisamment, l'alimentation doit être proportionnée à nos besoins et réglée non seulement par notre appétit naturel, mais par notre raison aidée, lorsqu'il le faut, de l'observation et de la science et non pas proportionnée à des habitudes fâcheuses ou à des excitations artificielles.

Influence des régimes sur les caractères des individus et des races. — Si l'alimentation agit sur la santé générale par sa pauvreté ou son excès, elle agit sur nous plus encore peut-être par sa nature. Il est de notoriété universelle que les peuples les plus actifs, les plus rudes, les plus envahissants sont gros mangeurs de viande. Je ne citerai que les Anglais et les Allemands. Les peuples granivores ou frugivores sont presque toujours pacifiques : tels la plupart des nations du centre de l'Asie dont le riz et les légumes, avec un peu de chair de porc et de poisson, forment presque uniquement toute l'alimentation. On ne peut s'empêcher de rapprocher de ces faits la remarque que les animaux carnivores sont généralement ardents et dangereux, que les herbivores, au contraire, sont faciles à vivre et à domestiquer. L'alimentation carnée plus ou moins exclusive est, plus encore que la race, un des facteurs du caractère doux ou violent de l'individu. On sait que les rats albinos de nos laboratoires, tant qu'ils sont nourris de pain ou de grain, sont très maniables et s'apprivoisent aisément, tandis qu'ils deviennent hargneux et mordeurs dès qu'on les nourrit de chair. On a fait les mêmes observations pour le cheval, et même pour le chien, quoique omnivore. Liebig raconte qu'un ours entretenu au muséum de Giessen se montrait doux et tranquille tant qu'on le nourrissait exclusivement de pain et de légumes, mais quelques jours de régime animal le rendaient méchant et dangereux pour son gardien. On s'amusait à modifier ainsi par périodes le caractère de cet animal. On sait, ajoute Liebig, que l'irascibilité des porcs peut être exaltée par le régime de la viande au point de leur faire attaquer l'homme. (*Nouvelles lettres sur la chimie*; 35ᵉ lettre.)

Le régime carné influe donc certainement sur la personnalité; il nous rend plus agressifs, plus durs, plus volontaires. Je ne parle pas de son influence fâcheuse sur la santé générale que je traiterai plus loin à propos des régimes exclusifs, n'ayant ici pour but que de montrer son action spéciale sur les qualités morales.

Réciproquement, il est certain qu'un régime trop exclusivement végétal affaiblit la violence des tempéraments et adoucit les mœurs. C'est ce qu'ont bien compris tous les fondateurs d'ordres religieux, aussi bien en Europe que dans l'Inde, en limitant ou proscrivant les aliments d'origine animale. La nourriture végétale est moins complètement assimilée, nous l'avons vu; elle oblige l'animal à un travail intestinal plus puissant qui dérive vers l'accomplissement de ces fonctions inférieures une partie de l'énergie dont il dispose; elle introduit dans l'économie, bien moins que ne font les viandes, de ces bases amères, de ces matières extractives sapides qui sont des excitants du cœur, de la circulation du muscle et de l'énergie mécanique. Il est donc notoire que l'alimentation trop exclusivement végétale affaiblit sensiblement et assouplit les volontés. La nourriture a peut-être suffi à transformer le loup et le chat sauvage, animaux carnivores des plus dangereux, en chien et en chat domestiques.

Si le régime agit ainsi sur le développement des organes et sur le caractère, il est impossible de nier qu'il n'agisse aussi sur les races pour les modifier. Lamarck et Darwin ont pensé que l'alimentation qui crée le milieu intérieur était, avec l'influence exercée par le milieu extérieur, et la sélection, les causes prépondérantes des variations observées chez les animaux et les plantes. Sans partager cette opinion pour des raisons que j'ai développées ailleurs (*Revue générale des sciences*, 15 déc. 1901; p. 1046), je crois cependant que les qualités propres de chaque individu et de chaque race sont influencées sensiblement par l'action continue des régimes alimentaires; et réciproquement quand les habitudes sont prises et les tempéraments créés par un long atavisme, aux races ainsi modifiées des régimes spéciaux deviennent souvent nécessaires. On débilite bien plus rapidement en le privant de viande un Anglais ou un Hollandais, qu'un Espagnol, un Français du Sud ou un Italien; et ceux-ci pour une même nourriture, si elle est presque exclusivement végétale, produiront bien plus de travail qu'un homme des races du Nord.

Influence du régime sur les travaux de l'esprit, et de ceux-ci sur les fonctions digestives. — L'influence des régimes sur la vigueur physique et le caractère des races comporte, comme conséquence, son action sur les aptitudes intellectuelles. Nous avons vu l'homme avoir besoin pour fournir du travail mécanique non seulement d'une alimentation abondante en principes ternaires, mais spécialement riche en viande. Ce régime qui développe la force musculaire, l'énergie, la vigueur, la violence même, est par contre peu favorable à la culture des aptitudes artistiques ou scientifiques. A ceux qui se livrent aux spéculations de la pensée, qui ont besoin d'exercer leur esprit d'observation ou de généralisation, de développer et de rendre leurs sentiments d'artistes, de cultiver les sciences abstraites, etc., le pain, les légumes verts, les fruits mûrs, un peu de vin, et comme nourriture azotée, 150 à 200 gr. de viande, de poisson, de volaille par jour, des œufs, du lait et autres aliments de facile digestion (riz, carottes, choux-fleurs, asperges, champignons, pommes de terre en faibles quantités, etc.), enfin quelques condiments aromatiques, comme le café, le thé, etc., conviennent mieux que des régimes trop essentiellement carnés. Et cela d'autant plus que presque tous ceux qui se livrent aux travaux de l'esprit ou de l'imagination ne font, en général, qu'un exercice physique insuffisant, et sont des candidats tout indiqués à l'arthritisme, à la goutte, aux congestions hépatiques, cérébrales et rénales. Ces prédispositions augmentent encore souvent chez eux par l'abus du café ou du thé, quelquefois de l'alcool et du tabac, et par la recherche des condiments qui excitent momentanément l'appétit que les travaux de cabinet tendent à débiliter. Pour eux les mets à éviter sont ceux qui se digèrent difficilement ou qu'on doit prendre en quantité, les viandes trop abondantes, les légumes trop amylacés (haricots secs, lentilles, fèves, etc.).

Pour tous ceux chez qui prédominent les sentiments, les impressions artistiques, les recherches de l'imagination, les spéculations de la pensée, les calculs de l'ambition ou des affaires, la ration alimentaire doit être celle qui correspond à leur faible activité corporelle et au climat où ils vivent, les manifestations psychiques, nous l'avons vu, ne répondant à aucune dépense sensible. Sans doute tout travail cérébral consomme de l'énergie, correspondant à l'effort fait pour mettre la machine sensorielle en état de recevoir l'impression, transformer celle-ci en trace matérielle, la présenter ensuite au sens intime. Tout travail cérébral occasionne donc une dépense réelle ressentie et connue de tous ceux qui savent s'observer. Toute impression, du reste, ainsi que l'a directement démontré Moritz Schiff, échauffe le cerveau et l'organisme et par conséquent a pour corollaire une dépense d'énergie. Mais cette dépense est si faible qu'elle est insensible au point de vue alimentaire. On a reconnu, en effet, que la fatigue intellectuelle n'augmente ni la quantité d'azote total urinaire, et par conséquent le quantum d'albuminoïdes désassimilés, ni la combustion des graisses [1], ni même le poids de phosphore excrété en un temps donné.

Une dernière remarque : Le travail intellectuel ne doit jamais se faire pendant le repas ni au début de la digestion, alors que l'organisme a besoin que le sang afflue non pas au cerveau, mais à l'estomac [2].

---

[1]. Speck, *Arch. f. exp. Pathol. u. Pharm.*, Bd. XV, p. 81. C. Voit, *Zeitsch. f. Biolog.*, Bd. XIV, p. 57.

[2]. Durant *le sommeil*, la destruction des principes azotés de nos tissus ne paraît pas varier; mais celle des corps gras faiblit beaucoup, sans que diminue toujours proportionnellement la quantité d'oxygène absorbée. Il y a souvent accumulation d'oxygène dans l'économie pendant le repos de la nuit, surtout chez le jeune enfant (*Mad° Brès; Ch. Bouchard*).

Variations du régime avec le travail mécanique. — Cette importante question a été déjà longuement traitée dans la *Première Partie* de cet ouvrage à propos des variations de la ration alimentaire chez l'homme au repos et au travail (p. 102 et suiv.). Le Chapitre suivant donnera d'ailleurs les renseignements relatifs aux variations de régime chez les ouvriers dans les divers climats.

Variations de l'alimentation suivant la taille et le poids du corps. — Pour le proportionnement de la ration alimentaire à la taille et au poids du corps on devra se rappeler que dans la *Première Partie* de cet ouvrage il a été établi (p. 114) qu'à *l'état de repos ou de simple entretien*, 72 centièmes environ de l'énergie virtuelle emmagasinée avec les aliments sont dissipés à la surface du corps sous forme de chaleur rayonnée ou perdue par conduction, et 28 centièmes sont transformés en travaux divers ou rejetés à l'état de chaleur latente de vaporisation avec l'eau expirée ou perspirée. Or si cette dernière partie de l'énergie perdue est proportionnelle au poids P de l'individu qui fonctionne, la chaleur perdue par rayonnement est (toute autre chose d'ailleurs restant égale) proportionnelle à la surface du corps S.

Nous supposant placé dans des conditions normales de santé, représentons par m la chaleur perdue par l'unité de surface S du corps exprimée en décimètres carrés, et par n la chaleur perdue, en même temps (ou l'énergie dépensée), par unité de poids P exprimée en kilogrammes, nous aurons, en représentant par C la quantité de chaleur correspondant à l'énergie totale dépensée, au cours d'une période de 24 heures par exemple :

$$(a) \qquad m\text{S} + n\text{P} = \text{C}.$$

Nous savons aussi que, entre l'énergie mS rayonnée par la surface et celle nP perdue sous forme de travail, chaleur de vaporisation, etc., existe la relation expérimentale

$$(b) \qquad \frac{m\,\text{S}}{n\,\text{P}} = \frac{72}{28}.$$

D'autre part, pour les cas normaux ou moyens, il nous est possible de connaître la relation habituelle qui existe entre le poids du corps et sa surface. M. le professeur Bordier a bien voulu, à ma demande, étudier ce rapport, et voici les résultats qu'il a obtenus sur des hommes adultes, grâce à son *intégrateur de surface*[1] :

Rapports observés entre la taille, le poids et la surface du corps de l'homme par M. le professeur Bordier.

Tailles.	Surface S totale en décimètres carrés.	Moyenne des résultats.	Poids P	Moyenne des poids.	Rapport $\frac{P}{S}$.
$1^{m},79$....	$194^{dmq},45$		$73^{kg},500$	$73^{kg},500$	0,377
1 ,75 (1).	194 ,20	193,8	80	75	0,386
1 ,74 (1).	193 ,40		70		
1 ,70 (2).	188 ,14		69		
1 ,70 (2).	180 ,72	180,3	66 ,500	67 ,1	0,366
1 ,70 (2).	172 ,92		65 ,700		
1 ,66 (2).	169 ,67	168,4	70	65	0,386
1 ,65 (1).	167 ,10		60		
1 ,60 (2).	168 ,14		60 ,800		
1 ,60 (2).	175 ,00	171	61 ,500	61 ,1	0,357
1 ,60 (2).	171 ,00		61		
1 ,55 (1).	159 ,92	161,2	53 ,300	55 ,5	0,350
1 ,55 (1).	162 ,46		57 ,800		

Moyenne générale :   0,370

(1) Pour 2 sujets différents. — (2) Pour 3 sujets différents.

On voit que, si la surface S est exprimée en décimètres carrés et le poids P en kilogrammes, les nombres ci-dessus donnent la valeur moyenne :

$$\text{(c)} \qquad \frac{P}{S} = 0,37$$

(avec des variations assez faibles, du reste, entre 0,35 et 0,38).

Sachant (p. 71) qu'à l'état d'entretien normal l'énergie C

---

1. M. Ch. Bouchard (*C. rend. Acad. Sciences*, t. CIV, p. 844) a donné pour l'homme *normal* la formule suivante qui essaye de lier le poids du corps P, exprimé en kilogrammes, à la surface S, exprimée en décimètres carrés, à la taille T et au tour de taille C :

Pour l'homme : $S = 0{,}48\,CH + 8{,}33\,\dfrac{P}{C} + 3{,}47\,H\sqrt[2]{\dfrac{P}{3{,}14\,H}}.$

Pour la femme : $S = 0{,}48\,CH + 6{,}44\,\dfrac{P}{C} + 3{,}03\,H\sqrt[2]{\dfrac{P}{3{,}14\,H}}.$

Cette formule s'applique spécialement aux sujets à corpulence normale $\dfrac{P}{H} = 4{,}2$ pour l'homme, et $\dfrac{P}{H} = 3{,}9$ pour la femme.

La formule de Mech qui relie la surface S au poids P de l'individu est $S = K\sqrt{P^{\frac{2}{3}}}$; cette formule est inexacte, la surface variant très sensiblement avec la taille sur l'espèce humaine. Le coefficient K est d'environ 4,1.

est égale à environ 2 400 Calories, nous tirerons des trois équations (a), (b) et (c) :

$$n = 10^{\text{cal}},1$$
$$m = 9^{\text{cal}},586$$

Ainsi l'énergie moyenne n, exprimée en Calories, *perdue par l'homme, en état d'entretien, sous forme de travail mécanique ou de chaleur latente de vaporisation d'eau par kilogramme de poids corporel* est de 10 Cal. 1 et celle qui est *perdue en même temps par rayonnement ou conduction et par décimètre carré de surface* m est égale à 9 Cal. 59.

Connaissant ces coefficients, si l'on recourt au tableau des moyennes résultant des mesures de M. Bordier, il sera toujours facile de trouver le nombre de Calories x nécessaires à l'entretien d'un homme de poids P. Pour 75 kilogr. par exemple, nous aurons d'après l'équation (a) :

$$9^{\text{cal}},59 \times 193,8 + 10^{\text{cal}},1 \times 75 = x$$
d'où : $x = 2\,615$ Calories.

Pour le poids P = 65 kilogr., on trouverait :

$$x = 2\,271.$$

D'après les nombres donnés (p. 114) pour l'adulte au travail on calculerait de même les valeurs de m' et n' dans le cas où l'adulte se livrerait au travail mécanique, sachant que dans ce second cas 60,3 p. 100 de l'énergie sont perdus par rayonnement, et par conséquent augmentent proportionnellement à la surface, et 39,7 p. 100 sont proportionnels, non plus à la surface, mais au poids corporel [1].

1. M. Ch. Richet a remarquablement établi que la perte en calorique des animaux et par conséquent en grande partie leur besoin d'aliments (72 p. 100 chez l'homme) est proportionnelle non au poids du corps, mais à sa surface. Voici quelques nombres pour les lapins (*Chaleur animale*, Paris, 1889; p. 220 et 221):

	Calories par kgr. et par jour.	Calories perdues par dmq. de surface.
Lapins de 500gr.	5 195	11,8
2 100	4 730	11,3
2 300	3 985	10,9
2 500	3 820	10.8
2 700	3 650	10,5
2 900	3 570	10,6
3 100	3 320	10,1
3 600	2 690	»

En rapprochant un certain nombre d'observations citées par MM. Ch. Richet et Lapicque, on peut dresser, pour l'espèce humaine, le tableau suivant des

Pratiquement, le poids et la surface du corps humain sont loin d'être proportionnels à la taille; plus celle-ci diminue, plus augmente relativement la surface et par conséquent les besoins alimentaires. Les individus petits mangent donc plus que les gros pour un même poids; ils excrètent aussi une quantité plus grande d'acide carbonique par la peau et le poumon (*Ch. Richet*[1]), ils consomment plus d'oxygène et semblent avoir besoin d'une quantité *relative* plus grande de substances albuminoïdes. Rübner a dressé, un peu arbitrairement, le tableau des Calories nécessaires à l'adulte suivant le poids du corps, s'il n'est ni amaigri ni obèse :

Poids du corps en kilogrammes.	Valeur énergétique des aliments en Calories et par jour.	Calories par kilogramme.
50	2 472	49,4
60	2 792	46,5
70	3 094	43,2
80	3 372	42,1

Tous ces chiffres de Rübner sont trop élevés, surtout si on les applique aux personnes grasses chez qui les échanges nutritifs sont moins puissants que chez les maigres et qui sont généralement aussi moins actives. Ils doivent, pensons-nous, être réduits de 9 à 15 p. 100 suivant l'état de l'embonpoint de l'individu et ses habitudes.

Ce qui est certain c'est que l'énergie alimentaire nécessaire par kilogramme corporel pour entretenir le fonctionnement varie avec le poids du sujet et diminue très notablement à mesure que ce poids augmente. En calculant ultérieurement le nombre dépenses moyennes de calories rapportées au kilogramme de poids des sujets et à leur surface.

	Poids des sujets.	Calories par kgr. et par 24 heures.	Calories par dmq. de surface.
Enfant (Rübner)	11kgr,8	81cal,5	13cal,43
— (Id.)	23 ,7	59 ,5	13 ,89
Jeune homme (Id.)	40 ,4	52 ,1	14 ,52
Homme de 67 ans (Id.)	67 ,0	42 ,4	13 .99
Ouvrier (Voit et Pettenkoffer)	70 ,0	43 ,2	14 ,70
Étudiant japonais	46	51 ,2	14 ,30
Soldat japonais	59	43 ,6	13 .80
Sujet 2 de Lapicque et Marette	73	41 ,5	11 ,20

On voit que chez l'homme le besoin en calories varie par kilogramme corporel du simple au double; que ce besoin est au contraire presque constant si on le rapporte à la surface. Il serait d'environ 13 à 14 calories par décimètre carré de surface d'après ces nombres évidemment trop élevés.

moyen de Calories consommées par jour et par kilogr. par des sujets de 70 kilogr. Rübner trouva 2 303 Calories, soit 33 Calories environ par kilogramme. En faisant le même calcul pour des sujets de 65 kilogr. en moyenne, j'ai trouvé moi-même 2 500, soit 37 Calories par kilogramme de poids corporel dans nos climats tempérés.

Le tableau de M. Bordier (p. 451) et d'autres constatations analogues montrent qu'entre 20 et 30 ans un homme pèse normalement, en kilogrammes, à peu près le nombre qui indique sa taille exprimée en centimètres, diminué de 105. Ainsi un homme de 165 cent. de taille devra peser *environ* 60 kilogr. Mais l'observation prouve qu'un individu normal peut perdre le 10ᵉ de son poids (6 kilogr. dans ce cas) sans dépérir, la perte se faisant seulement aux dépens de la graisse et de l'eau de ses tissus, fort peu aux dépens de ses chairs. Réciproquement il pourrait augmenter de 1/10ᵉ de son poids normal sans tendre à l'obésité. Pour la taille de 1 m. 65 nous aurons donc :

Poids normal [1]...................... 60 kgr.
Poids minimum, 60 kgr. — 6 .... = 54 kgr.
Poids maximum 60 kgr. + 6........ = 66 kgr.

On devra proportionner les régimes *au poids normal* des individus en tenant compte de ces considérations.

Les calculs précédents, qui essayent de relier le régime à la taille et au poids des individus, se rapportent seulement à l'adulte. Ils ne s'appliquent ni à l'enfant, ni à l'adolescent, ni au vieillard, ni à la femme, sur le régime desquels nous reviendrons bientôt.

Variation du régime avec les climats et les saisons. — Dans les saisons et les climats froids, la chaleur rayonnée et le refroidissement pulmonaire étant plus grands, il faut nécessairement, pour un même travail extérieur, une alimentation plus riche; et réciproquement, une alimentation plus pauvre suffira dans un pays chaud. Et comme c'est la chaleur rayonnée ou devenue latente par évaporation de l'eau pulmonaire ou de la sueur qui diminue la proportion d'énergie disponible et transformable en travail, il s'ensuit que chaque fois que cette perte par refroidissement sera faible, l'homme pourra vivre, fonctionner et travailler également avec une moindre alimentation. J'ai vu, par

1. Poids pris le matin à jeun, après avoir vidé la vessie et l'intestin.

exemple, des Catalans espagnols vivre d'un régime qui ne leur apportait pas au delà de 1 900 à 2 000 Calories. Ils n'en étaient pas moins de fort bonne humeur, bien portants, bien musclés et ils fournissaient un rendement élevé en travail.

Dans son voyage sur *La Sémiramis* M. Lapicque[1] a évalué la nourriture des Abyssins de Ghinder (900 mètres d'altitude), vivant par une température moyenne d'environ 17°, à 50 gr. d'albuminoïdes, 30 gr. de graisse et 360 gr. de substances amylacées ou sucrées par jour, pour des hommes d'un poids moyen de 52 kilogr., ce qui donne 1 950 calories brutes (ou 1 823 utilisables), soit 38 Calories environ par kilo et par 24 heures. Dans les régions basses de l'Abyssinie, à Massaouah, par la température moyenne de nos étés, les hommes au travail recevaient par jour 2 200 Calories (calcul rectifié) : en soustrayant seulement 400 Calories pour un travail moyen, il reste 1 700 Calories pour la ration d'entretien, soit 32 Calories par kilogramme et par jour. A Singapour, les domestiques et pagayeurs javanais recevaient par jour une nourriture répondant à 2 050 calories pour un poids moyen de 52 kilogr 6. Si l'on soustrait 400 Calories pour le travail courant indispensable, il reste 1 650 Calories pour la ration d'entretien, soit 31 Calories par kilogr. et par jour dans ce climat très chaud. La quantité d'albuminoïdes de leur ration d'entretien ne dépassait pas sensiblement un gramme et les substances ternaires 4 gr. 5 par kilogramme du poids du corps quand ils ne travaillaient pas et 6 à 7 gr. quand ils travaillaient (*Lapicque*).

Dans une suite de très intéressantes recherches ayant pour titre : *Influence des climats et des saisons sur les dépenses de l'organisme chez l'homme*[2], M. le Pʳ Maurel, de Toulouse, arrive aux conclusions suivantes :

Dans les pays intertropicaux la ration d'entretien est d'environ les cinq sixièmes de celle des climats moyens.

Pour la ration d'entretien, dans nos climats, la quantité de matières azotées assimilables de la ration d'entretien ne doit pas tomber au-dessous de 1 gr. 2 par kilogramme. Elle doit se tenir aux environs de 1 gr. dans les climats intertropicaux.

---

1. *Bull. Soc. biologie*, 4 mars 1893 et 3 février 1894.
2. Voir *Archives de médecine navale*, t. LXXIV, p. 366; t. LXXV, p. 5 et 81 (1900 et 1901).

Les corps gras ne doivent jamais dépasser 1 gr. par kilogramme de poids des corps, surtout dans les climats chauds.

Les corps amylacés et les sucres s'élèvent de 3 gr. 8 à 4 gr. dans ces mêmes climats.

L'alcool, même celui des boissons telles que le vin, le cidre, la bière, ne doit pas dépasser 40 à 50 gr. par jour.

Un *travail modéré* augmente de un sixième environ les dépenses correspondant à la ration d'entretien.

La *saison chaude des pays chauds* correspond à des températures moyennes de 25 à 30° (Terres basses des Guyannes, Antilles).

La *saison fraîche de la zone intertropicale* et *chaude des pays tempérés* donne une moyenne mensuelle de 20 à 25° (hivers du Sénégal, Madagascar, Tonkin, Laos).

L'*été des pays froids*, ou la *saison moyenne des pays tempérés*, répond à une moyenne de 10° à 20° (France, Europe centrale, Algérie en hiver).

Les *hivers de la zone tempérée* et la saison intermédiaire des pays froids ont une température moyenne de $+ 5$ à $+ 10°$.

L'*hiver des pays froids* répond à une moyenne mensuelle inférieure à $+ 5°$.

Voici le tableau donné par M. Maurel pour la *ration d'entretien* dans les saisons chaudes et les pays chauds, la *saison froide et les pays froids*, enfin les climats intermédiaires.

Ration d'entretien suivant les climats.

CLIMATS ET SAISONS	NOMBRE DE CALORIES PAR KGR.	CALORIES PAR 24 HEURES : HOMME		
		pesant 60 kgr.	pesant 70 kgr.	pesant 80 kgr.
		Calories.	Calories.	Calories.
Saison chaude des pays chauds.........	30	1 800	2 100	2 400
Saison froide des pays chauds et été des pays tempérés	35	2 100	2 450	2 800
Saison intermédiaire des pays tempérés et été des pays froids................	40	2 400	2 800	3 200
Saison froide des pays tempérés et intermédiaire des pays froids.............	45	2 700	3 150	3 600
Saison froide des pays froids...........	50	3 000	3 500	4 000

Pour l'application la meilleure de ces données le poids des sujets doit être normal, c'est-à-dire égal en kilogrammes à celui de la taille prise en centimètres, diminué de 105, de 20 à 30 ans et de 100 de 40 à 60 ans. Pour la ration de travail les nombres de calories doivent être augmentés de 400 à 1 400 suivant les cas.

Dans les climats froids où l'activité musculaire devient une nécessité, la viande doit entrer dans le régime en quantité relativement plus abondante et d'autant plus qu'on travaille davantage. Au besoin l'homme peut, dans ce cas, utilement consommer une certaine proportion de liqueurs alcooliques.

Liebig, pour essayer de rendre compte de ces faits incomplètement étudiés à son époque, (1843) avait émis sa théorie dite des aliments *plastiques et respiratoires*, théorie trop absolue, il est vrai, mais dont il faut retenir une partie : « tant que le sang contient, dit-il, avec ses albuminoïdes, des matières ayant une grande affinité pour l'oxygène, cet agent ne saurait exercer son action destructive sur les principes essentiels de nos tissus... L'amidon, le sucre, la graisse servent à préserver les organes et à maintenir la température du corps... Tandis que les principes azotés des aliments conservent les organes *et entretiennent ainsi la production de la force, les principes non azotés entretiennent la respiration et la chaleur*. Ces derniers sont donc des *agents de respiration*... Comme la faculté que possèdent les corps de dégager de la chaleur par leur union à l'oxygène dépend de la proportion de leurs éléments combustibles à poids égaux, il est aisé de calculer approximativement la valeur de ces corps comme producteurs de chaleur... De tous les agents de respiration, la graisse est le meilleur, le tissu musculaire, le plus mauvais. » (J. Liebig, *Lettres sur la chimie*, traduction française, p. 141 et 148.)

Telle est sur ce point si intéressant la pensée de Liebig. Il ne dit donc pas que le muscle en fonctionnant et s'usant ne donne pas de chaleur, mais seulement que c'est de tous les aliments celui qui en donne le moins ; que si l'on cherche à produire de la chaleur c'est aux matières grasses et aux hydrates de carbone qu'il faut s'adresser ; qu'il faut revenir aux matières azotées, au contraire, si l'on cherche à obtenir du travail. Comme on l'a vu, ces conclusions ne sont pas exactes, car nous savons aujourd'hui que le travail est une forme de l'énergie empruntée elle-même à toutes les parties des aliments, azotées et surtout non azotées. Mais la viande consommée pour produire ce travail ayant avant tout pour rôle d'*exciter* et de *régénérer* le muscle, reste, comme le disait Liebig, plutôt un *aliment plastique que respiratoire*.

Aussi lorsqu'il s'agit, dans une saison froide ou un climat glacial, de résister au refroidissement, sont-ce les aliments ternaires, et particulièrement les graisses et l'alcool lui-même qu'un instinct universel accumule dans l'alimentation. On sait que les Esquimaux et les Groënlandais, lorsqu'ils le peuvent, boivent avec délices plusieurs litres par jour d'huile de poisson, et que dans les croisières et pêches hivernales des mers du Nord, l'alcool devient un aliment à peu près indispensable au marin. Réciproquement, dans les climats tropicaux et les saisons chaudes, les graisses, ces grandes productrices de chaleur, n'entrent d'instinct que pour une faible part dans la ration journalière, et l'eau légèrement sucrée et acidulée vient remplacer les liqueurs alcooliques. Dans ces climats chauds, en raison de l'évaporation abondante qui se fait à la surface du corps et qui maintient la température des organes à 38°, le régime s'enrichit instinctivement en aliments herbacés, fruits acidules, boissons aqueuses qui viennent remplacer l'eau évaporée par la peau pour rafraîchir le sang, etc.; à ces aliments très légers s'ajoute, comme une sorte de constante, la proportion des matériaux protéiques indispensable à l'entretien des tissus. Ce qu'il faut dans ces climats c'est éviter les aliments trop gras, trop amylacés, c'est s'abstenir partiellement des liqueurs fermentées, et tout particulièrement de l'alcool en nature, qui, avec l'excès des aliments azotés, conduirait bien plus rapidement que dans les climats froids où il sont immédiatement utilisés, aux congestions du cerveau et du foie. Mais, chose intéressante, pour les mêmes habitudes, les mêmes occupations, et un rendement analogue en travail, l'ouvrier consomme à peu près la même proportion de matières protéiques et en emprunte à peu près la même quantité aux animaux et aux plantes, *que le climat soit froid et humide ou chaud et sec*. Seul le taux des principes ternaires s'élève dans les climats froids. C'est ce que démontrent en particulier les faits que je résume dans le tableau suivant, relatifs aux ouvriers agricoles des pays les plus froids et les plus chauds de la France. Nous avons déjà relevé les mêmes faits pour les ouvriers d'autres pays (p. 108 et suiv.).

Ouvriers agricoles du département du Nord (France) d'après Gasparin.

Par jour :	Albuminoïdes.	Graisses.	Hydrates de carbone.
D'origine animale.......	29^{gr},3	99^{gr},8	1 005^{gr},7
— végétale	128 ,1	20 ,1	14 ,3
Totaux....	157^{gr},4	119^{gr},9	1 020^{gr},0

Ouvriers agricoles du Midi de la France (Narbonne), d'après l'auteur.

D'origine animale.......	27^{gr},0	39^{gr}	737^{gr},9
— végétale	130 ,3	46 ,9	1 ,2
Totaux....	157^{gr},3	85^{gr},9	739 ,1

Ainsi, vivant dans des climats très différents, les ouvriers agricoles des environs de Lille consomment par jour 157 gr. d'albumine alimentaire, comme ceux des environs de Narbonne; mais en revanche les premiers résistent à leur climat froid et pluvieux en ajoutant à leur ration 313 gr. de substances grasses et amylacées de plus que les seconds. Au charpentier d'Astrakan (voir p. 110 et 111) il suffit de 144 gr. d'albuminoïdes par jour, mais il lui faut aussi 766 gr. de matières ternaires, l'*alcool non compris*; au paysan du district de Prasnysz (Russie du Nord) il faut 135 gr. seulement d'albumine en hiver, mais sa ration contient alors 955 gr. de matières ternaires, encore *abstraction faite des boissons alcooliques (Smolensky)*. Le bûcheron allemand de Liebig se contente de 135 grammes d'albuminoïdes par jour, mais il reçoit (boissons fermentées non comprises) 1 084 gr. de principes gras ou amylacés. Ce sont donc bien ces principes, et particulièrement les graisses, que l'homme accumule instinctivement dans son régime lorsqu'il doit résister au froid. Quant au travail mécanique, il est fourni en très grande partie par les corps gras et les substances amylacées mais non entièrement, car les albuminoïdes de la ration augmentent avec le travail, quoique beaucoup moins que les corps ternaires, et non pas proportionnellement au refroidissement ou au climat glacial, mais bien à la fatigue de l'ouvrier. Et même, chose inattendue, d'après les chiffres publiés par les auteurs russes, c'est en été et non pas en hiver que le paysan consomme le plus de viande et de poisson.

Ces faits d'observation recueillis en dehors de toute théorie préconçue, sont bien conformes à ceux qu'ont fait connaître les expériences de laboratoire. Un homme de 76 kilogr. à jeun et au repos a excrété les quantités suivantes d'acide carbonique et d'azote urinaire, en vivant successivement six heures aux températures graduellement décroissantes que nous indiquons ici :

Températures.	Co² éliminé.	Azote total des urines.
27°	160^{gr},0	4^{gr},0
24°	164 ,8	3 ,4
16°	158 ,0	4 ,0
9°	192 ,0	4 ,2
4°	210 ,7	4 ,2

A mesure que le milieu se refroidit, l'homme ne perd donc pas sensiblement plus de substances azotées, et par conséquent n'en consomme pas davantage, mais il brûle de plus en plus de carbone emprunté aux matières ternaires qui disparaissent proportionnellement au refroidissement du milieu, matières dont le besoin se fait par conséquent de plus en plus sentir si les températures moyennes du milieu diminuent progressivement. Il semble cependant qu'on ait fait la remarque qu'*à poids et travaux égaux*, les habitants des pays tropicaux mangent presque autant que ceux des climats froids (*Eykmann, Lapicque*). L'énorme évaporation de la peau dans les climats très chauds expliquerait peut-être la nécessité d'une alimentation qui suffise à pourvoir à cette perte de calorique latent.

XXXV

APPROPRIATION DU RÉGIME A L'AGE ET AUX FONCTIONS
DE L'INDIVIDU. — IDIOSYNCRASIES

En nous plaçant toujours au point de vue de l'appropriation du régime aux circonstances où vit et se développe l'individu en santé, nous trouvons d'autres conditions que celles du milieu, du climat, des nécessités de production de travail mécanique ou intellectuel, du poids des sujets, des habitudes de race, etc., qui obligent à des régimes spéciaux. L'âge et le sexe conduisent à des modifications très importantes dans l'alimentation, depuis la naissance jusqu'à la vieillesse.

L'enfant fonctionne et désassimile plus activement que l'adulte. Il lui faut, à poids égal, plus d'air, plus d'albuminoïdes, plus de graisses, car il émet, par kilogramme corporel, plus d'acide carbonique, il produit plus d'urée et plus de chaleur, comme l'indique le tableau suivant :

AGE DU SUJET :	POIDS MOYEN DU CORPS	Urée par jour et kilogramme. (*Camerer*)	CO par kilogramme. (*Scharling*)
7 mois	7^{kg}	»	»
1 an et demi	9	1,35	»
3 ans	13	0,9	»
5 ans	16	0,76	»
7 ans	19	0,74	20,0
9 à 10 ans	25	0,69	15,00
13 à 15 ans	33	0,60	14,16
16 ans	36 à 45	0,50	12,7
19 ans	56	»	»
25 à 30 ans	65 à 70	0,50	»
35 ans	65 à 70	»	12^{gr}

En essayant de proportionner l'alimentation aux pertes de l'économie, Flügge a pu apprécier, comme il suit, les nécessités d'alimentation aux divers âges de la vie :

Principes alimentaires nécessaires suivant les âges.

	POIDS MOYEN DU CORPS EN KGR.	Par jour et par kilogramme de poids.			CALCUL EN CALORIES PAR KGR.
		ALBUMINE	GRAISSES	HYDRATES DE CARBONE	
Fin de la 1re semaine...	3kg,5	3gr,7	4gr,3	4gr,4	73 ,20
5e mois....................	7 ,6	4 ,5	4 ,8	5 ,6	86 ,02
12e —	9 ,6	4 ,0	4 ,0	8 ,0	86 ,40
18e —	10 ,8	4 ,0	4 ,0	9 ,0	90 ,5
2e année...................	12	4	3 ,5	10 ,0	89 ,9
4e —	15 ,1	3 ,8	3 ,0	10 ,0	84 ,5
6e —	18 ,0	3 ,1	2 ,2	10 ,0	74 ,2
10e —	26 ,1	2 ,5	1 ,6	9 ,0	61 ,0
14e —	40 ,5	2 ,0	1 ,0	7 ,5	48 ,3
20e —	65 ,0	1 ,8	0 ,9	6 ,0	44 ,5

L'alimentation dans l'enfance et l'adolescence doit donc être intensive. Elle doit aussi être spécialisée aux divers âges ainsi qu'on va le montrer.

Régime du nouveau-né. — Le meilleur régime pour l'enfant nouveau-né est l'allaitement maternel. Encore faut-il qu'il soit normal et régulièrement conduit. Le jeune enfant doit téter les premières semaines chaque deux heures, puis de trois en trois heures durant le jour et faire encore 2 tétées la nuit. En tout, par conséquent, par vingt-quatre heures, 8 tétées d'environ 80 gr. chacune le premier mois, de 100 gr. le second, de 120 gr. le troisième, de 140 à 150 du 4e au 6e mois. On doit deux fois au moins, chaque jour, vérifier le poids de la tétée, et une fois au moins par semaine, prendre celui de l'enfant. Durant les deux à trois premiers mois, il doit gagner de 28 à 34 gr. par 24 heures.

J'ai dit (p. 215) quels étaient les caractères extérieurs des bonnes nourrices. L'âge optimum est de vingt et un à trente et un ans. Avant tout, elles ne doivent porter aucune marque ou stigmate de syphilis, de scrofulose, de saturnisme, de tuberculose. Leur lait doit être abondant, jaillir des mamelons sous une faible pression et en plusieurs jets. Il doit être crémeux, et ne pas montrer au microscope trop de globules blancs.

Si le lait de femme fait défaut, il faut, lorsqu'on le peut, recourir au lait d'ânesse et mieux encore à celui de jument non bouilli et recueilli avec tous les soins d'antisepsie possibles (Lavage des mamelles et brossage des mains au savon, puis à l'eau bouillie boriquée et à l'eau bouillie pure; stérilisation des vases et dès verres, etc.). On peut faire prendre ce lait soit à la cuiller, soit, ce qui vaut mieux, à la tasse, par petits coups.

Si l'on n'a pas de lait d'ânesse ou de jument, on recourra au lait de vache plutôt qu'à celui de chèvre trop riche en caséine et en beurre, trop odorant, trop différent de celui de la femme par sa constitution et la nature spéciale de ses protéides. Ce lait doit être emprunté à une vache saine, de trois à quatre ans, ayant vêlé depuis au moins deux mois. Il sera mélangé de son volume, ou de la moitié de son volume (suivant que l'enfant est plus ou moins jeune), d'une solution de 5 parties de sucre de lait, et au besoin de saccharose, dans 100 parties d'eau bouillie. Ce mélange de lait et d'eau sucrée sera stérilisé à 100° au *bain-marie* dans l'un des appareils spéciaux déjà décrits (p. 226) et chauffé à l'ébullition 15 à 20 minutes avant d'être donné tiède à l'enfant. Chaque flacon ainsi stérilisé doit contenir le volume d'une tétée, soit 100 à 120 cc. Le nourrisson doit recevoir par jour de 175 à 180 gr. de lait par kilogramme de poids vif.

Le bon lait stérilisé à la maison et le lait stérilisé commercial des bonnes marques (*pourvu que celui-ci ne soit pas trop ancien*) est d'une digestion plus facile que le lait frais non bouilli. Mais on lui a reproché de constiper les enfants, de les anémier, de les pâlir. A ces bébés bouffis il est nécessaire de donner quelquefois un peu de viande crue pulpée. L'objection que le lait bouilli et stérilisé perd ses sels de chaux, le citrate se précipitant et disparaissant à l'ébullition, est purement théorique.

Rübner et Heubner ont fait la remarque que si l'enfant reçoit une quantité de nourriture insuffisante il ne perd que sa graisse, tandis qu'il continue à fixer les albuminoïdes et que ses chairs augmentent de poids.

Aux enfants alimentés artificiellement dès leur naissance Biedert recommande de donner au cours des deux premiers mois, par jour et par kilogramme de poids, 200 gr. d'un mélange composé d'une partie de lait de vache, de 3 parties de décoction d'avoine, et de 4 gr. de sucre. Ce mélange répondrait, par litre, à 9 gr. de substances albuminoïdes, 9 gr. de graisses et 50 gr. de sucre, et fournirait 326 Calories.

Heubner préfère ajouter à 2 volumes de lait un volume de décoction de farine de froment ou d'avoine (une cuillerée à café de ces farines par 250 cc. d'eau). De ce mélange on donne à l'enfant :

Durant le 1er mois .... 600 cc. par jour.
De la 4e à la 8e semaine .... 800 cc. —
A partir de la 8e — .... 900 cc. —
Après le 3e mois .... 1 litre —

La mélange de Heubner répond à 595 Calories par litre. Cette quantité fournirait donc à un enfant de trois mois, pesant 6 kg. en moyenne, environ 100 Calories par kg. et par jour, au lieu de 40 que reçoit l'adulte, c'est-à-dire plus du double; mais l'on sait (Ch. Richet, *Trav. du laboratoire*, t. I, *Recherches de calorimétrie*) que l'enfant perd par kilogramme et par jour 96 Calories alors que l'adulte n'en perd que 42, nombres qui correspondent bien aux précédents.

La possibilité d'alimenter ainsi le nourrisson artificiellement, et sans trop de danger pour lui, enlève de l'importance à cette question : une mère malade peut-elle continuer à donner à téter à son enfant? Nous répondrons non, si l'on peut faire autrement, ou si la maladie est grave, le lait épuisé, rare, insuffisant; non, si l'enfant n'augmente pas de poids, s'il a de la diarrhée verte; oui, dans le cas d'une maladie fébrile passagère, et si la mère et l'enfant peuvent n'en pas trop souffrir et seulement momentanément.

A l'enfant qui reste au sein, on peut, à partir du septième mois, donner soit du lait de vache coupé d'eau, stérilisée par la chaleur, et un peu sucré, soit de légères bouillies, des farines lactées ou autres mélanges de lait concentré et de pain torréfié et pulvérisé, de farines diverses, d'un peu de cacao, etc. On peut permettre aussi les panades au pain grillé et râpé qu'on additionne d'un peu de beurre frais ou de jaune d'œuf. On augmente de mois en mois l'usage de ces préparations jusqu'au sevrage qui se fait alors sans à-coups et de lui-même, du douzième au dix-huitième mois, suivant les saisons.

A cette époque on peut donner à l'enfant du lait de vache stérilisé ou bouilli, sucré ou salé, dans lequel on délaye à chaud des farines d'avoine, de froment, d'orge, de la fécule de riz, de l'arowroot, de la pulpe de pomme de terre légèrement grillée au four, des biscottes en poudre, etc. On passe ensuite aux jaunes d'œufs, cuits à la coque, ou délayés dans du lait.

M. le professeur Maurel, de Toulouse, fixe à 75 Calories par kilogramme la ration du nourrisson durant les 4 premiers mois, ce qui revient à 102 gr. environ de lait de vache par kgr. de poids et par jour. M. G. Variot, d'après ses observations sur les enfants du dispensaire de Belleville, donne les nombres suivants pour l'alimentation de l'enfant au lait de vache stérilisé :

Par jour :	Lait pur.			Lait pur.
1re semaine	240gr	Couper ce lait	3e mois.....................	960gr
2e —	360	de 1/3 d'eau	4e —	1 080
3e —	415	bouillie.	5e —	1 280
4e —	545	Couper ce lait	7e —	1 440
6e —	672	de 1/4 d'eau	9e au 12e mois	1 600
2e mois..........	758	bouillie.		

Donner le biberon toutes les 2 heures les premières semaines, chaque 2 heures et demie du 2e au 4e mois, puis chaque 3 heures.

Je dois ajouter ici que j'ai vu des enfants de vingt mois à deux ans auxquels le régime lacté ne convenait pas, qui refusaient toute alimentation sous forme de bouillies lactées ou végétales, qui faiblissaient, maigrissaient, et qui, mis au régime des soupes au bouillon de viande et à la viande râpée, rôtie ou crue, l'acceptaient avec avidité et augmentaient dès lors de poids. On voit qu'on ne saurait avoir, en fait de régimes, même pour les enfants, de règles trop absolues.

Enfants de deux à quinze ans. — Ces faits, aussi bien que l'observation des résultats de l'alimentation poursuivie en dehors de toute théorie préconçue, me portent à penser que *si le lait doit faire le fond de la nourriture de l'enfant dans les deux ou trois premières années de sa vie, la chair musculaire peut et doit lui être donnée, cuite ou crue, dès le milieu de la seconde année quoique en quantité très modérée* : viande de mouton ou d'agneau rôtie, bœuf, jambon haché, plutôt que veau ou poulet, avec addition d'œufs à la coque ou brouillés, crèmes et bouillies, riz, nouilles au bouillon, beurre, fruits bien mûrs, fromages cuits ou crus non fermentés, pommes de terre étuvées, légumes verts, cacao, etc. L'usage exclusif du lait forme des enfants gras, bouffis, lymphatiques, peu résistants. Cet état s'accentue encore par l'abus des mets sucrés.

Il faut aussi éviter à cet âge les aliments trop relevés, trop salés; les poissons gras (harengs, anguille, saumon), le poisson sec, salé ou fumé, les crustacés, les escargots, les choux, les champignons. Il faut aussi ne pas donner à l'enfant de sauce au vin, au vinaigre, aux épices, des fruits crus, des fruits secs, peu mûrs, trop acides. Ne pas permettre les fromages fermentés, les liqueurs alcooliques de toute sorte, le café, le thé.

De la deuxième à la sixième année l'enfant s'habitue à la nourriture ordinaire; mais il faut le priver encore d'épices, de sucreries, de vin, de liqueurs, de café. On doit ne lui concéder qu'exceptionnellement les sucreries. Le lait, les œufs, la viande rôtie, les purées de légumes, le pain feront le fond de son alimentation. De six à quinze ans on doit fournir à l'enfant, par kilogramme de poids du corps, près de deux fois plus de matériaux albuminoïdes que la quantité qui répondrait aux besoins de l'adulte sous le même poids. En effet, l'élimination de l'azote urinaire est par kilogramme et par jour de 0 gr. 74 chez l'enfant de deux ans, de 0 gr. 61 chez celui de trois à quatre, de 0 gr. 4 chez celui de cinq à sept ans, tandis qu'elle n'est que de 0 gr. 23 chez l'adulte. Les graisses doivent être aussi proportionnellement plus abondantes chez l'enfant qui se refroidit, on le sait, bien plus vite que l'adulte. Voici, d'après différents auteurs, les quantités de principes alimentaires reconnues nécessaires aux divers âges de l'enfance, calculées par 24 heures et pour des sujets de poids moyen :

	ALBU-MINOÏDES	GRAISSES	HYDRATES DE CARBONE	CALCUL EN CALORIES
Enfants de 6 à 15 ans (moyenne d'après Voit).....................	79^{gr}	37^{gr}	250^{gr}	1 639^{gr}
Enfants de 5 à 16 ans (moyenne d'après Camerer).................	70	40	236	1 627
Garçon de 10 ans et demi pesant 25 kg. (Uffelmann.................	65	46	206	1 530

Ces nombres nous semblent un peu trop élevés.

De trois à sept ans, il convient que l'enfant reçoive des aliments toutes les quatre ou cinq heures. Il faut que son régime soit peu excitant, peu varié, ni trop sucré, ni trop salé, mais snffisamment azoté, en même temps que riche en pain et légumes qui apportent entre autres le supplément de sels minéraux nécessaires.

A partir de cinq à six ans, on peut permettre l'eau vineuse, le cidre et la bière. Mais de sept à douze ans il faut encore éviter les mets excitants, échauffants, trop azotés, trop épicés, ne donner ni liqueurs trop alcooliques, ni café.

Chez l'enfant qui grandit, certains éléments minéraux, spécialement les sels de potasse et de chaux, aussi bien que le phosphore organique deviennent particulièrement nécessaires à l'accroissement des tissus. Le pain, les farines de céréales, le lait, les cervelles, le poisson, les légumes en grains, le bouillon, fournissent ces matériaux en quantités notables. Il ne faut pas perdre de vue que de sa naissance à un an, l'enfant doit fixer 600 gr. de substances minérales dans ses os, et de 120 à 150 gr. les années suivantes. Il lui faut, la première année, près de 0 gr. 5 de chaux par jour.

Adolescence ; puberté. — L'adolescent doit avoir la libre disposition du pain, des œufs, de la viande et des aliments de toute sorte s'il les digère bien ; mais il doit éviter encore les mets épicés et les vins trop généreux. Chez la jeune fille et chez le garçon il est inutile, en effet, de provoquer prématurément le développement hâtif des fonctions de reproduction qui arrêterait ou troublerait la croissance normale et réagirait sur les autres fonctions. Le meilleur des excitants de l'appétit, à cet âge, c'est la fatigue pour les garçons, l'exercice modéré, la marche au grand air pour les filles.

L'établissement de la puberté est généralement celui des besoins exceptionnels de nutrition. De seize à dix-huit ans un garçon mange autant qu'un adulte, quelquefois plus. (*Panura, Uffelmann.*) Il a besoin d'un grand excès de viande. Le jeune homme doit donc pouvoir pleinement satisfaire son appétit. Ce n'est peut-être pas le cas de nos lycéens : les très grands reçoivent, administrativement, en viande parée et désossée, 1 500 grammes de viande par semaine ou 213 grammes par jour, les grands (2ᵉ et 3ᵉ) 170 grammes, les moyens (4ᵉ et 5ᵉ) 150 grammes, les petits (6ᵉ) 115 grammes par jour en moyenne. C'est trop peu pour les grands garçons depuis la seconde. Le poisson, le lait, les légumes secs, le fromage, les œufs, devraient compléter ce régime. Encore faut-il que l'on veille à ce que les jeunes gens reçoivent réellement la ration que leur attribuent les règlements; que la qualité des aliments soit bonne; que la viande soit plutôt rôtie que bouillie; que les légumes secs soient préparés avec soin; que les aliments soient répartis régulièrement. De quatorze à vingt ans tout travail, y compris le travail intellectuel, est accompagné d'une énorme dépense. C'est l'âge où le corps prend sa forme définitive, devient viril, se fortifie et se dépense. On ne restreindra donc que l'usage des excitants, des épices et des liqueurs fermentées.

Nous avons établi dans la *Première Partie* de cet Ouvrage la composition quantitative et qualitative de la ration journalière d'entretien de l'adulte, soit qu'il reste au repos relatif, soit qu'il travaille, et dans le précédent chapitre, nous avons vu que le travail intellectuel représentait un effort qui doit être couvert par un supplément, mais un supplément minime, d'aliments. La sobriété chez l'homme de cabinet, avec le choix des mets et leur facile digestibilité, est plus encore que pour l'homme de sport ou le travailleur manuel la sauvegarde de la santé. Alliée à un exercice modéré, si la constitution originaire est normale et la vie régulière, elle éloigne longtemps la vieillesse.

Sexe. — Les mêmes règles s'appliquent à l'adolescent et à la jeune fille; encore pour celle-ci faut-il, au moment où la puberté s'établit, veiller à ce qu'elle s'alimente sainement et largement, surtout en matériaux carnés, poisson, légumes en grains, jambon, œufs, fromage. A l'époque de ses règles, la femme doit éviter les mets excitants, les crustacés, les épices, le café, les vins et les liqueurs trop alcooliques.

Chez la femme adulte, sauf le cas très particulier dont nous allons parler, on sait que le régime doit être environ des 4/5ᵉ aux 5/6ᵉ de celui de l'homme[1], ainsi qu'on l'a déjà dit, soit qu'elle ne travaille pas, soit qu'elle travaille, auquel cas le

---

1. Camerer fixe à 84 à 90 p. 100 les besoins alimentaires de la femme de même poids que l'homme. Schmidt admet le nombre de 89 p. 100. Je ne sais sur quelles données expérimentales ils se fondent.

régime doit suivre, proportionnellement, celui de l'ouvrier vivant dans les mêmes conditions.

Grossesse. — Pendant sa grossesse la femme doit manger ce qui lui plaît le mieux, surtout au cours des premiers mois où elle est souvent sujette aux nausées et aux vomissements : le café, le thé, le cacao, les extraits de viande, le gibier, les fruits, la bière, le vin, etc., ne lui sont pas défavorables, sauf modération dans la mesure. Mais la femme enceinte doit particulièrement insister sur le pain, les légumes en grain, les œufs, le lait, la viande et le poisson. Les aliments amylacés et gras doivent être pris en quantité modérée, car le foie et le cœur tendent à ce moment à être envahis par la graisse. La viande obligeant le foie congestionné à un travail supplémentaire d'élimination des toxines issues de la chair musculaire, celle-ci devra être supprimée entièrement si même des *traces* d'albumine apparaissaient dans les urines. Le régime lacté serait sévèrement appliqué s'il y avait menaces d'éclampsie.

C'est une idée fausse de Prochnovnik, et d'autres accoucheurs avant lui, que l'enfant prend moins de développement si la mère est privée de viande ou d'autres aliments. Généralement elle seule en pâtit et le fœtus arrive à terme presque comme si la mère n'avait pas souffert.

La femme enceinte doit autant que possible éviter les aliments acides, indigestes, les vins trop alcooliques et trop abondants, les condiments trop épicés et trop salés ; le café, et même le thé fort, aux moments correspondant à la fin des sixième, septième et huitième mois de sa grossesse. Ces aliments favorisent les accouchements prématurés.

Immédiatement après la délivrance on peut nourrir la femme avec du lait, des œufs, des biscuits ; les jours suivants on l'alimentera avec du pain, du lait, de la viande en petite quantité. Elle pourra revenir ensuite au régime qu'elle préfère, en évitant toutefois les mets indigestes, les choux, et pendant les deux ou trois premières semaines, les légumes en grain, et tout particulièrement les haricots.

Nourrices. — Le régime des nourrices doit être surveillé, mais non pas tellement transformé en nature et quantité qu'il devienne une gêne ou une perturbation trop grande des habitudes antérieures. Il faut donner aux femmes qui allaitent de la viande, du poisson, des cervelles, etc.; leur permettre les corps gras sous toutes les formes et en abondance si elles les digèrent bien; le lait et les laitages y compris les fromages; les aliments amylacés tels que : pommes de terre, pain, riz, légumes en grains, pois verts et secs, lentilles, etc., qui excitent la sécrétion lactée; mais éviter les haricots secs. Les légumes (à l'exclusion des choux, du cresson, de l'ail, des poireaux, oignons, champignons, salades, oseille), les fruits bien mûrs et mieux encore les fruits cuits, les farines de croissance des bonnes marques, les poudres de caséine, pourvu que leur goût plaise et qu'elles ne soient pas trop anciennes, peuvent aussi rendre des services.

Aux légumes ci-dessus cités comme contraires aux nourrices ou aux nourrissons, adjoignons les mets trop épicés ou trop salés, les fromages de haut goût, le poisson salé, la charcuterie trop relevée, les crustacés, les moules, les harengs, anchois, etc.

Il faut laisser les nourrices user abondamment d'eau coupée d'un peu de vin ou de cidre, mais leur défendre de boire au delà *d'un demi-litre de bon vin* ou *d'un litre et demi de bière ou de cidre* par jour; jamais d'alcool ni de liqueurs.

La femme en lactation doit se nourrir sans excès, mais largement : une alimentation journalière lui fournissant 150 gr. d'albuminoïdes, 100 gr. de graisse et 450 à 600 gr. d'hydrates de carbone n'est pour elle qu'un régime moyen. Une ration riche en viande et en hydrates de carbone, composée surtout de pain, viande, légumes secs et amylacés, corps gras, bière, etc., est favorable à la production du lait. Voici un exemple de cette ration où nous avons calculé pour un jour les poids des principes alimentaires constitutifs de la ration :

	Poids.	Albuminoïdes.	Graisses.	H^{tes} de carbone.
Pain	600gr	50,0	5,1	300
Viande.................	400	80	28	2
Fèves, pois, lentilles..	100	23	2	59
Pommes de terre......	150	2,4	0,5	30
Beurre...............	65	»	60	»
Bière (1 litre et demi)..	»	7	»	20
		162,4	95,6	411

On pourra remplacer le litre de bière, ou 110 gr. de viande, par un litre de lait, et les légumes et graisse par des œufs.

Le thé et le café faibles et peu abondants sont permis.

La nourrice peut donner le sein au nourrisson, lorsque ses règles reviennent, si son appétit se conserve bon, si l'enfant continue à gagner du poids, s'il ne pâlit pas, s'il n'a ni diarrhée ni exanthèmes. Il n'en est pas de même lorsque la femme commence une nouvelle grossesse. Il faut, dans ce cas, et dès qu'on le peut, donner à l'enfant une autre nourrice, ou suppléer à l'insuffisance du lait par un lait étranger. Pour les femmes chlorotiques, anémiques, neurasthéniques, dans leur intérêt et celui de l'enfant, il est préférable qu'elles ne nourrissent pas.

Ménopause. — L'époque où cesse la menstruation oblige à quelques précautions dans le choix des aliments. La femme doit ne prendre que ceux qu'elle digère le mieux, éviter les alcooliques, les mets épicés, les excès de viande, les condiments, la trop grande abondance d'aliments.

Vieillards. — Chez les vieillards, l'alimentation doit être réduite, mais non autant que paraîtrait l'exiger l'affaiblissement de leur activité, car d'une part le rayonnement de la peau et la perte de calorique par évaporation pulmonaire et cutanée restent chez eux presque les mêmes; de l'autre, l'assimilation étant moins régulière, l'utilisation moindre des aliments exige que ceux-ci soient pris en quantités relatives plus grandes.

Forster[1] a donné les chiffres suivants comme mesure de la ration moyenne quotidienne des vieillards de 65 à 80 ans :

	Albumines.	Graisses.	Hydrates de carbone.	Calories correspondantes.
Hommes................	92	45	340	2 173
Femmes................	80	49	270	1 883

Les repas trop abondants, les mets difficiles à digérer ou à mâcher, les aliments trop gras, trop peu nourrissants, trop herbacés, doivent être évités par les vieilles gens. Les bouillies et aliments faciles à prendre, les farines de légumineuses, le lait, les viandes râpées, les œufs, les pâtes bien cuites, les crèmes, les fruits très mûrs, le café, le thé, leur sont particulièrement favorables. Le vin doit être permis aux vieillards et même sans trop de parcimonie, à moins qu'il n'y ait des signes d'artério-sclérose évidents.

Le lait, les viandes de facile digestion, les mets qu'un long

1. *Zeitschr. f. Biolog.*, Bd. IX, p. 401.

usage leur a fait choisir et qui ont besoin d'être peu mastiqués, sont à recommander à cet âge. Mais il faut éviter les excès de pain, de légumes, de pommes de terre, de tout ce qui nourrit peu sous un gros volume, de tout ce qui est indigeste, etc., aussi bien que l'usage répété des boissons trop alcooliques.

Idiosyncrasies. — Les règles relatives à l'alimentation ne sauraient être absolues. Pour des raisons qui nous échappent, mais où l'atavisme et l'accoutumance entrent pour une très large part, il est des individus auxquels il faut plus ou moins d'aliments ; il en est aussi qui ne peuvent s'habituer aux aliments les plus naturels.

Il y a de grands et de petits mangeurs, des races qui ont besoin d'une abondante nourriture et des races sobres. L'appétit est une fonction qui se développe quand on la cultive et réciproquement. Après le siège de Paris, bien des personnes eurent de la peine à reprendre leur alimentation antérieure devenue trop abondante. A l'inverse, les habitudes de bien-être créent des besoins factices, surtout lorsqu'elles ont été cultivées durant des générations.

Au point de vue de la nature des aliments, les dispositions particulières ou *idiosyncrasies* peuvent être extraordinaires et fort imprévues. Fonssagrives a cité une famille dans laquelle les œufs, quelle que fût la forme sous laquelle ils étaient préparés, amenaient des accidents d'indigestion cholériforme. J'ai connu un jeune officier chez qui le jaune d'œuf, alors même qu'on en ajoutait que fort peu et à son insu dans ses aliments, amenait une sorte de suffocation, puis de l'indigestion. Cet état durait depuis son enfance sans que ses ascendants, ni ses sœurs, eussent présenté rien de semblable. On a cité des personnes prises de dérangement d'entrailles quand elles essayaient de manger du pain, même de la mie, introduite sans les avertir dans les ragoûts, alors qu'elles supportaient les féculents et les bouillies de pommes de terre.

On sait qu'il est des répugnances invincibles chez certains sujets pour des mets généralement bien supportés par tout le monde : les coquillages, le crustacés, le poisson, les poires, le fromage, les truffes, les fraises, etc. Et chose intéressante, ces idiosyncrasies sont quelquefois héréditaires et familiales comme si elles se rattachaient à une constitution à une inadaptation spéciale des protoplasmas cellulaires transmis par les générateurs.

XXXVI

RÉGIMES INSUFFISANTS; RÉGIMES EXCESSIFS.
SURALIMENTATION

Nous avons vu (p. 98 et suivantes) que la ration alimentaire d'entretien de l'adulte au repos en état de santé et sans perte de poids, doit contenir *au minimum* par jour :

Albuminoïdes....................	78^{gr} à 82^{gr}
Graisses	5o à 6o
Hydrates de carbone............	38o à 42o

ration qui représente, en énergie calorifique, 2 220 unités environ.

Ces nombres concordent suffisamment avec les pertes en calorique et travail minimum (calculé en chaleur) de l'adulte au repos. Le poids de 80 à 82 gr. de matières protéiques satisfait aussi à l'excrétion de l'urée et des autres matériaux azotés qui se produit au cours des premiers jours d'abstinence complète et qui répond à la destruction de 78 à 80 gr. d'albumine par vingt-quatre heures. Mais un tel régime est tout à fait à la limite des besoins quotidiens indispensables de l'économie. Dès que les quantités de chacun des principes alimentaires tombent au-dessous des chiffres ci-dessus, l'individu dépérit. Il détruit d'abord, non pas uniquement, mais principalement, ses réserves de graisses; il emprunte ensuite à ses muscles et plasmas les matières qui lui font défaut dans les aliments; et quand les graisses viennent à lui manquer presque totalement, les albuminoïdes des tissus eux-mêmes servent de combustible pour entretenir la chaleur indispensable à la vie; les muscles s'atténuent dès lors rapidement, les os se raréfient, tous les tissus dépérissent à la fois. C'est le régime de l'inanition ou de la disette.

Lorsqu'on soumet l'homme ou les animaux à l'abstinence absolue, leur température reste d'abord longtemps normale à un demi-degré près; mais pour les raisons qu'on vient de dire, le poids du corps diminue petit à petit et divers troubles graves se produisent. D'après les expériences de Chossat, quand, après 2 ou 3 semaines, l'animal à sang chaud est arrivé à perdre ainsi du quart au tiers de son poids, sa température baisse dès lors très rapidement et la mort arrive lorsque le sang atteint la température de 25 à 26°. Fort rarement, l'animal meurt avant de s'être refroidi au-dessous de 29°, et d'avoir perdu de 40 à 50 p. 100 de son poids initial. Chez l'homme, au bout de douze à quinze jours, surviennent des vomissements, de la diarrhée; l'estomac, auquel manque la présence des excitants alimentaires, sécrète un mucus glaireux et devient petit à petit incapable de reproduire un suc gastrique digestif. A ce moment, si l'on vient à nourrir l'affamé, on risque de provoquer chez lui des désordres graves, particulièrement des diarrhées incoercibles.

A mesure que se prolonge l'épreuve, la sensibilité générale s'obscurcit, le cœur faiblit, les troubles des fonctions cérébrales apparaissent : les muscles perdent de leur puissance; le sang tend à s'extravaser et coule sans se coaguler par la moindre blessure. Il arrive à contenir moins de 100 gr. de globules rouges (calculés à l'état sec) au litre. L'eau s'accumule dans les organes où elle vient remplacer les graisses et le tissu musculaire raréfié; l'œdème envahit le tronc et le cerveau; finalement le malheureux affamé est saisi par les convulsions et le coma et meurt décharné et squelettique.

Tel est le tableau des désordres causés par la disette absolue. On peut les analyser de plus près en soumettant de jour en jour divers lots d'animaux, et chacun de leurs organes, à l'analyse et à la pesée, en même temps qu'on dose les excrétions.

D'après Chossat, lorsque l'animal meurt d'inanition chacun des tissus a perdu les poids relatifs suivants :

Sujet total	4o à 5o p. 1oo	
Graisses	93,3	—
Rate	71,4	—
Sang	75,o	—
Pancréas	64,o	—
Foie	52,o	—
Muscle	43,7	—
Cœur	46,9	—
Os	16,7	—
Tissus nerveux	8,o	—

D'après Voit, à la mort de l'animal, le cerveau n'a diminué que de 3 p. 100.

Pettenkoffer et Voit, puis Ranke, ont calculé les pertes faites durant les premières vingt-quatre heures de jeûne par des hommes normaux. Ils ont trouvé :

	Ouvrier pesant 71^{kg}.	Ranke, pesant 69^{kg}.6.
Pertes en albumine	78^{gr} (1)	51^{gr}
— graisses	215	204
— eau	88o	874

Ainsi de ces deux hommes presque de même poids, l'un, Ranke, qui était gras, a perdu seulement les 2/3 de l'albumine qu'a perdu l'autre. Les choses se passent toujours ainsi chez les sujets riches en graisse; elle protège contre l'usure des muscles.

Si l'inanition se prolonge, la perte en corps gras devient à peu près constante ou diminue à peine, tandis que la consommation des tissus albumineux baisse notablement et continuement pendant plusieurs semaines. Voici, d'après Züntz, C. Lehmann, Munk, F. Müller[2] et Lucciani[3] les pertes de poids, en albumine et graisses des célèbres jeûneurs, Cetti, Breithaupt et Succi qui, durant l'expérience, ne burent que de l'eau :

1. L'ouvrier de Pettenkoffer et Voit perdait 215 gr. de graisses dans les 24 heures de diète absolue. Si on lui en eût fourni 50 gr., il n'eût perdu que la différence ou 165 gr. de graisses qui correspondent isodynamiquement à 380 gr. d'hydrates de carbone. On peut donc dire que cet ouvrier eût ainsi consommé le 1er jour : *albuminoïdes*, 78 gr.; *graisses*, 50 gr.; *hydrates de carbone*, 380 gr., nombres qui concordent suffisamment avec ceux que j'ai donnés (p. 96 et suivantes) pour la ration d'entretien de l'homme au repos recevant le minimum d'albuminoïdes.

2. *Virchow's Arch.*, Bd. CXXXI, Supplém.

3. *Fisiologia del diguino*, Firenze, 1889.

		Poids du corps.	Perte en albumine.	Perte en graisses.
1° *Breithaupt.*	1er jour	59kg,5	63gr	162gr
	2e —	58 ,8	62	160
	6e —	56 ,4	60	160
2° *Cetti*	1er jour	56 ,5	95	170
	5e —	52 ,6	67	166
	10e —	50 ,6	60	165
3° *Succi*	1er jour	62 ,4	104	»
	10e —	56 ,7	51	170
	20e —	52 ,8	33	170
	29e —	50 ,2	31	169

Chez l'homme ainsi privé de tout aliment, les chlorures des urines diminuent rapidement, le sel marin éliminé tombe à 2 gr. par jour et s'y maintient. La chaux empruntée aux os continue à rester assez abondante.

L'urée qui se tient à 20 ou 22 gr. les premiers jours d'abstinence, si l'individu étuit resté jusque-là normal et bien nourri, tombe à 13 gr. vers le 10e jour et à 8 ou 10 gr. au 20e jour, pour se maintenir à ce dernier taux presque jusqu'à la mort. Si le patient boit de l'eau, l'urée croit de 2 à 3 gr. par jour.

Chez le chien, tant qu'il y a des graisses en réserve, l'albumine se désassimile moyennement. Mais, le plus souvent, vers la 4e semaine, sa destruction devient rapide; les tissus albumineux se brûlent alors eux-mêmes pour assurer la calorification et ce phénomène précède de peu la fin. Bidder et Schmidt avaient déjà remarqué que chez les chats (qui, bien nourris, excrètent par jour, et par kilogramme, 3 gr. d'urée environ), celle-ci tombe à 2 gr. 5 le 1er jour de jeûne, à 1 gr. 9 le 2e, pour se maintenir à 2 gr. environ du 3e au 15e jour avec quelques légères variations. Comme dans les cas ci-dessus, une élévation notable du poids de l'urée annonce chez eux une mort prochaine.

Quant à l'acide carbonique exhalé par le poumon, il diminue de moitié jusqu'au 4e ou 5e jour de jeûne, puis devient à peu près constant.

On sait par les expériences de Regnault et Reiset, puis de Ch. Richet, que les animaux consomment une quantité d'oxygène et produisent un volume d'acide carbonique proportionnellement d'autant plus grand qu'ils sont de plus petite taille, c'est-à-dire à mesure que la surface augmente relativement à leur poids. Le même phénomène s'observe, et pour les mêmes causes, pour les pertes de graisse et d'albumine. Les animaux font une consommation de graisses et de substances protéiques d'autant plus grande, et par conséquent s'épuisent, par le jeûne, d'autant plus vite de ces matériaux, qu'ils sont de taille plus petite. En voici deux exemples :

Animaux mis à la diète absolue.	Poids du corps.	Chair perdue par kg. d'animal et par jour.	Graisse perdue par kg. du poids du corps et par jour.
Chien	31^{kg},7	5^{gr},2	3^{gr},25
Autre chien.......	17 ,2	7 ,0	3 ,7
Chat.............	2 ,83	10 ,8	3 ,6
Autre chat... ...	1 ,86	27 ,16	4 ,1

Dans l'inanition avec privation d'eau, l'homme continue à excréter 250 à 260 cc. d'urine par jour. Il perd de 800 à 900 gr. d'eau en tout (urination, perspiration, expiration); elle est empruntée à la combustion des principes albumineux et gras ainsi qu'à la déshydratation partielle des tissus, du moins au début.

Dans l'*alimentation insuffisante* en matériaux amylacés (le meilleur moyen, comme on le verra, de combattre l'obésité), il disparaît à la fois de la graisse et des principes albumineux. Chez un sujet recevant journellement une alimentation de la valeur de 1 955 Calories et mis en état d'équilibre azoté, Miura supprima une certaine proportion de principes hydrocarbonés répondant à 462 Calories. Le sujet couvrit cette perte en empruntant le calorique nécessaire pour 17 centièmes aux albuminoïdes, pour 83 centièmes aux graisses emmagasinées.

Lorsqu'on réduit proprtionnellement tous les principes nutritifs, les pertes sont couvertes, d'après von Norden, 15 p. 100 environ par les matières protéiques et 85 p. 100 par les graisses. Si un sujet est mis à la demi-ration normale, la perte de poids corporel est de 2 à 2,5 kilogrammes la première semaine pour l'adulte moyen. Elle tombe à 1 kgr. 5 et 1 kg. les semaines suivantes. La somme des pertes en albumine et graisses est moins élevée que la perte totale qui comprend en même temps l'eau éliminée. Plus tard, au contraire, comme on l'a déjà dit, les tissus semblent se réhydrater, il y a de l'œdème, et la perte apparente diminue. Cet état d'empâtement aqueux a été observé dans toutes les disettes, et provient en partie de l'abus que font les malheureux affamés des aliments herbacés ou de l'eau qui momentanément calme un peu leur faim et fait grossir le ventre. A propos de la disette qui désola le centre de la France au printemps de 1817, Gaspard (*Journal de Magendie*, t. I, p. 237, cité par A. Bouchardat) écrit : « On vit pendant les mois d'avril, mai et juin, les prés et les champs couverts d'infortunés qui disputaient la pâture aux herbivores ; le résultat fut une hydropisie de tout le système cellulaire, sans ascite, sans lésions du foie ou des viscères abdominaux. Il tombait de temps en temps quelques-uns de ces malheureux le long des chemins ; toutefois il n'y eut parmi eux aucune autre maladie épidémique grave. »

ALIMENTATION EXAGÉRÉE. — SURALIMENTATION

Ainsi qu'on le verra plus loin, la *suralimentation* modérée est indiquée dans certains états morbides : dans la prétuberculose et la tuberculose, dans quelques formes graves de l'hystérie et du diabète et, généralement, dans les états d'amaigrissement tenant à des causes assez diverses.

L'*alimentation exagérée*, qu'il ne faut pas confondre avec la suralimentation, est celle qui dépasse les besoins. Elle a presque toujours pour conséquence prochaine l'obésité ou l'arthritisme.

On mange trop par système, par habitude, par fantaisie, parce qu'on s'ingénie à aiguiser l'appétit par la recherche, la variété, des excitants alimentaires, et qu'on s'efforce, ensuite à le satisfaire pleinement. Mais de même qu'un léger surcroît d'alcool journalier finit par rendre alcoolique à la longue, un léger excès d'alimentation rend peu à peu arthritique ou obèse. L'appétit est pour nous un assez mauvais guide : on l'irrite ou on le calme à volonté ; il est pour beaucoup de gens fonction de leurs habitudes. En particulier, pour les viandes plus on en mange, plus l'estomac sécrète les sucs acides digestifs ; et plus il sécrète, plus on est entraîné à manger pour atténuer ses impressions et saturer l'acidité stomacale.

L'atonie de l'estomac, les embarras gastriques, les troubles intestinaux, les dyspepsies, les crampes d'estomac, le pyrosis, les bouffées de chaleur à la face, les congestions hépatiques et cérébrales, l'arthritisme, la goutte, la gravelle, quelquefois l'albuminurie, l'hypertension vasculaire, l'artériosclérose, la neurasthénie, etc., frappent plus ou moins tous ceux qui mangent trop, et particulièrement trop de viande. Chez eux le cœur gras s'affaiblit le plus souvent et le cerveau lui-même ne fonctionne qu'imparfaitement, surtout en pleine digestion.

Mais l'exagération dans l'apport des divers principes alimentaires agit différemment sur chaque organe.

La chair musculaire trop abondante laisse dans le sang et les tissus un excès de matériaux azotés presque tous nocifs : corps de la série urique et pyrimidique, créatine et ses analogues, bases névriniques, substances extractives azotées indéterminées, etc., qui fatiguent l'économie et congestionnent à la fois le cerveau, le foie, les reins, le cœur et deviennent les agents les plus actifs de l'artériosclérose.

Un excès de viande ne fait croître légèrement la musculature de l'individu que si cet excès est accompagné d'une augmentation de principes ternaires, en particulier de graisses. Encore la surproduction du tissu musculaire chez l'adulte n'est que très faiblement influencée par l'exagération de la ration de viande, *à moins qu'en même temps le sujet ne se livre régulièrement aux exercices physiques*, sans toutefois jamais arriver à une trop grande fatigue.

Le tissu adipeux, au contraire, se développe surtout au repos, sous l'influence des aliments gras et plus encore, s'il y a excès d'hydrates de carbone, et en particulier, de matières amylacées. Mais il reste établi que l'abus de chair musculaire, même maigre, peut contribuer aussi, quoique pour une plus faible part, à l'engraissement. Claude Bernard, et Sublotin après lui, ont en effet démontré depuis longtemps que les animaux nourris uniquement de viande dégraissée produisent du glycogène dans leur foie, et l'on sait que tous les hydrates de carbone sont susceptibles à leur tour de se changer en graisses, dans l'économie, en perdant de l'acide carbonique [1].

Quant aux graisses alimentaires, elles sont un peu plus difficilement résorbées et assimilées que les sucres et les matières amylacées, mais une partie s'en emmagasine certainement dans le tissu adipeux.

---

[1]. Voir Soxhlet, *Zeitsch. d. landwisch. Vereines in Bayern*, 1881. — Meissl, *Zeitsch f. Biolog.*, Bd. XXII, p. 63. — Henneberg, *Ibid.*, Bd. XVII, p. 295. — Münk, *Wirchow's Arch.*, 1895, Bd. XXIII, p. 273. — Hanriot, *Compte Rendu*, 1888.

Dans les cas où l'on veut intentionnellement suralimenter soit un animal, soit un malade, les remarques générales précédentes ne doivent pas être perdues de vue. Il existe pour la suralimentation des méthodes pratiques que nous exposerons en parlant des malades, et spécialement des tuberculeux.

On peut avoir intérêt à augmenter les réserves en graisses, par exemple chez les phtisiques ; mais il .faut savoir que la suralimentation soit par les hydrocarbonés, soit par la viande, n'agit que dans une très faible mesure sur ces réserves. Comme nous le disions, l'excès d'aliments azotés ne se transforme en tissus albuminoïdes : 1° que si l'individu fait un excercice journalier moyennement fatigant ; 2° ou bien si le sujet est jeune et en train de se développer ; 3° s'il est convalescent ou inanitié. Dans tous les autres cas, le surplus d'aliments azotés introduits est éliminé, tandis qu'il se fait une accumulation plus ou moins grande de graisses.

En état d'inanition, après les hémorragies, chez les consomptifs, etc., la suralimentation produit de tout autres effets : la moindre quantité, comme l'excès, des matériaux azotés vient dans ce cas contribuer à combler le déficit sans qu'une partie quelconque en en soit distraite pour fabriquer de la graisse. C'est ce qu'on observe souvent chez les convalescents. Dans tous ces cas où la suralimentation azotée devient nécessaire, elle est très efficace : 150 à 250 gr. de viande par jour, viande rôtie ou mieux encore crue et râpée, constituent un supplément maniable et moyen de l'alimentation ordinaire. La chair musculaire avalée pulpée, *sans la mâcher*, sous forme de bols de 20 à 25 gr. chacun, est beaucoup mieux supportée par les estomacs affaiblis que sous toute autre forme. Les œufs frais et peu cuits, le lait (1 500 à 2 000 cc. par jour) peuvent la remplacer partiellement.

Il vaut mieux, en général, recourir, lorsqu'on le peut, aux aliments naturels qu'aux préparations de viande desséchée ou peptonisée, dont l'origine et la composition sont souvent douteuses et variables. D'ailleurs, ces préparations ne sont pas toujours obtenues dans des conditions d'antisepsie parfaites. J'en dirai autant des farines et poudres nutritives de marques diverses.

Si l'on veut réaliser une suralimentation en graisses, le poisson gras, la crème de lait et le beurre (80 à 100 gr. par jour), les pommes de terre, le sucre, le vin en faible proportion, les soupes de légumineuses, etc., permettent de donner aux malades, sous une forme relativement légère et très digestible, d'importants excès de nourriture apte à provoquer l'engraissement.

Voici, comme exemple, un régime de suralimentation moyenne :

		Albumine.	Graisses.	Hydrates de carbone.
Viande râpée	300^{gr}	60^{gr}	16^{gr}	1^{gr},8
Pain de froment........	300	25	2 ,5	150
Légumes verts..........	100	2	0 ,3	6
Légumes secs..........	80	16	1 ,5	30
Lait...................	1 500^{cc}	53	45	60
Beurre	70^{gr}	»	65	»
Vin (ou un litre de bière).	500^{cc}	»	»	80
Sucre	40^{gr}	»	»	39
		156^{gr}	130^{gr},3	366^{gr},8

Cette ration, de digestion facile, apporterait à l'économie l'énergie équivalente à 3 200 Calories.

A propos des liqueurs fermentées et du vin, on a vu combien l'alcool, à faible dose, est précieux pour protéger les tissus contre l'usure provoquée par l'action destructive des toxines en général, et de quelle utilité il peut être pour remplacer momentanément les graisses dans l'alimentation des malades (tuberculeux, diphtériques, typhiques, etc.), et leur fournir dans beaucoup de cas et rapidement le quantum d'énergie nécessaire.

Il résulte des expériences de Hirchfeld et de Krug : 1° que si les apports alimentaires dépassent de moitié et plus la ration normale ordinaire, le poids du corps augmente de 3,5 à 5 kg. en vingt jours ; 2° qu'au début de la suralimentation l'augmentation de poids des sujets dépasse la somme des poids réunis de la chair musculaire et de la graisse consommées ; qu'en un mot, à ce moment, il y a rétention d'eau. Plus tard, c'est, au contraire, l'inverse qui se produit. Voici les observations de Hirchfeld à ce sujet. Ces expériences, faites sur l'homme, ont duré trois semaines.

	ALIMENTS CALCULÉS EN CALORIES	AUGMEN-TATION DE POIDS DU CORPS	AUGMEN-TATION DES MUSCLES	AUGMEN-TATION DES GRAISSES
Homme de 30 ans vigoureux, maigre, 68 kg..........................	4 000	3^{kgr},4	0,87	2,84
Homme de 49 ans moyen, 56 kg.....	4 140	4 ,5	1,01	3,49
Ouvrier de 59 ans vigoureux, bien musclé, 50 kg.....................	4 380	5 ,1	2,03	4,82
Homme de 51 ans assez obèse, 89 kg. (durée 15 jours seulement)........	3 590	1 ,3	0,45	1,68
Jeune homme de 22 ans, convalescent d'une fièvre typhoïde, 47 kg.......	3 130	4 ,1	2,80	2,98

Ces nombres montrent que chez les suralimentés la quantité d'albumine assimilée est essentiellement variable et dépend de l'état antérieur des sujets. Dans les cas ci-dessus, chez le jeune convalescent d'une fièvre typhoïde et chez l'ouvrier de cinquante-neuf ans, l'un et l'autre mal nourris avant leur suralimentation, il y a eu gain en chair musculaire de 2 kg. 8 et de 2 kg. 03, en trois semaines, alors que l'obèse de cinquante et un ans ne gagnait que 0 kg. 450 et l'homme de trente ans, en pleine santé, que 0 kg. 870. Ceci fait prévoir (et l'expérience le confirme) que, si la suralimentation vient à se poursuivre, le gain en albumine diminuera considérablement, et le sujet, tout en augmentant de poids, ne gagnera plus que de la graisse.

C'est ainsi que la suralimentation continue devient rapidement une alimentation exagérée. Elle charge de graisses le foie, le cœur, les reins, etc., et s'oppose à leur fonctionnement régulier. De plus, si l'alimentation est trop riche en viande, elle devient une source de déchets encombrants et de toxines. Elle congestionne la glande hépatique et les reins; elle excite et fatigue le cœur en augmentant la pression vasculaire; elle sature les tissus de résidus d'autant plus difficiles à éliminer qu'elle a eu pour effet de rendre le sang moins alcalin et les oxydations moins puissantes.

XXXVII

RÉGIMES EXCLUSIFS : RÉGIME VÉGÉTARIEN; RÉGIME LACTÉ; RÉGIME CARNÉ.

Depuis les temps les plus lointains, l'homme s'est alimenté des fruits de la terre et de la chair des animaux. Mais à certaines époques, sous l'influence de théories philosophiques ou d'idées religieuses, quelquefois en raison de considérations hygiéniques, ou bien forcé par la nécessité, il s'est, volontairement ou non, soumis à des régimes spéciaux : tantôt ne mangeant que des fruits et des herbages, tantôt ajoutant le lait à ces végétaux, tantôt au contraire se nourrissant presque uniquement de viandes, ou bien adoptant un régime mixte, mais dont était retranchée la chair des animaux. Ces modes exclusifs d'alimentation ont donné des résultats hygiéniques ou sociaux qui trouvent des applications dans le traitement diététique des maladies et que nous allons faire connaître.

RÉGIME VÉGÉTARIEN

S'abstenir entièrement de la chair des bêtes fut d'abord une pratique religieuse. Les Hindous, sectateurs de Brahma ou du Bouddha, croyaient et croient encore que le *souffle* ou l'*âme* (ἀσθμα des Grecs) peut transmigrer de l'homme aux animaux qui seraient nos frères inférieurs, et il a toujours répugné à ceux qui partagent cette opinion de se livrer, en se nourrissant de leur chair, à une sorte d'anthropophagie sacrilège.

Pour une raison semblable, la religion des anciens Égyptiens défendait déjà l'usage de la viande (*S. Sharpe*). C'est la doctrine que Pythagore importa de ce pays en Grèce d'où elle s'est transmise jusques à nous en se modifiant à travers les âges. Son écho philosophique le plus retentissant s'est produit dans l'*Émile* de J.-J. Rousseau.

Mais l'espèce humaine est omnivore par son instinct, par sa dentition, par ses sécrétions digestives, par son besoin d'activité. Pour travailler vite et bien il faut, à l'homme moderne surtout, des éléments excitants qui lui fournissent la matière plastique la plus active et la plus digestible sous le plus petit volume. Un régime mixte de viande et de végétaux semble lui convenir à tous les points de vue.

On aurait tort cependant de croire que la privation de chair musculaire compromette l'énergie physique; mais l'atavisme et les habitudes jouent ici un grand rôle[1].

D'après J. Sinclair, les Hindous pattamars, porteurs de dépêches, qui ne mangent que du riz, parcourent, chaque jour, en courant d'une ville à l'autre, l'espace de vingt lieues au moins, et continuent ainsi durant des semaines. Les cultivateurs russes qui vivent de légumes, de pain noir, de lait et d'ail travaillent 16 à 18 heures par jour, et leur force dépasserait souvent celle des matelots américains (*Bremner et Howland*). Les paysans norvégiens connaissent à peine l'alimentation animale; ils franchissent cependant, en accompagnant les voitures des touristes, de trois à quatre lieues, courant sans cesse. Les ouvriers et bateliers égyptiens modernes, qui de temps immémorial se nourrissent presque exclusivement de melons, d'oignons, de fèves, de lentilles, de dattes et de maïs, ont une force musculaire remarquable (*Lane et Catherwood*). Les mineurs de l'Amérique du Sud, travailleurs très sobres qui ne mangent pas de viande, portent sur leurs épaules des fardeaux de 200 livres avec lesquels ils montent douze fois par jour, en moyenne, des échelles verticales de 60 à 80 mètres (*F. Head*; *L. Playfair et Darwin*). Suivant H. Ranke, les bûcherons de la Haute-Bavière se nourrissent presque exclusivement de farine (1 100 à 1 200 gr. par jour) cuite avec du saindoux (90 gr.), sans œufs ni fromage; le dimanche seulement un peu de porc. Ils fournissent cependant un énorme travail[2]. Le soldat turc

---

1. Nous extrayons beaucoup des faits suivants de l'intéressant travail de Mme *A. Kingsford* (Thèses de Paris, 1880).
2. *Zeitsch. f. Biolog.*, Bd. XIII, p. 130.

est d'une sobriété étonnante; il ne boit que de l'eau ou des limonades, se nourrit de pilaf au riz et de figues, et ne touche presque pas à la viande. On sait que sa vigueur est remarquable et son courage indomptable. Les portefaix de Salonique et de Constantinople, qui se nourrissent de la même façon, sont d'une force proverbiale. De là le dicton : *Fort comme un Turc*.

J'ajoute que j'ai connu des personnes, hommes ou femmes, fort intelligentes, qui, devenues végétariennes par principe ou par hygiène, après avoir mangé autrefois de la chair comme tout le monde, m'ont assuré s'être admirablement trouvées de son abstention absolue au point de vue de leurs forces et de leur santé.

Le végétarisme est donc une pratique acceptable, suffisante, utilisable même en certains cas, mais il faut reconnaître ses inconvénients comme ses avantages.

Ses avantages sont ceux qui résultent de la sobriété : par ce mode d'alimentation, la tendance aux diathèses arthritique, goutteuse, rhumatismale, à la neurasthénie, etc., disparaît ou s'affaiblit; le caractère s'assouplit, l'esprit semble jouir de plus. de quiétude et peut-être d'acuité.

J'ai montré (p. 446) quelle est l'influence de la nourriture carnée sur le caractère des animaux. Quant à l'action du régime végétarien sur l'intelligence, voici l'opinion de deux hommes célèbres qui surent s'observer.

S'adressant à son ami Firmus, qui abandonne la doctrine pythagoricienne pour manger de la viande, le philosophe Porphyre [1] lui écrit : « Ce n'est pas parmi les mangeurs d'aliments simples et végétaux, mais parmi les mangeurs de chair que l'on rencontre les assassins, les tyrans, les voleurs... je ne puis croire que votre changement de régime soit sous la dépendance de raisons de santé, car vous-mêmes vous avez constamment l'habitude d'affirmer que le régime végétal est bien plus apte que tout autre, *non seulement à donner une santé parfaite, mais encore un entendement philosophique et pondéré, ce qu'une longue expérience vous avait enseigné.* »

Et Sénèque, qui, préoccupé des mêmes considérations, avait tardivement adopté le végétarisme, écrit (*Epistol.*, 108) : « Frappé

---

1. Porphyre, de son vrai nom Malk, né à Tyr en 233 de J.-C., enseigna la philosophie à Rome, où il mourut en 304. Il publia une vie de Pythagore.

de tels arguments, moi aussi j'ai quitté l'usage de la chair des animaux, et *au bout d'une année*, mes nouvelles habitudes me sont devenues non seulement faciles, mais délicieuses ; et même *il m'a semblé que mes aptitudes intellectuelles s'étaient de plus en plus développées.* »

Après avoir montré les avantages du régime végétarien, analysons ses inconvénients. Il résulte des remarques suivantes :

Le végétarisme suppose *a priori* l'intégrité de l'énergie fonctionnelle. Il ne convient pas aux constitutions débilitées par l'atavisme, la maladie, l'âge, etc., aux estomacs délicats.

Il est aujourd'hui reconnu que l'alimentation, pour permettre à l'adulte de produire la chaleur et l'énergie mécanique qui lui sont nécessaires et réparer ses pertes en azote, doit fournir chaque jour, dans nos climats, de 80 grammes (à l'état de repos) à 140 grammes (à l'état de travail) de substances protéiques, accompagnées de quatre fois environ leur poids de matières ternaires, amylacées ou grasses. Si l'on s'en tient au régime strictement végétal, sans doute on peut associer le pain, les légumes et les fruits de façon à obtenir les proportions normales de principes alimentaires fondamentaux nécessaires, mais pour avoir 100 gr. d'albuminoïdes, quantité que nous prendrons comme moyen terme, il faudrait (si l'on veut s'abstenir de matières animales) absorber des masses quelquefois énormes d'aliments végétaux. J'en ai fait le calcul, pour quelques-uns, dans le tableau suivant :

Aliments.	Albuminoïdes.	Matières amylacées et grasses.	Poids d'aliments frais contenant 100^{gr} d'albuminoïdes.
Pain	100^{gr}	562^{gr}	1 205^{gr}
Pommes de terre	100	1 536	7 690
Fèves	100	245	424
Haricots	100	240	512
Pois	100	279	454
Salade	100	170	7 142
Pommes	100	1 750	25 000
Cerises	100	2 140	14 300
Châtaignes	100	617	1 661

Ainsi 1 205 gr. de pain, 7 690 gr. de pommes de terre, 424 gr. de fèves, 1 661 gr. de châtaignes, 7 kilogrammes de salade, 25 kilogrammes de pommes seraient nécessaires pour nous fournir chaque jour la quantité de 100 gr. d'albuminoïdes exigible. Il est vrai que l'excellente association alimentaire de 603 gr. de pain et 222 gr. de fèves nous procurerait 100 gr. d'albumine, et 403 gr. de matières ternaires pour un poids total de 815 gr. seulement d'aliments frais. De même 1 kg. de pommes de terre et 450 gr. de haricots apporteraient 100 gr. d'albuminoïdes et 395 gr. de matières ternaires. Une association semblable de pain ou de bouillie de farine de fèves, lentilles, pois chiches, etc., constituait, en effet, la nourriture rationnelle et presque unique des peuples de l'ancienne Italie, le *pulmentum* des vieux Latins. Encore à cette heure, elle suffit à quelques associations ouvrières. Les populations agricoles de Siebenbürgen (Allemagne) se nourrissent ainsi, même au moment très fatigant de la moisson[1]; la bouillie de maïs suffit presque à elle seule au paysan lombard et aux populations pauvres des régions sud-ouest de notre pays. Mais, sauf les cas où le gros travail et la fatigue suffisent pour assaisonner les aliments, on ne saurait tous les jours recourir aux mêmes végétaux, fussent-ils très nourrissants. Le végétarien est donc obligé de s'adresser, non pas seulement au pain et aux légumes secs, mais aux autres aliments issus des plantes, fruits, tubercules et légumes herbacés, nourritures pauvres qui ne sauraient fournir un contingent d'albuminoïdes suffisant que sous un poids énorme, puisque, pour avoir 100 gr. d'albuminoïdes, il faudrait 25 kg. de pommes, 14 kg. de cerises, 7 kg. et demi de pommes de terre, etc. Il s'ensuit que, pour obtenir une alimentation végétale suffisamment nutritive et variée, le végétarien est obligé de recourir, tôt ou tard, à des poids d'aliments exagérés, mode d'alimentation d'autant plus fatigant pour l'estomac et le tube digestif qu'il les encombre d'une quantité de matières inutilisables. L'herbivore est construit pour digérer les végétaux, mais l'homme ne les digère que très incomplètement et plus péniblement. Nous savons d'ailleurs que les albuminoïdes qui ont cette origine ne sont pas, de beaucoup, utilisés par l'intestin humain aussi bien que ceux d'origine animale, et de ce seul chef, il faudrait encore augmenter ces rations végétales de 15 à 20 p. 100.

On a donc essayé de mitiger le régime végétarien absolu par l'introduction de mets originaires des animaux, tels que le

---

[1]. Ohlmuller, *Zeitschr. f. Biolog.*, Bd. XX, p. 393.

beurre, la graisse, le lait, les œufs, mais en en excluant absolument la viande. C'est l'alimentation *maigre* du vendredi catholique et du carême orthodoxe, celle de beaucoup d'ordres monastiques dans tous les pays du monde chrétien, musulman ou bouddhiste. Cette alimentation est bien plus rationnelle; elle participe des avantages divers de l'alimentation ordinaire et du végétarisme exclusif. Le tableau suivant montre que ce régime mitigé est suffisamment pratique :

Aliments.	Albuminoïdes.	Matières amylacées et grasses.	Poids des matières fraîches contenant 100 gr. d'albumine.
Pain...........................	100 gr	562 gr	1 205 gr
Lait de vache...............	100	156	1 852
Lait et pain (par poids égaux).	100	431	1 528
Œufs........................	100	90	819
Fromage de Gruyère........	100	86	308
Pain (807 gr.); fromage (103 gr.).	100	401	910

Ainsi, parties égales de lait et de pain nous fourniraient à peu près les quantités de principes protéiques et ternaires de la ration normale sous le poids total de 1 528 gr. par jour. De même, 807 gr. de pain et 103 gr. de fromage nous apporteraient pour 100 gr. de matières protéiques, 401 gr. de matières ternaires[1], proportions très satisfaisantes sous des poids de nourriture fort acceptables. On aurait donc bien tort de reprocher à l'alimentation végétarienne mixte de surcharger toujours le tube intestinal de matières inutilisables. Si l'on ajoute des aliments aqueux, tels que les fruits, le poids journalier de la nourriture augmentera, il est vrai, mais la quantité d'eau de boisson nécessaire diminuant, la surcharge n'existera pas davantage. L'alimentation végétarienne mixte peut varier d'ailleurs suffisamment, grâce au lait, aux œufs, aux corps gras, aux fromages, au sucre, au vin, etc. Elle constitue un régime très rationnel, très acceptable, et l'on peut, comme nous le verrons, y recourir en certains cas pathologiques, ou encore lorsqu'il s'agit d'assouplir les caractères des

1. Le blé et les fromages à pâtes cuites (spécialement l'emmenthaler ou gruyère) peuvent se conserver en magasin durant des années. Leur association dans le rapport de six parties de blé pour une de fromage, constitue *sous le volume plus petit et en proportions normales*, le maximum de principes alimentaires, que l'on puisse réunir. On peut y joindre les légumes secs en grain dont quelques-uns se conservent d'une année à l'autre très suffisamment. On voit donc qu'un tel approvisionnement représente, avec le sel marin nécessaire, *la réserve nutritive optimum des places fortes et des camps retranchés*, en cas d'investissement.

individus ou des collectivités, but vers lequel nos mœurs actuelles et les nécessités de l'heure présente nous dirigent mal, je le reconnais, mais où nous tendrons tôt ou tard, ne fût-ce que par intérêt bien entendu. C'est ce que les sociétés végétariennes ont compris et poursuivent, quoique sans trop de succès encore. On objecte, il est vrai, que le régime végétarien diminue l'énergie physique et morale; il est bien certain qu'un repas de viande soutient mieux les forces qu'un repas maigre; mais faisons la part de l'atavisme et de l'accoutumance, et ne résolvons pas cette importante question par un *a priori*. J'ai signalé plus haut la force physique de certaines populations, ou associations, privées de viande depuis un temps indéfini. Quant à l'énergie des caractères, il faut savoir éviter les extrêmes. La pondération désirable n'est-elle pas entre la personnalité agressive de la race ou de l'homme essentiellement mangeur de viande qui va droit devant lui sans que rien ni loi, ni pitié, ni quelquefois morale, n'arrête ses actes et provoque ses hésitations, et l'énergie passive de l'Hindou, mangeur de riz, qui accepte sans réagir sa pauvre destinée et protège jusqu'à la vie de la bête nuisible elle-même? Le régime de l'un le porte à la violence et aux abus de la force; celui de l'autre à la pacification, mais aussi à la passivité. *In medio stat virtus.*

On a dit que le régime végétarien amenait l'artériosclérose en raison de l'excès de chaux qu'il fournit; on a observé, par exemple, que cette maladie était plus commune dans l'Orléanais sur un sol calcaire, que dans l'Auvergne où le sol est granitique. Mais, en admettant que cette dernière remarque soit fondée, qui ne sait que, de ces deux pays, c'est le second qui est le plus pauvre et mange le moins de viande et le plus de légumes, et comment attribuer à la composition du sol ce qui semble tenir à des habitudes alimentaires très différentes dans les deux cas?

Le régime végétarien herbacé exclusif tend à provoquer le catarrhe intestinal et la viscéroptose. Il n'utilise une partie importante des principes assimilables emportés avec les sécrétions intestinales qu'il exagère. D'après Rübner, tandis que pour 100 parties d'amidon 1,4 seulement se retrouve dans les matières fécales quand le pain sert d'aliment exclusif, 7,6 sont éliminés avec la pomme de terre, 3 à 7 avec les lentilles et 18,2 avec la carotte, le plus riche en cellulose des aliments précédents. Il en est à peu près de même des matières protéiques : sur 100 parties, 20 restent dans les fèces si ces matières sont empruntées au pain de froment, 17,5 si elles viennent des pois, alors que la perte est à peine de 3 à 5 p. 100 lorsqu'elles sont originaires du lait ou de la viande. Mais ces chiffres changeraient si l'aliment, au lieu d'être dégluti en bloc et souvent mal mâché, était pris sous forme de poudres ou de purées, et plus encore, si le tube digestif avait reçu depuis des siècles une autre éducation.

De ces considérations nous concluons que le régime végétarien absolu ne répond pas bien aux besoins, aux intérêts et à l'activité de nos races européennes, mais que, mitigé par l'adjonction du lait, du fromage, du beurre, de la graisse, des œufs, il a de grands avantages : qu'il alcalinise le sang, accélère les oxydations, diminue les déchets azotés et les toxines; qu'il expose beaucoup moins que le régime ordinaire (surtout si celui-ci est trop riche en viandes) aux maladies de la peau, à l'arthritisme, aux congestions des organes internes. Le régime végétarien mitigé tend à faire de nous des êtres pacifiques et non pas agressifs et violents. Il est pratique et rationnel. Il doit être accepté et prôné par ceux qui poursuivent l'idéal de la formation et de l'éducation de races douces, intelligentes, artistiques et cependant prolifiques, vigoureuses et actives.

RÉGIME LACTÉ

Le régime lacté exclusif est celui où l'on ne se nourrit que de lait. Cet aliment par excellence du nouvel être répond à des besoins si précis et rend des services si évidents que l'on a été naturellement amené à tenter son emploi dans beaucoup de cas que nous déterminerons plus loin. Toutefois le régime lacté, tel qu'il est souvent trop radicalement appliqué, ne supporte pas l'analyse critique. En effet, si, à l'état normal, comme nous l'avons démontré, l'adulte doit recevoir par jour, en moyenne, 100 gr. d'albuminoïdes et 400 à 450 gr. de principes ternaires (gras ou amylacés), pour tirer entièrement ces principes du lait seul, il lui faudrait de cet aliment les volumes suivants, à côté desquels je place les quantités de principes alimentaires qui existent dans 3 litres de lait, volume généralement accordé à l'adulte quand on le soumet au régime lacté exclusif :

	1 850 cc. de lait contiennent :	4 750 cc. de lait contiennent :	3 litres de lait contiennent :
Albumine............	100gr	258gr	162gr
Matériaux ternaires..	154	400	250

Donner 3 litres de lait par jour à un adulte c'est donc lui fournir une quantité surabondante, inutilisable, d'albuminoïdes, en même temps qu'une proportion beaucoup trop faible, tout à fait insuffisante, de matériaux ternaires ; encore dans le trop faible poids de ceux-ci, la proportion des corps gras est-elle fort exagérée. Si l'on voulait recevoir par le lait seul la quantité de 400 gr. nécessaire de ces substances ternaires (graisse et sucre), il faudrait consommer par jour 4 750 cc. de lait, auquel cas on introduirait dans l'économie les poids excessifs de 258 gr. de matières protéiques et de 170 gr. de corps gras, l'un et l'autre calculés à l'état sec. L'alimentation logique et bien équilibrée de l'adulte *par le lait* seul est donc impossible à atteindre. Pratiquement, il faut ajouter au lait les matières ternaires dont il manque, telles que le sucre, les féculents, le pain, et il n'y a aucune raison valable, parce qu'on a intérêt à exclure la viande de l'alimentation, pour prendre le parti absolu de rejeter du même coup les aliments qui complètent et parfont avec avantage les bons effets du régime lacté sans avoir les inconvénients du régime carné, ni même du régime mixte.

L'alimentation lactée, en effet, a pour but et principal effet, tout en nourrissant suffisamment le malade, de réduire au minimum les matières extractives et toxiques qui dérivent presque uniquement de la désassimilation des viandes : corps purique, leucomaïnes, amides complexes, matières azotées extractives, etc., autant de substances qui vont engorger le foie, irriter les centres nerveux, fatiguer et congestionner les reins. Ces composés nocifs dérivent bien de la viande et non de la fécule, du sucre ou même du pain ; il n'est donc ni logique ni bon, à aucun point de vue, de priver le brightique ou l'hépatique de ces derniers aliments.

Ajouter au régime lacté strict[1] des légumes herbacés, du fromage, du pain (mais sans sel) donne cet avantage qu'on dispose d'une gamme beaucoup plus variés d'aliments, et qu'on

---

1. S'il ne s'agit pas d'une dysenterie ou d'un catharre intestinal.

arrive, sans introduire dans l'économie les résidus toxiques de la viande, à combattre utilement la constipation qu'amène souvent le régime lacté radical.

Donner par jour à un malade 2 litres de lait sucré à 60 gr. par litre, et 150 gr. de biscuit ou de pain grillé revient à lui fournir les quantités suivantes de principes alimentaires et d'énergie :

		Calories.
Albumine	$90^{gr},3$	382
Graisses.................	$75 ,2$	706
Hydrate de carbone......	$270 ,0$	1 080
		2 168

principes qui sont en quantité et rapports normaux, mais dont on peut augmenter proportionnellement la dose quand il le faut.

Naturellement on pourra remplacer le pain et le biscuit par le tapioca, le riz, les pâtes et farines de céréales, ne pas sucrer le lait, l'additionner d'un supplément de caséine en poudre, permettre les fromages à pâte cuite, les légumes verts, etc. A la place du lait pur on pourra donner au malade le lait légèrement et faiblement coagulé à la présure, sucré ou non et parfumé. Tous ces aliments ou formes alimentaires contribuent à faire digérer le lait, à dissimuler ou accroître la proportion des albuminoïdes de la ration sans changer leur nature.

Nous excrétons tous les jours, en moyenne, 10 à 12 gr. de sel marin par les urines. L'alimentation précédente nous fournit :

Pour 2 000 cc. de lait.................	$1^{gr},20$
— 120 gr. sucre...................	0 ,00
— 150 gr. pain ordinaire..........	0 ,12
Total..............	$1^{gr},32$ NaCl

Faut-il ajouter à cette alimentation lactée le chlorure de sodium qui lui manque, c'est-à-dire environ 7 à 8 gr. de sel par jour, si l'on tient compte des chlorures déjà contenus dans le lait et le pain ?

Il résulte des expériences de MM. F. Widal et Lemierre et surtout de MM. F. Widal et A. Javal [1] que chez les malades atteints de néphrite parenchymateuse ou épithéliale, l'addition de sel au lait ou aux aliments ordinaires augmente l'albumine urinaire et

1. *Soc. méd. des hôpitaux*, 12 juin 1903, et *Presse médicale*, 27 juin 1903, p. 469.

provoque l'œdème ; que la soustraction de ce sel au régime, celui-ci fût-il composé de pain et de viande, fait au contraire disparaître l'œdème et l'albumine urinaire, qui reparaissent dès qu'on ajoute du sel en quantité suffisante au régime lacté absolu. Chez les brightiques, les œdémateux, etc., il faut donc, tout particulièrement, non seulement ne pas saler le lait, mais éviter autant que possible que le sel entre dans leurs autres aliments.

Il semblerait même qu'on peut, comme l'ont proposé MM. F. Widal et A. Javal, remplacer le régime lacté par le simple régime ordinaire avec viande, pain, etc., mais à la condition expresse que tous ces aliments soient préparés sans sel.

L'expérience n'a pas encore établi combien de temps un malade peut ainsi supporter une alimentation entièrement ou presque entièrement déchlorurée.

Si malgré les considérations précédentes on persiste à s'en tenir au régime lacté absolu, on pourra vaincre la répugnance de quelques malades en s'adressant au lait stérilisé, qui est plus digestible, en additionnant le lait ordinaire, sucré ou non, d'une cuillerée de cognac ou de kirsch ; en l'aromatisant de vanille, de citron, d'essence de fleur d'oranger ; en substituant à une partie de lait une même quantité d'une émulsion d'amandes douces. S'il y a diarrhée on réduira les doses ; on additionnera le lait d'eau de riz, d'eau de chaux ou de Vichy, d'un peu de sous-nitrate de bismuth. S'il y a constipation, au contraire, on ajoutera de l'orge, de la décoction de farine d'avoine ou de fruits laxatifs (pruneaux). On ne reviendra que plus tard, avec prudence, au régime ordinaire en passant par les purées de légumes, les œufs, les fromages à pâte cuite, les biscuits, le pain.

Dans l'alimentation lactée absolue le lait ne doit être pris que par très petites gorgées à la fois et assez lentement.

Les applications du régime lacté au traitement des diverses maladies seront indiquées dans les chapitres suivants.

Le lait pris seul amaigrit par défaut de principes amylacés et sucrés. Par sa lactose, ses sels et son eau, il agit comme un léger diurétique. Il possède enfin une action antiseptique sur l'intestin. Ces heureuses propriétés expliquent la vogue de ce régime et jusqu'à ses exagérations.

RÉGIME CARNÉ

Le régime carné exclusif est quelquefois accepté par nécessité. Il a été surtout proné par ceux qui pensent que la viande constitue l'aliment le plus nourrissant et le plus fortifiant. En fait, quelques hommes obligés à une vie très fatigante, trappeurs et chasseurs des pampas de l'Amérique et des steppes sibériennes, habitants des climats très froids, pêcheurs riverains des mers glaciales, etc. peuvent manger presque exclusivement, sans en souffrir, des quantités énormes de viande ou de poisson; mais à deux conditions, c'est que cette viande soit accompagnée de sa graisse et que les individus soumis à ce régime mènent au grand air une vie très active. D'après Darwin, les gauchos des pampas américaines peuvent se nourrir des mois entiers avec la viande grasse des bœufs qu'ils surveillent. Un Esquimau peut dévorer 5 à 6 livres par jour de chair de renne ou de phoque. Mais cette alimentation devient insupportable si la viande est maigre. C'est ce qu'on a souvent reconnu, particulièrement en Angleterre. Nous avons rapporté ailleurs les expériences faites sur les animaux avec le régime carné absolu (p. 90) et montré que pour un chien de 20 kg. par exemple, il faut journellement la dose énorme de 1 500 gr. de viande maigre pour entretenir son poids constant alors que 400 gr. de viande et 200 gr. de lait, ou 100 gr. de viande, 100 gr. de lait et 300 gr. de pain suffisent pour obtenir le même résultat.

Il en est de même de l'homme. Pour trouver les 280 gr. de carbone chaque jour nécessaires à la réparation de de ses organes et au jeu des fonctions, il faudrait à un homme moyen 1 600 gr. de viande (sans graisse). Cette quantité introduirait en pure perte quatre fois plus d'azote ou d'albumine qu'il n'en est dépensé. Ce sont là des conditions défavorables au double point de vue hygiénique et économique; personne d'ailleurs ne pourrait consommer longtemps de pareilles masses de chair.

L'alimentation mixte où la viande entre même en quantité un peu abondante, est celle qui permet de fournir à l'économie, sous le plus petit poids, le plus de principes excitants et utiles; c'est celle qui nous soutient le mieux, du moins étant données nos habitudes actuelles. Mais il ne faut pas en conclure que si cette alimentation s'enrichissait en viande au point de devenir exclusivement carnée, la puissance des sujets ainsi nourris en serait accrue. Quoique dans l'alimentation carnée le coefficient azoturique s'élève par rapport à l'alimentation végétale ou mixte, le régime carné acidifie le sang et diminue les oxydations. Il charge les humeurs de l'économie d'une surabondance de déchets azotés, d'acide urique en particulier; il augmente les alcaloïdes urinaires; il congestionne le foie; il entretient une constipation opiniâtre et amène la dyspepsie, les embarras gastriques, l'entérite; il pousse au psoriasis, à l'eczéma, etc.; il développe les tendances rhumatismales, arthritiques, goutteuses et nerveuses. Une alimentation non pas même exclusive, mais seulement trop riche en viande, ne saurait être longtemps supportée. Elle produit l'hypertension artérielle, la fatigue du cœur et devient une des causes prédisposantes les plus actives de l'artériosclérose (*Huchard*). M. Houssaye a montré que chez les oiseaux, le régime carné substitué au régime granivore produit l'infécondité, les arrêts de développement, l'excessive proportion des mâles (*C. Rend.*, 1903).

L'exagération du régime carné n'est donc favorable à aucun point de vue. Nous avons dit plus haut qu'il rend les individus plus agressifs, plus absolus, les intelligences moins alertes. Ne sacrifions pas au culte de la viande! Les classes aisées ne sont que trop carnivores. Laissons Herber Spencer écrire fort à la légère : « Il existe un contraste marqué entre les enfants des classes dont le régime est souvent animalisé et ceux des classes dont le régime se compose de pain et de pommes de terre. Sous le double rapport de la vivacité physique et intellectuelle l'enfant du paysan est de beaucoup inférieur au fils du gentleman [1] ». Sous le rapport de la santé et de la force physiques, il semble que c'est le contraire qui est vrai; quant à la vivacité intellectuelle de l'enfant des classes aisées, elle résulte de l'atavisme, de la sélection des générateurs et surtout de l'éducation. Un régime dont l'exagération est l'origine de tant de troubles physiologiques et morbides ne saurait être favorable au bon développement de la famille ou de la race.

[1]. H. Spencer, *Education intellectual, physical and moral*, p. 156.

XXXVIII

Le régime et le repos contribuent autant et plus que les dro-gues médicinales à rendre la santé aux malades. Aider la *nature médicatrice* à revenir sans à-coups à l'état normal et par les moyens les plus naturels, tout en évitant autant que possible les excitations fâcheuses, la fatigue, les hautes températures de la fièvre et les refroidissements dangereux, et réparant les pertes de l'organisme par un régime approprié; n'introduire dans l'économie ni substances indigestes ou en excès, ni médi-caments inutiles; donner au malade des aliments qui répondent à cette triple indication de relever les forces, de produire le minimum de toxines, de faire concourir les organes à se débar-rasser de celles qui dérivent d'un fonctionnement anormal, ce n'est certes pas s'abstenir et abandonner le patient à son sort. C'est le servir prudemment et le mieux possible; c'est éviter de troubler intempestivement le travail interne, complexe et délicat, d'où résulte, en général, le retour à la santé.

Que peut-on faire de mieux dans la plupart de ces maladies aiguës, fièvres éruptives, typhoïde, pneumonie, etc., où l'on ne dispose d'aucune médication spécifique et mieux encore dans beaucoup de maladies chroniques où l'habitude fâcheuse d'une alimentation anormale, soit personnelle, soit familiale, soit de race, constitue souvent le facteur le plus direct de la tare acquise, personnelle ou héréditaire, dont souffre le patient et dont il faut atténuer ou faire disparaître les effets?

On a écrit, avec raison : *Il n'est pas de régime pour telle ou telle maladie qui soit indépendant du terrain sur lequel elle se développe.* Il est exact que la tuberculose, la syphilis, l'anémie, le scorbut, le diabète, les maladies de cœur, la plupart des affections fébriles, peuvent évoluer sur des sujets à nutrition retardante ou accélérée, à tempéraments sanguin ou lymphatique, et quoique nous soyons obligé, par l'exposition didactique de notre sujet, de séparer les maladies en groupes distincts plus ou moins naturels, il est bien évident que lorsqu'il s'agit des règles diététiques à leur appliquer, on doit, en chaque cas, tenir compte à la fois de la maladie proprement dite et de la nature du terrain, *ou tempérament,* sur lequel elle évolue, sans oublier les idiosyncrasies souvent si particulières. C'est ainsi qu'on vise l'*individualité* même du malade, et qu'on peut espérer agir utilement et pratiquement. C'est là une observation très générale dont on doit tenir compte aussi bien quand il s'agit de nourrir les malades que de les médicamenter. Elle s'applique à tous les cas.

Au point de vue clinique, comme à celui des convenances du régime alimentaire, il faut séparer les maladies en *chroniques* le plus souvent apyrétiques, et en *aiguës ou fébriles.* Ces dernières comportent un régime assez peu variable, dont l'abstinence plus ou moins complète d'aliments et l'usage des boissons aqueuses forment la partie principale et commune. Au contraire, dans les maladies chroniques, le régime doit différer à peu près pour chacune d'elles, et sa composition, sa spécificité même, sont souvent essentielles. C'est donc par l'alimentation au cours des maladies chroniques que nous commencerons cet exposé.

Mais auparavant deux autres remarques générales doivent trouver ici leur place.

a. — L'alimentation du malade doit être particulièrement soignée, ses aliments de bonne qualité, plaisants à l'odorat et au goût, préparés avec les condiments permis, quelquefois indispensables. La variété des aliments, comme leur qualité et leur bonne préparation, est une des conditions de leur bonne digestion et de leur assimilation comme nous l'avons vu. Déjà difficile à faire accepter des malades qui n'ont que peu ou pas d'appétit, l'alimentation deviendrait impossible ou précaire sans ces soins.

b. — D'une façon générale, doit-on, pour alimenter les malades, se laisser guider par leur appétit? Certes, il faut prendre chez eux en considération ce sentiment de la faim, qui est en général un bon signe; mais il faut aussi tenir compte des excitations factices qui souvent ont créé ou modifié ce besoin. Un obèse qui consomme une nourriture succulente et grasse, un goutteux, un arthritique qui mangent plus qu'ils ne brûlent et n'éliminent, un artério-scléreux qui se nourrit à son appétit et boit des vins généreux, sont comparables à des alcooliques ou à des morphinomanes qui subissent un besoin artificiel d'alcool et de morphine. Souvent né d'habitudes vicieuses, l'appétit du malade doit être contrôlé par l'étude du fonctionnement, et en particulier, chez les malades chroniques, par celle de leurs pertes en azote et carbone, d'après les méthodes qu'on exposera plus loin. En général, on l'a vu, un homme au repos consomme 32 à 38 calories par kilogramme et par jour; mais 24 à 26, (soit 1650 calories en moyenne par 24 heures) sont à peu près suffisantes pour un malade moyen qui garde le lit. On pourra conformer à ces chiffres le calcul moyen de leur régime.

RÉGIMES DANS LES MALADIES CHRONIQUES

Au point de vue de leurs rapports pathogéniques et corrélativement des régimes qui leur conviennent le mieux, nous étudierons l'alimentation au cours des maladies chroniques, dans l'ordre suivant :

a. — Obésité, arthritisme, gravelle, goutte, artériosclérose.

b. — Dyspepsies, gastralgies, hyperchlorhydrie et hypochlorhydrie, dilatation et atonie stomacales, gastrites, ulcère stomacal, entérites, dysenterie.

c. — Congestion du foie, cirrhose, maladies du pancréas, diabète, azoturie, phosphaturie.

d. — Néphrites, affections des voies urinaires.

e. — Pléthore, hémorragies, hémophylie.

f. — Anémies, chlorose, affections du cœur et des poumons, hydropisie.

g. — Cachexies, maladies de peau, cancer, rachitisme, ostéomalacie.

h. — Surmenage, neurasthénie, folie.

DYSCRASIES ACIDES

Les maladies *par ralentissement de la nutrition*, pour employer l'expression de Ch. Bouchard, sont le plus souvent d'origine alimentaire directe ou indirecte[1]. Elles ont pour caractère commun une tendance à l'acidité des humeurs et à la production de composés acides (carbonique, urique, oxalique, etc.). Elles se présentent sous les formes les plus diverses suivant les organes et tissus où se produit lentement, mais sans discontinuité, l'inégalité des apports et des exportations organiques. Nos aliments, on le sait, sont assimilés et désassimilés spécifiquement en chaque espèce d'organes et de cellules, et la dyscrasie acide peut frapper les tissus conjonctifs ou adipeux, les aponévroses, les muqueuses, les diverses glandes, etc., et prendre ainsi les formes les plus variées.

S'il est une cause générale qui, en dehors des causes spécifiques, individuelles ou ataviques, tend *à ralentir la nutrition*, c'est certainement le manque suffisant d'exercice physique. Chez beaucoup d'hommes le travail cérébral ou claustré constitue le seul exercice proprement dit. L'écrivain, le savant, l'artiste, le rentier, l'ouvrier en chambre, etc., ne font pour ainsi dire pas ou fort peu de dépenses de force musculaire. La machine humaine tend de plus en plus à être remplacée par la machine à vapeur ou électrique et il ne reste plus à l'homme, sur bien des points, que la direction du travail qu'il surveille. Son intelligence joue plus que ses muscles. Autrefois on franchissait les distances à pied ou à cheval; aujourd'hui les moyens de transport de toute sorte nous promènent d'un lieu à l'autre sans que fonctionnent nos jambes, sans que nous fassions une inspiration, que nous ayons un battement de cœur de plus. Ce n'est qu'aux champs que le paysan fait de l'exercice; encore les machines agricoles se répandent assez vite pour que le travail du laboureur ou du fermier en devienne beaucoup moins pénible et beaucoup plus productif. Le bien-être apparent en augmente; l'alimentation devient à son tour plus riche, plus abondante,

---

[1]. On a appelé quelquefois ces états pathologiques : maladies par *suralimentation*; nous verrons à propos de l'obésité et de l'arthritisme qu'il n'en est pas toujours ainsi.

plus carnée, alors que diminue tout au contraire l'exercice et avec lui les oxydations et désassimilations organiques. De là un double courant convergent qui développe et généralise les maladies essentiellement alimentaires dont nous allons parler.

OBÉSITÉ

L'obésité est comme une des formes de l'arthritisme : la goutte, les états migraineux et dyspeptiques, sont de même famille.

Mais au point de vue des régimes il faut distinguer entre ces diverses formes de ralentissement de la nutrition.

La graisse est le seul principe de l'organisme qui puisse subir, dans nos tissus, des variations énormes. Elle oscille chez l'homme entre 5 et 24 p. 100 du poids du corps. C'est autour du cœur et des reins, dans la cavité abdominale, et surtout dans le tissu sous-cutané qu'elle s'accumule. Elle s'infiltre aussi dans les cellules des divers organes, du foie, des muscles, par exemple, sous forme de granulations souvent azotées. Les sujets que la graisse envahit anormalement deviennent obèses.

Nous avons donné (p. 450 et suiv.) les caractères qui permettent d'affirmer l'obésité. Sur un sujet adulte de vingt à trente ans, la taille étant mesurée en centimètres, si l'on en retranche le nombre 105, on aura, en kilos, le poids qu'il doit peser normalement. Un sujet de 170 centimètres de taille pèsera donc 65 kg. L'obésité *commence* dès que ce poids dépasse le nombre normal de plus de un dixième (s'il atteint 72 à 73 kg. dans ce cas).

La graisse se produit dans l'économie par emmagasinement des graisses alimentaires, mais surtout par fermentation grasse des substances amylacées et des sucres. Une très petite proportion est, à l'état de santé, originaire des corps des albuminoïdes (*E. Voit*; *Subbotin*).

Suffit-il de manger modérément pour voir l'obésité disparaître?

Il a été reconnu que beaucoup d'obèses mangent peu ; ils sont obèses de constitution, quelquefois par hérédité. Il semble que chez eux les oxydations et en général les actes de désassimilation restent insuffisants, peut-être par manque d'activité ou de quantité des ferments oxydants. On sait aujourd'hui qu'un de ces ferments, et des plus actifs, est versé dans le sang par la glande thyroïde ; un autre par le testicule et l'ovaire ; un autre par les globules blancs.

Le manque d'exercice suffisant joint à l'alimentation exagérée peuvent aussi créer l'obésité. L'appétence pour les aliments gras, amylacés ou sucrés suffit à la produire quelquefois passagèrement. Le tableau suivant, emprunté à J. Hirchfeld, montre qu'avec une alimentation libre, dans la classe aisée où il y a plus d'obèses que dans l'ouvrière, et chez les obèses eux-mêmes, la consommation des graisses ou des matières amylacées ne dépasse pas souvent ou n'atteint pas, celle des personnes non obèses :

| | Quantités de principes alimentaires reçues par jour : | | |
	Albumine.	Graisses.	Hydrates de carbone.	Total des composés ternaires.
I. Ouvrier (non obèse).........	98^{gr}	69^{gr}	490^{gr}	559^{gr}
II. Médecin (non obèse), 76 kg...	112	92	340	432
III. Femme pauvre, 54 kg.......	67	61	344	405
IV. Femme aisée, 66 kg.........	81	74	220	274
V. Homme obèse de 91 kg.....	124	112	320	432
VI. Femme obèse de 97 kg......	88	82	250	332

D'après ces nombres, nous voyons une femme obèse (VI) pesant 97 kg. qui ne prend par jour que 332 gr. de graisses et de matières amylacées, alors que la non obèse (III), ne pesant que 54 kg., en consomme 405 gr. L'obèse (V) de 91 kg. consomme 432 gr. par jour d'aliments ternaires, comme le médecin non obèse de 76 kg. dont la nourriture contient presque la même quantité de principes protéiques. L'ouvrier non obèse (I) est le sujet qui consomme le plus de matières ternaires ; mais il les fait disparaître en les oxydant rapidement grâce au travail mécanique auquel il se livre.

La vie sédentaire, l'abus des aliments gras ou amylacés, l'usage des boissons trop alcooliques ou trop abondantes, l'inactivité des organes génitaux ou leur destruction, l'élévation de température du milieu où l'on vit, enfin et surtout une prédisposition personnelle à la dégénérescence graisseuse de la plupart des cellules, prédisposition souvent héréditaire et reliable à l'arthritisme, sont les causes principales de l'obésité.

Les vrais obèses paraissent être ceux qui, pour une recette alimentaire normale ou supérieure à la normale, brûlent ou consomment moins leurs graisses et matières azotées que les individus normaux. Voici des chiffres donnés par A. Robin pour les enfants[1] :

Par kg. de poids et en 24 h.	Normaux.	Obèses.
Quantité d'urine	28^{cc}	10^{cc}
Extrait urinaire total	$1^{gr},37$	$0^{gr},622$
Azote total	0 ,32	0 ,150
Urée	0 ,261	0 ,270
Acide phosphorique	0 ,067	0 ,022
Sel marin	0 ,310	0 ,130

Les sujets obèses, assez souvent migraineux, anémiques dès l'enfance, quelquefois asthmatiques, sont généralement lymphatiques, phlegmatiques; ils souffrent d'anorexie, leurs digestions sont difficiles; ils se plaignent de faiblesse musculaire et cardiaque, de troubles nerveux, etc. Beaucoup mangent modérément; mais tous leurs aliments *tournent à la graisse*. La désassimilation azotée peut être quelquefois exagérée chez eux. Ils ne sauraient rester longtemps sans manger; ils recherchent surtout les albuminoïdes et les aliments gras.

Il est d'autres obèses, que l'on pourrait appeler faux obèses, ou obèses volontaires, chez qui les plaisirs de la table, les excès d'aliments et de boissons, associés au manque d'exercice et au sommeil exagérément prolongé, font que les recettes dépassent les dépenses, les matières ternaires s'accumulant dans tous les tissus[2].

On voit que si, dans les deux cas, il faut exciter les oxydations et dépenser les réserves de graisses grâce à un exercice suffisant, c'est dans le second surtout qu'il convient de diminuer les aliments, particulièrement ceux qui introduisent des principes gras ou ceux qui se changent en graisses dans l'économie, à savoir les matières sucrées et amylacées. Il faut les remplacer par un petit supplément de viande. De là, la cure dite de Banting, ou plutôt de Harvey. Celle d'*Ebstein* consiste à supprimer presque entièrement les aliments hydrocarbonés (80 à 100 gr. de pain au plus par jour) et à réduire ainsi au minimum, les

1. *Bulletin de thérapeutique*, Paris, 1897.
2. Ebstein (*Die Fettleibigkeit*, Wiesbaden, 1883) permet les graisses et leur exagération même, espérant diminuer ainsi l'appétit de ces malades et parce que, dit-il, les graisses animales et végétales ne sont pas celles qui se déposent dans nos organes. Ce sont là des motifs fort contestables.

aliments azotés en agissant toutefois progressivement, et tout en permettant les graisses, en particulier le beurre, dans le but d'affaiblir l'appétit. C'est là un régime difficilement accepté par les malades; il les anémie et provoque souvent de la dyspepsie.

Plus efficace et plus raisonnée est la pratique d'A. Robin, fondée sur les observations de Voit et surtout de J. Ranke[1]. Leurs expériences ont établi que si, dans l'alimention ordinaire, on supprime autant que possible les composés ternaires, non seulement les graisses accumulées dans l'économie disparaissent rapidement, mais l'assimilation des matériaux azotés elle-même diminue notablement. M. A. Robin laisse donc ces malades se nourrir, à peu près dans la mesure qui leur convient, et quatre fois par jour, avec des œufs, du poisson, de la viande maigre (celle-ci prise froide, sauf au repas du soir). Mais il a soin de réduire au minimum le pain, et tous les aliments amylacés, et de supprimer presque totalement les corps gras. Il les remplace par des salades, du cresson, des légumes herbacés cuits à l'eau salée et assaisonnés seulement avec quinze à vingt grammes de beurre frais. Quelques fruits crus complètent ces repas. Comme boisson, un ou deux verres d'eau faiblement rougie ou mieux de thé léger et sans sucre. A ce régime M. A. Robin ajoute l'exercice modéré, sous forme de marche durant trente à quarante minutes après chaque repas.

C'est là un traitement très rationnel de l'obésité; il répond bien aux deux desideratum principaux, de satisfaire l'appétit et d'empêcher la formation des réserves de graisses. Le besoin d'aliments, est, en effet, satisfait par les deux repas de viande prise à volonté deux fois par jour et par les deux petits repas intercalaires qui trompent et amusent l'estomac. Si la faim se réveille, on peut, deux heures avant le repas du soir, prendre un bol de thé sans sucre qui est en même temps un tonique du cœur, et je ne verrais aucun désavantage à le remplacer par un peu de bouillon froid léger. Mais avec ce régime l'appétit est notablement modéré par le manque de variété des mets, la suppression de tout condiment (sauf le sel marin), des corps aromatiques, du café, de l'alcool, etc., et la répétition des petits repas qui occupent l'estomac.

1. *Arch. f. Anat. n. Phys.* 1862, p. 345.

.Calculons, sur un exemple, ce qu'un régime ainsi institué (ou l'une ou l'autre de ses variantes) apporte chaque jour à l'obèse :

		Aliments.	Albumine.	Graisses.	Hydrates de carbone.
Matin	8 h.	1 œuf [1]	7^{gr},5	3^{gr},6	»
		15 gr. de pain	1 ,2	0 ,12	7^{gr},5
		20 gr. de viande ou jambon.	4 ,2	0 ,5	0 ,08
Id.	10 h.	2 œufs	15 ,0	7 ,2	»
		5 gr. de pain	0 ,4	0 ,04	2 ,5
		150 cc. d'eau rougie au 1/3	»	»	10 (2)
Id.	12 h.	200 à 250 gr. de viande maigre.	48	5 ,5	0 ,92
		35 gr. de pain	3	0 ,30	18
		150 gr. de légumes	3	1 ,20	7 ,0
		150 cc. d'eau rougie au 1/3	»	»	10 (3)
Soir.	4 h.	Thé sans sucre	»	»	»
Id.	7 h.	250 gr. de viande	53	6 ,2	1 ,10
		35 gr. de pain	3	0 ,30	18 ,0
		150 gr. de légumes	3	1 ,20	7
		20 gr. de beurre	»	18	0 ,00
			141^{gr},3	44^{gr},16	82^{gr},20

Un tel régime ne répond qu'à 1 290 Calories par jour; et comme il est établi que chez l'adulte moyen, à l'état de repos relatif, 2 100 à 2 200 Calories, *au minimum*, sont nécessairement perdues par perspiration à la surface de la peau et par refroidissement direct du corps, il s'ensuit qu'avec cette alimentation, 800 à 900 Calories *devront être forcément empruntées par l'obèse à la combustion des graisses emmagasinées*, d'où, comme conséquence, *leur disparition rapide et forcée.*

L'expérimentation physiologique ainsi que les observations cliniques confirment ces conclusions théoriques. Dapper[3], en expérimentant sur lui-même, constata qu'avec une ration quotidienne de 127 gr. d'albumine, 36 gr. de matières hydrocarbonées et 60 gr. de graisses (régime répondant à 1 350 Calories), il perdait 2 kg. 7 en huit jours (il pesait 95 kg. au début), tout en fixant par jour 5 gr. 17 d'albumine en moyenne. Pour une ration de 153 à 187 gr. d'albumine, avec un peu plus de graisse et un peu moins d'hydrates de carbone, le résultat fut à peu près le même. On peut donc obtenir chez les obèses un amai-

---

1. Dans ce régime, nous pensons qu'il est prudent de remplacer les œufs par le fromage ou le lait, comme on le dira le plus loin.
2. Comptés en sucre correspondant à l'alcool.
3. *Zeitsch. f. klin. Med.*, t. XXIII, p. 115.

grissement en graisse, sans qu'il y ait en même temps perte des matériaux protéiques

On a essayé dans le traitement de l'obésité de réduire beaucoup les boissons (*Dancel; Œrtel; Schweninger; Baelz*). Ces auteurs n'en donnent pas de raison convaincante, quoique Œrtel ait affirmé que la privation d'eau fait disparaître les graisses. Mais la bouffissure de certains de ces malades ne tient pas à une augmentation d'eau des tissus. L'isotonie cellulaire règle l'eau retenue dans l'économie. et celle-ci n'augmente ni ne diminue sensiblement quand on boit plus ou moins. Les travaux de Bischoff, Voit, Schmiedeberg ont d'ailleurs établi que l'eau excite les oxydations, probablement en faisant circuler les oxydases par osmose extracellulaire. D'autre part, l'eau est nécessaire pour entraîner les déchets et assurer une désassimilation régulière, assez languissante chez ces malades souvent arthritiques, graveleux ou goutteux. Le thé faible peut leur convenir, et G. Sée leur permettait même le café. Les eaux alcalines, en particulier, semblent donner de bons effets, le sang des obèses étant dans la plupart des cas insuffisamment alcalinisé.

Je ne vois donc, en faveur de la suppression des liquides prônée par quelques médecins allemands, que les remarques faites sur les gros buveurs de bière et quelques observations prises sur les Japonais par *Boelz*. Mais on sait que la bière engraisse non par son eau, mais par son extrait, ses dextrines et son alcool; quant à la manière de se nourrir des Japonais, elle est trop différente de la nôtre pour en tirer des conclusions certaines.

La viande permise aux obèses peut être crue, rôtie, bouillie, salée, mais toujours la moins grasse possible. Les poissons maigres : aiglefin, sole, brochet, rouget, morue, etc., leur conviennent bien. Les fromages de laits écrémés peuvent remplacer une partie de la viande. Les œufs doivent leur être permis avec modération en raison des graisses du jaune. Ils ne sont d'ailleurs pas bons pour les arthritiques; or l'obésité vraie étant une forme de l'arthritisme, il vaudrait mieux ne pas faire figurer les œufs dans leur régime. On peut remplacer un œuf par 30 gr. de fromage cuit (gruyère, hollande, etc.), ou par 250 gr. de légumes verts. Les légumes en grains, haricots, pois, fèves, etc., doivent être surtout évités en raison de leur richesse en amidons, graisses et nucléines.

Je trouve excessif d'exclure absolument le lait du régime des obèses, en raison de son beurre. Le lait écrémé ne contient que 1,2 à 1,5 p. 100 de matières grasses. Il a le grand avantage d'être diurétique et il peut être fort utilement substitué à une partie de l'eau et du vin. Un demi-litre de lait écrémé au lieu des 300 gr. d'eau rougie, remplacerait dans le régime précédent 20 gr. de matières sucrées (ou l'alcool correspondant) par 6 gr. environ de matières grasses et 16 gr. de sucre, et n'augmenterait les calories du régime que de 42 unités ou de 3 p. 100. Cette petite quantité de lait, en même temps qu'elle excite la diurèse, permet, sans inconvénients sensibles, d'introduire dans le régime des obèses un peu plus de variété.

On peut enfin aider la cure de l'obésité par l'exercice modéré, la marche, les boissons chaudes et de légères purgations[1]. On réalise ainsi le traitement dit de *Marienbad*. Mais il faut bien remarquer que l'exercice augmente l'appétit; que s'il se prolonge, il fatigue le cœur affaibli déjà par l'infiltration adipeuse, et que ce *n'est que lentement et progressivement*, surtout chez les obèses lymphatiques, qu'il faut essayer de débarrasser ces malades de leur graisse; il ne faut leur demander ni exercices fatigants, ni abstinence exagérée, ni purgations répétées qui peuvent augmenter les désordres nerveux, la faiblesse ou la dilatation du cœur. Les bains chauds et prolongés à 37°-38° amènent, il est vrai, des sueurs et diminuent l'appétit, mais leurs effets, dans la cure de l'obésité, sont fort inconstants.

L'étude de l'action thérapeutique de la thyroïdine, qui accélère fortement les oxydations, comme on le sait, et produit un rapide amaigrissement, n'entre pas dans notre cadre. C'est là une médication et non un régime. Je dirai cependant que cette pratique me semble intempestive surtout parce qu'elle suscite très souvent des troubles cardiaques chez des patients dont le cœur est gras et déjà affaibli; parce qu'on a vu ces troubles se prolonger même après la cessation du traitement; parce qu'aussi une glycosurie, passagère ou non, peut être la conséquence de cette médication très active; parce qu'enfin, à son action incertaine, on peut substituer les moyens diététiques plus sûrs et moins dangereux que nous avons indiqués et discutés plus haut.

1. La cure de raisin, consistant à manger de 2 à 5 kg. de ce fruit par jour, agit en tant que laxative. Mais ses effets sont inconstants et douteux.

Un bon traitement de l'obésité doit faire diminuer le poids du corps, la première semaine, de 2 kg., dont 800 gr. à 1 200 gr. aux dépens des graisses et 800 à 200 gr. perdus par les muscles, suivant que le malade est plus ou moins gras. La perte de poids tombe ensuite à 100 ou 150 gr. par jour dont un quart environ répond à la diminution de poids des chairs proprement dites.

ARTHRITISME. — GOUTTE. — GRAVELLES URIQUE ET OXALIQUE

Ces maladies sont caractérisées par l'accumulation dans le tissu cutané, les articulations, les humeurs, dans les divers organes, d'urates ou d'oxalates dont le dépôt produit des sensations douloureuses, directes ou réflexes.

Pas plus que pour les obèses, on ne peut poser en règle absolue que les arthritiques, graveleux et goutteux mangent toujours trop; mais il est certain que la plupart mangent au delà du strict nécessaire et surtout au delà de l'aptitude qu'ils ont de détruire et comburer l'excès d'aliments qu'ils reçoivent.

L'hyperacidité organique étant la règle chez les arthritiques, on comprend la nécessité des alcalins et plus particulièrement encore des aliments qui alcalinisent le sang. D'où la restriction de tous mets acides, à l'exclusion des vinaigre, citrons, fruits mûrs. Mais chez le goutteux l'excès d'acide urique dans les urines est loin d'être de règle. On n'en trouve qu'une trace dans le sang en dehors des crises. Au contraire, dans l'accès de goutte cet acide peut s'élever, d'après Garrod, à 0 gr. 17 et plus par litre de sang. Chose intéressante, à ce moment, cet acide diminue dans les urines jusqu'à la fin du paroxysme, pour être alors abondamment sécrété par le rein.

Dans ses leçons sur la *Nutrition retardante*, M. Ch. Bouchard conseille aux personnes en imminence de goutte, les bains chauds, les lotions froides avec frictions énergiques, l'exercice-la gymnastique, la modération dans l'usage des viandes; l'addition journalière au régime des aliments herbacés qui tempèrent l'acidité provenant de la viande et assurent mieux l'assimilation des substances protéiques. Garrod avait déjà observé que l'alimentation végétale substitue les acides hippurique et benzoïque à l'acide urique. On ne sait pas encore si toujours, chez le goutteux, ce dernier acide se produit plus abondamment, ou bien si seulement il se dépose avec plus de facilité pour une raison inconnue qui entraverait sa solubilité. Chez ces malades le sang ne paraît pas être sensiblement plus acide qu'à l'état normal.

Aux goutteux, il ne faut ni vins généreux, ni bière, ni liqueurs, ni café, ni chocolat, ni épices. Pas trop de pain, peu de viande, beaucoup de légumes verts; peu de corps gras qu'ils brûlent mal et qui entravent la désassimilation azotée, pas de mets relevés, autant d'aliments qui portent en eux l'acide urique en puissance ou qui déterminent sa formation en enrayant les oxydations. Garrod permet toutefois le cidre à ces malades, pourvu qu'il ne soit pas trop acide. Une boisson aqueuse abondante (Eaux de Contrexéville, Vittel, Évian, Wilbad), plutôt chaude que froide, coupée à peine d'un peu de vin léger; des eaux alcalines prises modérément ou des solutions étendues de bicarbonate potassique à 4 gr. par litre ou de citrate de lithium (50 à 75 centigr. par 24 heures).

Il faut surtout, chez les prédisposés à la goutte, éviter la vie sédentaire, dans un millieu trop chaud.

C. Bouchard a excellement résumé les causes principales de l'arthritisme et de la goutte. « L'acide urique augmente par la bonne chère, par les repas trop copieux, par l'abus des aliments azotés, par la dyspepsie acide, par les boissons trop peu abondantes, gazeuses, acides, sucrées, par le vin de Champagne et le cidre, par l'exercice musculaire insuffisant ou exagéré, par l'insuffisance de l'activité cutanée, par le froid, par la vie sédentaire, le séjour habituel dans l'air confiné, l'atonie nerveuse, la tristesse, l'hypochondrie. »

Donnons ici quelques renseignements précis sur les divers aliments permis ou défendus à ces malades.

Ceux qui fournissent le maximun d'acide urique sont les viandes et en particulier celle des animaux très jeunes (veau, pigeon, poulet) et les parties gélatineuses (tête, pieds, peau). Les viandes fumées; les mets très riches en nucléines (ris de veau, cervelles, œufs, et le pain lui-même); les gelées et gélatines provoquent à la fois la formation de l'acide urique et de l'acide oxalique. Il faut que les arthritiques s'abstiennent le plus possible des aliments riches en acide oxalique libre ou combiné (oseille, épinards, etc.), sans qu'on puisse dire cependant que l'aptitude de ces aliments à produire l'acide urique soit proportionnelle à la quantité d'acide oxalique qu'ils contiennent.

Les arthritiques et les goutteux ne doivent recourir au bouillon ou à l'extrait de viande que très modérément. Autant que possible, manger la viande bouillie.

Les œufs sont défavorables à beaucoup d'arthritiques, quoiqu'ils ne donnent que fort peu d'acide urique : on ne saurait toutefois les leur défendre *à priori* et absolument.

Ils doivent éviter les aliments trop gras et les sucreries.

Le lait est excellent pour eux : il est diurétique ; il n'augmente pas l'acide urique ; il supplée au défaut de viande.

On devra remplacer le café ordinaire par celui de chicorée.

Il faut se garder des mets trop succulents qui excitent le goût et l'appétit ; il faut se priver de tous les condiments épicés, se borner au sel, au vinaigre et au citron.

Tous les légumes verts, très riches en eau, peuvent être recommandés à ces malades ; mais il faut qu'ils s'abstiennent des végétaux incomplètement développés, ou riches en acide oxalique : haricots verts en cosse, oseille, épinards, rhubarbe en branche. Éviter surtout le chocolat et le cacao, quoique leur action nocive ne soit pas en rapport avec leur acide oxalique. *La tomate leur est défendue à tort*, lorsque leur estomac la digère bien. Ce fruit ne contient qu'une trace à peine d'oxalates, et ses malates et citrates acides vont alcaliniser le sang. Je puis affirmer d'ailleurs par expérience qu'il n'a aucun inconvénient chez les arthritiques, au contraire. Il ne semble pas démontré que l'usage modéré des asperges soit davantage facheux, quoique ce légume ait été souvent défendu.

L'oignon cuit, et surtout cru, paraît être favorable aux goutteux. On sait du reste que cet aliment est un excitant des fonctions de la peau et que l'activité respiratoire s'accroît avec le fonctionnement cutané.

Les petits vins non acides, le cidre lui-même, les petites bières, le thé léger, en excitant la sécrétion rénale, seront utiles pourvu qu'on les prenne avec grande modération. Mais les vins généreux, la bière forte, le cognac et les liqueurs proprement dites, le café, ne conviennent nullement.

L'eau pure prise *en abondance* excite les oxydations et dissout l'acide urique (*Bischoff*, *Schmiedeberg*). C'est la meilleure boisson pour les arthritiques et les goutteux. Ils peuvent faire en même temps un usage *modéré* des eaux alcalines.

Les fruits bien mûrs sont excellents pour eux, ainsi que les jus et compotes de fruits cuits : cerises, raisins, prunes, oranges, pommes, poires, citrons, etc., dont les tartrates, malates, citrates, etc., se transforment dans l'économie, en carbonates, qui vont alcaliniser les humeurs et dissoudre les dépôts uratique.

Pour ce qui est du pain, *il faut en modérer beaucoup l'emploi.* J'ai montré, en parlant de cet aliment (p. 271), que sa destruction dans l'organisme met en liberté un excès de 0 gr. 239 d'acide phosphorique par 100 gr. de pain frais, acide. qui ne trouve pas de bases qui puissent le saturer. Le pain acidifie le sang par le phosphore et le soufre de ses nucléines et, par elles aussi, enrichit encore les humeurs en corps puriques, deux conditions qui doivent en faire restreindre formellement l'usage chez ces malades [1].

Rjasantzeff a établi du reste que, pour une même dose d'azote introduit, le pain produit plus d'acide dans l'estomac (acide lactique et autres), et plus de déchets azotés urinaires que beaucoup d'autres aliments, trois fois plus que le lait par exemple.

Le pain doit donc être remplacé, en partie, par la pomme de terre cuite à l'étuvée, qui alcalinise le sang au lieu de l'acidifier. Je me suis assuré directement des remarquables effets de la suppression partielle du pain chez ces malades.

L'exercice modéré, une marche d'une demi-heure à une heure après les principaux repas, régularise la digestion et favorise la désassimilation. Le surmenage, au contraire, augmente l'acide urique.

Si le goutteux est cardiaque ou dyspeptique, il faudra lui appliquer le traitement diététique de ces états, tout en se conformant aux règles précédentes.

---

1. Un lapin nourri d'herbes rend des urines alcalines; elles le restent encore si on lui donne 30 gr. de sucre par kg. et par jour. Si l'on remplace les végétaux herbacés par des graines de céréale, par l'avoine par exemple, les urines deviennent acides. et une partie du sucre ajouté à ce nouveau régime se transformant en acide oxalique, intoxique l'animal et le tue. Mais si l'on ajoute en même temps à ces aliments du carbonate de chaux qui sature l'acide oxalique formé, les urines restent dans ce cas alcalines et l'animal ne succombe pas. (Hildebrant, *Bull. Soc. chim.*, t. XXX, p. 92.)

La *gravelle* est une des complications de l'arthritisme. Elle peut être urique, oxalique ou successivement revêtir ces deux formes chez un même malade[1].

Tout ce que nous avons dit du régime de l'arthritique et du goutteux s'applique donc sensiblement au graveleux. Il doit faire de l'exercice. Se tenir le ventre libre, éviter les fermentations intestinales qui augmentent toujours l'oxalurie; se prémunir contre les désordres quels qu'ils soient du tube digestif, des appareils respiratoire et cutanés. Il doit aussi se priver des aliments ci-dessus indiqués trop riches en nucléines; éviter l'excès de viandes, surtout des viandes jeunes ou gélatineuses. Le thé léger peut être permis une ou deux fois au plus par jour. Il faut modérer beaucoup l'usage des boissons alcooliques, rester sobre à table; boire abondamment de l'eau. Comme tout arthritique, le calculeux doit se priver des aliments riches en acide oxalique : épinards, oseille et cacao tout particulièrement, ainsi que des épices et des vins acides.

Voici d'après Esbach, Cipolina et Albahary, la teneur des aliments usuels en acide oxalique :

---

1. L'adulte sécrète journellement à l'état normal de 0 gr. 35 à 0 gr. 80 d'acide urique et 0 gr. 002 à 0 gr. 015 d'acide oxalique; ces nombres varient beaucoup d'un individu à l'autre et chez le même individu.

Richesse des aliments usuels en acide oxalique [1] (par kilogr. de substance fraîche).

Aliment	Valeur	Aliment	Valeur
Cacao	$3^{gr},52$ à $4^{gr},50$	Escarole	o ,02
Chocolat	o ,724 à o ,90	Mâche	o ,02
(A) Thé noir [2]	1 ,34 à 3 ,75	Cresson	traces
Infusion de thé (5 minutes) [2]	2 ,06	Laitue	o ,00
Poivre	3 ,25	Radis	traces
Café (infusion)	o ,13	(C) Concombre	o ,251
Oseille	$2^{gr},74$ à 3 ,63	(A) Asperges	$0^{gr},028$ à o ,044
Épinard	1 ,91 à 3 ,17	Tomates	o ,002 à o ,050
Rhubarbe en branche	2 ,47	Carottes	o ,030
Haricots verts	$0^{gr},06$ à o ,21	(C) Cerfeuil	o ,035
Haricots blancs	o ,31	(C) Figues sèches	o ,270
Betteraves	o ,39	(C) Cerises	o 0,25
(C) Fève de marais	o ,280	Groseilles en grappe	o ,13
(C) Pain blanc	$0^{gr},047$ à o ,130	Pruneaux	o ,12
(C) Croûte de pain	o ,020 à o ,130	Prunes	o ,07
(C) Mie de pain	o ,270	Framboises	o ,06
Choux de Bruxelles	o ,02	Oranges	o ,03
Choux-fleurs	o ,00	Citrons	o ,03
Fèves	o ,16	Cerises	o ,025
Pomme de terre	o ,05	Fraises	o ,01
Farine de sarrasin	o ,17	Pommes	o ,01
Seigle	o ,00	Raisins	traces
Lentilles	o ,00	Vin rouge	o ,00
Petits pois	o ,00	Poires, abricots, pêches, melons	traces
(A) Haricots blancs	o ,31	(C) Lait	o ,00
(A) Pois chiches	o ,425	(C) Foie	$0^{gr},006$ à o ,011
C) Chou-rave	o ,311	(C) Chair	traces
Betteraves	o ,390	(C) Ris de veau	$0^{gr},011$ à o ,250
Haricots verts	$0^{gr},060$ à o ,284		
Chicorée	o ,10		

On remarquera, dans ce tableau, combien est relativement forte la proportion d'acide oxalique contenu dans le chocolat, le café, les haricots verts, qui favorisent, en effet, beaucoup la production ou les dépôts d'urates et d'oxalates. La tomate, proscrite à tort par la plupart des praticiens, ne contient, on le voit, presque pas d'oxalates et *ne donne jamais d'acide urique dans l'économie comme je m'en suis assuré.* Elle doit être classée avec les fruits qu'on peut au contraire conseiller aux uratiques, s'ils la digèrent bien.

La pomme de terre étuvée, en place de pain, les légumes

1. Presque tous les nombres de ce tableau sont d'Esbach, sauf ceux qui sont précédés de (C), dus à Cipolina, et de (A), dus à Albahary.

2. Infusion dans l'eau bouillante faite durant 5 minutes. On donne ici la quantité d'acide oxalique passant dans l'infusion, calculée pour un kilogramme de thé sec.

herbacés de toute sorte, l'eau pure, doivent entrer aussi dans le régime des graveleux. Il faut qu'ils en boivent en abondance aux repas. Cette condition seule, lorsqu'elle vient à manquer, suffit pour faire apparaître l'acide urique dans les urines, soit qu'il ne trouve pas dans les humeurs le dissolvant nécessaire, soit que l'eau régularise le fonctionnement des organes et particulièrement active les oxydations. Cette eau peut du reste être coupée d'une très petite quantité de vin rouge ou blanc ou de cidre doux, qui la font mieux supporter. Ces boissons faiblement alcooliques contribuent à alcaliniser légèrement le sang et à exciter la diurèse. Le kéfir paraîtrait agir dans le même sens.

Tous les aliments de haut goût, tous les condiments, tous les mets aromatiques, les liqueurs et eaux-de-vie doivent être supprimés.

Oxalurie. — A l'état de santé normale l'acide oxalique apporté par les aliments est détruit pour sa plus grande part dans l'organisme; une faible quantité cependant traverse le rein. On trouve des oxalates, toujours en petite proportion (2 à 12 milligrammes par litre), dans les urines normales. Ils y sont maintenus en demi-solution grâce à l'acidité légère du milieu. Mais l'oxalurie frappe plus particulièrement les dyspeptiques, et plus encore les hyperchlorhydriques et les nerveux. Du reste on peut dire que toutes les conditions qui favorisent l'augmentation de l'acide urique contribuent aussi à la formation de l'acide oxalique aux dépens des albuminoïdes des tissus (*A. Gautier, Lommel et Lecœur; Albahary*). En particulier, l'alimentation carnée et plus encore les mets gélatineux augmentent l'excrétion de ces deux acides. L'influence sur cette excrétion des aliments sucrés ou gras est en général presque nulle. Mais ce sont surtout les obèses, goutteux et dyspeptiques que frappe l'oxalurie, ainsi qu'en témoigne le tableau suivant emprunté à Kisch (*Deutsch. med. Woch.*, 1893, p. 673).

	Acide oxalique par litre d'urine.	Sucre par litre.
I. Obèse (50 ans).....................	$13^{mgr},5$	38^{gr}
II. Goutteux (56 ans).................	11 ,7	1 ,1
III. Troubles gastriques (32 ans)............	14 ,5	0 ,0
IV. Obèse bon vivant (45 ans).............	5 ,4	0 ,17
VI. Troubles dyspeptiques graves (40 ans)...	22 ,3	33 ,6
VII. Obèse (49 ans).....................	12 ,5	67 ,6
VIII. Obèse dyspeptique (66 ans).............	16 ,3	Traces
IX. Nerveux dyspeptique (50 ans)...........	10 ,4	15 ,9
X. Obèse arthritique (57 ans).............	22 ,8	6 ,0
XI. Obèse migraineux (52 ans).............	18 ,0	Albumine
XII. Obèse, asthme, œdème (52 ans).........	40 ,0	Traces sucre
XIII. Très obèse, asthme cardiaque, vertiges (45 ans).....................	7 ,5	id.
XIV. Obèse constipé, dyspeptique, nerveux (45 ans).....................	53 ,6	id.
XV. Obèse, asthme cardiaque (62 ans)........	19 ,4	1 ,09

A tous ces malades, il convient d'éviter d'abord tout aliment riche en acide oxalique, ensuite tous ceux qui sont de digestion difficile ou qui laissent dans l'intestin des résidus putrescibles. L'alimentation qui convient dans l'arthritisme, la goutte, la dyspepsie, le diabète, y compris l'abstinence partielle de pain, convient aussi dans l'oxalurie. Il faut encore recourir ici au lait, qui modère beaucoup les fermentations intestinales et, par ses sels de chaux abondants, sature l'acide oxalique qui se forme.

L'hyperacidité du sang résulte d'une alimentation trop azotée; de l'oxydation incomplète, dans l'organisme, des graisses et des féculents en excès; d'une alimentation trop épicée, trop riche en légumineuses; de l'usage habituel du chocolat, du thé, du café, de l'oseille, etc. On devra donc surveiller l'alimentation à tous ces points de vue.

Chez ces malades, les plus petites indispositions, un refroidissement, un trouble gastro-intestinal, le surmenage, les veilles, la fatigue, la marche prolongée, etc., augmentent aussitôt l'acide oxalique des urines. Dans toutes les maladies accompagnées de dyspnée, l'oxalurie serait la règle (*Benecke*). Cette remarque a été toutefois contestée (*Fürbringer; Lecœur*).

XXXIX

Le terme de *dyspepsie* peut comprendre tous les troubles de la digestion, qu'ils aient leur siège dans l'estomac ou l'intestin, qu'ils soient d'ordre nerveux, mécanique ou chimique.

Dyspepsies gastriques. — La dyspepsie gastrique a donné lieu à beaucoup de recherches. Nous ne les exposerons pas, n'ayant ici qu'à traiter des régimes. Nous ne parlerons de la pathogénie des dyspepsies que lorsqu'elle pourra devenir la source d'indications diététiques.

L'abus habituel des aliments et des boissons, en provoquant une surcharge continue de l'estomac, et tout particulièrement l'excès journalier des viandes, ainsi que des féculents et des graisses, qui allongent les digestions et font qu'elles s'accompagnent souvent de fermentations anormales à produits acides plus ou moins toxiques; l'usage répété des condiments âcres; celui des liqueurs fortes et des prétendus *apéritifs*, l'usage des vins amers dits *toniques* (bitters, vins de quinquina, vermouth et autres), l'habitude de boire du vin pur et de la bière entre les repas; l'abus du tabac, du café, du thé; la glace prise habituellement en mangeant; les aliments absorbés trop chauds; les eaux gazéifiées; les excès de toute sorte; l'irrégularité et la trop grande rapidité des repas où l'on ne s'accorde pas le temps de mastiquer les aliments; les exercices violents et très fatigants; les travaux de cabinet immédiatement en sortant de table, le surmenage intellectuel, le manque de sommeil; le sédentarisme et l'ennui, la vie de bureau, etc., sont autant de causes de dyspepsies. Encore ne parlé-je pas ici de celles qui sont l'apanage d'une foule d'états pathologiques, chroniques ou aigus : chlorose, anémie, maladies fébriles, arthritisme, goutte, tuberculose, etc.

Au point de vue du traitement et du régime, aussi bien que de la symptomatologie, nous diviserons les dyspepsies stomacales en *nerveuses*, *chimiques* et *mécaniques*.

Les *dyspepsies nerveuses* (type que nous accepterons sauf les réserves que nous allons faire) sont celles qui ne paraissent s'accuser que par du malaise et de la douleur sans qu'on puisse, avec certitude, les rapporter ni à la faiblesse des actions mécaniques, qui déchargent régulièrement et périodiquement l'estomac de ses produits chimifiés, ni à la fatigue due à la réplétion prolongée de l'organe, ni aux troubles apparents de son chimisme. La sécrétion, la composition, le pouvoir digestif du suc gastrique sont normaux; les sécrétions ne sont pas exagérées; l'acidité du liquide stomacal semble normale *ou à peine diminuée*, ou bien, au contraire, à certains moments augmentée; mais l'estomac est hyperexcitable, sujet aux crampes, douloureux même entre les digestions. Celles-ci ne s'établissent que lentement; elles traînent; il y a souvent de la constipation, l'appétit est irrégulier.

A ce type, nous rattacherons le rhumatisme stomacal si souvent méconnu, et les perversions fermentatives gastriques de A. Robin [1].

Chez presque tous ces malades, la digestion tarde à s'établir; il peut y avoir à un moment donné de l'hyperchlorhydrie, une sécrétion abondante de suc gastrique acide, mais cette sécrétion est lente à se produire au contact des aliments, condition qui permet à ceux-ci de subir, sous l'influence de leurs microbes et de ceux dont l'estomac a pu être antérieurement ensemencé, des fermentations anormales d'où résultent les acides lactique, butyrique, etc., ainsi que les toxines formées corrélativement. De là, chez ces malades, une sensation de *pesanteur* indicatrice de la lenteur de la digestion, souvent de la tension gazeuse et de la douleur stomacale due à l'irritation des produits qui résultent de fausses fermentations.

A ces sujets qui sont surtout des surmenés, des névropathes, des rhumatoïdants, des épuisés, des morphinomanes, des intel-

---

1. *Les maladies de l'estomac*, Paris, 1900, Rueff, éditeur, p. 114.

lectuels abusant des travaux de l'esprit, il faut des aliments choisis, légers, et qui plaisent à leur estomac : la viande s'ils l'aiment ou la digèrent, quelquefois les mets les plus imprévus : le jambon râpé, cru ou fumé, les huîtres, le poisson bouilli ou grillé, dont on rejettera la peau, mais jamais le poisson frit. Ceux qui sont trop gras : anguille, saumon, maquereau, hareng frais, etc., doivent être plus particulièrement évités. Les purées de légumes frais (mais non celles de légumes secs en grains), les œufs à la coque, les crèmes et bouillies pas trop chaudes, les soupes maigres aux herbes, le beurre frais, le pain bien cuit, mais en faible quantité, les fruits mûrs, etc., conviennent en général à ces malades. Il faut surtout qu'ils s'alimentent très modérément : 1 gr. d'albumine au plus et 5 gr. de matières ternaires par kilogramme de leur poids normal [1] et par jour leur suffisent généralement. Il faut aussi qu'ils évitent le plus possible tout met trop assaisonné, trop épicé, trop acide.

Pour boisson, les eaux légèrement alcalines et bicarbonatées, de Vals, Saint-Galmier, Soultzmatt, etc.; en mangeant, les vins rouges légers s'il n'y a pas d'hyperchlorhydrie (les blancs sont généralement trop acides); la bière faible, mais en très petite quantité. Un peu de vin empêche souvent chez ces malades le sentiment de pesanteur qui suit une digestion laborieuse.

Ni truffes, ni champignons, ni charcuterie, ni ragoûts relevés, ni jus de rôtis toujours trop gras ou trop riches en acides gras et en aromes excitants. Peu ou pas de condiments, à l'exception du sel et du vinaigre. Encore vaut-il mieux remplacer ce dernier par le jus de citron.

Le chocolat tout particulièrement, le bouillon concentré, les fromages fermentés, les sucreries et pâtisseries sucrées, les épices, les vins généreux, les alcools et les liqueurs sont absolument contre-indiqués chez ces malades. Le café peut être bien supporté par eux s'ils ne sont pas arthritiques.

A tous ceux qui s'alimentent peu il ne faut demander que peu

---

1. Le poids normal, on l'a vu, est le poids en kilogrammes qui répond au chiffre de la taille exprimé en centimètres diminué de 100 à 105 suivant l'âge ; ainsi un individu de 1 m. 70 doit peser 65 à 70 kg. normalement. S'il est dyspeptique, il ne devra pas recevoir par jour au delà de 70 gr. d'albuminoïdes et 280 à 300 gr. de matières ternaires.

d'exercice et quelquefois accorder le repos complet. C'est le cas
des neurasthéniques, des chlorotiques, des anémiés, etc.

La disparition des habitudes d'alimentations vicieuses dont
nous parlions plus haut, l'abstinence des condiments acres, des
prétendues boissons apéritives ou toniques, des boissons froides
et même fraîches, s'il y a un état rhumatoïde de l'estomac; dans
bien des cas, quelques décigrammes d'un antiseptique insoluble
(benzonaphtol, iodure de bismuth et de cinchonidine, par exemple,
mélangés d'un peu de bicarbonate sodique), antiseptique pris à
la fin du repas dans le but de s'opposer aux fermentations
microbiennes et d'activer les sécrétions stomacales, l'usage
exclusif, s'il le faut, des boissons chaudes, suffiront pour faire
disparaître beaucoup de ces dyspepsies dites nerveuses.

C'est là, du reste, comme nous le disions plus haut, un type
un peu théorique, car il n'est pas de trouble de la digestion qui
ne s'accompagne d'une modification des sécrétions stomacales
et même intestinales.

Au point de vue de l'agent naturel qui favorise à la fois le
mieux la digestion et l'antisepsie stomacales, c'est-à-dire l'acide
chlorhydrique, les *dyspepsies chimiques* peuvent se diviser en
hypochlorhydriques et *hyperchlorhydriques* [1].

Le plus souvent l'hypersthénie stomacale est entretenue par
une sécrétion excessive d'acide chlorhydrique qui arrive à son
summum 3 à 4 heures après le repas, surtout la nuit, et qui
peut même se continuer l'estomac étant vide ou presque vide
d'aliments. A un certain moment il se manifeste chez ces
malades du pyrosis avec une vive douleur au creux épigastrique,
une salivation exagérée, quelquefois des éructations, des régurgitations brûlantes d'une acidité excessive; il peut même y avoir
des vomissements. Tous ces troubles se calment, pour quelques
heures du moins, avec un verre d'eau, surtout d'eau alcaline, un peu de bicarbonate de soude, un cachet de quelques
décigrammes d'un mélange de craie et de magnésie. On peut
ajouter 5 à 10 millig. d'opium par cachet. Ces crises se produisent après chaque repas, surtout après celui du soir; elles

1. Pavlow, *Die Arbeit der Verdauungsdrüsen*, Wiesbaden, 1898. — Von S. Ohlern,
Berl. klin. Woch., 1891, p. 491 et 517. — Bachmann, *Arch. f. Verdauungskrankeiten*,
1899, p. 336. — Linossier et Lemoine, Valeur chimique du chimisme stomacal,
C. Rend., Congrès français méd. intern., Lyon, 1894.

acheminent le malade vers la sécrétion stomacale acide continue, la gastrite chronique et l'ulcération de l'organe. Dans les hyperchlorhydries graves on peut trouver dans l'estomac, à jeun depuis 7 à 8 heures, jusqu'à un litre d'un suc gastrique très riche en acide chlorhydrique.

Mettant ici de côté la thérapeutique que nous n'avons pas à envisager dans cet Ouvrage, quel est le régime qui convient le mieux à ces malades?

Au point de vue quantité, il faut les nourrir très modérément et, généralement, ne pas dépasser 1 gr. 2 de protéides alimentaires par kilogramme de leur poids.

Au point de vue de la nature des aliments la question a été étudiée et résolue en divers sens par les auteurs : Boas, Penzoldt, Einhorn, Ewald, etc., recommandent aux hyperchlorhydriques la viande crue ou saignante parce que c'est l'aliment le mieux digéré; partant de considérations plus théoriques, Dujardin-Beaumetz, Rosenheim, Flexner, Moritz, Bachmann, etc., au contraire, préfèrent l'alimentation par les légumes et les amylacés qui excitent moins les sécrétions gastriques. Mais si la viande produit en effet une sécrétion d'acide chlorhydrique près de deux fois plus abondante que le riz, par exemple, ou d'autres légumes analogues, elle jouit aussi de l'avantage de saturer cet acide le plus parfaitement; de telle sorte qu'après un repas de viande l'acidité en HCl total ne dépasse, en moyenne, que de 22 p. 100 celle du contenu stomacal après un repas exclusivement végétal.

Au point de vue de la production de l'acide chlorhydrique total formé dans l'estomac, l'ordre croissant est le suivant : lait, pain, pommes de terre, farines, œufs, viande rôtie (*Bachmann*). Le lait est donc l'aliment qui a le minimum d'action excito-sécrétoire sur les glandes stomacales; c'est aussi celui qui en sature le mieux l'*acidité chlorhydrique* libre. Le lait est donc l'aliment qui paraît ici encore le plus favorable. Mais, pour bien le supporter, il faut le prendre de 3 en 3 heures par quarts de litre au plus, et par très petites gorgées à la fois espacées chacune de 2 à 3 minutes. Deux litres à 2 litres et demi sont suffisants si le malade doit être mis au régime lacté absolu.

Mais le plus souvent on peut permettre aux hyperchlorhydriques la viande râpée crue, la cervelle bouillie, le poisson maigre bouilli et les laitages avec ou sans addition d'œufs. Le lait peut lui-même être pris naturel ou sucré, chaud ou froid, coupé ou non d'eau ou de décoction de fruits, de pommes, de poires, etc. ; mélangé d'eau de chaux, de sous-nitrate de bismuth, de quelques gouttes de laudanum s'il y a de la diarrhée; d'un peu de magnésie calcinée dans le cas contraire. Le lait privé de beurre ou écrémé est généralement préférable dans ces divers cas. Ce lait écrémé contient encore tous ses éléments plastiques azotés naturels.

Les quantités de lait permises aux malades doivent être modérées et rester en tout cas dans les limites de la digestibilité. Un litre et demi à deux litres de lait par jour suffisent le plus souvent au début. Je rappelle qu'un litre de lait sucré à 60 ou 80 gr. de sucre par litre équivaut à 1 000 calories environ. Les malades soumis à ce régime devront donc ne faire que peu d'exercice et vivre dans un milieu chaud ou tempéré. Si le lait provoque des régurgitations acides, on pourra les combattre avec les poudres de carbonates de chaux et de magnésie, cette dernière en quantité variable suivant les cas. On peut ajouter au lait un peu de café et quelques biscuits.

Rien n'empêche d'ailleurs d'associer au lait les œufs, la viande, les végétaux, mais toujours avec prédominance du lait. La viande, en effet, habitue peu à peu l'estomac à l'hypersécrétion chlorhydrique qui souvent n'est même que la conséquence d'un abus du régime carné.

Ajoutons qu'Ewald et Boas, ayant démontré que les huiles et graisses alimentaires modèrent beaucoup l'acidité et les sécrétions gastriques, il est naturel d'ajouter l'huile, le beurre, la crème du lait à la nourriture de ces malades.

Lorsque l'état aigu aura disparu, on pourra passer peu à peu aux œufs à la coque, aux fromages non fermentés, au poisson bouilli, en évitant ceux qui sont trop gras (voir plus haut); puis il sera permis de revenir à la viande, surtout à la viande crue ou légèrement fumée de mouton, de bœuf ou d'agneau; à la chair rôtie, hachée et bien mastiquée, au jambon cuit et peu salé. Enfin on essayera prudemment des légumes en grains (pois, fèves, lentilles, etc.), mis en purée. Ces aliments permettront de combattre l'acidité des humeurs qu'amènerait le retour au régime trop azoté qui a le plus souvent provoqué ces troubles. Sont défendus à ces malades le chou, l'oseille, les pois chiches, les haricots verts, les épinards, la rhubarbe. Les fruits, surtout cuits et bien mûrs, sont plutôt à recommander.

Le pain ne doit être pris par eux qu'en faible quantité (150 à 180 gr. par jour).

Les meilleures boissons sont l'eau pure ou coupée de lait écrémé, les infusions tièdes très légères de thé ou de tilleul, les eaux minérales de Saint-Galmier, Condillac, Alet, Évian.

On exclura complètement du régime des hyperchlorhydriques les sauces au beurre brûlé ou relevées d'épices, les fritures, les gibiers, les viandes marinées, les poissons gras, les fromages faits, les condiments âcres ou trop acides, la charcuterie, les champignons; surtout les aliments trop féculents tels que pommes de terre, haricots, lentilles; les mets sucrés, etc., substances qui, pour la plupart, peuvent fermenter rapidement dans l'estomac et donner des acides lactique ou butyrique. Le chocolat et le cacao doivent aussi être entièrement proscrits. Il faut éviter encore les vins et les cidres acides, et ne faire qu'un usage très modéré de la bière et des autres liqueurs fermentées. Il convient enfin de renoncer aux liqueurs proprement dites, aux vins généreux. En un mot l'hyperchlorhydrique doit éviter tous les excitants de l'estomac, tous les raffinements culinaires, tout excès de table, se garder des boissons trop chaudes ou glacées, et des repas hâtifs.

On est souvent porté à conseiller à ces malades des eaux ou des poudres alcalines dans le but de diminuer l'acidité du suc stomacal. Mais ces alcalins ne doivent pas être pris en mangeant (ce qui exciterait encore l'hypersécrétion gastrique), mais seulement trois heures après le repas. Encore vaut-il mieux remplacer le bi-carbonate de soude ordinaire par la craie mélangée de magnésie hydratée qu'on avale après avoir délayé la poudre dans un peu d'eau tiède; ne rendant jamais alcalin le contenu stomacal, ces poudres ne provoquent pas indirectement la sécrétion acide.

Chez les hyperchlorhydriques, les lavages de l'estomac peuvent bien faire disparaître la crise aiguë, mais ils n'en empêchent pas le retour. J'ai remarqué au contraire que le salicylate et surtout le benzoate de sou de en cachets de 0 gr. 20 pris dès le début de la crise, et trois heures au moins après le commencement de la digestion, en substituant à l'acide chlorhydrique, très corrosif, un acide presque inerte et antiseptique, calment la douleur et diminuent peu à peu les sécrétions gastriques acides.

L'exercice après le repas convient généralement assez peu à ces malades. La plupart, après avoir mangé, ont besoin d'une heure au moins de repos. Ils supportent mieux ensuite la fatigue.

L'atonie chimique stomacale avec hypochlorhydrie est pour ainsi dire l'état contraire et parfois la conséquence lointaine du précédent : l'asthénie chronique de l'estomac s'établit et s'observe le plus généralement dans l'anémie, la chlorose, le lymphatisme, la scrofulose, les neurasthénies, au cours des maladies fébriles et dans les maladies chroniques avancées. La crise douloureuse, pyrosis, pesanteur, crampes, brûlures, constriction d'estomac, etc., commence, dans ce cas, avec la digestion, et non plus, comme chez les hyperchlorhydriques, trois ou quatre heures après le repas. Cet état est en grande partie dû aux fausses fermentations acides (lactiques, butyriques et autres) qui s'établissent aux dépens d'aliments se digérant lentement ou mal. Chez ces malades affaiblis, la constipation est la règle. L'acidité du suc gastrique n'est souvent que de 0,30 à 1 p. 1 000 et dépasse rarement 2 p. 1 000 au lieu de 4 à 5 p. 1 000 qu'elle doit être normalement. Il semble que chez les hypochlorhydriques la digestion se fasse presque tout entière dans l'intestin.

A ces estomacs inertes il ne faut donner que peu d'aliments à la fois, et ne pas craindre d'user des antiseptiques, car, chez eux, le suc gastrique, en raison de sa faible acidité, n'entrave pas suffisamment les fermentations stomacales microbiennes. Du reste, les antiseptiques n'empêchent pas l'action des ferments solubles. Les meilleurs sont les plus insolubles : le benzonaphtol (que l'on peut prendre indéfinimeut à la dose de 0 gr. 1) à 0 gr. 20 par repas), l'iodure de bismuth et de cinchonidine de A. Robin (2 à 10 centigrammes), l'oxyde de zinc, etc. Il faut éviter les benzoates et salicylates au début de la digestion qu'ils arrêtent ou rendent paresseuse.

Sous l'influence de considérations chimiques, les médecins allemands, surtout, avaient pensé pouvoir remplacer l'acide chlorhydrique stomacal, qui fait défaut chez ces malades, par l'ingurgitation d'une solution dans l'eau au titre de 1 à 3 ou 4 millièmes de cet acide libre dont l'action digestive est bien connue. Mais on remarqua bientôt que cette liqueur acide avait l'inconvénient de déshabituer l'estomac de sécréter son acide naturel *(Du Mesnil, Jaworski, Linnossier)*. On a donc renoncé à cette pratique et avec raison. Depuis, M. Martinet a conseillé l'usage, deux fois par jour, de l'acide phosphorique normal (5 à 10 gr. d'une solution de *phosphate acide de soude* 20 gr., dans 200 gr. d'*eau*, le tout mélangé de pepsine et pancréatine ; une cuillerée à café chaque fois). Je crois que l'acide phosphorique peut bien être favorable au début, mais qu'il tend à déshabituer aussi l'estomac de sécréter un suc gastrique actif.

Le traitement de ces dyspepsies atoniques par les pepsines, même très actives, n'a pas davantage paru donner de bons résultats.

Aux hypochlorhydriques conviennent les viandes crues ou rôties, ou légèrement fumées, le bœuf, le poulet, le porc, l'agneau, le jambon, les poissons maigres cuits à l'eau et arrosés d'un peu de citron, le lait, s'il est bien supporté, les œufs sous toutes les formes, les bouillons maigres ou gras.

Comme aliments végétaux sont permis : les farines et purées de céréales et de pommes de terre, les *tomates*, les légumes cuits à l'eau, mais sans épices âcres telles que le poivre ; le beurre frais, les fromages à la crème ; les fruits cuits s'ils ne sont pas acides ; le riz et les entremets très peu sucrés ; le pain, mais celui-ci modérément.

Les bières fortes, les vins rouges plutôt que blancs, à la condition qu'il y ait accoutumance et qu'ils soient mélangés de 3 à 4 volumes d'eau, le café, le thé peuvent être aussi permis à ces malades. Mais ces boissons ne paraissent pas remédier sensiblement à l'atonie stomacale. Les meilleures sont les infusions amères, le thé léger, et les eaux faiblement alcalines qui provoquent la sécrétion chlorhydrique.

Sont défendus aux hypochlorhydriques les poissons gras, les viandes faisandées, la charcuterie, les choux, les raiforts, les concombres, l'oseille (mais non pas les tomates), les fritures, les farines de légumineuses, surtout si elles sont diastasées, car elles fermentent avec grande rapidité dans ces estomacs débiles. Il faut éviter aussi les condiments âcres, les sauces relevées et les sucs de rôtis.

Pour tonifier l'estomac, il est préférable de remplacer les

condiments par des amers (quelques gouttes de teinture de noix vomique ou d'ipéca) associés à un peu de fluorure de sodium ou d'ammonium, excellent antiseptique que l'on prend à la dose de 1 à 2 centigr. immédiatement après le repas (*A. Robin*).

Ne rien manger qui ne soit bien cuit, bien divisé, bien mâché. Éviter les aliments trop lourds, trop herbacés, trop gras, trop indigestes ; ne boire ni trop ni trop froid.

Il semblerait qu'à ces malades les préparations de peptones dussent convenir, car, puisque l'estomac est inapte à les fabriquer de lui-même il est logique de les lui fournir toutes faites. Cependant les peptones commerciales réussissent généralement assez mal dans ces cas : elles irritent l'estomac et l'intestin. Il en est ainsi surtout des peptones à goût amer, de la somatose, et de l'albumosepeptone d'Autweiler produite par digestion papaïque de la viande. Celles de Koch ou de Kemmerich, résultant de l'action de l'eau surchauffée sur la chair de bœuf, sont plus agréables et mieux supportées. La première contient 51 p. 100, la seconde 56,4 p. 100 d'albumine et de matières extractives. A côté d'elles on peut citer encore les préparations de caséine dont nous avons déjà parlé (p. 235). Mais il faut ne pas trop forcer ces digestions paresseuses et se rappeler que l'estomac peut être suppléé au besoin par l'intestin qui, en somme, peut suffire.

L'*atonie musculaire stomacale*, la sténose du pylore, due à diverses causes, en particulier à l'hyperacidité du suc gastrique, et, comme suite éloignée, la *dilatation de l'estomac*, ont pour effet la stagnation dans cet organe de produits mal digérés, quelquefois de liquides hyperacides sécrétés par la muqueuse gastrique. Dès que la fonction motrice de l'estomac s'affaiblit, qu'il se dilate, que les sucs chymifiés ne sont pas chassés régulièrement et périodiquement vers le duodénum à travers le pylore qui s'entr'ouvre, il y a continuité de séjour dans la poche stomacale des résidus de digestion incomplètes, chevauchement de ces digestions, souffrance de l'organe, altération des sécrétions stomacales, surtout en raison de l'irritation provoquée par les restes des fermentations anormales successives, etc. C'est ainsi que ces dyspepsies mécaniques passent peu à peu à l'état de dyspepsies nerveuses ou plutôt chimiques.

Nous n'avons pas à déterminer ici les causes premières de l'asthénie de l'organe, ni à décrire les ferments et fermentations qui s'emparent ainsi de l'estomac débile (sarcines, bactéries, microbes saponificateurs des graisses et producteurs d'acides gras, d'hydrogène, d'hydrogène sulfuré, d'acide carbonique, d'ammoniaque, etc.). Mais puisqu'il se fait dans ces estomacs des fermentations anormales, la première indication est de les empêcher. On y parvient par deux moyens : 1° l'antisepsie chimique (2 à 6 centigr. de fluorure d'ammonium par repas [*A. Robin*], 2 à 10 centigr. d'iodure double de bismuth et de cinchonidine [*id.*]; 0 gr. 2 à 0 gr. 3 de benzonaphtol, etc.), et 2° l'antisepsie mécanique : lavages de l'estomac, vomitifs, etc.

A ces malades il faut ne donner que des aliments peu fermentescibles et sous les formes qui permettent leur prompte dissolution. Les plus avantageux sont : les viandes bouillies ou rôties, ou légèrement fumées et salées, mais toujours prises râpées, les œufs, le lait stérilisé et mieux encore le café au lait stérilisé, les préparations de caséine et les fromages à pâte cuite, les poissons maigres dépouillés de leur peau (sole, merlan, barbue, turbot, brochet, rouget, etc.), mais non les poissons frits; le beurre frais; les légumes verts, les fruits bien cuits et peu sucrés; le pain grillé en quantité modérée. Mais il faut s'abstenir des purées et légumes en grains qui fermentent anormalement dans les estomacs paresseux.

Les boissons aqueuses à recommander sont : l'eau stérilisée par ébullition, les eaux minérales d'Alet, d'Évian, etc.; le thé faible et chaud; les infusions d'orge et de riz additionnées de jus de citron; la bière légère, le vin rouge ou blanc, etc., le tout en petite proportion.

Les mets défendus sont : tous les aliments trop farineux, trop sucrés, trop fermentescibles : les choux, les viandes faisandées, le gibier, les fritures, les fromages avancés, les fruits trop sucrés ou trop amylacés, les boissons gazeuses, la bière, les vins trop acides, le lait cru, le chocolat.

En ce qui touche aux condiments, on doit se rappeler que quelques-uns sont des excitants de la digestion qu'ils rendent plus rapide, et que plusieurs, en particulier les préparations de moutarde, sont souvent bien supportés et constituent des antiseptiques de premier ordre, propriété précieuse dans des états où les fermentations stomacales secondaires dues à la stase gastrique des aliments sont toujours à craindre.

Rosenheim recommande, avec raison, je crois, à ses malades de digérer autant que possible dans la position horizontale, où le poids des aliments fatigue le moins l'estomac.

Dans les cas graves consécutifs ou non à l'hyperchlorhydrie, quand il y a tendance à l'ulcération intestinale, le lait, le lait de beurre, la viande crue, les poudres de viande bien aseptisées, les œufs, les potages légers et pas trop chauds, l'eau fraîche, doivent seuls être permis. En même temps on donnera un peu de sous-nitrate de bismuth pour agir localement comme anti-septique et anti-ulcératif et pour diminuer l'acidité gastrique sans enrayer la digestion.

S'il y a ulcération avec tendance aux hémorragies, on peut alimenter le malade à la gélatine stérilisée, mêlée de bouillon ou de lait (10 à 20 gr. par jour) ; mais le plus sûr, dans ces cas, est de recourir aux lavements nutritifs ; nous reviendrons plus loin sur la technique de ce mode d'alimentation. Ces lavements doivent se composer essentiellement de peptones à peu près insa-pides et autant que possible pancréatiques. On en délaye la poudre dans l'eau, on émulsionne avec un jaune d'œuf, enfin on ajoute un peu de dextrine (20 gr. par litre), du sel marin (environ 7 gr. par litre) et un peu de vin fort (malaga, roussillon, etc., 3 cuille-rées à bouche). Le tout est additionné de quelques gouttes de laudanum. J'ai pu nourrir ainsi un malade de ma famille pen-dant trois semaines sans qu'il reçût aucun aliment ni aucune boisson par l'estomac qu'un peu d'eau de glace fondue destinée à arrêter les hémorragies. Le poids du malade, qui était de 86 kg. ne diminua pas sensiblement. C'était un médecin fort intelligent, alors âgé de soixante-trois ans ; dix à douze minutes après chaque lavement il ressentait une sorte de légère excitation indiquant l'absorption des substances nutritives et du malaga. L'ulcération intestinale fut guérie et les hémorragies disparurent.

A propos de l'alimentation par les voies indirectes, nous don-nerons plus loin les variantes de ce mode de nutrition.

Lorsque, grâce au repos complet de l'estomac, les douleurs ulcératives se seront calmées, et qu'il n'y aura plus, depuis plusieurs jours, tendance aux hémorragies, on pourra revenir avec prudence au lait, aux bouillies farineuses prises par cuil-lerées, aux purées de légumes verts, au riz au lait, puis à la viande crue râpée, au jambon râpé, aux purées de pomme de terre, au pain, etc., mais toujours par petits repas répétés de deux en deux ou trois heures.

Dans le *cancer stomacal*, ce qui convient surtout au malade ce sont les aliments qui ne laissent que très peu de résidus, tels que le lait, la viande crue, les œufs, etc., le tout avec usage des antiseptiques tels que le benzonaphtol, le sous-nitrate de bismuth, le chlorate de soude, et la moutarde elle-même qu'on aurait grand tort de négliger sous prétexte d'irritation de la plaie que rien n'irrite plus que ses propres toxines et les produits acides (butyrique et lactique) des fermentations stomacales ou anormales qui dans ces cas ont toujours lieu.

Les boissons acidulées (acide chlorhydrique à 2 millièmes) peuvent être utiles à ces malades qui ne sécrètent souvent qu'un suc intestinal impropre à la digestion et très pauvre en acide minéral.

Vertige stomacal. — Le vertige d'origine stomacale peut être rattaché aux dyspepsies. Il coïncide assez souvent avec l'hyperchlorhydrie, plus rarement avec l'hyposthénie de l'organe, mais toujours, ou presque toujours, il est accompagné de fermentations secondaires et de production dans l'estomac de composés nocifs ou toxiques.

Ces vertiges se produisent surtout quand l'estomac est vide, deux à trois heures après les repas; assez souvent aussi le matin, à jeun, au moment du lever.

Bretonneau d'abord, puis son élève Trousseau, enfin A. Robin recommandent, dans cet état, l'usage de toniques amers (quassia, teinture de noix vomique, etc.), mais c'est surtout le traitement diététique qu'ils opposent utilement à ces troubles nerveux.

Le matin, au déjeuner, œufs à la coque, peu de pain, des fruits cuits. Abstinence de boisson à ce premier repas. On boira aux deux autres, mais de l'eau pure ou faiblement alcaline.

Se nourrir de potages maigres ou de bouillon de viande très léger, de viandes ou volailles rôties ou bouillies lentement mâchées; de légumes et pâtes cuits à l'eau additionnées d'un peu de beurre frais, d'œufs en coque, de poissons maigres bouillis sans sauces, de crêmes, puddings au riz, etc. Éviter le beurre cuit et frit, les sauces et ragoûts relevés, les friture, charcuterie, conserves, les salades, les fruits crus, surtout acides.

Immédiatement après les repas, prendre une tasse bien chaude de tilleul, de menthe ou de camomille.

Après déjeuner et dîner, avaler, avec un peu d'eau, l'un des paquets suivants :

$$\left. \begin{array}{l} \text{Magnésie calcinée}\dots\dots \\ \text{Bicarbonate sodique}\dots\dots \end{array} \right\} \ \bar{a}\bar{a} \ 4^{gr}.$$

$$\left. \begin{array}{l} \text{Craie préparée}\dots\dots\dots \\ \text{Lactine}\dots\dots\dots\dots\dots \end{array} \right\} \ \bar{a}\bar{a} \ 6^{gr}.$$

pour 12 paquets [1].

RÉGIMES DANS LE FONCTIONNEMENT PATHOLOGIQUE DE L'INTESTIN

Les états pathologiques de l'intestin qui se rattachent à la digestion ou qui influent sur elle sont : la constipation chronique, la diarrhée chronique ou aiguë, la dysenterie, la typhlite et l'appendicite, le cancer. Examinons les régimes qui conviennent en ces divers cas.

La *constipation chronique* peut résulter de trois causes : ou de l'atonie intestinale entretenue souvent par un état morbide général (neurasthénie, chlorose, tuberculose, etc.); ou de la déséquilibration, dans le régime journalier, entre les aliments d'origine animale et les aliments végétaux, ceux-ci étant exclus en tout ou en partie; ou d'habitudes trop sédentaires.

La constipation doit être combattue par l'alimentation riche en légumes herbacés et amylacés, par l'exercice modéré (marche, bicyclette, canotage, etc.) et par le massage intestinal.

Nous avons fait connaître les aliments herbacés dans notre *Seconde Partie* et, à propos du régime végétarien, nous avons montré les avantages et en certains cas les inconvénients de l'abondance des légumes verts dans l'alimentation (p. 250, 298 et 483). Il ne faut pas que le régime végétarien, quels que soient ses avantages, soit appliqué avec abus. Chez les constipés, aux aliments animaux il faut associer une quantité suffisante (6 à 7 fois leur poids) d'aliments végétaux. Les plus convenables sont : le pain de froment égrugé et mieux encore ceux de seigle ou de méteil; le pain noir; les bouillies de légumineuses, de pommes de terre; les betteraves, choux, choux-fleurs, salades, asperges, les fruits acides cuits. Les mayonnaises, ainsi que le beurre, leur conviennent aussi. Comme aliments

---

1. A. Robin, *Bull. gén. de thérap.*, 23 mars 1904, p. 725.

laxatifs : la bouillie d'avoine; le pain au son, le lait barraté, le sucre de lait, le petit-lait en boisson avec ou sans addition de tamarin, surtout le petit lait acidulé; le miel, le pain d'épices, les pruneaux, la lactose (10 à 12 gr.) prise le matin à jeun dans une limonade ou avec un peu de café au lait chaud ou de kola, ces deux derniers pour régulariser et exciter légèrement les mouvements péristaltiques de l'intestin; enfin les eaux gazeuses.

Une bonne pratique consiste encore à prendre à jeun, avant le petit déjeuner du matin, deux verres d'eau froide, d'eau légèrement bicarbonatée ou même du lait froid.

Je n'ai pas à parler ici des laxatifs médicamenteux.

Éviter le riz, le cacao, les vins très corsés et trop généreux, tous les fruits riches en tanins, le bouillon de viande trop concentré. Quelques auteurs demandent aussi de s'abstenir de pommes de terre; je ne vois que des raisons contraires.

La stase trop prolongée des aliments dans l'intestin, surtout de ceux d'origine exclusivement carnée, peut amener une inflammation locale ou *typhlite stercorale* qui peut intéresser l'appendice iléo-cæcal. Le lait, additionné de lactine, le kéfir, le petit-lait, les légumes en purées légères, la farine d'avoine, etc., servent à alimenter ces malades et peuvent contribuer, avec les laxatifs, à rétablir le cours des matières. Mais ici l'intervention médicamenteuse doit passer au premier plan.

S'il y a menace d'*appendicite*, le repos du sujet et de l'organe avec médication opiacée et diète presque complète, sont indispensables tant que persiste l'état aigu et les nausées. Ne doivent être permis à ces malades qu'un peu de lait coupé d'eau, s'il est bien supporté, des bouillons légers aux herbes, avec farines de semoule ou de riz, les laits d'amande, l'eau albumineuse. L'abstinence absolue d'aliments est de rigueur tant qu'il y a des vomissements.

Si ces symptômes se dissipent, si les aliments légers semblent devoir être supportés, on peut essayer alors d'un peu de bouillon de veau ou de poulet à la semoule ou au tapioca, de la farine lactée, des panades, des purées claires de pommes de terre ou de pommes cuites, et plus tard d'un peu de viande de mouton crue et râpée. Cette alimentation est aussi celle de la *péritonite*.

La stase des matières stercorales, l'abus des épices irritantes, des aliments trop excitants, des repas trop copieux, de certains légumes flatulents, peut amener l'*état hémorroïdaire* avec ou sans hémorragies. Dans ce cas, il faut supprimer tout excès de régime, surtout tout excès de viande, le vin et *les condiments de haut goût* (plus particulièrement encore le poivre) tout en permettant le sel et le vinaigre. Pendant quelques jours, on devra s'en tenir aux laitages, aux purées de pommes de terre, carottes, riz, compotes, fruits bien mûrs. Ajouter ensuite un peu de poisson bouilli. Ne revenir que lentement aux viandes de volailles bouillies, au jambon, au poisson, au vin léger, à la bière. Les légumes qui laissent trop de résidus, les racines, choux, haricots, fèves, oignons, le café fort, l'alcool, etc., doivent être défendus. La vie sédentaire, et surtout la vie de bureau, est défavorable à ces malades.

La *diarrhée chronique*, ou *catarrhe intestinal*, est souvent causée ou entretenue par une alimentation irrationnelle; l'usage des fruits verts ou des végétaux herbacés grossiers et peu substantiels, du pain noir ou du pain de son, de la salade, des mets trop salés, trop gras, des vins trop acides, du gibier et autres viandes faisandées, des crudités, l'abus du café à la chicorée. Il en est encore ainsi des aliments, quelle que soit leur nature, s'ils sont mal cuits, indigestes, ou trop sucrés, trop amylacés, trop gras; du mauvais cidre et de certaines bières en mangeant; des eaux de mauvaise qualité non filtrées ou non bouillies, ou trop froides. Les refroidissements des pieds ou du ventre peuvent provoquer aussi le catarrhe intestinal. Dans tous ces cas, le meilleur régime consiste à supprimer d'abord, et dès qu'on le peut, tous ces aliments ou ces habitudes nuisibles.

L'eau albumineuse [1], le lait quand il est bien supporté, et surtout le lait stérilisé qui produit souvent un peu de constipation, le lait mélangé de farine d'arrow-root, les décoctions de sagou, la viande de mouton crue râpée, délayée ou non dans du bouillon; plus tard le maigre de jambon râpé, les jaunes d'œufs à la coque on avalés avec un peu de citron, peuvent être aussi recommandés dans ces cas. On pourra permettre ensuite le poisson maigre bouilli à l'eau salée, la viande grillée en *petite quantité seulement*, les purées de légumes cuits à l'eau préalablement décalcifiée par

---

1. Un blanc d'œuf que l'on bat pour en détruire les membranes, puis qu'on passe dans un nouet de toile; on ajoute 400 cc. d'eau et un peu de sucre. On peut, au besoin, additionner cette préparation d'une faible quantité de café, de cognac, de kirsch, de jus de citron, etc.

une pincée de carbonate de soude, les bouillies de farine de riz et de froment (mais non pas celles d'avoine), diastasées ou non ; le blanc d'œuf cuit ou simplement battu et mêlé à l'eau de boisson, les soupes maigres ou grasses au pain ou aux pâtes diverses ; les fromages cuits, les crèmes aux œufs et au lait. Le cacao, les gelées de coing, de groseille, les conserves de cerise et de fruits rouges bien mûrs, etc., sont favorables à ces malades. Comme boissons, les vins rouges, riches en tanin, tels que ceux de Bordeaux ou les bons vins du Midi étendus d'eau, le porto, le malaga, le thé, l'eau de riz, le café aux glands doux, etc.

Mais il faut agir avec prudence, en tâtonnant ; ne nourrir ces malades que très modérément d'abord, si l'on ne veut les exposer aux rechutes. Je rappelle que chez eux, 10 à 15 p. 100 des aliments passent dans les fèces (au lieu de 5 p. 100 à l'état normal), et peuvent irriter l'intestin.

Mêmes observations dans les cas de diarrhée aiguë, passible de la diète et des moyens médicamenteux.

L'*entérite muco-membraneuse* est un catarrhe intestinal avec élimination abondante de mucosités, exfoliation des muqueuses et coliques intermittentes. Les sujets qui en sont atteints sont le plus souvent des névropathes et le régime qui leur convient est celui qui fait disparaître les fâcheux errements de leurs habitudes alimentaires tout en s'adressant à leur état général.

A ces malades il ne faut que des repas légers ; quatre à cinq par jour. Le matin un peu de soupe au lait, ou un bouillon (avec ou sans jaune d'œuf), ou potages aux farines de céréales (à l'exception de l'avoine), crème de riz, tapioca, sagou. Ce petit repas pourra être recommencé à 10 heures. A midi nouilles, macaroni du fromage râpé, pommes de terre avec un peu de beurre frais, cervelle, poisson maigre cuit à l'eau, crèmes cuites, confitures de fruits rouges. On permettra une petite quantité d'eau pure. Le soir même repas qu'à midi, en ajoutant un potage, gras ou maigre, mais léger, quelques légumes en purée, un œuf frais à la coque, des fruits cuits, etc.

L'eau de riz additionnée d'un peu de citron, le thé faible en guise de boisson, la citronade peuvent être recommandés.

Dans la *dysenterie*, vu l'état du gros intestin hyperémié et ulcéré, il faut éviter toute boisson froide dont les réflexes iraient congestioner aussitôt cette partie du tube intestinal. L'eau de riz ou d'orge acidulée d'un peu de citron et légèrement sucrée ; l'eau panée, le thé, le lait d'orgeat, seront donnés en boisson avec exclusion des eaux de Seltz, des limonades trop acides, du café.

Comme aliment fondamental chez ces malades, le lait cuit ou mieux encore le lait stérilisé, s'il est bien supporté. On peut ajouter plus tard les décoctions de farine de riz, la semoule, les poudres de caséine et même les jaunes d'œuf, les fromages râpés à pâtes cuites (Gruyère, Parmesan), et finalement la croûte de pain et le jambon maigre pulpé. Si le lait n'était pas supporté, la viande de mouton crue et râpée, prise par petites quantités à la fois, pourrait être permise à ces malades. On essayera aussi la farine lactée. Les décoctions d'orge, d'amandes douces, de riz, réussissent moins bien. Il faut surtout laver et désinfecter le gros intestin dans tout son parcours avec de larges lavements (1 à 2 litres contenant 0 gr. 5 à 1 gr. de nitrate d'argent, etc.). Un ou deux de ces lavages suffisent en général et permettent ensuite de supporter les aliments légers.

Dans la diarrhée des tuberculeux on procédera de même ; encore ici les substances les mieux supportées sont le lait, la viande râpée, le cacao, le vin rouge, etc. Comme dans le cas précédent, on adjoindra les médicaments tels que l'opium enrobé dans des extraits riches en tannin (ratanhia, café), qui en empêchent l'absorption stomacale, et font porter directement ses effets sur l'intestin proprement dit.

Rhumatisme gastro-intestinal. — Les tuniques stomacales et intestinales peuvent être le siège de douleurs analogues à celles qui frappent les aponévroses musculaires, état pathologique que l'on traduit par le terme de *rhumatisme gastro-intestinal.* Cet état rhumatoïde douloureux des membranes intestinales est encore mal connu, mais nous paraît être l'origine d'une foule d'accidents dits nerveux de cause le plus souvent méconnue et difficilement guérissables. Il peut, chez les arthritiques, être occasionné par l'abus des boissons trop froides. Dans tous les cas le meilleur moyen de remédier à cet état, c'est de s'abstenir entièrement de boire froid et de ne se permettre que des boissons aqueuses chaudes : infusions, thé faible, au besoin eau chaude même en mangeant. On s'y habitue rapidement et l'effet bienfaisant de cette pratique singulièrement active ne se fait pas longtemps attendre.

XL

RÉGIMES DANS LES MALADIES DU FOIE ET DU PANCRÉAS; DIABÈTE SUCRÉ, AZOTURIE, POSPHATURIE.

Régime dans les maladies du foie. — Le foie est chargé d'affiner le sang, d'en séparer au passage les impuretés d'origine intestinales, de débarrasser l'économie des détritus de la désassimilation : glycocolle, taurine, pigments issus de l'hémoglobine, acides aminés et sels ammonicaux derniers termes que le foie transforme en urée, etc. Par la bile qu'il verse dans l'intestin il active aussi la digestion pancréatique et l'absorption des graisses.

Le foie joue encore un rôle fort important dans l'assimilation : l'albumine, les peptones, lorsqu'on les injecte chez l'animal dans la veine porte, disparaissent à travers le foie et sont dès lors assimilées; elles sont au contraire rejetées par le rein lorsqu'on les pousse dans le sang par toute autre veine, par la jugulaire par exemple (*Cl. Bernard*; *Ch. Bouchard* et *Royer*; *Seegen*).

Le foie arrête aussi au passage le sucre alimentaire qu'il change en glycogène, etc. Il travaille et modifie les graisses intestinales. On comprend donc le rôle assimilateur très important que joue cet organe et la nécessité de ne pas surcharger son fonctionnement par une alimentation inconsidérée.

Son rôle physiologique, ses fonctions multiples d'épuration du sang, d'assimilation des albuminoïdes et des graisses, montrent déjà dans quel sens on doit orienter l'alimentation si l'on ne veut surmener le foie, le congestionner à l'état permanent ou lui imposer, surtout s'il est déjà malade, un travail au-dessus de ses forces.

Obligé de fonctionner immodérément s'il reçoit des produits

digestifs trop abondants, trop azotés, trop gras, trop alcooliques, le foie se gorge de sang et s'hypertrophie en raison du travail excessif que lui imposent ces conditions fâcheuses ; il se fatigue alors, faiblit et devient tôt ou tard insuffisant. Mais qu'il soit en état de superactivité ou d'insuffisance, on voit que ce qui convient à cet organe, s'il est malade, c'est de réduire son fonctionnement au minimun, car, ou bien il est dans un état d'hypertension qu'il s'agit d'atténuer, ou bien il est en état de débilité, de travail ralenti ou insuffisant et l'on doit ménager ses forces ; vouloir remédier à cette insuffisance par des excitants artificiels c'est le mettre au régime du cheval de fiacre dont le coup de fouet tire encore un effort, il est vrai, mais en épuisant ses dernières ressources.

Ces remarques vont nous guider dans le régime des hépatiques. Elles montrent qu'il n'y a pas lieu, à ce dernier point de vue, de se préoccuper outre mesure de les classer en malades à foie hypersténique et foie hyposténique, en malades à gros foie et malades à foie rétracté [1]. Et puisque cet organe est le grand transformateur du chyle alimentaire et le purificateur du sang veineux mésentérique il y a lieu de veiller d'abord à ce que l'alimentation et la digestion ne continuent pas à lui imposer un travail au-dessus de ses forces [2].

On sait aussi que presque toutes les maladies de l'estomac et de l'intestin ont un retentissement sur le fonctionnement du

---

1. Comme signes de l'insuffisance hépatique, M. A. Robin indique les suivants (*Bull. thérapeutique*, 23 mars 1904; p. 168) :

1° La présence de l'*urocrythrine* dans les urines. C'est le pigment rosacé qui rougit les urines faiblement acides de certains malades, ainsi que les dépôts qui s'y forment.

2° L'abaissement du coefficient azoturique $\frac{Azote\ urée}{Azote\ total}$. Ce coefficient s'abaisse, dans ces cas, au-dessous de 0,80.

3° L'abaissement du rapport $\frac{Soufre\ minéral}{Soufre\ total}$ ou coefficient d'oxydation du soufre.

4° La décoloration plus ou moins grande des garde-robes.

5° La diminution des réactions du foie soumis à l'action des cholagogues.

J'ajoute que dans le cas où le foie fonctionne imparfaitement la toxicité des urines s'élève au-dessus de la normale et le réactif phosphotungstique ou silicotungstique indique dans l'excrétion rénale la présence relativement abondante de matériaux azotés de nature alcaloïdique.

2. Voir, au sujet du *régime des hépatiques, Bulletin de la Société de thérapeutique,* Rapport de M. Linossier, séance du 27 janvier 1904, et discussions, Séances du 24 fév. et du 23 mars, travaux et discussions auxquelles nous empruntons plusieurs des considérations présentes ici sur le régime des hépatiques.

foie ; et réciproquement les vices de nutrition qui modifient le fonctionnement de cette glande influent sur les organes digestifs.

Le régime de l'hépatique doit donc, avant tout, ménager l'estomac, viser les troubles digestifs et particulièrement l'hyperchlorhydrie qui suffit à elle seule à exciter et congestionner l'organe.

Il faut donc que ces malades mangent modérément, restreignant ainsi le travail du foie qui s'exerce, comme on le sait, sur les graisses, les sucres, mais surtout sur les aliments albumineux, et particulièrement sur ceux d'origine animale. Ce sont ces aliments dont la digestion intestinale produit le maximum de déchets azotés, de matériaux nuisibles, de sels ammoniacaux, en particulier d'oxamate et de carbamate d'ammoniaque que le foie est chargé d'éliminer par la bile, avec d'autres matériaux de dénutrition s'il n'a pu les transformer en urée.

On conçoit qu'aux foies hypertrophiés ou atrophiés, peu importe, il faille imposer le moins possible de cette besogne de purification, de transformation ou de sélection alimentaires.

Il faut donc éviter aux hépatiques, quels qu'ils soient, une alimentation trop abondante, trop azotée. Celle-ci, d'ailleurs, en provoquant l'hypersécrétion chlorhydrique, retentit d'une part sur le foie en irritant au passage l'ampoule de Vater, et de l'autre, en apportant les matériaux azotés des fermentations anomales, gastriques ou intestinales, qui vont provoquer et augmenter le travail épurateur de la glande.

Il y a lieu d'éviter aussi l'abus des aliments trop succulents et trop gras, des épices et de tout ce qui peut conduire à l'hyperchlorhydrie (p. 518).

Les mêmes remarques s'appliquent *a fortiori* s'il y avait ictère avec gravelle ou calculs biliaires.

Les viandes trop jeunes et particulièrement le veau, ou trop chargées d'extrait (venaison, animaux surmenés, viandes faisandées, marinées, crustacés, poissons gras ou conservés), sont plus particulièrement à craindre. Mais comme il faut de toute nécessité des albuminoïdes, c'est surtout au régime végétal et au lait qu'on devra les demander, sans vouloir toutefois exclure *absolument* la viande, sauf peut-être dans la cirrhose atrophique et autres états graves du foie où le régime lacto-végétarien doit être exclusivement adopté. On sait que Nencki et Pavlow ont établi que lorsque chez le chien, grâce à l'opération de la fistule dite d'Eck, on abouche directement la veine porte dans la veine cave inférieure, supprimant ainsi la circulation porte hépatique, on peut nourrir cet animal à peu près indéfiniment de lait, de légumes et de pain. Mais dès qu'on vient à lui donner de la viande, le chien devient hargneux, mordeur, il est pris de désordres nerveux graves, et finit par succomber. Nencki établit que, dans ce cas, le foie n'élimine plus les toxines qui se forment et particulièrement le carbamate d'ammoniaque qu'on retrouve dans le sang et qui, dès lors, réagissant par sa toxicité sur les centres nerveux, produit les désordres observés.

Il est vrai que le lait introduit dans l'organisme une surabondance de corps gras qu'il faudrait autant que possible éviter. Mais on peut donner le lait écrémé qui ne contient plus que 10 à 15 gr. de beurre par litre et qui n'a rien perdu de ses albuminoïdes.

M. A. Robin indique le régime lacté comme rigoureusement nécessaire dans la cirrhose hypertrophique, la période congestive qui précède l'établissement de la cirrhose atrophique, et chez les patients à gros foie de la maladie de Reichmann, avec ectasie gastrique. M. Mathieu recommande aussi le régime lacto-végétarien dans tous ces cas, mais plus particulièrement dans la cirrhose et dans l'amniocholite. (*Bull. thérap.*, *séance du 9 mars 1904.*)

Il faudra restreindre également tous les aliments gras et, par conséquent aussi, les farineux et légumes secs (pommes de terre, pois secs, haricots secs, lentilles, fèves), dont les matières amylacées se transforment si facilement dans le foie lui-même en substance grasse. C'est à ce dernier point de vue, aussi bien qu'en raison de son action excitante des fonctions digestives et hépatiques, qu'il faut encore proscrire l'alcool et les vins trop généreux, qui agissent en congestionnant le foie, en provoquant la formation des graisses et en ménageant leur combustion. De plus, suivant M. Lancereaux, les vins plâtrés seraient particulièrement dangereux et pourraient devenir la cause de cirrhoses.

Il faut que ces malades renoncent au café et surtout au chocolat à la fois trop excitant, trop gras et richement oxalique.

Ils devront éviter aussi tous les légumes irritants ou indigestes : choux verts, choux de Bruxelles, champignons, truffes, navets, radis, pickles, cornichons.

Le pain doit être en partie remplacé par la pomme de terre qui alcalinise le sang au lieu de l'acidifier.

Les épices, surtout le poivre, exercent sur le foie une action directement irritante avec tendance à la sclérose (*Budd*; *Boix*).

On évitera les mets trop vinaigrés. Le citron peut être permis, mais en quantité modérée.

Les légumes herbacés, les tubercules et racines, les salades, le cresson, les tomates, et même les choux-fleurs (mais non l'oseille et les épinards), le fromage frais pas trop gras, les poissons maigres (sole, merlan, bar, turbot, aiglefin, etc.), les fruits mûrs de toute sorte, sont les aliments qui conviennent le mieux dans ces cas. C'est à tort que l'on a proscrit les œufs et certains légumes frais, tels que les petits pois, les haricots verts, parce qu'ils contiennent un peu de cholestérine. Celle qui peut se déposer dans la vésicule biliaire n'a pas cette origine, les cholestérines spéciales des aliments restant entièrement insolubles et inassimilées dans le tube digestif.

L'eau et le lait étendu d'eau, le thé très faible, et toutes autres infusions inoffensives, sont les boissons de ces malades. S'il y avait des coliques hépatiques, ne leur permettre que le lait écrémé, les tisanes et les soupes maigres.

Dans la *cirrhose atrophique* de Laennec, on doit suivre le même régime.

S'il y a lithiase biliaire, toutes les prescriptions précédentes s'appliquent également et particulièrement à l'alimentation lactée mitigée. Il est bon dans ce cas d'activer et de régler le cours de la bile, grâce à une petite quantité de viande rôtie prise au repas du matin, au besoin en s'aidant d'eau vineuse et de cholagogues.

Dans les *maladies du pancréas* l'assimilation des graisses se fait en général très mal; on les retrouve indigérées dans les fèces. On peut les remplacer par les matières amylacées ou sucrées, à moins qu'il n'y ait en même temps glycosurie. Dans ce cas, c'est le régime des diabétiques qui convient le mieux.

RÉGIME DANS LE DIABÈTE SUCRÉ

Le diabète est un état anormal des fonctions de nutrition dont la cause première nous échappe encore, ou du moins reste fort obscure. Il consiste en une excrétion urinaire anormale de glycose avec azoturie concomitante pouvant dépasser de 50, de 100 p. 100 et plus, les pertes normales en azote. L'indication principale, dans cette maladie, est d'éviter tout ce qui peut exciter cette azoturie en même temps que cette perte de sucre ou son accumulation dans le sang.

Dans les formes légères (*Glycosurie*), le malade peut perdre de 10 à 100 gr. de sucre par jour avec 2 000 à 2 500 cc. d'urine. Généralement dans ces cas il conserve son embonpoint et les apparences de la santé. Si l'on supprime presque entièrement les hydrates de carbone de son alimentation, la majeure partie du sucre disparaît rapidement des urines. Dans les formes graves du diabète qui coïncident très souvent avec l'altération du pancréas (*Diabète maigre*), les malades peuvent perdre 300 gr. et jusqu'à 1 000 gr. et plus de sucre par jour et rendre trois, quatre et jusqu'à dix litres d'urine en vingt-quatre heures. Dans ces cas, quoi qu'on fasse, le sucre ne disparaît pas des urines; le malade n'a plus l'aptitude d'utiliser ou de détruire celui qu'il forme aux dépens de ses substances protoplasmiques. Il maigrit rapidement en subissant comme une fonte de tous ses tissus, et succombe bientôt, emporté le plus souvent par la tuberculose.

Les trois indications diététiques principales dans le diabète sont : 1° d'éloigner autant que possible tout aliment qui puisse fournir du glycose; 2° de remédier à l'exagération des pertes azotées par un régime animal approprié; 3° de se conformer le mieux possible au régime qui convient à l'état pathologique dont l'apparition du sucre dans les urines n'est qu'un symptôme.

De là les règles suivantes : réduction au minimum du sucre de canne, de la glycose, des féculents ordinaires; alimentation en viande proportionnée à la désassimilation azotée; remplacement par des corps gras des aliments amylacés habituels; régime spécial approprié à la constitution vicieuse ou morbide du malade.

Par réduction au minimum du sucre et des amylacés, nous entendons qu'il ne sera permis au malade que le sucre et les matières amylacées qu'il peut tolérer sans que le glycose du sang passe sensiblement dans les urines. Si, par exemple, un glycosurique perd avec l'alimentation mixte moyenne 50 gr. de sucre par ses urines, on devra supprimer 50 gr. au moins de sucre ou d'amidon par jour, et plus encore s'il le faut, jusqu'à ce qu'il ne passe plus ou presque plus de sucre par les reins.

Nous disons : suppression du succharose ou sucre de canne et de la glycose, mais non de la lévulose, sucre spécial qui n'est pas sensiblement éliminé; réduction des aliments amylacés, mais non de ceux que Külz a reconnus inoffensifs et qui sont riches, non pas en amidon ordinaire, mais en inuline ou en inosite, substances amylacées et sucrées spéciales impropres à se changer directement en glycose : tels sont les topinambours, artichauts, crosnes, scorsonère, salsifis, haricots verts, chicorée, laitue, cardons, oignons, poireaux, beaucoup de champignons, etc.

Quant aux asperges, radis, cresson, raves, navets, raifort, et surtout aux légumes proprement dits : épinards, oseille, concombres, choux verts, choux-fleurs, choucroute, salades de toute sorte, ils peuvent être permis aussi, ne contenant *que fort peu d'hydrates de carbone*. La cuisson enlève d'ailleurs à ces légumes une grande proportion de leurs sucres, et solubifie en partie leurs amidons qui s'en vont avec l'eau. Voici quelques chiffres qui le démontrent :

Hydrates de carbone pour 100 parties.

	Avant cuisson.	Après cuisson.
Choux-fleurs..............	3,2	1,4
Épinards.................	3,0	0,8
Choux cabus..............	5,7	3,2
Asperges.................	2,6	1,6
Raves...................	3,1	2,4
Choucroute..............	»	1,2

Ainsi, 100 gr. d'asperges cuites ne contiennent plus que 1 gr. 6 d'hydrates de carbone, 100 gr. de choux-fleurs que 1 gr. 4. Ces aliments peuvent par conséquent être permis aux diabétiques.

Les fruits proprement dits, en particulier ceux des rosacées (pêches, pommes, abricots, poires, fraises, framboises), ne contenant en général, que 5 à 6 parties de sucre et 1 à 7 d'amidon p. 100, peuvent à la rigueur être tolérés, *pourvu qu'on n'en abuse pas*, 100 à 150 gr. par jour n'introduisant pas plus de sucre que 10 à 15 gr. de pain. Encore la moitié de ce sucre est-il à l'état de lévulose qui disparaît rapidement du sang. J'en dirai de même de l'orange, du citron, de la grenade, etc.

A plus forte raison peut-on autoriser les fruits qui ne sont presque pas sucrés ou amylacés : amandes, noix, olives. Il faudra éviter au contraire ceux qui sont riches en sucre ou amidon : bananes, châtaignes, cerises, raisins, etc.

Le pain, avec ses 45 p. 100 d'amidon, ne vaut rien pour ces malades.

On fabrique pour eux un pain dit de *gluten* (p. 274) ; mais les malades s'en arrangent assez mal, et ces prétendus pains de gluten contiennent, encore, de 8 à 25 p. 100, et quelquefois plus, d'amidon ordinaire.

On a fabriqué aussi des pains à l'inuline, aux amandes (fruit presque entièrement dépourvu d'amidon), à l'aleuronal mêlé de farine, dit *pain d'Ebstein*[1], au gluten additionné de poudres de légumes, etc. Presque toutes ces préparations contiennent de l'amidon et le malade s'en fatigue très vite.

Il vaudrait mieux remplacer le pain par la pomme de terre dont on a même prôné l'emploi (*Mossé*). Elle contient à poids égal plus de moitié moins de principes amylacés que le pain. Si donc on tolérait 50 gr. de pain, on pourrait permettre, avec avantage, de les remplacer par 100 à 150 gr. de pommes de terre. M. Mossé a montré que ce remplacement faisait diminuer le sucre urinaire, et que cet aliment était encore de tous les amylacés celui que les diabétiques tolèrent le mieux, au moins dans les cas moyens, et pourvu qu'ils n'en abusent pas.

Aux hydrates de carbone ordinaires on peut en grande partie, mais non en totalité, substituer les corps gras. On y arrive pratiquement en ajoutant largement le beurre, le lard, les graisses, l'huile d'olive, aux légumes qui sont permis. La crème de lait bien centrifugée contient à peine de sucre et rend dans ces cas de grands services. On peut ainsi faire accepter facilement à ces malades jusqu'à 200 gr. de corps gras par jour. On n'arrive pas toutefois à remplacer totalement les hydrates de carbone, et pour assurer une bonne assimilation, il est même avantageux qu'une petite quantité d'amylacés soit

1. Préparé avec la partie du gluten adhérent à l'épisperme. Il contient 8 à 20 p. 100 seulement d'hydrates de carbone.

concédée aux diabétiques sous forme de pain (50 à 60 gr. par jour) ou de pomme de terre (100 gr.).

On a dit que l'alimentation des diabétiques devait être riche en azote et proportionnée à l'excès qu'ils en excrètent par les urines.

Assurément beaucoup de ces malades mangent trop par habitude et l'on doit régler leur ration ; mais dans le diabète maigre surtout, la consomption devient rapide même avec le régime le plus pauvre et le plus strict. Il faut dans ce cas fournir à ces malades toute la nourriture azotée qu'ils peuvent demander ou digérer, et *a fortiori* si l'on constatait de l'acétonurie.

L'alimentation animale du diabétique peut d'ailleurs être très variée : viandes, charcuteries, jambons, gibier, poissons, crustacés (recommandés par A. Bouchardat), mollusques, fumaisons et salaisons, abats à l'exception du foie, œufs sous leurs multiples formes (deux œufs seulement par jour s'il y avait de l'albuminurie), fromages de toute nature, etc.

Quant au lait pur, il ne faut en user que rarement et modérément, le réserver aux cas où il est indispensable, par exemple aux diabétiques albuminuriques, et le remplacer, quand on le peut, par la crème de lait, le kéfir et les fromages.

Pour la partie végétale du régime, il convient d'utiliser spécialement les aliments herbacés indiqués plus haut.

Les épices et condiments de toute nature sont nécessaires à ces malades pour faciliter la digestion des graisses. Il en est de même du café et du thé. On pourra, s'il le faut *absolument*, sucrer ces infusions *très légèrement* avec un peu de saccharine ou de dulcine, quoique ces médicaments fatiguent rapidement l'estomac. Le lévulose, l'érythrite et l'inosite seraient préférables si ce n'était leur prix.

Les vins généreux, et même le cognac, apportent un élément précieux de calorification. L'alcool facilite la digestion des graisses et, en certain cas, diminue la glycosurie et l'azoturie. Mais on ne doit permettre la bière aux diabétiques que très exceptionnellement en raison de ses dextrines. Le cacao sans sucre, qui est très pauvre en amidon, peut leur être concédé.

Les aliments qu'il faut proscrire sont : les féculents et farines de céréales et de légumineuses, le riz, le tapioca, le pain ordinaire au delà de 80 à 100 gr. par jour. Dans les cas graves, où il faut faire absorber aux malades de grandes quantités d'aliments azotés, on autorisera tous les légumes pauvres en hydrates de carbone qui permettront la digestion et l'absorption de la viande grasse. Sont défendus les pois, carottes, betteraves; tous les fruits doux, le lait pur (au besoin tâter la susceptibilité du malade); le sucre de canne, le miel, les vins liquoreux, le chocolat, la bière, les limonades sucrées.

Les boissons à recommander sont : le vin étendu d'eau, l'eau pure, l'eau additionnée de thé ou de jus de limon, etc.

Je donnerai maintenant comme exemple (on pourrait les varier beaucoup) le calcul de l'alimentation normale d'un diabétique. Voici un malade moyen qui perd chaque jour, avec un régime mixte ordinaire proportionné à son poids, 42 gr. d'azote urinaire total, correspondant à 266 gr. d'albuminoïdes secs. Ce sujet pèse 70 kg. et consomme environ 3 000 à 3 200 Calories par 24 heures (chiffre moyen pour ces malades). L'alimentation suivante satisfera parfaitement à ces pertes et à ces besoins :

ALIMENTS	QUANTITÉS	Contenant :		
		Albuminoïdes.	Graisses.	Hydrates de carbone.
Viande de bœuf ou de mouton (comptée sans os)..........	900^{gr}	180^{gr}	40^{gr},8	3^{gr},2
Pain de gluten...............	70	35	»	10 ,3
Légumes verts...,............	300	16	2 ,7	13 ,0
Pommes de terre............	60	0 ,8	0 ,07	12
Poisson	150	23	2 ,1	»
Crème de lait...............	100	3 ,7	22 ,7	4 ,2
Beurre et graisses...........	100	1 ,0	85	0 ,7
Fromage....................	60	19	17	»
Vin ....,........... 500^{cc}ou 40 gr. d'alcool		1	»	2
		273^{gr},5	170^{gr},37	45^{gr},4
Calories correspondantes :...................		1 121$^{Cal.}$	1 600$^{Cal.}$	186$^{Cal.}$
Pour 40^{gr} alcool (Voir ci-dessus) 320 Calories.		»	»	320
				506$^{Cal.}$

On voit que ce régime, *qui n'introduit que 45 gr. 4 de matières amylacées ou sucrées par jour* (au lieu de 380 gr. qui est le taux ordinaire), fournit cependant à ces malades 3 227 Calories par 24 heures, y compris la quantité de chaleur attribuable à la combustion de 40 grammes d'alcool. On pourrait d'ailleurs modifier cette alimentation en remplaçant le poisson par les œufs et même, comme on l'a dit plus haut, une partie de pommes de terre par un peu de pain ordinaire dont sont avides les diabétiques.

Il est évident (et cette observation a été souvent déjà faite et peut s'appliquer à toutes les maladies) que le *traitement* du diabétique, et non plus du diabète, ne saurait être le même dans tous les cas. Nous avons visé jusqu'ici seulement deux indications : empêcher la production du sucre, fournir à l'exagération des dépenses azotées. Mais un goutteux, un dyspeptique, un obèse, un anémié, un lymphatique, un scrofuleux, un consomptif diabétiques, un sujet qui ne perd que quelques grammes de sucre par jour et celui dont les urines en contiennent des centaines de grammes et qui est menacé de tuberculose, etc., tous ces malades doivent être nourris bien différemment. Dans les divers cas, en un mot, il faut satisfaire à la fois aux indications de l'état diabétique et à celles de la maladie dont le diabète peut n'être qu'une des multiples manifestations.

AZOTURIE. — PHOSPHATURIE.

Dans la polyurie avec perte d'azote immodérée sans qu'il y ait sensiblement de sucre dans les urines (*Diabète insapide*), l'état du malade n'exige plus l'abstinence des hydrates de carbone (sucres et amidons). Dans ce cas, le régime doit être encore riche en matières azotées, mais sans excès de ces dernières si l'on ne veut pas trop augmenter la polyurie. On établira l'alimentation, en se fondant sur les considérations précédentes et particulièrement sur le quantum de la perte d'azote urinaire total.

Je rappelle que le sel marin, le café à doses élevées, la glycérine, le vin, les aliments et médicaments aromatiques diminuent toutes les sécrétions azotées.

La *phosphaturie* avec excès d'élimination journalière des phosphates se produit, plus ou moins temporairement, chez les malades atteints d'affections nerveuses ou pulmonaires, chez les polyuriques, les diabétiques, choréiques, leucocythémiques, chlorotiques, dyspeptiques, chez ceux qui sont atteints d'atrophie du foie, enfin après l'attaque d'épilepsie. Le régime est, en chacun de ces cas, celui qui convient à ces maladies.

Les aliments qui permettent le mieux de récupérer le phosphore ainsi perdu sont les viandes, le poisson, les crustacés, les cervelles, les laitances, les jaunes d'œuf, les ris de veau, le pain et surtout les légumineuses en grains.

Il ne faut pas confondre la phosphaturie vraie avec le dépôt de phosphates qui se forme visiblement dans les urines chaque fois que celles-ci perdent leur acidité normale et sans que pour cela soit modifiée la quantité d'acide phosphorique total éliminé. Ce phénomène se produit dans bien des cas, en raison du manque d'acidité des urines (neurasthénie, polyurie, inflammation des voies urinaires, etc.) et sans que la quantité des phosphates éliminés par 24 heures s'élève pour cela sensiblement.

L'excès d'élimination des phosphates par les urines peut tenir quelquefois à l'exagération de l'alimentation phosphorée; ce n'est point encore là une vraie phosphaturie. Il n'y a phosphaturie proprement dite que si la quantité d'acide phosphorique comptée en P^2O^5 dépasse 4 gr. à 4 gr. et demi par jour ou 18 p. 100 du poids de l'azote total excrété. Il y a azoturie et phosphaturie à la fois si, avec ces proportions exagérées d'acide phosphorique, l'azote moyen éliminé par 24 heures dépasse 20 à 22 grammes, *l'alimentation restant d'ailleurs moyenne*.

XLI

RÉGIMES DANS LES NÉPHRITES,
LES MALADIES DES VOIES URINAIRES, L'URÉMIE.

Néphrites. — Dans les néphrites occasionnées par l'élimination rénale de certaines toxines (choléra, rougeole, variole, diphtérie, scarlatine, fièvre typhoïde, tuberculose, etc.) ou de divers poisons (arsenic, phosphore, cantharidine, plomb, mercure, alcool, etc.); dans celles qui sont dues au retentissement sur le rein des troubles fonctionnels de la peau provoqués par le froid, les brûlures, les diverses maladies cutanées, dans la néphrite parenchymateuse et dans l'intersticielle, le rein fonctionne comme un filtre engorgé, qui ne laisse que difficilement passer les substances de déchet provenant de la désassimilation azotée, et ne débarrasse alors que lentement l'économie de ses produits d'excrétion. En revanche, il peut laisser exsuder une proportion variable des albumines du sang. Les matières protéiques alimentaires elles-mêmes peuvent le traverser, même à l'état normal, quand elles sont absorbées en trop fortes proportions, ou quand on soumet le patient à un exercice violent qui congestionne l'organe.

L'imperméabilité relative du rein peut se mesurer par le temps qu'il met à débarrasser l'économie du bleu de méthylène que l'on fait avaler au sujet. Elle se reconnaît encore au retard qu'éprouvent les matières de déchet à passer dans les urines quand on augmente ou diminue tout à coup les matières protéiques de la ration. Voici à cet égard un tableau emprunté à Hirchfeld :

	Albumine alimentaire par jour.	Élimination journalière		
		Rein sain.	Rein malade.	
		Azote.	Azote.	Albumine.
1ᵉʳ jour........	70ᵍʳ	10ᵍʳ,1	9ᵍʳ,3	2ᵍʳ,6
2ᵉ jour........	130	14 ,5	11 ,7	»
3ᵉ jour........	130	18 ,6	12 ,7	»
4ᵉ jour........	130	19 ,2	14 ,0	3 ,6
5ᵉ jour........	130	19 ,9	14 ,8	4 ,03
6ᵉ jour........	70	16 ,2	14 ,2	»
7ᵉ jour........	70	12 ,9	15 ,2	»
8ᵉ jour........	70	10 ,9	14 ,4	»

On voit, d'après ces nombres, l'élimination de l'azote tomber rapidement, chez le sujet sain, le 6ᵉ jour, aussitôt qu'on diminue l'albumine alimentaire ; au contraire, dans le cas du rein malade, la surcharge du sang entretient jusqu'au delà du 8ᵉ jour l'excès de désassimilation rénale azotée.

L'imperméabilité du rein se révèle plus complète encore si, après injection ou absorption de 8 à 10 gr. de sel marin, on observe les jours suivants une élimination imparfaite de cette substance (*Achard, Claude* et *Mauté*) ; mais surtout si le chlorure de sodium n'apparaît que 12 à 20 heures après et si son élimination se prolonge plusieurs jours encore[1].

La néphrite chronique est le plus souvent accompagnée d'albuminurie (0 gr. 5 à 3 gr. 5 d'albumine, rarement plus, par jour). Les urines des 24 heures sont réduites à 800 et quelquefois même à 500 cc.

Le brightique est généralement dyspeptique ; il a de l'inappétence, de la diarrhée. Il utilise mal sa nourriture ; il l'assimile incomplètement. Il est quelquefois azoturique.

De ces diverses remarques nous conclurons que puisque le rein malade ne peut, dans ces divers cas, purifier facilement le sang et les tissus de leurs toxines et autres produits offensifs, il faut réduire ceux-ci au minimum en diminuant la consommation des principes dont ils sont originaires, tout en soutenant en même temps le patient dont les fonctions assimilatrices sont affaiblies.

Il faudra de son alimentation faire disparaître le poisson, les crustacés, le gibier, les ris de veau, les rognons, le foie surtout ; les mets gélatineux ; le bouillon et les jus de viande ; les fromages

1. Il serait préférable d'opérer dans ces cas avec le bromure ou l'iodure de potassium et de doser les proportions éliminées chaque jour par les urines.

fermentés; les aliments très salés, les épices fortes; la bière, le café, le thé, les eaux-de-vie, et au besoin le vin. Parmi les végétaux seront interdits l'oignon, l'ail, les raiforts, le céleri, les choux, les asperges, les navets, les truffes, les champignons.

Le régime lacté est dans ces cas bien indiqué. Depuis Chrestien et Sémmola, on sait que le repos et le lait sont les grands remèdes de la néphrite chronique; le lait écrémé, du reste, est mieux supporté que le lait pur, Mais on applique le régime lacté, en France du moins, avec une sévérité exagérée. Les troubles digestifs qu'il peut provoquer, l'abondance de liquide qu'il introduit, la fatigue du cœur et l'anémie qu'il provoque, enfin la nécessité de remonter les forces du malade qui, le plus souvent, mange peu et vit aux dépens de sa propre substance, obligent généralement à recourir à un régime mixte que Von Norden, Senator, Lecorché et Talamon, Hale, White, Polidoro Lucci, etc., ont reconnu plus favorable que le lait pris exclusivement, du moins si les reins sont encore moyennement perméables. Dans ce cas, les fromages à pâte cuite et les fromages frais, le pain et les pâtes, les soupes de farine, les purées de légumes secs et de pommes de terre, le riz, les légumes herbacés frais, à l'exception des asperges et des choux, tous les fruits proprement dits, peuvent être donnés à ces malades sans inconvénient. Ces aliments ne produisent pas ou que bien peu de toxines urinaires. Il en est encore ainsi des œufs bien cuits, d'après les observations d'Œrtel [1], Ewald. Lowenmeyer [2], Hartmann, et *de la viande elle-même* que, dans les cas moyens, on peut prendre *en petite quantité* (100 gr. par jour). Il est curieux de remarquer à cet égard que, de toutes les viandes, celle de porc est la mieux supportée par les brightiques, puis celle de bœuf et, en dernière ligne, celle de veau, de gibier avancé et de poisson.

Il résulte aussi d'un remarquable travail de MM. F. Widal et A. Javal [3] que l'on peut faire entrer assez largement dans le régime des brightiques la viande de bœuf, le pain, etc., si ces aliments *sont pris sans sel*, condition qui suffit à faire diminuer l'albumine urinaire et disparaître l'œdème s'il existe. D'après ces derniers auteurs, ce serait, en effet, bien plus par la faible proportion de

1. *Handbuch der allg. Ther. der Kreislaufstörungen*, 1884, p. 108.
2. *Deuts. Zeitsch. f. klin. Med.*, Bd. X, 3, p. 252.
3. *Presse médicale*, 27 juin 1903, p. 469.

sel marin qu'il introduit que par la nature des principes mêmes du lait qu'agirait le régime lacté dans les maladies du rein.

A un brightique soumis au régime lacté et qui ne perdait plus que 2 gr. 5 d'albumine urinaire par jour (au lieu de 12 gr. auparavant), on ajouta au lait 10 gr. de sel marin : la quantité d'urines diminua de 600 cc., l'œdème reparut et l'albumine urinaire remonta à 11 gr. On remplaça le lait par 450 gr. de viande crue, 1000 gr. de pommes de terre, 100 gr. de sucre, 80 de beurre, 2 500 d'eau ou de tisane, le tout sans addition de sel. Sous l'action de ce régime, l'albumine tomba à 1 gr., les urines passèrent de 1 500 cc. à 2 000 cc. et l'œdème disparut[1]. (P. Prieur, *Thèses de Paris*, 1903.)

A cet égard, voici, d'après Ch. Richet et Lapicque, les quantités croissantes de *chlore* contenues dans nos aliments usuels :

Vin......................	0^{gr},03 par kg.	Légumes secs...........	0^{gr},60 par kg.
Pain sans sel...........	0 ,09 —	Viande.................	0 ,60 —
Fruits et légumes sans		Œufs..................	1 ,10 —
sel...................	0 ,30 —	Lait...................	1 ,10 —
Féculents...............	0 ,30 —	Pain salé (environ).....	2 —

Notre alimentation journalière moyenne contient, à l'état naturel, 1 gr. environ de sel marin, mais nous l'additionnons encore de 10 à 12 gr. de sel que l'on peut dans ces cas éviter. MM. Ch. Richet et Toulouse ont indiqué les régimes d'hypochloruration suivants[2] :

I. *Aliments de la ration ordinaire non salée*; contiennent chlorure de sodium à l'état naturel, environ.. 1^{gr}
500 gr. pain non salé................................. 0 ,14
Sel marin total.................................. 1^{gr},14

II. *Aliments de la ration ordinaire*; NaCl environ... 1^{gr}
Pain salé 500 gr.................................... 1 ,20
Sel marin total .... 2^{gr},20

III. *Régime lacté, 3 litres de lait* : NaCl environ.... 3^{gr},40

IV. *Régime comprenant 3 litres de lait avec 500 gr. de pain salé* : NaCl environ................. 6^{gr},40

1. Le lait agit-il à la fois par sa pauvreté en chlorure et par une sorte d'action spécifique? M. Jaccoud assure que chez les brightiques soumis à la diète lactée stricte, l'albumine reparaît souvent dans les urines durant la nuit, c'est-à-dire dans la période des 24 heures où le lait est supprimé. Le lait semblerait, pense-t-il, jouer un rôle spécifique en empêchant l'albuminurie qui répondrait, durant le sommeil, à la désassimilation des tissus albuminoïdes du malade.

2. *Traitement par la bromuration et l'hypochloruration. Monde Médical,* 15 février 1904.

Lorsque, chez les brightiques, il y a beaucoup d'albumine (plus de 3 à 4 gr. par litre), filtration difficile et lente du sel marin donné comme épreuve, poussées subaiguës de néphrite, œdème, signes d'urémie, et par conséquent difficile perméabilité rénale et danger d'éclampsie (et chez la femme enceinte les moindres quantités d'albumine dans les urines accentuent cette menace), le médecin a le devoir de recourir au régime lacté exclusif. Encore le lait peut-il être additionné de poudres de caséine, de fromages frais ou à pâte cuite, mais non salés. Cependant, même dans la plupart de ces cas, *il semblerait*, d'après les observations de MM. Widal et Javal, qu'on peut recourir encore au régime ordinaire, pourvu qu'on en exclue le mieux possible le sel marin. D'après eux, la déchloruration des aliments, celle des plasmas, la déshydratation des tissus et la disparition de l'œdème suivent la même courbe. La viande bouillie sans sel, le pain sans sel, le riz, les pâtisseries, les pâtes alimentaires non salées, les fruits doux conviendraient dans cette période de la maladie de Bright.

Pour repasser du régime lacté plus ou moins mitigé au régime ordinaire, on reviendra au pain et aux légumes verts, puis aux pommes de terre, aux œufs, aux légumes secs, plus tard à la viande de porc, enfin de bœuf, tout en surveillant les urines au point de vue de la réapparition de l'albumine.

Les liqueurs alcooliques, surtout le cidre et la bière, les épices, les viandes fumées doivent être interdits aux brightiques.

Dans l'albuminurie aiguë ou chronique, un régime composé de 2,5 litres de lait, 200 gr. de pain et 50 gr. de gruyère fournirait :

	Albumine.	Graisses.	Hydrates de C.
2 500 cc. lait..................	70	85	130
200 gr. pain ou 100 gr. biscuit.	20,8	1,7	127
50 gr. fromage...............	16,2	14	"
	107,0	100,7	257

Ce régime fournirait 2 420 Calories par jour. Il fatiguerait moins le rein que s'il fallait emprunter uniquement à 4 litres de lait la totalité des principes alimentaires. Il est certain que le régime lacté *exclusif*, si souvent et si exagérément conseillé, amène une surcharge inutile, en eau et en graisses, des tissus de l'estomac, de l'intestin, des reins ; une hypertension des vaisseaux et du cœur, et, dans bien des cas, pour le malade, la satiété et la répulsion.

Dans le cas où le lait provoque de la diarrhée, on pourra l'additionner d'un peu de sous-nitrate de bismuth, essayer du lait d'amandes, des potages à la caséine, du kéfir, etc.

Dans les hydropisies brightiques, le lait et les aliments sans sel sont efficaces. Il ne faut permettre au malade que des repas peu abondants, réduire les boissons au minimum ; tolérer le thé et le café qui provoquent la diurèse et tonifient et accélèrent le cœur.

Cystite. — La cystite est passible du régime qui convient aux néphrites : lait avec addition de farines diverses, jaunes d'œufs, soupes aux légumes et au pain, fruits crus ou cuits, etc. Ces malades devront s'abstenir des épices, des jus et extraits de viande, du bouillon, de l'alcool, du café, du vin, de la bière ; n'user qu'avec modération des aliments d'origine animale.

Le veau et le poisson seront interdits. Ils irritent les voies urinaires et produisent des éruptions eczémateuses et des suintements qui peuvent même quelquefois amener du sang.

Les malades devront diluer le plus possible leurs urines en buvant abondamment de l'eau pure ou faiblement alcaline (Soultzmatt, Saint-Galmier, Seltz), des décoctions d'orge ou de sommités mâles de maïs, des tisanes balsamiques. Le lait, les crèmes et soupes au lait, les émulsions d'amande, les laits de poule, le fromage blanc sont aussi indiqués. Les fruits (raisins, poires, pommes, etc.) cuits ou crus, en gelées, etc., sont favorables parce qu'ils alcalinisent les urines et saturent les acides originaires de la désassimilation des albuminoïdes.

S'il y a tendance à la formation de dépôts d'urates, de calculs urinaires, phosphaturie, oxalurie, goutte, on conformera le régime à ce qui a été dit à propos de ces maladies.

Blennorrhagie. — Le même régime doux, avec forte diminution des viandes, abstinence complète de poisson, de veau, de crutacés, prédominance du lait, exclusion des mets excitants, relevés ou trop salés, du café, des épices, du vin et de la bière convient surtout au début de la blennorrhagie. Plus tard, les purées de légumes en grains, les légumes herbacés, les œufs, le jambon peuvent être substitués au lait. Quelques aliments végétaux : ail, oignons, céleri, moutarde, raifort, asperges, doivent être évités.

XLII

RÉGIME DANS LES MALADIES CHRONIQUES DU CŒUR
ET DES VAISSEAUX ; — MALADIES PULMONAIRES

RÉGIME DANS LES MALADIES DU CŒUR ET DES VAISSEAUX

Maladies du cœur. — Suivant M. Huchard, dont l'autorité est si grande en tout ce qui touche aux maladies des organes circulatoires, dans les affections cardiaques les modifications de la tension artérielle jouent le principal rôle. D'après ce savant les cardiopathies organiques doivent être divisées en valvulaires et artérielles, « les premières caractérisées par leur tendance continuelle et progressive à l'abaissement de la tension artérielle ; les secondes caractérisées, surtout au début, par une tendance contraire à l'hypertension »[1].

L'asystolie, la tachycardie, l'affaiblissement du cœur, l'embryocardie, le collapsus sont les signes de l'hypotension. Elle paraît résulter de l'action de toxines, généralement d'origine bactérienne, sur les centres bulbaires qui commandent à la circulation. On rencontre ces caractères dans la fièvre typhoïde, le typhus, la broncho-pneumonie, la méningite, les fièvres éruptives graves, la grippe, la tuberculose, l'état agonique, certains empoisonnements (trinitrine, opium à haute dose, etc.).

Le régime, dans ces cas, sera celui qui correspond à ces diverses maladies. Le vin ou l'alcool en quantité suffisante (*Stockes*), le bouillon léger (*Ewald*)[2], le café et la caféine

---

1. *Traité des maladies du cœur et des vaisseaux*, 4ᵉ édition.

2. M. Huchard n'est pas très partisan du bouillon, qui introduit, pense-t-il, trop de toxines dérivées de la chair musculaire. Mais je remarquerai que les parties solubles de la viande ne sont toxiques que par leur excès et sont au contraire d'excellents toniques du cœur à dose faible telles que celles qu'on trouve dans quelques tasses de bouillon. Si le rein est sain, le bouillon léger est donc plutôt à recommander, comme le veut Ewald.

(*Huchard*)[1], le thé, le chocolat, les condiments aromatiques, etc.,
sont dans ces cas particulièrement utiles. Il faut que le malade
s'abstienne avec soin des aliments gras ou trop amylacés, quand
le cœur est menacé de dégénérescence graisseuse, des aliments
salés, s'il y a œdème. Avec une faible tension artérielle, la filtration rénale se fait toujours mal et l'alimentation azotée et
particulièrement animale, doit être diminuée autant que possible,
comme l'a bien montré Huchard. Les boissons seront plutôt res-
treintes qu'abondantes. Les injections de sérum artificiel (eau
1 000 gr., sel marin 8) peuvent être fort utiles.

Il en est tout autrement dans les maladies avec hypertension
artérielle : sclérose et hypertrophie du cœur, artério-sclérose,
cardiopathies artérielles du rhumatisme aigu, de la goutte, du
diabète; myocardite, aortite, angine de poitrine par altération
des artères du cœur ou par action de toxines spéciales, insuffisance rénale ou hépatique, etc. Ici, non seulement le régime
peut avoir une grande influence sur le cours de la maladie,
mais, comme l'a surabondamment établi Huchard dans ses
importantes publications, c'est aux erreurs de régime, c'est dans
l'alimentation irrationnelle, mal équilibrée, ou mal utilisée par
le sujet, qu'il faut le plus souvent chercher la cause efficace
primitive des troubles du cœur et de la circulation artérielle.
C'est, par conséquent, en agissant dès le début et tout d'abord
sur le régime, qu'il faut essayer d'enrayer le cours des modifications pathologiques qui lentement et continûment tendraient
vers l'artério-sclérose et la myocardite. « Je suis convaincu, dit
M. Huchard, que les excès et surtout les erreurs d'alimentation,
en jetant dans l'organisme un grand nombre de substances
toxiques, telles que les ptomaïnes non éliminées par le filtre
rénal devenu de bonne heure insuffisant et imperméable, sont
une cause fréquente d'artério-sclérose... Il en résulte, dans tout
le système artériel, un état de spasme plus ou moins permanent,
lequel produit d'abord l'hypertension et consécutivement l'artério-sclérose. La conclusion est celle-ci : il faut prescrire un
régime d'où sont exclus les aliments plus ou moins riches en
ptomaïnes et en matières extractives![2] »

Comme l'a établi le même auteur par vingt années d'études

1. Comme médicaments, l'ergot de seigle, la strychnine, les injections d'éther.
2. Huchard, *loc. cit.*, p. 788.

cliniques [1], parmi les causes déterminantes de l'artério-sclérose se rattachant surtout à l'hygiène ou au régime, nous citerons spécialement : l'alcoolisme, le tabagisme; l'abus des épices qui modèrent ou enrayent le mouvement de dénutrition, les excès de table et particulièrement l'alimentation trop riche en viandes qui acidifie le sang, diminue les oxydations et tend à former des dépôts d'urates, de phosphates, etc. Tous ces produits de déchets, tous ces sels minéraux, en diminuant l'élasticité des vaisseaux qu'ils empâtent petit à petit, augmentent par contre-coup, la fatigue du cœur obligé de lutter contre ces résistances passives.

Le surmenage, intellectuel ou physique, en retardant ou enrayant la nutrition et la désassimilation, peut agir dans le même sens.

De ces diverses considérations le régime de ces prédisposés et surtout des cardiaques en hypertension découle tout naturellement. Il faut les soutenir par des aliments qui abandonnent le minimum de déchets azotés, qui n'acidifient pas le sang, qui n'encombrent ni les artères, ni le rein, ni le foie. C'est indiquer en principe le *régime lacté* (*Huchard, Mitchell, Schombert*, etc.). Mais, en parlant de ce régime (p. 490), nous avons montré comment on doit rationnellement l'appliquer. Ici surtout où il faut combattre l'hypertension artérielle ce n'est pas le régime lacté absolu qui convient : il faut le mitiger en permettant le sucre, les légumes, la crème de lait, les préparations de caséine, etc., et même un peu de viande; au besoin une faible quantité de cognac, de curaçao, de rhum. On peut ainsi nourrir parfaitement le malade non avec 3 litres, mais avec 1 800 gr. et moins de lait, sans trop affaiblir le cœur, sans augmenter la tension artérielle qu'accroîtraient l'absorption de grandes quantités de liquides, sans forcer le rein à sécréter de trop fortes proportions d'urines.

C'est bien à tort que Rumpf et Karell ont rejeté le régime lacté comme apportant trop de chaux aux tuniques artérielles. Cette objection théorique tombe devant les faits cliniques, et aussi devant cette remarque que la chaux nous est fournie en proportion bien autrement importante par les aliments végétaux dont on ne saurait se passer dans ces cas.

1. Voir *Consultations médicales*, 2 vol., J.-B. Baillière, éditeur.

Au lait, disions-nous, on peut ajouter une petite quantité de viande, *viandes bouillies* de bœuf ou de poisson, par conséquent en grande partie privées de leur extrait; on les mange avec les légumes et fort peu de sel. On peut les accompagner d'un peu de jambon cuit, d'œufs, de fromages frais ou à pâtes cuites, etc., car il faut soutenir le cœur qui se fatigue. On peut remplacer enfin une partie des albuminoïdes empruntés à la viande et au lait par les matières protéiques végétales des légumes en grains. On devra recourir en même temps aux autres aliments d'origine végétale, à l'exception des choux, navets, champignons, fraises, du céleri surtout, de tout mets trop aromatique et des crudités.

Il faut exclure encore de l'alimentation de ces malades tout ce qui peut surexciter le cœur en hypertension : café, thé, chocolat, liqueurs, vins généreux, vanille, cannelle, épices, nourriture trop salée, extrait de viandes, consommés, potages relevés ou trop chauds, fromages avancés, salaisons, charcuterie, etc., tout ce qui augmente la tension des artères et par là les difficultés et la fatigue qu'éprouve déjà le cœur dont la musculature altérée se force à faire circuler la masse sanguine à travers un ensemble de vaisseaux déjà contracturés ou peu élastiques. De là aussi la nécessité de diminuer les quantités de liquides, et par conséquent de lait, en modifiant, comme on l'a dit plus haut, le régime lacté strict et de ne boire que le nécessaire, choisissant particulièrement les eaux diurétiques. (Martigny, Vittel, Contrexéville, Capvern, etc.).

Mais, lorsque le cœur faiblit, que ses forces s'épuisent et dans les périodes d'asystolie et de dyspnée, le café, le thé, le vin, le cognac, les injections de sérum artificiel sont au contraire indiqués.

S'il y avait œdème cardiaque, il faudrait s'abstenir autant que possible de tout aliment salé.

Dans les grandes angines nerveuses ou réflexes, la viande est plutôt utile. Il convient d'éviter seulement les repas trop abondants, les mets indigestes, les aliments trop excitants, les fritures, les poissons trop gras, les légumes trop fibreux ou trop aromatiques; la vanille, le café, les liqueurs, le chocolat, le sel marin, etc.

Dans ces cas, il est prudent aussi de ne faire le soir qu'un repas frugal.

Si avec l'hypertension artérielle il y a de la *pléthore*, si le cœur est gros, hypertrophié, le pouls fort, s'il y a des palpitations, tendances aux congestions cérébrales, aspect sanguin, signes plus ou moins développés d'artério-sclérose, etc., il y a lieu de recourir à une réduction notable de l'alimentation, surtout de l'alimentation azotée, et de supprimer tous les condiments qui excitent l'appétit et la circulation, vin, café, épices, etc., en un mot il faut suivre le régime le plus sévère indiqué ci-dessus pour l'hypertension cardiaque.

Dans ces cas, les purgatifs légers et répétés font presque partie du traitement alimentaire.

Artério-sclérose. — L'envahissement des tuniques artérielles par les sels de chaux, les phosphates, urates et autres résidus qui vont encombrer petit à petit les tuniques auxquelles les vaisseaux doivent leur élasticité naturelle et leur résistance, constitue un vice de nutrition des artères que l'on rencontre souvent chez les goutteux, les arthritiques, les rhumatisants, les pléthoriques, les buveurs, surtout les buveurs de bière, les gros mangeurs et plus particulièrement les gros mangeurs de viande, etc. Cette dernière remarque suffirait pour ne pas accepter l'opinion de Karell et de Senator qui, en raison de l'excès de chaux trouvée à l'état de phosphates, urates et carbonates, dans les tuniques artérielles de ces malades, rejettent, comme on l'a dit plus haut, l'emploi du lait dans le traitement de ces maladies. Le lait et les légumes, aliments si riches en chaux, n'ont pas, on le sait, sur la goutte, le rhumatisme musculaire, l'arthritisme, et par contre l'artério-sclérose, l'influence fâcheuse des viandes qui cependant ne contiennent que fort peu de chaux, ni surtout que l'abus des aliments trop excitants qui n'en contiennent pas : café, alcool, vins généreux, bière, épices, condiments âcres ou aromatiques. Ce qu'il convient d'éviter avant tout c'est d'une part tout ce qui tend à produire dans l'économie des corps puriques (acide urique, xanthine, adénine, etc.), de l'autre tout ce qui peut enrayer le mouvement de désassimilation cellulaire. Le régime des arthritiques et des pléthoriques est donc bien celui qu'il faut à ces malades.

Hémorragies. — Au cours de toute hémorragie il faut restreindre l'alimentation et suivre les règles ci-dessus indiquées pour les cas d'artério-sclérose et de pléthore. Éviter surtout les boissons, soupes et aliments trop chauds, les condiments irritants, tous les excitants du cœur, le café, le thé, les eaux gazeuses, les boissons aqueuses abondantes. S'il y avait hémorragie intestinale, s'en tenir au lait écrémé, aux potages très légers, aux décoctions de gélatine, au riz, à l'orge, et, dans les cas graves, recourir aux injections de sérum et se nourrir, s'il le faut, par le rectum, comme il a été déjà dit à propos de l'ulcère rond.

MALADIES CHRONIQUES DU POUMON; TUBERCULOSE.

Les maladies chroniques et apyrétiques du poumon, comme l'asthme et l'emphysème, paraissent peu accessibles au traitement diététique. Il leur faut avant tout une médication spéciale, qu'on n'a pas à traiter ici. Nous n'avons rien à dire de bien précis au sujet de l'alimentation de ces malades.

Il n'en est plus de même de la tuberculose pulmonaire, soit apyrétique ou presque apyrétique, soit fébrile.

On ne naît pas tuberculeux; on le devient quand le terrain est propice ou préparé par l'atonie générale, la chlorose, l'anémie, le surmenage, la misère physiologique, la scrofulose, la dyspepsie, le diabète, etc., à recevoir et nourrir le microbe. Il semble donc utile de dire d'abord ici comment on peut, grâce à l'alimentation, obtenir le maximum de résistance de l'organisme au développement de cette maladie.

L'empirisme a permis d'établir que les aliments azotés et gras, riches en phosphore, sont les plus aptes à mettre l'économie en état de défense contre le microbe de Kock. Parmi eux la viande, le poisson, les cervelles, le lait, les graisses, d'origine animale surtout (l'huile de foie de morue en est le meilleur exemple, dans l'ordre des médicaments proprement dits), avec l'exercice au grand air qui active la nutrition, sont à signaler en tête des moyens diététiques qui protègent le mieux l'individu contre l'invasion de la tuberculose et la destruction des tissus nobles.

Quand la maladie est confirmée, l'alimentation prime encore la médicamentation; aussi ne séparerons-nous pas ici le tuberculeux apyrétique du tuberculeux fébrile. Ce qu'il faut avant tout, c'est faire accepter à ces malades une nourriture substantielle qui répare, autant que possible, les pertes, souvent énormes, d'azote et de carbone qu'ils font tous les jours par le rein, la peau et le poumon. Malheureusement la dyspepsie a le plus souvent préparé l'invasion de la maladie, et elle ne fait que se confirmer avec elle. L'appétit disparaît rapidement, surtout s'il y a de la fièvre; un état d'atonie stomacale et intestinale chronique, généralement avec hypochlorhydrie, constipation opiniâtre, et plus tard diarrhée, viennent rendre toute alimentation rationnelle difficile ou précaire.

Toutefois lorsque, par des soins d'hygiène, la vie au grand air, le repos, la médication tannique et iodée, les préparations d'arsenic organique surtout, on a tonifié le malade, réveillé les fonctions nutritives et particulièrement les fonctions intestinales, ramené le sommeil, fait disparaître les sueurs nocturnes si affaiblissantes, et fait tomber en partie la fièvre lorsqu'il y en a, on peut appliquer alors le traitement alimentaire qui assurera soit la guérison, soit une très longue résistance au mal.

Si le tuberculeux est apyrétique, il faut l'alimenter largement; mais il faut se rappeler que ces malades, le plus souvent dyspeptiques, ne sauraient digérer les aliments à doses excessives.

La somnolence après les repas, la pesanteur d'estomac, les indigestions, les diarrhées, etc., sont les signes de l'excès d'alimentation. Le pyrosis, les douleurs stomacales la nuit surtout, les bouffées de chaleur à la face, indiquent l'hypersthénie ou hyperchlorhydrie stomacales.

D'ailleurs, et quoi qu'on en ait dit, l'excès d'aliments, même lorsqu'ils sont bien digérés, la surcharge de l'estomac et l'engraissement ne guérissent pas ces malades. Si, après avoir maigri beaucoup sous l'influence du traitement médical et diététique, le tuberculeux a peu à peu presque regagné le poids qu'il avait avant de tomber malade, il ne faut pas aller au delà, on n'y gagnerait rien.

Chez ces malades, les aliments les plus précieux sont : le lait, les jaunes d'œufs et les laitances, la viande, les crustacés, le poisson, le pain, les légumes en grains, les corps gras, le vin rouge, le cacao, le café.

Les laits de jument et d'ânesse sont les meilleurs. Ce sont ceux que l'estomac digère le plus facilement; le lait de vache ne vient que bien après. Ceux de jument ou d'ânesse ont une très remarquable influence sur la nutrition qu'ils régularisent et sur l'évolution de la maladie qu'ils enrayent. Ils doivent être pris tiédis seulement au bain-marie et mieux encore directement au sortir du pis, le matin et le soir, mais non en mangeant ou peu après, alors que la digestion du repas précédent n'est pas encore faite, auquel cas ils provoquent de la diarrhée. Crus, ces laits sont beaucoup plus utiles que cuits; *ils ont alors une très remarquable efficacité.* Bien après eux vient le lait de vache; il peut être pris cru, si la vache est saine, ou cuit, sous forme de boisson ou de bouillies avec le riz, les farines d'orge, de seigle, de blé, d'avoine, avec ou sans addition de jaune d'œuf, de sucre, de café, de cacao, etc. On peut mélanger ce lait à un peu de cognac, de curaçao, de vanille; le prendre stérilisé; froid, s'il y avait tendance aux hémorragies. Rappelons que beaucoup d'estomacs digèrent le lait stérilisé et non le cru; mais tout lait chauffé a perdu ses ferments.

La quantité de lait à donner aux malades dépend à la fois de leur aptitude à le supporter et de la nature et quantité des autres aliments. Mais il faut en prendre au minimum 700 à 800 cc. par jour.

Certains malades ne peuvent digérer le lait qu'additionné de cognac (30 à 60 cc. par jour) ou de bon kirch. Ce mélange ne leur est pas défavorable.

Des dérivés alcooliques du lait, le kéfir et le koumys, le premier seul se prépare aujourd'hui dans nos grandes villes. Beaucoup de personnes qui ne peuvent digérer le lait acceptent le kéfir. Il peut se prendre en guise de boisson, mais on ne saurait toujours le faire accepter en quantité suffisante, en raison de son acidité; tous les estomacs du moins ne s'y habituent pas. Rien n'empêcherait toutefois de saturer presque entièrement l'acidité avec un peu de bicarbonate de soude ou d'eau de Vichy.

Les œufs peuvent être donnés aux tuberculeux sous toutes les formes compatibles avec les goûts du malade. Il vaut mieux, quand on le peut, n'utiliser que le jaune; après l'avoir séparé du blanc sans détruire sa membrane d'enveloppe, on l'arrose d'un peu de jus de citron, on le sale ou non très légèrement à la surface, et on l'avale d'un trait comme on ferait d'une grosse pilule, soit au déjeuner du matin, soit au goûter, etc., et toujours à la fin du repas. On peut ainsi facilement absorber 5 à 6 jaunes d'œufs frais par 24 heures.

Le poisson, aliment très phosphoré, peut être donné tous les jours, soit grillé, soit bouilli, mais non frit. Les poissons de mer surtout, cuits à l'eau salée avec force condiments, et mieux encore les crustacés (homard, écrevisses) apportent à l'économie une dose de phosphore organique très sensible qui vient remplacer celui que le malade désassimile rapidement. J'en dirai autant des cervelles, ris de veau, etc.

Quant à la viande, elle doit être consommée en partie rôtie, en partie crue. Pour cette dernière, il faut prendre du mouton ou même du cheval : on la râcle au couteau, et on en fait une pulpe dont on forme 5 à 6 grosses boulettes de 20 à 25 grammes chacune[1], qu'on arrose de quelques gouttes de citron ou de cognac *et qu'on avale sans mâcher à la fin du repas alors que l'appétit est déjà satisfait.* C'est le seul moyen de bien supporter ce supplément important d'aliments. La viande crue apporte avec elle non seulement ses principes alibiles, mais ses ferments assimilateurs, ou excitateurs très actifs de la nutrition.

Le pain, surtout le pain très cuit presque entièrement formé de croûte, est un excellent aliment pour les tuberculeux. La croûte contient, on le sait, 13 p. 100 environ de matières azotées facilement digestibles, et 67 p. 100 d'amidon et de dextrines. Le pain est d'ailleurs riche en nucléines, phytine et autres principes phosphorés qui viennent combler le déficit qu'entraîne la désassimilation rapide du phosphore organique de l'économie. Les biscuits, biscottes, etc., remplissent le même rôle.

Les farines de légumineuses, diastasées ou non, et les légumes en grains (pois, haricots, lentilles, fèves décortiquées, etc.) sont aussi des aliments aptes à refaire rapidement les pertes en azote, phosphore et carbone qui épuisent ces malades. De tous les aliments végétaux ou animaux ce sont eux qui contiennent le phosphore sous la forme la plus assimilable (p. 253). A ce point de vue les légumes farineux valent mieux que les œufs eux-mêmes.

Quant aux légumes herbacés, ils remplissent dans ces cas une triple indication : ils contribuent à combattre la constipation souvent opiniâtre qui tourmente ces malades; ils leur apportent du fer à l'état d'hématogène, c'est-à-dire sous la forme la plus apte à porter remède à l'anémie et à l'altération des globules sanguins *sans congestionner le poumon ni exciter la toux*; ils contribuent à fournir une grande proportion de chaux et de

---

1. 250 grammes de viande de boucherie râpée ne donnent que 120 à 140 grammes de pulpe bien homogène, privée de tendons, de membranes, etc.

magnésie nécessaires aux tissus qui, chez ces malades, tendent à s'appauvrir en ces deux bases.

Les corps gras sont indispensables aux tuberculeux, surtout s'ils ont de la fièvre. On leur faisait autrefois absorber l'huile de foie de morue que leur estomac atone supportait et digérait mal. Aujourd'hui on insiste sur la crème de lait, le beurre et les autres aliments gras lorsqu'ils peuvent les digérer, ce qu'on essaye de faciliter grâce à un peu de vin vieux. La crème de lait et le beurre frais, de si facile digestion, permettent ainsi de faire accepter à ces malades, sans trop de difficulté, 80 à 100 gr. et plus, par jour, de matières grasses.

Le café, le thé, le cacao, le vin rouge qui avec leur fer organique apportent aussi leurs précieux tanins; les mets sucrés, le cognac et l'alcool sous toutes ses formes, mais toujours en petite quantité[1], en un mot tous les aliments dits d'épargne leur sont particulièrement utiles.

Si toutefois il y avait tendance aux congestions, crachats sanguinolents, menaces d'hémorragies, ou palpitations douloureuses du cœur, il faudrait interdire le café et le thé trop forts, le vin, et les aliments aromatiques, ainsi que le koumys, dans les pays où l'on peut s'en procurer.

Le vin et la bière sont généralement favorables aux consomptifs; il faut choisir les vins généreux, mais non les vins doux qui déplaisent rapidement, chargent l'estomac et diminuent l'appétit.

A l'application de ces règles d'alimentation il y a des difficultés qui naissent des divers cas particulier. La principale est le manque d'appétit, avec constipation opiniâtre au début, et plus tard diarrhée.

Nous avons dit plus haut comment il faut exciter l'appétit par la vie au grand air, la promenade en voiture, l'arsenic sous ses formes organiques. La variété dans les aliments, l'emploi des condiments de toute nature, les épices, etc., sont aussi des moyens utiles s'il n'y a pas de dyspepsie.

Comme stimulants de l'estomac inerte, on devra recourir, s'il y a lieu, à l'eau de Vichy ou aux alcalins qui excitent la sécrétion chlorhydrique, aux amers, aux bouillons mêlés de jus de viande, aux gelées de volaille, au jambon fumé et râpé, aux

---

1. Voir, au sujet de l'alcool considéré comme très avantageux pour les phtisiques, le travail de M. Mircoli in *Münch. med Wochens.*, 1902, n° 9.

anchois et autres condiments analogues, au caviar quand on le peut, aux sauces relevées de moutarde, de jus de citron ou d'autres fruits acides, etc. Quelquefois les viandes froides sont mieux tolérées par ces malades que les chaudes. La viande crue râpée, *avalée sans la mâcher*, comme je disais plus haut, est acceptée le plus souvent des estomacs qui refusent les viandes cuites (*Debove*).

L'inaptitude à digérer, la lourdeur d'estomac, etc., les bouffées de chaleur à la face, peuvent disparaître, si l'on donne au malade, après le repas, un peu de café, une tasse de thé bien chaud, un peu de pancréatine, une cuillerée à bouche d'une solution, dans l'acide chlorhydrique aux 3 millièmes, de phosphate d'ammoniaque et de magnésie à laquelle on a ajouté un peu de cognac, de sucre et de jus de citron.

Contre la constipation habituelle, quelquefois très opiniâtre, les moyens diététiques sont : les aliments herbacés, les jus ou bouillons d'herbes, la décoction de farine d'avoine, le lait frais pris à jeun et précédé d'un verre d'eau : le petit-lait (500 à 600 gr. par jour) mélangé de 15 à 20 gr. par litre de lactose et, s'il le faut, un peu de sel de Seignette ou de tamarin.

S'il y a au contraire diarrhée, on pourra nourrir le malade soit au lait seul, s'il le digère bien (celui qui a été stérilisé convient mieux dans ces cas), soit à la viande crue râpée, au jambon, au vin rouge, au thé, au cacao, etc. Si la diarrhée continuait, on mettrait le malade au régime des soupes au lait, au bouillon tiède additionné de jaune d'œuf ou de gélatine (10 gr. à 15 gr. de celle-ci par jour), aux décoctions de riz, à la gelée de coings, aux laits d'amande, aux consommés de viande, etc. La pâtisserie, les bonbons, les fruits, l'eau de Seltz, sont défavorables.

Ces diarrhées s'accompagnent souvent d'ulcérations intestinales qu'il ne faut pas beaucoup espérer guérir.

S'il y a des vomissements en mangeant, il faut essayer des toniques de l'estomac et surtout de la glace en tout petits morceaux qu'on avale sans la sucer. Il faut aussi fractionner les repas et ne pas négliger la médicamentation dont je n'ai pas à traiter ici.

On a déjà parlé de plusieurs de ces états à propos des dyspepsies stomacales.

La toux intense sera combattue par des gorgées d'un mélange

chaud de lait et d'eau d'orge à peine sucrée et par les calmants habituels, en particulier par l'extrait de jusquiame qui affaiblit moins l'appétit que l'opium ou la morphine.

J'ai dit plus haut ce qu'il convient de faire en cas d'hémoptysie. S'il y avait des hémorragies, le repos complet au lit le buste relevé ; les potions au chlorure de calcium (2 à 4 gr. par jours), l'opium à haute dose et la diète seraient indispensables pour laisser la réparation des vaisseaux se parfaire. En cas d'hémorragie abondante, on recourrait aux injections d'ergotine, puis de sérum artificiel, celles-ci pour soutenir, au besoin, le cœur défaillant.

Si la fièvre est vive et monte le soir à 39° et plus, si l'on ne peut la faire tomber par les arsenicaux (la quinine est mauvaise pour ces estomacs et d'ailleurs impuissante ; le pyramidon ne saurait être bien longtemps continué ; la créosote diminue la température, mais affaiblit rapidement les forces), il faut rationner ces malades, ne leur imposer que le peu d'aliments qu'ils digèrent, insister surtout sur le lait, au besoin leur permettre un peu de cognac mêlé d'un ou deux jaunes d'œuf, qui, avec la viande crue, les gelées, les décoctions de céréales en boissons, le pain, les crèmes d'orge ou de riz, feront le fond de leur alimentation.

Voici, comme exemple, l'organisation d'un régime intensif de tuberculeux :

Déjeuner du matin : Lait, 250cc. — Cacao, 30gr. — Pain, 50gr. — Beurre, 20gr. Sucre, 25gr. — 2 jaunes d'œufs, avalés entiers après ce petit repas, avec cognac, 20gr.

Repas du midi : Viande rôtie ou poisson, 100gr. — Légumes farineux, 60gr. — Pain, 120gr. — Beurre, graisse, 20gr. — Vin, 260cc. — Fruits, 60gr.

Goûter : Lait, 300cc. — Cacao, 30gr. — Sucre, 25gr. — Deux jaunes d'œufs à avaler à la fin de ce petit repas.

Dîner, souper : Potage avec 50gr pain. — Pain, 100gr. — Viande *rôtie,* 80gr. Légumes herbacés, 100gr. — *Beurre,* graisse, 20gr. — Vin, 200cc. — Cognac, 20gr. Fruits, 60gr. — Viande râpée crue à avaler, sans mâcher, après le repas, 70gr.

Nuit : Lait (s'il y a lieu), 150gr.

Pour un tuberculeux de poids moyen mis, grâce au régime et à la médication, en état de se nourrir, l'alimentation quotidienne que nous indiquons ici peut se chiffrer ainsi en calories :

NATURE DES ALIMENTS	QUANTITÉS A L'ÉTAT FRAIS	Contenant :		
		Matières albuminoïdes	Matières grasses	Hydrates de carbone
Lait..........................	700cc	25gr,6	31gr,1	38gr,5
Quatre jaunes d'œufs.......	70gr	11 ,2	21 ,4	0 ,6
Viande rôtie ou poisson.....	180	37 ,26	9 ;7	0 ,6
Viande crue.................	70	14 ,63	3 ,8	0 ,4
Légumes farineux	60	12 ,0	1 ,2	35 ,4
Légumes herbacés..........	100	2 ,0	0 ,3	6 ,0
Pain (très cuit).............	320	28 ,0	3 ,0	170
Beurre, graisse.............	60	0 ,0	51 ,6	0 ,0
Cacao	60	5 ,3	30 ,0	7 ,2
Cognac......................	40	0 ,0	0 ,0	40
Sucre	50	»	»	46
Vin	500cc	0 ,0	0 ,0	80
Fruits......................	100	0 ,2	0 ,1	7 ,0
Totaux.................		135gr,99	152gr,2	431gr,7
Calories correspondantes.		544 ,3	1 354 .5	1 725 ,6

Cette ration correspond à 3 624 Calories. Elle est très suffisante dans la plupart des cas et fournit largement au consomptif, surtout s'il reste au repos, les principes azotés, ternaires, phosphorés et minéraux propres à réparer ses pertes. On remarquera d'ailleurs combien est dissimulée dans cette alimentation l'énorme proportion de matière grasse destinée à enrayer la désassimilation et à fournir les calories nécessaires.

La ration intensive que nous venons d'indiquer comporte d'ailleurs d'innombrables variantes.

Dans la *tuberculose osseuse*, le régime doit être très substantiel; le même que dans la tuberculose pulmonaire chronique.

Autant qu'il se peut, l'alimentation du phtisique doit être largement salée, le sel marin s'opposant très efficacement à la désassimilation des albuminoïdes et facilitant l'élimination des déchets azotés.

On a dit, écrit et répété : Tout tuberculeux qui se nourrit bien et qui gagne en poids est un malade qui guérit. C'est là malheureusement une affirmation qui n'est pas exacte. Mais on peut dire que chez ces malades la résistance est proportionnelle à l'appétit et aux forces digestives. Ceux-là seuls se conservent longtemps qui arrivent à se bien nourrir.

XLIII

RÉGIMES DANS L'ANÉMIE, LA CHLOROSE,
LA SCROFULOSE, LE RACHITISME, L'OSTÉOMALACIE,
LES MALADIES DE PEAU, LA SYPHYLIS, LES CACHEXIES.

ANÉMIE, LEUCÉMIE, CHLOROSE.

Anémie. — L'*anémie*, qui provient d'une alimentation insuffisante ou de mauvaise nature, aussi bien que celle qui suit les pertes de sang quelles qu'en soient les causes, cède à un régime sain et abondant. Ici les aliments albumineux sont d'autant plus nécessaires qu'en général l'anémie et les hémorragies accentuent la désassimilation azotée. On sait que par la saignée les phénomènes d'oxydation s'accélèrent, du moins pendant quelque temps. Il convient donc, dans ces cas, que le sujet reste au repos complet pour qu'il puisse fournir à ses besoins d'oxygène. Ces observations s'appliquent surtout aux anémies provoquées par les hémorragies un peu abondantes de toute nature. Pour les anémies de cause chronique, il faut assurément essayer de bien alimenter le malade; mais on doit se rappeler que, dans ces cas, le système nerveux mal entretenu réagit sur l'estomac qui a perdu en partie sa puissance digestive. Les mets excitants, les viandes rôties, la viande crue (150 à 250 gr. par jour), les vins généreux, la bière forte de bonne qualité, et en général toutes les substances nourrissant sous un faible volume : œufs frais, lait en petite proportion, purées de farines de légumineuses, légumes verts, qui apportent à la fois le phosphore et les sels de chaux et de magnésie, viandes saignantes, bouillon de viande, poissons, fromages cuits, etc., peuvent satisfaire ces estomacs débiles. On doit seulement éviter à ces malades les aliments indigestes à gros volumes, trop gras, trop amylacés, trop sucrés.

Il faut du fer aux anémiques, et nous avons déjà dit plusieurs fois qu'en dehors des médicaments, le vin rouge et les légumes verts en fournissent une proportion sensible sous forme organique et facilement assimilable. Nous avons donné (p. 392) la teneur en fer des diverses substances alimentaires.

Le sang et la viande sont de beaucoup les aliments les plus riches en cet élément. Le lait, au contraire, est l'un des plus pauvres. L'énorme volume de lait nécessaire pour nourrir suffisamment, apporte tant de liquide que cette alimentation fatigue le cœur et les reins, aussi bien que l'estomac et l'intestin affaiblis déjà dans leur musculature, comme le démontre la constipation opiniâtre dont souffrent souvent les anémiés et les chlorotiques.

L'alcalinité du sang des anémiques est à peu près normale.

D'après Danford, Fraser, Ehrlich, l'ingestion de moelle osseuse crue de jeunes animaux (10 à 15 gr. de moelle fraîche de tibia de veau) permettrait de combattre utilement certaines anémies graves, et la chlorose elle-même, en régénérerant rapidement les globules rouges du sang.

Leucémie. — L'influence de l'alimentation sur la *leucémie* est assez faible. Les préparations de fer (oxalates, lactates) et les aliments ferrugineux sont encore indiqués ici; mais il faut avant tout combattre la cause primitive de cet état où les éléments hématogènes de l'économie semblent avoir perdu leur aptitude à reproduire les globules rouges. Il faut se rappeler aussi que dans cette maladie la formation d'acide urique s'exagère. Il semblerait donc qu'il faille éviter aux leucémiques les aliments riches en nucléines : viandes trop jeunes, tissus gélatineux, bouillon et extraits de viande, ris de veau, etc. On peut au contraire leur permettre le lait.

Chlorose. — La *chlorose* se complique le plus souvent d'anémie; il faut la traiter comme telle au point de vue alimentaire. Ici les viandes saignantes, et mieux encore la viande de mouton ou de cheval crue et râpée, donnent les meilleurs résultats. A côté de ces aliments on doit placer les légumes verts, le jus de viande, les œufs, le fromage, les bons vins rouges, de deux ans au plus, de Rousillon ou de Bordeaux, vins très riches en fer et tanins. Le sel marin, surtout le gros sel de cuisine, le plus arsenical d'après mes recherches, et généralement les aliments salés, sont aussi très favorables à ces malades. Ils excitent l'appétit et s'opposent à l'excès de désassimilation azotée. Mais avant tout, il faut faire manger les chlorotiques; et c'est ici que le séjour au grand air, particulièrement à la mer, et l'arsenic organique à très faible dose (1 à 2 centigr., par jour, de méthylarsinate disodique ou arrhénal) rendent les plus grands services.

L'alcalinité du sang des chlorotiques est normale et même un peu supérieure à la normale (*Kraus, Rumpf*). Ce n'est donc pas de ce côté qu'on doit orienter le traitement ou l'alimentation de ces malades.

N'emmagasinant le plus souvent que peu d'aliments, ils ne doivent pas faire beaucoup d'exercice; ce qu'il leur faut ce sont les promenades en voiture au grand air, le séjour à la campagne, à la mer, la vie en plein air et l'exercice modéré sans fatigue.

SCROFULOSE, RACHITISME, OSTÉOMALACIE

Scrofulose. — La *scrofulose* est le plus souvent la conséquence d'une alimentation défectueuse, insuffisante, trop riche en aliments herbacés ou amylacés. Elle sévit dans les familles pauvres mangeant du pain de qualité inférieure, quelquefois moisi, peu de viande, ne buvant pas ou trop peu de vin ou de bière, habitant des locaux humides, insalubres, privés de lumière. L'usage de laits de mauvaise qualité provenant de vaches malades, tuberculeuses, ou les laits étendus d'eau malsaine, concourent aussi à développer cette affection.

Ce qu'il faut aux scrofuleux c'est l'air, la lumière, le soleil, la mer, des aliments riches en azote et en phosphore (viandes grillées, jambon, poissons, bouillon, lait de bonne qualité, œufs, fromages, bon pain, vins rouges, le café, le cacao) et les excitants alimentaires : amers, iode, arsenic.

Il faut interdire à ces malades les aliments de mauvaise qualité, les sucreries, les fruits acides, les légumes trop aqueux, trop amylacés (riz, pomme de terre, etc)., les laits d'origine douteuse.

Rachitisme, ostéomalacie. — Dans le *rachitisme*, la quantité de chaux du tissu osseux diminue considérablement. Le phosphate calcique des os peut tomber de 57,5, chiffre normal, à 14,5 p. 100, tandis que la matière organique passe de 33,5 à

72 p. 100. Mais, quoiqu'il ait été démontré, en particulier par les expériences de Haubner et celles de Voit[1], que les jeunes animaux que l'on prive de sels de chaux deviennent rachitiques, Rüdel[2], Uffelmann et Baginsky[3] ont établi d'autre part que le rachitisme peut se produire chez les enfants même avec une alimentation riche en sels de chaux que, dans ces cas, ils rejettent abondamment par leurs urines. En réalité, cette maladie consiste essentiellement en une prolifération exagérée des éléments de la partie des cartilages du jeune animal destinée à s'ossifier et qui n'arrive pas à se transformer en os et absorber la chaux, ceci en raison d'une cause qui nous échappe encore. Serait-ce l'insuffisance de la sécrétion stomacale d'acide chlorhydrique qui entraverait l'assimilation des aliments, comme on l'a prétendu? Serait-ce la production trop abondante d'acide lactique se formant dans l'estomac en vertu de fermentations secondaires, acide qui, résorbé dans l'intestin, irait aciduler le sang et empêcherait les dépôts de phosphates et la calcification? Cette thèse a été soutenue, avec quelque raison, par Heitzmann, Hoffmeister et Baginsky.

Il semble donc nécessaire d'éviter à ces malades tous les aliments pouvant subir dans l'estomac des fermentations acides, lactiques ou butyriques : sucreries, aliments indigestes trop riches en cellulose et en amidon, fruits verts, laits de vache substitués à celui de la mère, fréquents changements de nourrice, farines lactées, diastasées ou autres. Il faut examiner si, nourri au sein ou au lait stérilisé, le nourrisson gagne régulièrement en poids autant qu'il convient à son âge. Il faut surtout éviter de charger l'estomac du jeune enfant de mets *qu'il ne digère pas*. A défaut du lait de femme, le lait d'ânesse, au besoin le lait fraîchement stérilisé de vaches saines, peuvent être employés, mais ce dernier avec prudence. La pulpe de viande crue dès le 12e mois, au besoin la viande rôtie râpée, les œufs, le bouillon et les panades au pain blanc torréfié, les purées de pois ou de lentilles, un peu de vin de Malaga ou de Porto, mais fort peu, et seulement pour stimuler la digestion, constituent des aliments ou excitants favorables. Les farines

1. *Zeitsch. f. Biolog.*, Bd. XVI, p. 62.
2. *Arch. f. Path. u. Pharm.*, Bd. XXXIII, p. 90.
3. *Prakt. Beitr. z. Kinderheilk.*, 1882.

phosphatées ou naturellement riches en phosphates organiques sont tout indiquées. Les soins d'hygiène, la vie au grand air, à la mer, les bains salés et aromatisés, avec la thérapeutique spéciale à ces cas, sont les adjuvants les plus convenables de ce régime.

Dans l'*ostéomalacie*, les sels terreux de l'os diminuent et la substance organique se modifie. Elle augmente un peu de poids et paraît ne plus pouvoir fournir de gélatine par coction.

Le manque de matière calcaire dans les aliments amène chez l'adulte une véritable raréfaction de l'os qui devient non pas mou comme dans le cas précédent, mais cassant : c'est l'état dit d'*ostéoporose*. Il est facile à combattre par les aliments calcaires (lait, pain, légumes herbacés, préparations de glycérophophates, etc.), régime qui convient aussi à l'ostéomalacique.

MALADIES DE PEAU. — SYPHILIS

Beaucoup de maladies de peau résultent d'un régime alimentaire défectueux : l'abus des corps gras, du poisson, des crustacés, des épices, des viandes, surtout des viandes d'animaux trop jeunes et particulièrement du veau, du gibier faisandé, etc., font apparaître l'urticaire, l'eczéma, l'impetigo, etc.

Quoique une alimentation vicieuse ne suffise pas pour produire l'eczéma, elle l'aggrave toujours et le développe chez les prédisposés, chez les arthritiques par exemple. Ce qu'il faut éviter dans ces cas c'est le poisson, les crustacés, les viandes trop jeunes, le porc, le gibier, les fraises, les fromages fermentés, la charcuterie, le chocolat, le café, la bière, tous les mets trop épicés, trop gras, trop nourrissants. Le vin ne doit leur être permis qu'à dose très modérée.

La viande de veau est particulièrement apte à entretenir l'eczéma, à faire apparaître des éruptions d'acné persistantes, à irriter la muqueuse intestinale et celle des voies urinaires. C'est chez ces malades que l'alimentation végétale est surtout indiquée sans que la viande de bœuf ou de mouton leur soit cependant défendue pas plus que le vin. On peut leur conseiller comme adjuvants l'usage des eaux minérales alcalines et des eaux ou des préparations arsenicales.

Les laits trop gras de quelques nourrices font apparaître la gourme eczémateuse chez les jeunes enfants. Dans ces cas, il vaut mieux, si leur âge le permet, les mettre au lait stérilisé, aux panades, aux farines lactées et même à la viande crue râpée.

Dans toutes les maladies de peau il faut éviter les mets excitants ou pouvant provoquer une élimination de matières irritantes par la surface cutanée ou par les muqueuses. De ce nombre sont les épices aromatiques, les condiments âcres, les chairs d'animaux trop jeunes, le poisson, surtout s'il n'est pas absolument frais ou s'il est trop gras, les crustacés, les moules, chez quelques personnes le jaune d'œuf, etc. Les fraises donnent assez souvent aussi de l'urticaire aux prédisposés.

Il faut, parmi les aliments végétaux, éviter tous ceux qui apportent de l'acide oxalique (oseille, épinards, rhubarbe, betteraves, haricots verts).

L'abus de l'alimentation azotée avec exclusion d'aliments végétaux agit surtout en provoquant la constipation et la résorption dans l'intestin de matières en fermentation plus ou moins putride et particulièrement irritantes, que la peau élimine ensuite en les oxydant en partie, mais non sans dommage pour elle.

La *pellagre vraie*, ou endémique, est liée à l'alimentation par le maïs qu'envahit une moisissure, le *verderame* ou *Ustilago carbo* (*Balardini, Th. Roussel, Costallat*).

Quoique la consommation du *pain de seigle* soit en décroissance en France, 2 millions d'hectares sont encore consacrés à cultiver cette céréale, et beaucoup de personnes mangent aussi, à certains repas, comme rafraîchissant, du pain de seigle ou de méteil. On sait que le grain de seigle peut être envahi par le mycélium scléroïde d'un champignon vénéneux, le *Claviceps purpurea*, et que le pain qu'il donne alors peut provoquer des endémies d'ergotisme avec gangrène des extrémités.

Syphilis. — Dans cette maladie, le traitement spécifique prime de beaucoup le régime qui peut être celui de tout le monde. Toutefois il est bien évident que si l'on a affaire à un arthritique, à un obèse, à un anémique, à un cardiaque, etc., les régimes correspondants à ces états sont avant tout indiqués.

Pour les jeunes nourrissons syphilitiques, il faut, si leur mère ne les élève pas, les mettre au régime du lait d'ânesse ou de lait de vache stérilisé, qu'on peut mélanger avec un tiers ou moitié d'eau panée et un peu de sucre de lait.

CACHEXIES. — SCORBUT. — CANCER

Cachexies, scorbut. — Comme dans les affections précédentes, les cachexies sont passibles, avant tout, de la médication spécifique répondant à la cause dont elles dérivent. La cachexie strumiprive, par exemple, sera combattue utilement par l'ingestion de glande thyroïde ; la cachexie alcoolique peut céder à la privation de liqueurs fermentées ; les cachexies mercurielles et saturnines, à la cessation de l'emploi des préparations de mercure ou de l'absorption du plomb par les muqueuses et la peau.

Dans presque tous ces états cachectiques, la viande rôtie ou crue, les œufs, le lait, le bon pain, les vins rouges en proportion modérée, sont les aliments les mieux indiqués et les plus précieux.

Il est une cachexie spéciale qui dépend tout particulièrement d'une alimentation vicieuse : c'est le *scorbut*. Il paraît résulter de l'insuffisance d'alimentation en tant que quantité et qualité, combinée avec le manque de soins d'hygiène, l'excès de fatigue et la dépression morale, autant de causes qui rendent l'assimilation et la nutrition défectueuses.

On a cité des épidémies de scorbut disparaissant presque aussitôt par le retour à la viande fraîche ou aux légumes. De ce que les viandes salées étant remplacées par la viande fraîche et les aliments herbacés le scorbut guérissait le plus souvent très vite, on a conclu que les viandes salées étaient la cause de cette maladie. De ce que les légumes frais étant rendus à un équipage ou à une ville assiégée, l'épidémie scorbutique ne tardait pas à s'amender, on a déduit que le scorbut était la conséquence du manque de légumes frais, et particulièrement du manque de ceux qui, tels que la pomme de terre, ont été trouvés plus particulièrement riches en sels de potasse. Mais rappelons encore une fois que l'assimilation de la viande fraîche se fait mieux que celle de la viande salée[1], que celle-ci n'est réparatrice que si elle est dans un bon état de conservation, bien exempt de produits de décomposition plus ou moins avancés et de toxines;

---

1. M. Vincent vient de démontrer toutefois que le sel marin introduit dans le sang ou sous la peau favorise l'envahissement de l'économie par les microbes infectieux (*Soc. de biologie, séance du 4 juin 1904*).

que la viande seule, fraîche ou salée, *n'est pas bien assimilée s'il n'entre pas en même temps dans l'alimentation une certaine proportion d'aliments herbacés et amylacés.* Nous l'avons longuement établi dans la première partie de cet Ouvrage. Les végétaux semblent donc agir dans ces cas en excitant et améliorant cette assimilation que l'association de diverses causes avait contribué à compromettre; ils agissent aussi en alcalinisant le sang et accélérant les phénomènes de fermentation oxydante.

Le régime qui permettra d'éviter le scorbut sera donc un régime suffisamment réparateur, à la fois animal et végétal. Si l'on y fait entrer des viandes conservées et salées, il faudra s'assurer que celles-ci sont dans un bon état de conservation; qu'elles n'ont pas fermenté avant la salaison; qu'elles ne déplaisent ni à l'œil ni au goût; que les approvisionnements n'ont pas été altérés par une trop longue conservation qui, permettant aux diastases d'agir sur elles, peut avoir modifié ces viandes en les transformant en partie en corps amidés peu ou pas assimilables, quelquefois même toxiques. A ces conserves anciennes, il faudra substituer la viande fraîche dès qu'on le pourra. Il faudra surtout faire entrer en quantité suffisante dans l'alimentation du marin, du soldat, de l'assiégé, de l'explorateur, les conserves de légumes et, mieux encore, s'il se peut, les légumes herbacés frais eux-mêmes. Les pommes de terre, à leur défaut, rendront ce service. Au besoin, faute de pois, de lentilles, de choux, d'oignon, d'ail, d'épinards, d'oseille, de cardons, de chicorées, de laitues ou de fruits divers, les décotions de bourgeons de sapins, d'airelles, et s'il le fallait, d'herbe vulgaire, de mousses, de lichens, de conferves amenées par la mer, etc., pourront en tenir lieu. Parmi les fruits, les plus précieux sont les pommes, les prunes, les poires, et surtout les citrons, les oranges et le raisin. Le lait, frais ou concentré, les grains et les farines de céréales sont aussi très indiqués. Enfin on recourra au vin et à la bière dès qu'il sera possible. Le vin par sa richesse en tartrate acide de potasse et sa facile conservation est la boisson alimentaire la plus précieuse comme prophylactique et curative du scorbut.

Quant à la bière, elle est plus difficile à transporter et à conserver. Une sorte de petite bière, *l'épinette*, peut être faite sur place, au moins dans les pays à pins et sapins, d'après la formule suivante donnée par Duhamel du Monceau : Dans un grand chaudron d'eau bouillante, on plonge une forte gerbée de feuilles de pin ou de sapin. D'autre part, on fait rôtir dans une marmite placée sur le feu un boisseau d'avoine, et l'on grille aussi, sur une plaque chaude, 7 kg. de pain coupé en tranches assez minces. Le tout est émietté dans l'eau du chaudron qu'on porte 30 minutes à l'ébullition. On écume alors la liqueur, on la laisse refroidir et on la verse dans une barrique bordelaise. On y ajoute une solution aqueuse de 5 à 6 livres de mélasse et de 12 à 15 livres de sucre. Quand le mélange n'est plus que tiède on additionne le moût précédent d'un litre ou deux de levure de bière délayée dans de l'eau (on peut, au besoin, conserver cette levure à l'état bien sec); on remplit le tonneau d'eau tiède jusqu'à quelques centimètres de la bonde et on laisse fermenter. Après quelques jours la liqueur est prête à boire. Elle constitue une sorte de bière légère qui peut rendre des services.

Cancer. — L'évolution du cancer, *et la cachexie cancéreuse* qui en est la suite, peuvent être retardés par une alimentation suffisante. En général, il faut aux cancéreux rendre l'appétit, dont ils manquent le plus souvent, grâce aux amers ou même aux préparations d'arsenic organique. Il faut ensuite les laisser prendre, autant qu'il sera possible, l'alimentation qui leur convient et qu'ils digèrent le mieux. D'une façon générale, le régime que nous avons indiqué (p. 522 et 557) pour les dyspeptiques et les consomptifs tuberculeux convient dans cette cachexie.

Il n'est pas établi que le régime végétarien, recommandé à ces malades par Beneke, leur soit favorable. Toutefois la cachexie cancéreuse étant due à la résorption de toxines qui se forment dans les organes envahis par le néoplasme, il semble logique de soutenir le malade par l'alimentation qui apporte le moins de résidus azotés à l'économie, c'est-à-dire par le lait et les végétaux. Encore faut-il que l'estomac du patient soit satisfait et que ce régime ne contribue pas à affaiblir ses forces déjà défaillantes.

XLIV

Le travail intellectuel excessif, les préoccupations de tout ordre, la vie désœuvrée, les excitations nerveuses répétées et l'épuisement qui en est la conséquence, le manque de sommeil, l'abandon de tout exercice fatigant ou stimulant, l'alimentation vicieuse, avec abus de la chair musculaire, etc., contribuent à faire les surmenés et les névropathes. La faiblesse congénitale, toutes les causes d'anémie, les modes d'alimentation trop exclusifs, l'usage exagéré des excitants, de l'alcool en particulier, peuvent modifier peu à peu les cellules nerveuses jusqu'à créer tout un ensemble d'états pathologiques, depuis le nervosime et l'hyper-excitabilité, jusqu'à la démence, l'une des suites bien connue de l'abus répété des boissons fermentées. Dans tous ces cas le régime mérite d'être examiné, soit comme cause efficiente ou occasionnelle plus ou moins directe et continue de ces troubles nerveux, soit comme moyen de les amender.

Neurasthénie. — Le surmenage physique amène la lassitude, la dépression, le manque d'appétit, mais conduit rarement à la neurasthénie. Le surmenage intellectuel, associé au manque d'exercice, agit autrement : si l'alimentation est abondante ou modérée, les apports peuvent dépasser très sensiblement les pertes ; la désassimilation organique, les oxydations, deviennent incomplètes, et les matériaux d'excrétion à poids moléculaires élevés, généralement offensifs, s'accumulent bientôt dans les tissus et les plasmas, et rendent leur fonctionnement anormal.

La répétition fréquente des émotions de toute sortes, les cha-grins, les préoccupations d'affaires, l'exagération et la culture des sentiments excessifs, depuis les littéraires et les artistiques jusqu'aux érotiques et aux dépravés, le manque de sommeil, etc., agissent de même sur la nutrition et la désassimilation.

Tout ce qui trouble directement ou indirectement les fonctions digestives et assimilatrices paraît avoir pour conséquence une production exagérée de déchets azotés démontrée par la toxicité urinaire. Ces substances, presque toutes nocives et de nature semi-alcaloïdique, transportées aux organes par le sang, agissent sur les centres nerveux dont elles produisent l'irritation, l'intoxication lente et la déséquilibration. En particulier l'irrégularité des fonctions de l'estomac, de l'intestin, du foie, des reins, des organes générateurs et de leurs annexes, avec excitation alimentaire exagérée et manque d'exercice sont des causes fréquentes de neurasthénie.

Sans avoir à nous occuper ici des moyens médicamenteux, physiques ou moraux qui peuvent être utilisés dans tous ces cas, il résulte des considérations précédentes que, chez ces malades, il faut fournir à l'estomac des aliments faciles à digérer, suffisamment nutritifs, mais produisant le moins possible de déchets azotés.

La neurasthénie étant, comme l'arthritisme, la goutte, la chlorose, l'obésité, une maladie de dégénérescence par affaiblissement des fonctions de nutrition avec exagération de l'alimentation azotée dont un exercice suffisant n'assure pas la désassimilation, il semble qu'il faut alimenter les neurasthéniques dans les conditions reconnues les meilleures pour chacune de ces diverses maladies, d'autant mieux que la dyspepsie est leur apanage commun et qu'elle suffit à conduire à la neurasthénie lorsqu'il y a tare héréditaire.

Si l'on remarque enfin que les neurasthéniques confirmés finissent par arriver à ne plus manger suffisamment qu'à l'aide des excitants, des condiments en particulier, et qu'ils n'assimilent dès lors plus qu'une faible proportion de la nourriture qu'ils ingèrent, comme en témoigne la petite proportion d'azote qu'ils éliminent par les urines et l'exagération de la partie des corps azotés précipitables par les réactifs des alcaloïdes, on doit conclure, encore, à ce point de vue qu'il faut à ces malades un régime de facile digestibilité, plutôt modéré qu'excessif, régime que l'on augmentera progressivement à mesure que les forces assimilatrices et nerveuses reviendront et que les résidus organiques de mieux en mieux éliminés se rappprocheront des types normaux.

De ces remarques découle le traitement de Weir-Mitchell et de Playfair. Le malade isolé, mis au repos complet au lit, reçoit d'abord, par petites portions à la fois, un à deux litres de lait par jour, conditions qui ont pour but de réduire au minimum la consommation des principes azotés, tout en s'adressant à ceux qui donnent le mininum de déchets et de toxines. Le lait peut être écrémé, froid ou chaud, sucré, salé, additionné d'un peu de vanille ou de caramel, etc., suivant les goûts du malade. Au bout de trois à quatre jours, on permet d'ajouter au lait quelques mets farineux, légumes en purée, un ou deux œufs, un peu de viande crue ou rôtie, du thé, du café, du cacao et même du vin, avec un peu de pain ou de biscuit. On se guide surtout sur l'état de l'estomac et des fonctions digestives que l'on excite en même temps par l'électrisation et le massage. On augmente ainsi peu à peu la proportion permise d'aliments jusqu'à atteindre par jour 300 gr. de viande, 200 à 250 gr. de légumes ou de compotes, 500 à 800 cc. de lait, deux verres de cidre de bonne qualité ou un verre de vin généreux, blanc ou rouge; dans ces conditions on peut, dès la 3e ou 4e semaine, laisser le malade se lever un peu et marcher,

C'est donc bien une cure qui tend à réduire au minimum les nécessités aussi bien que la dépense des principes azotés alimentaires, et par conséquent leurs résidus offensifs.

Elle ne réussit pas dans les cas de mélancolie vraie ou de démence, dans certaines formes d'hystérie avec vomissements, ni dans l'épilepsie.

Il ne faut jamais permettre à ces malades un régime succulent, surtout un régime riche en viandes qui agirait sur les centres nerveux par les substances azotées irritantes qui en dérivent nécessairement, substances dangereuses surtout pour ceux dont la digestion et l'assimilation sont imparfaites.

A *fortiori* faudra-t-il éviter, sinon l'usage très modéré, au moins l'abus des boissons alcooliques dont l'excitation répétée suffit chez ces prédisposés à provoquer des altérations des centres nerveux.

Le petit-lait, le bouillon léger de poulet, de muscles de grenouilles, de légumes en grain ou herbacés; les compotes, les fruits..., en un mot le régime végétarien mitigé; et comme boisson l'extrait de malt, les petits vins coupés de beaucoup d'eau, les boissons acidules, forment la meilleure alimentation de ces malades. C'était bien le régime des gens atteints de *vapeurs*, comme on disait autrefois. On peut y adjoindre les préparations de caséine qui ont ce grand avantage de ne pas fatiguer le foie et de ne pas donner de résidus azotés sensibles de nature offensive.

Les affections douloureuses des nerfs (sciatique; névralgies faciales, dentaires, viscérales, etc.) sont très influencées par le mode d'alimentation. Tout le monde sait que bien souvent les douleurs s'aggravent au moment où la digestion fournit au sang le maximum de matériaux nutritifs. De même qu'ils surexcitent les neurasthéniques, les régimes trop succulents, trop azotés, surtout alliés à la vie oisive, exaspèrent l'hystéralgie et en général toutes les névralgies. Ils entretiennent les gastralgies, s'ils ne les produisent pas. Le régime lacté mitigé, avec 100 à 120 gr. de viande au plus par jour, les bouillons de légumes, les gelées végétales, les fruits et généralement le régime végétarien, sont favorables dans ces divers cas. Il faut d'ailleurs à ces malades des aliments qui, tels que le lait, les pois, les lentilles, etc., les nourrissent suffisamment, l'anémie étant une condition qui surexcite les nerfs.

Dans l'asthme essentiel, en dehors du traitement médical où l'arsenic, sous ses formes organiques surtout, fait merveille, il faut encore assez peu de viande, des aliments de facile digestion, pas d'alcool. Mais le thé et le café sont plutôt utiles que nuisibles.

Démence. — Les déments, les mélancoliques, les épileptiques sont presque tous anémiques, dyspeptiques, arthritiques, et le plus souvent uricémiques et oxaluriques. Adler[1] a trouvé par jour, dans les urines d'un neurasthénique 0 gr. 44, dans celles d'un mélancolique 0 gr. 75 d'acide oxalique au lieu de 0 gr. 015 qui est le taux maximum à l'état normal. Aussi est-ce le régime qui convient en général aux diverses affections nerveuses précitées qu'il faut appliquer à ces malades. Mais sur-

1. *Med. Record*, 1893, XLIII; 673.

tout il faut veiller à ce que tout embarras gastrique, toute constipation soit évitée : de là résulte l'emploi très rationel, chez les déments, du lait, des légumes verts, des pruneaux, des fruits et marmelades, etc. Mais il faut à ces malades une alimentation très substantielle et d'autant plus nourrissante qu'ils sont plus agités ou plus affaissés. Dans les formes déprimantes de la mélancolie anxieuse, chez les épileptiques et chez ceux que leur agitation prive de sommeil, les aliments doivent être très nourrissants, riches en phosphore assimilable, élément qu'ils perdent abondamment. Les légumes secs et particulièrement les purées de lentilles et de pois répondent bien à ce besoin.

Il faut, chez les fous et surtout chez les déments alcooliques, s'abstenir de toute liqueur fermentée ainsi que de tous les excitants alimentaires. Les œufs, la viande en petite quantité, les légumes secs et le régime végétarien mitigé constituent l'alimentation la plus favorable.

Si l'on se rappelle les exemples que j'ai donnés des changements de caractère des animaux sous l'influence des aliments (p. 446), l'ours et le rat nourris de viande devenant violents et féroces, alors qu'ils se maintiennent doux et maniables avec un régime végétal, on comprendra tout le parti que l'on peut tirer du végétarisme chez les agités et les fous dangereux.

Pour l'aliéné qui refuse les aliments, on est obligé de recourir à la sonde œsophagienne introduite par la bouche ou par les fosses nasales (voir Chap. XLIX). Les poudres de viande sèche et de caséine, le lait, les jaunes d'œufs délayés dans du bouillon, les légumes en purée, tous les aliments qui nourrissent beaucoup sous un très petit volume, sont tout naturellement indiqués dans ces cas. Mais il ne faut pas trop user des féculents proprement dits que ces malades digèrent assez mal, et si l'on donne les graisses par cette voie, ne les faire pénétrer qu'émulsionnées.

XLV

Les maladies fébriles aiguës se terminent, en général, favorablement s'il n'y a ni imprudences commises, ni complications imprévues. Contrairement à ce qui a lieu pour les maladies chroniques, le régime ne vient ici qu'au second plan en ce sens que, pour tous les fiévreux, il varie assez peu, la diète ou plutôt une alimentation très légère qui permet de soutenir le malade sans enrayer les efforts de l'organisme vers l'état normal, étant la règle dans la plupart des cas. Aussi peut-on dire qu'à la quantité près, la plupart des malades fébriles peuvent être alimentés semblablement. C'est ainsi que le grand médecin anglais, Graves, a pu résumer leur régime dans les quelques lignes suivantes :

« Chez ces malades l'alimentation doit être dirigée avec soin et précaution surtout au début de la fièvre. Du premier au troisième jour, particulièrement si le malade est jeune et robuste, de l'eau, de l'eau d'orge faible, du petit-lait, suffiront. Ensuite on devra passer à une alimentation douce. Ce que je donne généralement c'est du gruau d'avoine bien cuit, édulcoré avec du sucre, et j'y joins, s'il n'y a pas tendance à la diarrhée, une petite quantité de jus de limon. Je suis aussi dans l'habitude d'ordonner une très légère panade, soir et matin, pendant la dernière partie de la première période et vers le milieu du cours de la fièvre. Le malade en prend deux ou trois grandes cuillerées par jour... Plus tard on peut permettre un peu de jus de viande, du bouillon. Un des meilleurs moyens d'alimentation, dans le milieu ou vers la fin d'une fièvre, c'est le bouillon de poulet, donné en petite quantité à la fois et avec précaution. S'il survient de la pesanteur, du mal d'estomac, de la rougeur à la face, de l'agitation dans le pouls avec redoublement de fièvre, cessez et revenez au gruau et à la panade... Il n'y a pas que des boissons simples qu'on puisse administrer dans la fièvre : la bière, l'ale, le porter, le vin léger et coupé d'eau, le thé, le café, sont fréquemment donnés aux fiévreux; ils sont d'un usage très utile lorsqu'on les emploie à propos. »

Cette citation d'un des plus autorisés praticiens anglais résume bien le régime des fiévreux, et l'on voit ici que Graves ne fait pas de distinction essentielle entre tel ou tel état de fièvre aigu.

Toutefois quelques explications et réserves sont nécessaires.

Dans quelle mesure les aliments doivent-ils être fournis aux fiévreux? — Autrefois la diète d'aliments, mitigée par l'usage des tisanes et du bouillon, était le régime imposé aux fiévreux. L'abstinence d'aliments, plus ou moins complète, a ses avantages : elle épargne les voies digestives; elle décongestionne le foie, l'intestin, le poumon, le cerveau; elle diminue le travail du cœur; elle favorise la résorption des toxines. Mais la diète a ses inconvénients aussi : la fièvre consume les tissus; la preuve en est donnée d'une part par l'élévation de la température des malades et la grande quantité de chaleur qu'ils perdent, même dans l'état d'abstinence absolue d'aliments, de l'autre par l'analyse de leurs excrétions. Krauss et Loevy ont établi que, chez les fiévreux mis à la diète, l'absorption d'oxygène et l'élimination d'acide carbonique sont au moins égales, quelquefois supérieures, à ce qu'elles sont à l'état normal. Il est aussi établi que dans les fièvres aiguës la désassimilation de l'azote total, et par conséquent des substances protéiques, ainsi que la production des déchets ayant cette origine, dépasse de huit, dix, quinze grammes par jour au début, et surtout au moment de la période critique, la quantité d'azote fournie par les aliments. Le fiévreux brûle donc, mais il brûle ses tissus, aussi bien ses matières protéiques que ses graisses, comme en témoignent les abondants matériaux azotés de ses urines. Quant à la chaleur qu'il perd, elle est presque la même que chez les bien portants laissés au repos, c'est-à-dire de 2 000 à 2 400 Calories par jour.

La diète anémie profondément. Denis a trouvé, pour 1 000 parties de sang chez un jeune homme : avant la diète, *globules de sang à l'état sec* 154, *eau* 770 ; après 40 jours de diète : *globules secs* 111, *eau* 804.

Il faut donc que le fiévreux s'alimente un peu. D'ailleurs on sait que l'abstinence d'aliments, lorsqu'elle se prolonge trop, altère la muqueuse stomacale et fait disparaître son aptitude à sécréter le suc gastrique. Une diète trop sévère a pour effet d'affaiblir le malade et d'allonger les convalescences. Autrefois où l'on abusait de l'abstinence d'aliments, on a vu des malades mourir ainsi d'inanition. Buss, Von Noorden, Albrecht ont établi que les typhiques, et les fébricitants en général, perdent moins en poids, ont moins de fièvre et une convalescence plus courte lorsqu'on les nourrit, fût-ce avec des aliments azotés, que lorsqu'on les soumet à une diète sévère, à la condition seulement que les aliments soient liquides et de facile digestion, tels que sont le lait, les panades, les potages légers, les bonnes marques de peptones, etc.

« Il m'a paru évident, disait déjà Piorry (*Pneumonies des vieillards*), que les pneumoniques alimentés guérissaient mieux et plus vite que ceux qui ne l'étaient pas. » Trousseau et Pidoux s'expriment à leur tour ainsi : « Il faut garder une diète sévère tant que les forces altérantes de l'économie ont à exécuter le travail pathologique nécessaire... plus tard la diète nuit ; elle engendre la débilité et les maux de nerfs, ce qu'elle ne fait pas tant que les forces de la chimie vivante sont occupées à digérer et à nourrir les produits pathologiques [1] ».

Il faut cependant procéder avec prudence dans l'alimentation de ces malades, car la digestion et l'assimilation, qui nous apparaissent comme un travail à peine sensible à l'état normal, sont une lourde charge pour eux. Le fiévreux, comme l'homme surmené, digère mal ; il est sans appétit ; ses glandes salivaires ne sécrètent pas ou imparfaitement ; son suc gastrique, formé dans de mauvaises conditions, est presque inerme, pauvre en pepsine et en acide chlorhydrique (*Rosenthal, Ewald, Klemperer, Wolfram*). Le foie ne fonctionne plus si la fièvre est élevée et grave ; les sécrétions intestinales sont en partie taries. Une

---

1. Cités par Lorrain, thèse d'agrégation de Paris, 1857, p. 26.

nourriture trop riche fatigue l'estomac hyperesthésié par la fièvre; il rejette les aliments lourds, trop abondants ou trop excitants. C'est ce qu'on observe pour la viande, les jus de viande, les corps gras, le vin, etc. La dyspnée, les syncopes qui peuvent résulter de l'affaiblissement de la nutrition et du cœur sont aussi plus à craindre durant le travail digestif. Il ne faut donc vouloir alimenter un peu plus ces malades que si leur fièvre est devenue chronique; si elle dure, si les sujets dépérissent. Vouloir leur fournir 20 à 30 Calories par kilog. et par jour, comme le demande Von Noorden, c'est chose théorique et souvent impraticable. Il faut que la nourriture n'augmente pas la fièvre, et c'est là, ainsi que le dit Graves, le meilleur des guides pour régler l'alimentation.

Un second est la sensation de la faim; et sauf les altérations de l'estomac et de l'intestin, comme dans les cas d'ulcère rond, de fièvre typhoïde, de dysenterie, etc., et les cas de démence, l'appétit du malade peut servir à proportionner l'alimentation qu'on lui octroie. Toutefois ce n'est point là une règle absolue; elle ne doit être suivie qu'avec prudence. L'appétit des viandes et des graisses chez l'obèse, des mets succulents et des vins généreux chez le goutteux ou l'arthritique, du pain chez le diabétique, ne saurait certainement nous guider comme indication de leurs besoins réels. Toutefois, chez le convalescent et le fiévreux l'appétit est toujours un signe favorable et il doit être, en général et partiellement du moins, satisfait.

D'autre part, chez quelques malades qui ont besoin de se nourrir, les tuberculeux, les anémiés par exemple, la faim peut manquer et ne pas indiquer suffisamment les besoins réels de l'économie. Ici encore l'appétit ne peut être un bon guide, et l'alimentation un peu forcée peut devenir nécessaire. La règle est donc que les tentatives d'alimentation ne doivent pas augmenter la fièvre, produire des désordres intestinaux, de l'insomnie, faire apparaître dans les urines le sucre ou l'albumine, etc.

La faim durant la fièvre n'est pas très rare, surtout chez les jeunes gens et les enfants. A ce signe se joignent souvent la dépression du pouls, les troubles circulatoires et un commencement de chute de la température. Ce sont autant d'indications concordantes qu'il faut nourrir un peu plus le patient. Ces observations s'appliquent avec bien plus de force encore au tout jeune enfant qui dépense rapidement sa substance et doit être alimenté en état de fièvre, avant même que ces signes commencent à se montrer. Il ne saurait supporter longtemps la diète d'aliments : l'enfant digère dans la fièvre et l'on ne doit être arrêté chez lui que par le dégoût, les vomissements et la diarrhée. Le bouillon, le lait dilué d'eau, les soupes aux légumes ou au pain très légères; les crèmes, les gelées de fruits et de viande forment le fond de l'alimentation du jeune fiévreux.

Aliments permis aux fiévreux en général. — A des estomacs inanitiés, déshabitués des aliments, affaiblis par la fièvre, il faut un régime léger et de facile digestion.

Les faits ont démontré que, de tous les aliments, ceux que les fiévreux digèrent le mieux sont les hydrates de carbone; ceux qu'ils acceptent le moins bien sont les corps gras; les substances protéiques restent intermédiaires. Il s'ensuit que le régime devra fournir à ces malades surtout des sucres, des matières amylacées, du bouillon et même du jus de viande et un peu de lait, mais de ceux-ci toujours en petite quantité et aussi privés que possible de graisses qui, chez eux, ne trouvent pas leurs dissolvants intestinaux habituels et répugnent à ces malades. Encore certains corps gras, comme la crème de lait et le beurre, peuvent-ils être utilisés dans une assez large proportion. La crainte que l'alimentation élève la température des malades n'est fondée que si les aliments étaient mal digérés ou trop abondants, ou si le tube intestinal était particulièrement atteint (*péritonite*, *fièvre typhoïde*, *gastrite*, *entérite*). Les albuminoïdes eux-mêmes conviennent, surtout si la fièvre dure et si l'économie a perdu ses réserves nutritives. Dans une série de bonnes recherches faites à ce sujet, Bauer et Künstley[1] essayèrent sur un typhique d'un régime d'abord très pauvre en albuminoïdes, puis successivement plus riche. Voici les pertes d'azote qu'ils observèrent :

Albuminoïdes dans les aliments.	Pertes d'azote par jour
$0^{gr},8$	$13^{gr},9$ à $16^{gr},4$
$39\ ,5$	$11\ ,2$ à $11\ ,5$
$51\ ,7$	$6\ ,3$ à $6\ ,9$

1. *Deutsch. Arch. f. klin. Med.*, Bd. XXIV, Heft 1.

On voit ici ce résultat inattendu, presque paradoxal, que la désassimilation azotée diminue à mesure qu'on nourrit ces malades de produits plus riches en azote.

Quand la fièvre est de longue durée (*typhiques*, *tuberculeux*) le lait seul ne suffit pas. On peut le remplacer partiellement et avantageusement par la viande crue râpée, les œufs à peine cuits, les peptones mélangées au bouillon, les gelées de viande ou de pieds de veau.

En général, il vaut mieux ne permettre aux fébricitants qu'une alimentation semi-liquide ou liquide. Les mets solides qu'il faut mâcher les fatiguent, et la mastication aussi bien que la digestion restent insuffisantes dans ces cas. C'est donc sous forme de bouillons, de soupes, de purées, de jus nutritifs, de boissons, qu'il convient d'alimenter ces malades. Il faut veiller aussi à ce que les repas ne soient jamais abondants ; ils devront être séparés par des intervalles de trois heures environ et répétés quatre à six fois par jour en les rapprochant pendant les périodes de rémission de la fièvre, le matin par exemple. Mais l'estomac doit être vide chaque fois qu'il reçoit une nouvelle dose d'aliments.

Il faut respecter le sommeil du malade et, même dans l'insomnie, ne pas l'alimenter la nuit autant que possible, à moins qu'on n'ait pu le nourrir le jour. Agir autrement c'est retarder le moment où le malade revient à ses habitudes régulières de sommeiller la nuit et de s'alimenter dans la journée. Toutefois cette règle ne doit pas s'appliquer dans les cas d'inanition ou de besoin pressant de nourriture.

Il faut veiller à ce que l'intestin du malade se vide régulièrement et à ce que sa bouche soit bien proprement tenue.

Les quantités d'aliments doivent être réglées sur l'appétence du malade et sur l'état de ses fonctions. Relativement au poids du patient, ces quantités devront être plus élevées chez l'enfant qui dépérit rapidement et même chez le vieillard qui n'a pas de réserves. En général, et pour un malade moyen qui tient le lit, 25 calories par kilogramme de poids corporel et par jour, ou l'énergie alimentaire correspondant à 1 650 calories en 24 heures sont parfaitement suffisantes.

Il nous reste maintenant à parler plus particulièrement de la qualité et de la nature des aliments qui conviennent le mieux aux fiévreux.

On vient de voir que tous les aliments d'origine carnée ne doivent pas leur être défendus. Le bouillon et l'extrait de viande contiennent une série de principes qui agissent comme des toniques du cœur et de l'estomac, excitants de l'appétit, peptogènes, aliments légers. Ce n'est rien constater de nouveau que de dire que depuis longtemps on a reconnu que le bouillon était agréable aux fébricitants et soutenait leurs forces. Mais le bouillon est comme le vin et le café ; il faut en user sans abus. Il fut un temps où l'on surchargeait d'extraits, de gelées de viande, de bouillons concentrés, de consommés, etc., des estomacs affaiblis, rassasiés d'ailleurs de ces substances. On introduisait ainsi dans le sang des malades, déjà chargé des déchets de la fièvre, non pas la partie essentielle de la chair musculaire, comme on le pensait alors, mais un excès de principes extractifs, irritants, dont la désassimilation restait imparfaite et fatiguait l'estomac, le foie, les reins et le cœur.

Il ne faudrait pas croire en effet alimenter beaucoup avec les jus de viande et les bouillons concentrés de bœuf, de veau ou de poulet. Ces préparations contiennent à peine quelques grammes par litre de matières protéiques. Comme nous l'avons dit (p. 174), le bouillon est un condiment et un tonique par ses matières sapides et ses sels, bien plus qu'un aliment. La gélatine qu'il contient en faible proportion, et dont on peut d'ailleurs l'enrichir soit par concentration, soit par addition directe, ne saurait être assimilée par les cellules sans qu'elle ait subi une peptonisation préalable. Elle ne constitue du reste qu'un aliment très incomplet. Les gelées de viande, salées, sucrées, aromatisées, peuvent certainement jouer un rôle dans l'alimentation sommaire des malades, mais on ne saurait les leur donner en proportion un peu élevée sans provoquer la satiété et le dégoût. Toutefois associées au bouillon, au jus de citron, au sucre, au vin blanc, au cognac, etc., ces gelées peuvent rendre quelques services aux malades et convalescents. Elles sont d'une digestion facile et l'on peut les prescrire dans les maladies fébriles graves.

Quant aux peptones naturelles qui de la viande passent dans ses extraits, on n'en trouve qu'en très faible proportion dans une tasse de bouillon.

Les peptones industrielles, lorsqu'elles n'ont pas d'amertume, les aliments peptonisés, les poudres de caséine, peuvent être ajoutés au bouillon en petite quantité pour le rendre un peu plus nutritif. On peut dans le bouillon tiède délayer un jaune d'œuf. On peut enfin obtenir des soupes au bouillon, moins nutritives et moins azotées que les précédentes, en l'additionnant de sagou, de tapioca, de crème de riz, de pain grillé, etc.

Le bouillon de viande n'est pas toujours supporté par l'estomac des fiévreux ; dans ce cas, on peut recourir aux décoctions ou bouillons de légumes, dits aussi *bouillons d'herbes*. On les obtient en cuisant à l'eau salée les légumes habituels du pot-au-feu (carotte, laitue, pomme de terre, poireau, etc., à l'exception du chou), passant à la manche et ajoutant au besoin des matières d'alimentation légère que nous venons de signaler à propos du bouillon de viande.

Le lait n'est pas d'une digestion très facile, surtout si la fièvre est intense. Il doit être donné, dans tous les cas, privé de beurre par barattage ou écrémage, coupé d'eau ou de tisane, additionné au besoin d'un peu de thé, de cognac, de kirsch si les indications de ces excitants sont formelles. Le mélange de lait écrémé bouilli et de cognac est la nourriture indiquée, quand le malade la supporte, dans les maladies septiques, les fièvres éruptives, etc., où il faut relever les forces défaillantes, sans surcharger le sang de produits azotés. L'alcool, à ces faibles doses, agit du reste à la fois comme aliment, comme antiseptique, comme dépresseur modéré de la température (*Binz, Schmiedeberg, Riegel*), comme excitant de la sécrétion rénale. Le lait est un diurétique assez actif. Mais, à doses un peu élevées, il provoque des troubles gastriques et cardiaques. Le kéfir, qui présente réunis sous une forme avantageuse les éléments azotés du lait, avec une faible dose d'alcool, pourrait être utilisé en bien des cas si la proportion assez élevée de ses matières grasses n'en restreignait les indications. Le lait d'amande, le lait de poule, le petit-lait et le babeurre, peuvent être substitués au lait si celui-ci était mal toléré par le malade.

Les huîtres, crues, additionnées ou non de jus de citron, constituent un aliment léger qu'on peut permettre aux fébricitants et aux convalescents, pourvu qu'elles soient bien fraîches et de bonne qualité.

Les légumes en purée claire, pommes de terre, pois, fèves, carottes, panais, tomates (à l'exception des haricots et des choux), aussi bien que les panades, les soupes d'orge, de gruau d'avoine, de froment, de riz (25 gr. de farine de froment, d'orge ou d'avoine par 250 cc. d'eau) peuvent être donnés à ces malades pour varier leur alimentation dès que la chute de la fièvre permet de les nourrir de façon un peu plus substantielle. On peut mêler ces soupes d'un peu de lait, de jaune d'œuf, de cacao, de bouillon, de sel, de sucre, de vanille, à la volonté du malade. On peut aussi, après avoir fait bouillir le gruau avec l'eau, l'additionner de fruits coupés, prunes, pruneaux, pommes, cerises, etc., ajouter un peu de sucre, reporter sur le feu et passer au tamis avant de les donner au malade.

Les farines de légumineuses sont plus difficilement digestibles que celles de céréales et ne doivent pas être permises aux malades s'ils ont trop de fièvre. Il faut les réserver pour ceux qui, atteints d'un état chronique, ont besoin d'un aliment azoté plus plastique et plus riche que le pain ou les farines de céréales. J'en dirai autant de la farine de cacao qui ne convient pas aux patients en état de fièvre aiguë.

Les condiments âcres, le poivre, les pickles, etc., sont tout naturellement contre-indiqués dans l'alimentation des fébricitants dont ils fatiguent l'estomac, le cœur et les reins.

Le sucre ne plaît généralement pas longtemps aux fiévreux, sauf peut-être en limonades rafraîchissantes. Il est inutile de le leur imposer; s'ils craignent son goût trop accentué et qu'on veuille quand même faire entrer les sucres dans leur alimentation, on peut remplacer le saccharose ordinaire par la glycose et même par le sucre de lait, l'un et l'autre beaucoup moins doux sous le même poids. On peut administrer de ces sucres 20 à 60 gr. par jour.

Les fruits acides, tels que raisins, oranges, limons, groseilles, framboises, pommes, poires, etc., *pourvu qu'ils soient très mûrs* et que le malade n'en avale que le suc, ne doivent pas être défendus aux fébricitants, à moins que l'état du tube digestif ne les contre-indique. Il en est de même des conserves et marmelades de fruits, et même de certains condiments tels que citron, sel, vinaigre, aromates, épices doux, etc. La plupart de ces adjuvants ont le grand avantage de permettre de varier l'alimentation des malades, de diminuer leur dégoût et la saburre stomacale, d'être rafraîchissants, d'alcaliniser le sang qui tend à s'acidifier pendant la fièvre. La digestion des fruits est facile s'ils sont mûrs, s'ils sont bien cuits, si l'on en use modérément.

A côté de ces aliments, il faut citer le vin, surtout le vin blanc qu'on mélange de 4 à 5 volumes d'eau et qu'on prend par très faibles quantités. Il apporte sa crème de tartre, ses acides libres, son alcali ; il plaît par sa saveur acidule ; il tonifie par ses tanins, par son alcool ; il contribue à abaisser légèrement la température, à nourrir le malade, à relever les forces ; il est diurétique. « La bière, l'ale, le vin, le thé, le café sont fréquemment administrés aux malades atteints de fièvre, dit Graves, et sont d'un usage très utile s'ils sont employés à propos. » Mais blanc ou rouge, et toujours en très faible proportion, le vin n'est utile que si l'estomac du malade le supporte bien. Il s'en faut que ce soit toujours le cas. Ce qui est certain, c'est que dans les états adynamiques, quelle qu'en soit la cause, dans les fièvres septiques, la pneumonie, la grippe, la fièvre catarrhale surtout au début, les envenimations avec tendances à l'algidité, la période de frisson de l'accès de malaria, la fièvre typhoïde, les convalescences, etc., on peut tirer de grands avantages de l'usage du vin et de l'alcool étendus d'eau, pris glacés ou chauds, mélangés de thé, etc. Le Dr Cabot (*Boston med. Journ.*, 23 juillet 1903) est arrivé à ces conclusions que chez les fiévreux l'alcool à doses faibles n'augmente pas sensiblement la pression artérielle ; qu'il n'élève ni la température ni le pouls, qu'il ne donne jamais le délire. Abott et Micoli semblent avoir démontré que, chez les animaux, l'alcool empêche l'infection par les microbes pathogènes. Les boissons alcooliques ne sont contre-indiquées absolument que dans les maladies cérébrales, la gastro-entérite, la typhlite aiguë, chez les enfants et chez les nerveux.

Le vin et l'alcool, beaucoup trop abandonnés en France, beaucoup trop prônés en Allemagne dans les maladies aiguës, n'agissent pas seulement comme antifébriles légers et toniques généraux ; ils ont encore d'autres qualités : ils fortifient le cœur et excitent la sécrétion rénale, effets très précieux dans les maladies septiques. Il a été expérimentalement démontré que l'alcool, loin d'élever la température, tend à l'abaisser au contraire. Enfin il protège l'économie contre la désassimilation azotée. Encore faut-il ne recourir à cet agent précieux que s'il est nécessaire et si la fièvre et l'hyperesthésie stomacale le permettent.

La bière peut être donnée dans presque toutes les maladies chroniques ou aiguës. Elle doit être proscrite seulement dans la méningite, la péritonite, la typhlite, la dysenterie, et aussi chez les malades soumis au régime lacté. On sait que la faible tension cardiaque, soit qu'elle résulte de l'état fébrile, soit qu'elle provienne de la faiblesse du cœur, diminue les sécrétions rénales et contribue à la rétention des matériaux urinaires toxiques. En augmentant la tension sanguine et la force du cœur, le vin, la bière, le thé léger, le café dilué de beaucoup d'eau, le bouillon, et leurs alcaloïdes (caféine, théophylline, théobromine, corps xanthiques, etc.), aident au rétablissement de l'état normal.

Les boissons habituelles des fébricitants sont l'eau, l'eau gazeuse artificielle ou non, additionnées de jus de fruits, les tisanes et les limonades.

L'eau pure ne doit pas être recommandée si la fièvre se prolonge. Elle contribue à déminéraliser les tissus. Les infusions de violette, de mauve, d'orge, de riz, les décoctions de pommes, poires, etc., prises froides ou chaudes, sont assez indiquées s'il s'agit de calmer la soif et de décharger l'économie de ses toxines. Mais les tisanes et l'eau pure remplissent mal cette dernière indication s'il y a une trop faible tension artérielle. L'eau mêlée d'un peu de café, de thé, de vin blanc très léger, en quelques cas d'un peu de bouillon froid, vaut mieux qu'une infusion sucrée de violette ou de bourrache, et à celle-ci le malade peut, avec raison, préférer même l'eau pure. Il convient ici de suivre son caprice ou plutôt son instinct.

Du reste, sous prétexte de laver le sang, il ne faut pas gorger le patient de liquides aqueux qui surchagent l'estomac et l'intestin, augmentent la tension vasculaire, prédisposent aux congestions et fatiguent les reins et le cœur. Mais le malade doit boire assez pour diluer ses urines et empêcher l'engorgement rénal ou intestinal.

Aux tisanes habituelles on peut substituer les limonades acides, froides ou chaudes, de citron, d'orange, de grenade, pomme, groseille, cerise, etc., les décoctions de riz, d'orge, et même le thé *très faible*, qui plaisent à l'estomac et favorisent ses sécrétions. Ces boissons doivent être données ou franchement chaudes, ou froides; mais, dans ce dernier cas, il faut qu'il n'y ait ni congestion du poumon, ni diarrhée, ni dysenterie, ni rhumatisme viscéral, etc. Les boissons simplement tièdes affadissent l'estomac. On recourra aux boissons chaudes surtout lorsqu'il y aura nécessité d'exciter la sudation et de réchauffer le patient.

Le régime du fébricitant qui entre en convalescence est souvent délicat à régler. C'est ici qu'administrés judicieusement le lait, les soupes amylacées (sagou, orge, tapioca, crème de riz, etc.), les purées de légumes, plus tard les viandes de poulet ou d'agneau, le poisson bouilli, les mets légers, les cervelles, le jambon râpé, les fromages à pâtes cuites, les pulpes de fruits cuits, les vins vieux et toniques pourront rendre de véritables services.

XLVI

Quoiqu'on doive reconnaître que dans les états fébriles aigus le régime tel que nous venons de l'indiquer reste toujours à peu près le même, il est des variantes que nécessitent soit l'état des malades, soit la nature et la localisation de la lésion, en particulier lorsqu'elle siège à l'intestin ou au cerveau. Ce sont ces cas spéciaux que nous allons maintenant passer en revue.

Maladies aiguës du poumon. Pneumonie. Grippe. — Dans la *pneumonie*, les décoctions chaudes d'orge ou d'eau panée suffisent les deux premiers jours; mais dès que le pouls devient petit, faible, rapide, irrégulier, et même avant que ces symptômes de l'affaiblissement du cœur se produisent et qu'il y ait tendance au collapsus, il faut soutenir le malade par les boissons alcooliques prises par très faibles doses à la fois, mais répétées, telles que vins vieux étendus d'eau, champagne, cognac (30 à 120 gr. par jour chez l'adulte), etc., mélangés de thé ou de bouillon. Au besoin, le café léger avec très peu de lait, et le lait lui-même coupé d'eau, sont excellents si les malades les supportent. Le lait est diurétique et sa digestion fatigue peu l'intestin, le foie et les reins. On peut donner encore à ces malades des décoctions de farines alimentaires dans le lait, l'eau ou le bouillon, surtout si la pneumonie se prolonge. Comme nous le disions dans le précédent chapitre, il ne faut pas, en alimentant ou donnant du vin ou du cognac, craindre d'élever la température, l'expérience ayant démontré le contraire.

Dès que la fièvre faiblit on revient aux potages, purées de légumes, crèmes, viande crue. Ce régime tonique, diurétique, antiseptique et suffisamment substantiel est plus nécessaire encore chez le vieillard et chez l'enfant malades du poumon.

Dans les pneumonies à forme infectieuse grave, les boissons alcooliques, la potion de Todt, etc., sont particulièrement indiquées. Avec la quinine et l'extrait de quinquina, elles relèvent les forces du malade et combattent l'intoxication (*Huxham, Laenec, Behier, Todt*).

Il faut, chez les pneumoniques, éviter tout ce qui peut provoquer la toux : les boissons trop sucrées, ou trop salées, ou trop froides, les mets épicés, etc.

La décotion d'orge, l'eau panée ou légèrement sucrée sont indiquées les deux premiers jours dans la pneumonie lobulaire des enfants, surtout s'il y a tendance aux vomissements et à la diarrhée; on les nourrira plus tard avec des décoctions de farines. Le lait est souvent pour eux la cause de troubles intestinaux.

Le même régime convient dans la pleurésie. S'il y a fausses membranes ou épanchements, il faut donner au malade non seulement du lait et un peu de vin blanc qui jouent surtout le rôle de diurétiques, mais de la viande rôtie, du bouillon, des œufs, du moins dès qu'il n'y a plus ou fort peu de fièvre. Les pleurésies purulentes doivent être mises au régime de la tuberculose chronique, c'est-à-dire à l'alimentation la plus substantielle que puisse supporter le malade.

Dans la *bronchopneumonie* fébrile, le lait, le bouillon, le jus de viande et de fruits, les grogs, les vins généreux coupés d'eau, le thé, etc., sont tout indiqués. La bronchopneumonie des vieillards comporte le même régime avec addition de viande râpée, rôtie ou crue.

Dans la pneumonie croupale, les règles précédentes sont applicables. On devra seulement remplacer le lait par la viande crue râpée, mélangée ou non de bouillon tiède, de vin blanc ou rouge, et même de cognac.

Dans la *grippe* il faut distinguer entre les formes nerveuses et cardio-pulmonaires et la forme intestinale.

Dans les premières, il convient de tonifier le malade et d'activer le fonctionnement des reins, par des boissons abondantes légèrement alcooliques, acidules, diurétiques (chiendent, queues de cerises, eaux gazeuses); l'alimentation est à peu près la même que dans la pneumonie franche. Pour soutenir les forces du malade, soulager le cœur, exciter le fonctionnement rénal, on doit recourir au lait. On peut y joindre le vin, le café même, à moins que les phénomènes cérébraux, nerveux ou nauséeux ne prédominent, auquel cas il vaut mieux s'en tenir au lait coupé de tisane de tilleul, de violettes, de fleur d'oranger, ou même aux tisanes toutes simples, etc.

Dans les formes intestinales de la grippe le régime est celui des gastro-entérites.

S'il y a de l'adynamie, il convient d'insister sur les toniques, l'alcool, le café, la caféine.

Tuberculose fébrile. — Nous avons déjà dit (p. 556) comment on doit nourrir les tuberculeux. La fièvre n'est pas, dans ces cas, une contre-indication à l'alimentation intensive, bien au contraire. Il faut seulement ne laisser faire à ces malades que de petits repas et les multiplier en les espaçant de quatre en quatre heures. La dyspepsie, l'anémie entravent souvent leur alimentation. Mais on a dit que la pulpe de viande de mouton crue et râpée prise à la fin du repas et sans la mâcher (100 à 120 grammes deux fois par jour), est supportée par presque tous ces malades. C'est pour eux le plus précieux des aliments. Après la viande crue viennent le lait, le cacao, le chocolat, les jaunes d'œufs, la viande rôtie ou fumée, le beurre et la crème de lait, les décoctions de farine de légumineuses, maltées ou non; les fruits bien mûrs s'ils sont digérés. Le lait doit être pris en boisson en mangeant ou entre les repas; dans ce dernier cas, on peut le mélanger d'un peu de café ou de cacao en poudre. Mais le lait pur, ou le thé fort et très chaud, augmenteraient la fièvre. Le pain qui apporte ses phosphates, les vins généreux, la bière, le cognac au besoin, mais en petites proportions et comme digestif, le kéfir, peuvent être aussi recommandés.

Les excitants diffusibles doivent être évités s'il y a tendance aux hémorragies.

Le régime des dyspeptiques hypochlorhydriques (p. 522) est le plus souvent celui qui convient le mieux à ces malades qui manquent d'appétit.

Si la diarrhée survient, il faut provisoirement abandonner les viandes cuites, le lait, les œufs, et les remplacer par la viande crue rapée ou le jus de viande fraîche pressée crue, l'eau albumineuse, l'eau et la crème de riz, le bouillon additionné de sagou, la décoction blanche de Sydenham, le thé, et ne revenir que lentement au régime ordinaire quand la diarrhée aura complètement disparu. S'il y a tendance aux hémoptysies, il faut éviter le vin et les boissons trop chaudes ou gazeuzes.

Ces malades doivent être d'autant mieux nourris qu'ils ont plus de fièvre; mais à la condition que les aliments qu'on leur offre soient bien acceptés, bien digérés et sans excès, et que l'alimentation ne fasse pas monter la température.

RHUMATISME; PÉRICARDITE, ENDOCARDITE.

Rhumatisme articulaire aigu. — Dans la période aiguë de cette maladie le régime lacté est le seul logique. Il produit le minimum de toxines et augmente la diurèse. Encore faut-il digérer le lait. Comme boissons, la citronade ou les eaux alcalines de Vichy, du Boulou, de Vals.

Le reste du régime est celui des pyrexies ordinaires.. Quand la température est tombée, on alimente le malade comme dans la convalescence des fièvres éruptives.

Péricardite, endocardite aiguë. — Le lait constitue encore le meilleur des régimes dans la péricardite aiguë, mais il faut en réduire la quantité à un litre par jour, au maximum. On peut l'additionner de farines diverses, d'un peu de cacao, de café, de thé, et même de cognac ou de kirsch. Lorsqu'il y a insuffisance cardiaque, le bouillon n'est pas favorable.

Dans l'*endocardite aiguë* c'est encore le lait et les laitages qui permettent le mieux de soutenir le malade. Comme aliments de second plan, le bouillon ou le jus de viande. Les sucs de fruits, les tisanes acidules (citronade, orangeade) sont ici très favorables. Plus tard on pourra permettre les œufs, le poisson bouilli, les viandes légères, les légumes, le café, les vins toniques.

Dans les troubles de compensation on peut au régime lacté ajouter un peu de viande crue ou légèrement grillée et râpée (200 à 250 gr. par jour), mais il faut se souvenir que dès que la tension artérielle est insuffisante, l'élimination rénale le devient aussi, et que par conséquent il faut réduire au minimum, dans ces cas, les substances qui, telles que la viande et le bouillon, sont pour l'économie l'origine de déchets azotés.

Méningite aiguë. — Dans les affections aiguës du cerveau, les malades ont le plus souvent des nausées ou des vomissements, de la constipation, de la soif. Les premiers jours, il faut les nourrir d'autant moins que l'appétit est nul, qu'il y a beaucoup de fièvre et qu'il importe de diminuer la congestion cérébrale. La diète est donc indiquée à ce moment et l'on ne permettra à ces malades que l'eau glacée ou les infusions froides d'orge, de fruits, de pruneaux, les limonades, l'eau vinaigrée ou aromatisée d'un peu de menthe. Il faut surtout éviter de donner à ces malades des spiritueux, du vin, du café, du thé, des boissons trop chaudes, du bouillon. Quand la fièvre est tombée, on pourra recourir à l'eau panée, aux gelées de fruits, etc. Plus tard on arrivera progressivement aux panades, aux soupes farineuses, au bouillon léger, au lait coupé de beaucoup d'eau, puis au bouillon froid additionné d'un jaune d'œuf. Mais il ne faut pas permettre, même à cette période, les liqueurs vineuses et la bière qui pourraient rappeler les vomissements et augmenter l'agitation. Ce n'est que très tardivement qu'on peut revenir au thé ou au café.

Dans la méningite cérébro-spinale le même régime est de mise.

Si l'alimentation par l'estomac continuait à provoquer des vomissements, il faudrait recourir aux lavements de peptones, de lait écrémé, peptonisé, etc.

Affections aiguës du tube digestif. — Dans la gastrite aiguë fébrile (embarras gastrique, fièvre synoque, fièvre catharrale), l'appétit est à peu près disparu. Les boissons fraîches acidules agréent à ces malades; le thé, les bouillons de viande ou de légumes leur conviennent généralement aussi. Quand la fièvre tombe, on peut leur permettre des aliments légers, un peu de poisson, de viande rôtie, quelques légumes, des fruits, des œufs à la coque, une très petite quantité de vin blanc.

Dans les cas de gastro-entérite aiguë avec fièvre, surtout s'il y a vomissements et diarrhée, et même chez le jeune enfant, la suppression momentanée de toute nourriture est nécessaire. Durant 24 à 48 heures seront seuls permis un peu de glace qu'on laisse fondre dans la bouche, un mélange d'eau glacée avec 1/20 à peu près de café légèrement sucré qu'on prend par faibles doses à la fois. On pourra recourir ensuite, avec prudence, à l'eau d'orge acidulée de citron et faiblement sucrée, aux bouillons de légumes, à l'eau albumineuse, à l'eau panée, et plus tard aux soupes farineuses légères, au lait coupé d'eau pris presque froid et non bouilli, enfin à la viande crue râpée. Tant que l'état fébrile aigu persiste, il ne faut pas revenir aux aliments solides ou qui laissent un résidu notable, tels que la viande ou les légumes quels qu'ils soient, même en purée; ils stimuleraient trop le péristaltisme gastro-intestinal.

On doit, au début de la gastro-entérite, éviter aussi le bouillon et le lait. Le premier parce qu'il provoque les contractions de l'intestin et irrite l'estomac; le second parce qu'il est, dans bien des cas, de difficile digestion, surtout à cause de ses graisses, et qu'il peut augmenter ainsi la diarrhée et les nausées.

Si les vomissements persistaient, on laisserait l'estomac au repos complet, ne permettant qu'un peu d'eau glacée de temps à autre, et l'on recourrait aux lavements nutritifs de peptones, de laits peptonisés, etc.

Nous dirons ici quelques mots de la *dysenterie*, quoiqu'elle soit assez rarement fébrile.

Dans l'état aigu de cette maladie, il faut s'en tenir au régime lacté à peu près absolu lorsqu'il est bien supporté. On donnera le lait écrémé et stérilisé, bouilli et tiède, mélangé ou non, suivant les cas, d'un peu d'eau de chaux ou de sous-nitrate de bismuth. Ce lait (de 2 à 2,5 litres par jour) doit être pris par portions de 150 à 250 cc., à 3 heures d'intervalle au moins, par petites cuillerées à café, ou à la paille; en un mot, il doit être avalé lentement, jamais par verrées à la fois. Au besoin, s'il y avait intolérance absolue de cet aliment, on pourrait remplacer le lait par les bouillons d'herbes mêlés d'un peu de farine de riz (non d'avoine), l'eau de riz, l'eau albumineuse légèrement sucrée, le lait de poule. La viande fraîche de mouton ou de cheval râpée, et le lait écrémé étendu d'eau ou d'un peu de thé, constituent une alimentation généralement bien supportée quand elle est donnée suivant les règles que nous avons bien des fois indiquées. Elle conserve les forces de ces malades souvent très affaiblis. Il faut surtout éviter les boissons *froides*, *acides* ou *alcooliques*, le bouillon, les eaux gazeuses, les condiments qui favorisent le péristaltisme intestinal. Le café fort, par très faibles quantités, peut être ordonné si le cœur avait besoin d'un tonique.

Plus tard, s'il n'y a pas de fièvre et que la diarrhée diminue, on pourra revenir aux potages, aux crèmes, aux bouillies, aux décoctions de cacao, de lentilles, de pois verts, au poisson bouilli, et surtout à la viande râpée crue, etc.

Dans la *péritonite aiguë*, la diète d'aliments est indispensable, du moins au début. On ne permettra que la glace, l'eau glacée, ou l'eau froide très légèrement sucrée et alcoolisée. Mais, le thé, le café, l'eau de Seltz, les eaux alcalines, les boissons acides, les bouillons de viande, froids ou chauds, seront défendus. Quand la fièvre tombe, on ne devra prescrire que des aliments ne laissant presque aucun résidu : l'eau de riz, l'eau panée ou albumineuse, les bouillons d'herbes, les soupes farineuses très légères sans lait ni beurre, au sagou, aux caséines alimentaires, au fromage cuit et râpé. On pourra passer ensuite au lait, au jaune d'œuf délayé dans un peu de bouillon maigre, aux biscuits, aux panades, etc.

Dans la péritonite chronique, on peut donner du bouillon, des gelées, de la viande râpée, et même, par petites quantités, du lait écrémé et un peu de vin d'Espagne ou de vieux Bourgogne.

On se comportera dans les troubles intestinaux de l'*appendicite* comme on vient de le dire pour la péritonite aiguë. La diète d'aliments solides, et l'eau sucrée, mélangée ou non de très peu de lait, l'eau panée, les soupes amylacées légères, etc., constituent le régime dans ces cas où l'intestin doit être avant tout ménagé et ses sensations apaisées même par les opiacés.

Dans la *fièvre typhoïde*, la diète absolue ne convient pas; il faut, malgré la température et les ulcérations intestinales, alimenter modérément le malade, avec le lait écrémé, les soupes aux gruaux ou au sagou, les gelées de viande, le bouillon pur ou mêlé de peptones bien préparées; le vin ou même le champagne, le cognac, le thé et le café, surtout s'il y a prostration, tremblements, stupeur, adynamie, si la fièvre dure depuis longtemps, si le cœur faiblit. L'alcool doit être évité dans les cas de céphalalgie intense, de délire aigu, de sécheresse extrême de la peau, d'albuminurie (*Murchisson*). Les boissons alcooliques sont contre-indiquées chez les enfants, et s'il y a de hautes températures ou beaucoup de céphalalgie.

Dans cette longue maladie, les tisanes sucrées, glycérinées même, et les décoctions de céréales, rendent des services. On peut les additionner de sucs de divers fruits (pommes, pêches, poires, groseilles, etc.), de jus de viande fraîche obtenu sous forte pression (voir p. 168), de gelées de viande et, lorsqu'il est possible, de lait écrémé pur ou étendu d'eaux alcalines. Le lait est à la fois diurétique et désinfectant. Malheureusement il est très rarement supporté, au moins à l'état pur; il provoque souvent du tympanisme, des coliques, des vomissements. Il faut d'ailleurs le donner toujours écrémé, additionné d'un peu de cognac, de rhum, de café, de quelques gouttes d'eau de laurier cerise, etc.

Les tisanes diurétiques, le thé léger, les boissons aqueuses aux jus de fruits (pommes, orange, citron, cerises, groseille) additionnées d'un peu de café qui soutient le cœur, ne doivent être prises que par petites quantités à la fois, mais en y revenant souvent. Il faut se garder, en effet, de distendre l'estomac et d'augmenter la dyspnée. Avec ces précautions, on peut en donner jusqu'à deux litres par jour. S'il y avait des vomissements, on recourrait aux limonades, aux eaux gazeuses. De toutes ces boissons, l'eau pure et fraîche est celle qui convient souvent le mieux au malade, on combattra la diarrhée avec l'eau gommeuse, l'eau de riz ou de coing.

Dans les formes sudorales, rénales, hémorragiques ou hématuriques, le lait écrémé est plus particulièrement indiqué.

Depuis Brown et Graves, les médecins en Angleterre ont nourri les fiévreux et particulièrement les typhiques. Trousseau, Aran, Behier, Piorry, Lorrain conseillèrent cette méthode, et les essais récents tentés en France (*Vaquez*), en Allemagne (*Bauer et Küntsley*; *Puritz*), en Russie (*Gournitzki*, *Botkin*) pour nourrir plus substantiellement les typhiques, même avec le lait (une demi-tasse chaque deux heures) semblent avoir généralement réussi. La soupe à la farine de riz, le bouillon additionné d'un peu de fromage râpé, de caséine, de jaune d'œuf, de malaga, les soupes panées, les gelées de viande, et même (quoique en faible quantité), les boulettes de viande crue râpée ou de viande très légèrement grillée, enfin, et d'une façon générale, tous les aliments faciles à digérer et ne laissant que très peu de résidu intestinal (lait, huîtres, poissons maigres cuits à l'eau), le tout pris par petites quantités à la fois de façon à ne pas provoquer de diarrhée, peuvent convenir à ces malades, dès que leur température tombe et oscille aux environs de 38°.

Les aliments albuminoïdes sont bien digérés par ces malades. On a reconnu que, chez eux, les œufs ou la viande ne donnent pas d'albuminurie. Ils font souvent cesser la diarrhée. La fièvre n'en est pas augmentée. Sur 11 malades ainsi traités, Vaquez n'a jamais eu d'hémorragies [1].

Naturellement il faut, ici surtout, éviter tout excès d'aliments; la température remonte dès que la diarrrhée augmente. Dans le cas où il y a des indigestions et des rechutes, il faut revenir à une diète plus sévère.

Lorsqu'il y a des pertes de sang par l'intestin, l'abstinence d'aliments, les boissons froides, les tisanes glacées de riz, d'orge, de citron, tout au plus l'eau panée ou l'eau albumineuse, doivent être seules permises au malade. S'il faut absolument le soutenir, ce sera au moyen de lavements nutritifs; si le cœur faiblit, on recourra aux injections de sérum artificiel et de caféine. Plus tard, on pourra revenir aux soupes de farine, aux crèmes de riz, de sagou, aux gelées, au lait, et même à la viande crue et aux œufs en coque, etc., mais on laissera le plus possible de côté les aliments qui abandonnent des quantités notables de résidus solides, comme la viande ordinaire ou les légumes herbacés.

C'est dans les états adynamiques ou dans la convalescence de cette grave maladie que le vin, et particulièrement les bons vins vieux de Bourgogne, de Bordeaux, de Roussillon, *surtout rouges*, peuvent rendre de grands services. Le vin rouge agit à la fois par son alcool, par ses tanins et ses matières colorantes toniques, par son fer organique qui permet la reglobulisation du sang, par ses parfums qui réveillent l'estomac. Mais, blanc ou rouge, le vin ne doit être permis que par petites cuillerées à la fois, coupé ou non d'eau, sucré ou non, et toujours à la suite d'un léger repas ou d'un peu de lait.

Les troubles prémonitoires du *choléra* sont utilement combattus, au point de vue diététique, par les boissons acidulées

1. Vaquez, *Alimentation dans la typhoïde*, Presse médicale, Paris, 1900.

d'acide chlorhydrique (*acide médicinal 6 gr., eau 1 litre*) ou d'acide lactique (*6 gr. par litre*) mélangées d'un peu de cognac et de sucre, ou par la glace en petits morceaux qu'on laisse fondre dans la bouche s'il y a tendance aux vomissements. Comme aliments, un peu de bouillon à la farine de riz, de l'eau albumineuse, etc. Si la maladie progressait, si le collapsus s'accentuait, le vin chaud, les grogs, la limonade au citron additionnée de rhum et de vanille, le café légèrement sucré et mêlé de cognac, etc., seraient particulièrement indiqués. Dans les cas d'anurie, on insistera sur ces dernières boissons et l'on recourra au besoin aux injections de sérum artificiel. Après la crise on revient à une alimentation plus substantielle en se conformant aux règles ci-dessus et traitant le patient comme on l'a dit à propos de la convalescence des fièvres graves.

Néphrite aiguë, cystite aiguë. — A propos de la *néphrite aiguë* nous rappellerons les recommandations que nous avons faites à propos de la néphrite chronique (p. 545). On doit les appliquer ici encore plus sévèrement. Se tenir strictement au repos et au lait; éviter les extraits de viande et la viande elle-même tant que dure l'état aigu; se borner à ajouter au lait, débeurré ou non, un peu de pain ou de farine d'orge ou d'avoine; éviter toutes les épices, le café, et les liqueurs fermentées.

Au cours de la cystite aiguë on devra suivre le même régime: boire abondamment l'eau pure, l'eau panée, l'eau d'orge, les décoctions de fruits ou de céréales étendues et légèrement parfumées, le lait mêlé d'eau.

Fièvres éruptives. — Elles ne donnent pas lieu à des indications spéciales au point de vue du régime. On doit se guider ici d'après les principes généraux, les signes présentés par le malade, l'intensité de la fièvre, l'état du cœur. Sauf dans la période fébrile aiguë de la scarlatine, il faut donner à manger au malade s'il a faim. Dans la rougeole en particulier, et malgré la fièvre, on peut l'alimenter avec du bouillon, des panades avec ou sans jaune d'œuf, du jus de viande. Comme boissons, des limonades, des infusions diverses prises tièdes, de l'eau rougie. S'il était besoin de relever les forces, on donnerait du thé, du café, et même un peu de cognac. Dans la scarlatine, au contraire, en raison de la complication possible de néphrite, il est bon, durant toute la période aiguë, de se borner aux boissons aqueuses acidules, aux décoctions de céréales, au lait écrémé coupé de beaucoup d'eau. Mais dans cette maladie, quelle que soit la période où elle est arrivée, il faut soulager les reins ; pour cela, éviter le bouillon et les extraits ou jus de viande qui apportent leurs leucomaïnes et les autres déchets azotés. Il convient aussi de défendre à ces malades l'alcool, les mets relevés et salés ; il faut insister sur le régime lacté et appliquer les règles d'alimentation que nous avons données pour les néphrites (p. 545).

Les malades atteints de *typhus exanthématique* doivent, suivant Graves, être alimentés dès le 3ᵉ ou le 4ᵉ jour avec le lait, les gruaux, le riz, le bouillon, le thé, le café, le vin, les grogs s'ils supportent l'alcool. Les boissons doivent être abondantes, acidules ou légèrement alcooliques. L'acide phosphorique (10 à 15 gr. d'acide médicinal pour 300 ou 500 gr. de boisson) a été recommandé.

Dans beaucoup de maladies fébriles infectieuses, on doit tenir compte de ces dernières remarques fondées sur l'état des reins congestionnés, menacés d'inflammation et de dégénérescence, irrités par le poison qu'ils excrètent.

Il en est de même lorsqu'au cours de ces fièvres, l'intestin est enflammé, ou bien atteint d'éruptions spécifiques et d'ulcérations, comme dans la variole. Il convient dans ces cas de nourrir le malade uniquement au lait, aux panades, aux gelées, aux soupes amylacées et, s'il le faut, se borner aux tisanes de céréales en s'aidant des opiacés.

Fièvre puerpérale, septicémie, érysipèle, diphtérie. — Dans la *fièvre puerpérale*, dès qu'on le peut, il faut soutenir les forces de la malade par du bouillon pris tiède, avec ou sans jaune d'œufs, mais surtout, et dès le début, par des boissons alcooliques, du champagne frappé, du jus de viande, du café au lait, du café. S'il y avait de la péritonite, la malade serait nourrie comme il a été dit en parlant de cette maladie.

C'est aussi le régime des septicémies, de la fièvre jaune, de la peste, de l'érysipèle, maladies où il convient de tenir compte à la fois des complications gastro-intestinales (Voir *Fièvre typhoïde*, p. 596) et de soutenir les forces du malade par les excitants diffusibles, le bouillon, les jus de viande, l'alcool, les toniques de toute nature, avec accompagnement de boissons acidules abondantes.

Dans l'érysipèle où le rein pourrait être altéré par l'élimination des toxines, le régime lacté est indiqué, surtout s'il y a de la fièvre. Dans les formes adynamiques, le vin blanc, le café, et l'alimentation tonique (voir *Tuberculose*, p. 556 et 592), peuvent être nécessaires ; mais il faudra toujours surveiller le rein au point de vue de l'albuminurie.

Au cours de la diphtérie, surtout dans les formes graves, il faut soutenir le malade par le café, les vins alcooliques, le cognac dilué et sucré. Même aux enfants de trois à quatre ans on peut donner de 4 à 6 gr. de cognac mêlé de deux volumes d'eau sucrée quatre fois par jour. Aux diphtériques il faut une alimentation aussi riche que possible, et l'on doit, au besoin, exciter leur appétit par les amers. On proscrit souvent le lait dans ce cas parce qu'il peut blanchir la langue et la gorge et empêcher de bien distinguer les fausses membranes. Mais aujourd'hui, surtout avec la sérothérapie, il ne faut pas rejeter le lait qui est un excellent diurétique, et que l'on peut d'ailleurs diluer dans le thé, le café, le vin blanc étendu d'eau. Comme autres aliments, la crème froide, le jus de viande, les œufs, sauf s'il y avait albuminurie, auquel cas il faudrait revenir à la diète lactée et au vin blanc coupé d'eau.

Fièvres intermittentes et rémittentes. — Le malade doit être nourri le mieux possible dans les *fièvres intermittentes*. Pendant les apyrexies, son régime sera celui des anémiques. C'est plus que jamais le cas de recommander ici les aliments fortifiants tels que la viande, et les toniques comme le café et les vins généreux dont l'estomac des impaludés s'accommode généralement bien.

Dans les *fièvres rémittentes*, il faut, comme dans la fièvre *hectique*, nourrir les malades surtout au moment où fléchit la température. Comme dans le cas précédent, les aliments qui conviennent le mieux à leur goût sont avant tout les substances toniques, telles que les jus de viande obtenus à la presse, la viande saignante, les œufs, le poisson, le lait, le cognac par petites quantités, les vins de Bordeaux et de Bourgogne, etc.

XLVII

RÉGIMES DES CONVALESCENTS ET DES OPÉRÉS
DÉMINÉRALISATION ET REMINÉRALISATION DES TISSUS
DE L'ORGANISME

Le régime des convalescents et des opérés doit fournir aux tissus non seulement les principes organiques qui leur manquent, mais encore les matières minérales nécessaires à leur reconstitution. Aussi traiterons-nous dans un même chapitre le régime de la convalescence et les méthodes de reminéralisation des organes.

RÉGIME DES CONVALESCENTS ET DES OPÉRÉS.

Régime des convalescents. — Les pertes faites par l'organisme au cours des maladies fébriles peuvent être énormes, surtout chez les enfants et les jeunes gens. Elles portent à la fois sur les principes azotés, ternaires et salins. Le malade inanitié par l'abstinence ou la fièvre a donc grand besoin d'aliments. Mais il faut les lui fournir avec prudence : les convalescents souffrent souvent d'un état dyspeptique ou d'un éréthisme stomacal qui empêche de les bien alimenter; l'intestin peut rester irritable, ulcéré, et les centres nerveux ne reçoivent qu'avec une superexcitabilité morbide extrême l'impression de la nourriture nouvelle.

Au cours de la période fébrile, les malades ont d'abord perdu leurs graisses, en même temps et dans une moindre mesure, ils se sont appauvris en principes albuminoïdes et sels minéraux. Il s'agit de restaurer tous les tissus le plus vite et le mieux possible.

Pour les graisses, on sait qu'elles sont facilement récupérées grâce aux hydrates de carbone alimentaires. Nul besoin, par conséquent, d'insister pour faire accepter par les convalescents le beurre et autres aliments gras qu'ils ne digéreraient pas toujours. Les soupes légères au gruau, à la farine de riz, au riz, au tapioca, aux jus de fruits; les laitages et crèmes faites d'un mélange de jaunes d'œufs, de lait et de farines de céréales; le miel, les confitures sucrées, les fruits bien mûrs et particulièrement le raisin, etc., permettent d'introduire dans l'économie assez d'hydrates de carbone facilement assimilables pour régénérer les graisses perdues.

En ce qui touche aux matières protéiques, il ne faut les permettre qu'avec réserve sous peine d'indigestions. Elles ne s'assimilent pas toujours facilement et chez les convalescents des quantités assez faibles peuvent suffire. Le lait, les œufs, le jambon râpé, donnés en petite quantité à la fois, quelques purées de légumes en grains ou de légumes verts, le pain, suffisent amplement. En général, 50 à 60 grammes de corps protéiques par jour, c'est-à-dire à peu près la moitié des albuminoïdes de la ration alimentaire de l'homme bien portant, sont un maximum.

Il faut n'alimenter le convalescent que par petits repas, de quatre en quatre heures par exemple, pour tâter l'estomac sans jamais le surcharger. Lui sont interdits la salade, les choux, les champignons, les fruits acides, ou coriaces, ou huileux, les condiments épicés, le gibier faisandé, les viandes de porc, les poissons trop gras, les crustacés, le chocolat[1].

Le lait est par excellence l'aliment des convalescents; s'ils ne le supportent pas (ce qui est rare), il faut essayer de le leur faire tolérer, sucré ou salé, additionné de quelque peu de cognac, de kirsch, d'eau de laurier-cerise, de fleur d'oranger, de café, de thé, de cacao partiellement dégraissé. Le lait peut être cru ou cuit, coupé ou non d'eau, d'eau de chaux, d'eau de Vichy, etc. Lorsqu'il a été privé de beurre par barattage et stérilisé c'est pour les convalescents un excellent aliment.

Avec ou après le lait, on permettra les soupes, les panades, les semoules, les biscuits, les farines et préparations farineuses que l'industrie fournit sous tant de formes, les purées

---

1. Le chocolat pur, surtout cuit à l'eau, est très indigeste; le cacao dégraissé l'est moins.

aux légumes, le poisson cuit à l'eau salée. Le poisson maigre (sole, limande, merlan, turbot) est riche en albuminoïdes et en phosphore, et de facile digestibilité. Arrosé d'un peu de citron, il plaît généralement beaucoup plus aux convalescents que la viande ordinaire, surtout celles de bœuf, de veau ou de porc, de digestion plus laborieuse et qui laissent, dans l'intestin, plus de composés toxiques (*E. Cassaet*). La chair de poulet bouillie est aussi très facilement digestible. La viande crue râpée, avalée sans la mâcher, l'est plus encore ; mais elle peut déplaire aux convalescents.

Les sels minéraux constituent la troisième sorte d'aliments qui leur sont indispensables. Les phosphates, les sels de potasse surtout, ont été perdus au cours de la maladie, et en quantité souvent très grande ; la déglobulisation a frappé les hématies et fait, de ce chef encore, disparaître ces sels dont l'élimination est, d'après Salkowski, trois à quatre fois plus énergique pendant la fièvre qu'à l'état normal ; la chaux, la magnésie sont en même temps passées dans les urines, sans qu'une réparation insuffisante ait pu les restituer. Il faut donc aux convalescents, surtout à ceux qui ont été longtemps soumis à la diète, aux enfants, aux adolescents, comme à tout malade qui a subi des hémorragies, une nourriture franchement reminéralisante.

L'un des aliments de reminéralisation les plus efficaces, après le lait, est le bouillon de viande qui apporte avec lui les sels du tissu musculaire, c'est-à-dire du tissu dont la masse est de beaucoup prépondérante. Le bouillon est particulièrement riche en phosphates de potasse et en sels de magnésie. On peut au besoin l'additionner de poudre de caséine qui fournit aussi son contingent de phosphore et de chaux. Le pain, le lait et les purées de légumes donnent surtout le moyen d'introduire dans l'économie des substances minérales, et particulièrement le phosphore, sous ses formes les plus assimilables. On sait qu'il se trouve dans les céréales, le pain, les légumes surtout à l'état de phytine, combinaison oxyméthylénophosphorique. Introduits directement dans l'économie les sels de cet acide phosphoré organique semblent avoir donné d'excellents résultats comparativement aux autres composés du phosphore, et en particulier aux phosphates minéraux (voir p. 396).

Enfin, pour hâter la reminéralisation, on peut recourir à des liqueurs ou poudres artificielles de composition analogue à celle des cendres du sang, et contenant dans les mêmes rapports qu'elles les chlorures, phosphates, carbonates... de potassium, sodium, calcium, magnésium. Nous y reviendrons plus loin (voir p. 609).

Les boissons reminéralisantes sont aussi fort utiles. Les meilleures sont les décoctions de céréales (avoine, orge, farine de froment, etc.), accompagnées d'un peu de vieux vin rouge de Bordeaux qui agit comme léger tonique et ferrugineux organique. Plus tard on pourra donner le bourgogne ou la bière légère, par faibles quantités à la fois.

On peut, en même temps qu'une petite dose de ces excitants, permettre quelques épices, le sel, le vinaigre, les amers, s'il faut stimuler les fonctions intestinales et l'appétit.

Régime des opérés. — Ce régime rappelle celui des convalescents, toutefois avec quelques variantes qui ont leur importance.

Le patient qui va subir une opération chirurgicale doit avoir l'estomac libre d'aliments depuis six à huit heures au moins, et par conséquent n'avoir pas mangé depuis huit à douze heures, l'action du chloroforme provoquant généralement, durant les 24 à 48 heures qui suivent l'opération, un état nauséeux et quelquefois des vomissements qu'il faut prévoir. Après l'opération, on lui donnera, par cuillerées, de l'eau glacée mêlée ou non d'une très faible quantité de café, et plus tard un peu de bouillon et même de vin. Cette alimentation suffit dans les premières vingt-quatre heures. On peut passer ensuite aux purées, panades, ou autres aliments semi-liquides de très facile digestion, et arriver, vers le troisième jour, aux laitages et à l'alimentation des convalescents indiquée plus haut.

Si l'opération avait eu l'estomac pour siège, il faudrait prescrire l'opium pour faire disparaître l'appétit, et n'alimenter l'opéré que par le rectum durant trois ou quatre jours. Nous y reviendrons (p. 627). On peut ensuite revenir à l'alimentation directe, le cinquième ou sixième jour, avec le bouillon, les farines, le lait, etc., le tout par petites quantités à la fois.

Les mêmes précautions doivent être prises à la suite des opérations sur l'intestin. Les viandes crues râpées, le lait, les bouillies, les œufs, peuvent être administrés dès le quatrième ou le cinquième jour.

RÉGIME DE REMINÉRALISATION

L'inanition minérale se produit dans la convalescence de presque toutes les maladies aiguës et dans beaucoup de maladies chroniques, plus particulièrement dans la phtisie pulmonaire, dans beaucoup d'anémies avec ou sans chlorose, dans certaines formes d'hémoglobinurie, de dyspepsies, de diabète, dans l'azoturie, etc. A un degré plus ou moins marqué, elle existe chez tous les malades.

On sait que l'organisme privé de sels ne se défend que difficilement contre l'action des toxines; un chien nourri de viande épuisée d'avance de substances minérales meurt plus rapidement que celui qui a été mis à la diète absolue (*Forster*). On sait aussi que le tissu musculaire, et surtout le tissu nerveux, ont principalement besoin de phosphore, de potasse et de magnésie pour se restaurer; que les globules rouges disparaissent ou ne se reproduisent plus si les plasmas s'appauvrissent en sels alcalins; que l'élimination des matériaux azotés toxiques est assurée par les sels de soude; enfin que les oxydations intra-cellulaires ne peuvent s'accomplir qu'au sein de plasmas alcalins.

Pendant qu'elle épuise les plasmas de sels minéraux, la maladie en enrichit les urines, momentanément au moins, et l'on peut, par l'étude du sang et de la sécrétion rénale, avoir la preuve de ces deux actions continues qui mesurent la déminéralisation.

Elle est, en effet, caractérisée, d'une part, par l'appauvrissement du plasma sanguin en sels minéraux et, de l'autre, par l'enrichissement des urines en produits inorganiques. M. A. Robin donne le nom de *coefficient de déminéralisation urinaire* au rapport existant entre les principes minéraux et le résidu total des urines. Ce rapport varie à l'état normal de 29 à 32 p. 100. Sa moyenne générale est de 30, c'est-à-dire qu'à l'état de santé, pour 100 parties de résidu urinaire sec, 30 sont formées par des sels minéraux. Mais chez les malades en train de se déminéraliser, 50 p. 100 et plus du résidu urinaire peuvent être constitués par les sels fixes. De même le rapport des sels inorganiques du sang au résidu total est à l'état normal de 5 p. 100; mais, s'il y a déminéralisation de l'organisme, ce rapport peut baisser à 3 p. 100 et même au-dessous.

Voici, observé chez une femme malade, un exemple d'anémie par déminéralisation des humeurs; je l'emprunte au même auteur :

Par litre.	Sang déminéralisé.	Sang normal.
Densité..................	1,040	
Résidu total............	191,2	
Résidu organique.......	186	
Résidu minéral	5,6 p. 100	9 p. 100
Rapport. $\dfrac{Résidu\ minéral.}{Résidu\ total.}$ =	2,91 p. 100	5 p. 100

Les urines présentaient les caractères suivants :

	Urine de déminéralisation par 24 heures.	Par kilog. de poids corporel.	Urine normale par kilog. de poids corporel.
Densité.....................	1,017	»	1gr,018
Résidu total (par litre)....	36gr,6	0gr,852	0gr,810
Résidu organique id.	18 ,8	0 ,458	0 ,605
Résidu minéral id.	17 ,8	0 ,414	0 ,289
Rapport. $\dfrac{Matière\ minérale.}{Résidu\ total.}$ .... =	48 ,5 p. 100	48 ,5 p. 100	31 p. 100
Rapport. $\dfrac{P^2O^5}{Azote\ total.}$ .... =	»	»	8 ,5 p. 100
Azote éliminé (par litre).......	»	0 ,288	0 ,161
Azote éliminé (par kg).........	»	0 ,240	0 ,146

Le coefficient de déminéralisation urinaire, qui s'élève ici à 48,5 p. 100, suffirait à bien caractériser, dans le cas que nous analysons, l'état d'appauvrissement actif de l'organisme en sels minéraux. Au cours de quelques maladies, ce coefficient devient remarquablement supérieur à la normale qui est de 31 p. 100 : dans la *tuberculose*, par exemple, il monte à 45 et 46 p. 100 au début, tombe ensuite à 38 et 35 p. 100, et ne revient à 30 p. 100 que lorsque, arrivé à la troisième période de la maladie, l'organisme est presque épuisé de toutes ses réserves de sels. Dans l'hémo globinurie, qu'elle soit cause ou effet, la déminéralisation s'exprime encore par des coefficients élevés atteignant 43 p. 100. Dans certaines variétés de dyspepsies avec hyperchlorhydrie, le coefficient de déminéralisation augmente aussi, et peut se maintenir bien supérieur à la normale alors même que l'hypochlorhydrie succède au premier état. Le scorbut est encore une maladie de déminéralisation, ou peut-être de *non-minéralisation* faute des sels végétaux, de potasse en particulier.

La déminéralisation des plasmas agit nécessairement sur les éléments anatomiques que les sels sont chargés de conserver et de nourrir. Dans un plasma sanguin déminéralisé les globules du sang s'altèrent. Au sein d'un tissu irrigué par un sang déminéralisé, l'anémie organique, la déglobulisation, la destruction cellulaire anaérobie succèdent à l'anémie minérale et en sont la conséquence. De là les hémorragies, la méthémoglobinurie, les décharges d'acide urique et de toxines, la diminution des oxydations et particulièrement l'abaissement du coefficient d'oxydation du soufre et du poids de l'urée des 24 heures, que l'on observe dans ces cas.

Comment reminéraliser l'organisme? Évidemment en combattant tout d'abord les causes de déminéralisation : hyperchlorhydrie, dyspepsie, leucocytose, anémie, phosphorisme, etc., et, d'autre part, en fournissant avec abondance à l'organisme les sels qui font défaut.

Ceux-ci peuvent lui arriver par les aliments ou par la voie médicamenteuse. Pour choisir entre ces deux moyens, il faut tenir compte de l'état de l'estomac : s'il peut digérer les légumes frais ou secs, le pain, le lait, le vin, ceux-ci suffiront, au besoin, pour fournir au malade les quantités de sels de potasse, de chaux, de magnésie, d'acide phosphorique, etc., dont il manque. Dans le cas contraire, on devra recourir d'abord à la voie médicamenteuse et donner au malade ces mêmes sels par l'estomac sous forme de poudres ou de solutions, car la voie hypodermique a de nombreux inconvénients. Elle ne permet pas aux éléments minéraux de *s'organifier* en traversant le tube digestif, c'est-à-dire de prendre, en se combinant à la matière azotée ou ternaire en train de se digérer, la forme qui convient le mieux à une prompte assimilation.

Par l'estomac on pourra donner le phosphore à l'état de phosphates, de glycérophosphates, de lécithines, de phytine, ou sous les formes digestibles qu'il possède dans certains aliments : graisses de l'œuf, graines de légumineuses, pain, poissons, crustacés, cervelles, etc., aliments riches en produits phosphorés organiques très facilement assimilables.

Parmi les meilleurs reminéralisants nous devons citer les décoctions de farine de céréales (orge, blé, avoine), riches en phosphore organique et en sels de potasse et de magnésie, comme on l'a déjà exposé.

On peut recourir aussi à la poudre minéralisante formulée par A. Robin, poudre complexe à laquelle il a donné le nom significatif de *thériaque minérale* et qu'il compose de la façon suivante :

Sel marin............................	15^{gr}
Chlorure de potassium................	10
Phosphate de soude...................	13
— de potasse................	6
Fluorure de sodium..................	1
Glycérophosphate de chaux............	
— de magnésie.........	āā 1
Sulfate de potasse...................	
Hémoglobine en poudre...............	2 ,50
Glycérophosphate de fer..............	15
Jaune d'œuf sec.....................	15
Lactose	10
Caséine.............................	5
Poudre de fèves de Saint-Ignace......	1
— de rhubarbe.................	4

Dans ce mélange à la fois médicamenteux et alimentaire, chaque élément joue son rôle spécial. Le fluorure de sodium (1 à 2 centigr. par jour) est ajouté dans le but d'empêcher les fausses digestions et fermentations bactériennes de l'estomac.

On peut prendre de cette poudre 2 à 3 gr. par 24 heures.

Quand l'anémie se prolonge et que la reglobulisation s'alanguit, l'organisme se trouve souvent très bien d'un supplément de sels de fer, soit sous forme d'oxalate, soit sous celle de tartrate ferrico-potassique ou d'hématogène si abondant dans les jeunes feuilles des légumes comestibles tels que épinards, salades, etc., soit à l'état où se trouve le fer dans les vins toniques de Bordeaux, de Bourgogne, de Roussillon, d'Espagne. La faible proportion d'arsenic minéral ou organique des aliments pourrait bien aussi jouer son rôle.

Dans le cas de la malade de A. Robin, malade anémiée par déminéralisation, que nous citions tout à l'heure (p. 607), la cure reminéralisatrice que nous venons d'exposer s'est affirmée, après traitement, par les résultats suivants :

	ÉTAT DES URINES		ÉTAT DU SANG
	Par 24 heures	Par kg du poids du corps.	*(Par litre).*
Densité des urines..	1 ,009	»	Densité............ 1,050
Résidu total........	41^{gr},25	0^{gr},993	Résidu solide par litre............ 204^{gr}
— organique ..	19	0 ,632	Résidu organique... 195 ,5
— minéral	16 ,25	0 ,361	— minéral..... 8 ,85
Rapport $\frac{Mat.\ min.}{Résidu\ total.}$	35 ,59 %	35 ,59 %	Rapport $\frac{Sels\ minéraux}{Résidu\ total.}$ 4 ,33 %
NaCl éliminé.......	11 ,26	0 ,247	
Rapport $\frac{P^2O^5}{Azote\ total.}$	7 ,9 %	7 ,9 %	
Azote éliminé.......	»	0 ,146	

Après le traitement reminéralisateur, la somme des échanges était devenue normale (0 gr. 994 par kg. de poids corporel); les matières organiques éliminées avaient passé de 0 gr. 438 à 0 gr. 632 par kilogramme de poids du corps, tandis que les matières *minérales diminuaient*, passant de 0 gr. 414 à 0 gr. 361 par kilogramme. Le sang s'était enrichi à la fois en principes organiques et en principes minéraux, mais ceux-ci avaient progressé plus que ceux-là, et le rapport $\frac{Sels\ minéraux}{Résidu\ total}$ était monté, pour le sang, de 2,91 à 4,33 p. 100, c'est-à-dire que les matières minérales du plasma sanguin avaient augmenté de plus de moitié.

XLVIII

ALIMENTATION DANS LES HOPITAUX, HOSPICES ET PRISONS

Nous ne pouvons, dans cet Ouvrage, négliger de traiter de l'alimentation dans les hospices et hôpitaux, non plus comme nous venons de le faire dans les chapitres qui précèdent, en considérant le régime qui convient à chaque maladie et à chaque cas spécial, mais en nous plaçant cette fois au point de vue de l'ensemble des hospitalisés, aigus ou chroniques, des vieillards, des assistés, des infirmes, des invalides ou valides de toute nature attachés à ces établissements.

A l'étude générale de l'alimentation des hospitalisés, nous joindrons quelques considérations sur l'alimentation dans les prisons : le malade vit un peu à la façon du prisonnier et celui-ci est bien souvent malade. On ne saurait entièrement séparer l'étude de leurs régimes respectifs.

ALIMENTATION DANS LES HOPITAUX

Ici deux importantes remarques doivent être faites tout d'abord : d'une part le malade, soit manque d'appétit, soit manque d'exercice, soit impressionnabilité exagérée, est plus difficile à nourrir de mets vulgaires ou mal apprêtés que l'homme sain vivant au dehors, à l'estomac solide, tonifié par le grand air et par un suffisant exercice physique. Il faudra donc au malade, sinon des mets recherchés, du moins des aliments de bonne qualité. D'autre part, les blessés, les convalescents, et, surtout au cours des premières semaines, l'homme du peuple atteint de maladie chronique qui, mis au repos, bénéficie d'un régime souvent plus sain que son régime habituel, mange en général plus qu'à l'état normal et gagne d'abord très sensiblement en poids à l'hôpital. Il faut donc que, pour l'hospitalisé qui n'a pas la fièvre, les quantités d'aliments concédés soient au moins égales à celles de l'homme sain de même poids. On peut admettre que ces aliments doivent fournir à ceux qui reçoivent la ration entière (*4e degré* ou *quatre portions* des hôpitaux de Paris) un régime répondant aux nombres de Calories suivantes :

	Pour un poids du corps de		
	50 kg.	60 kg.	70 kg.
Hommes.....	»	2 300 Cal	2 500 Cal
Femmes......	1 900 Cal	2 100	»

Sauf pour la femme en couches et la nourrice, la femme a besoin d'environ un cinquième en moins d'aliments que l'homme de même âge. Au contraire on a vu que, pour un même poids, les enfants doivent être nourris deux fois plus que les adultes. Un garçon de 30 kg. doit recevoir autant d'aliments qu'un homme fait, de 60 kilogrammes.

Alimentation des hospitalisés. — D'après le *Règlement* de 1867 sur *le régime alimentaire des hôpitaux de Paris*, règlement dit de Husson[1], resté depuis en vigueur, les malades peuvent être soumis, d'après les prescriptions journalières du médecin, aux quatre modes d'alimentation suivants : *a*, *diète absolue*; *b*, *diète simple au bouillon*; *c*, *alimentation aux potages*; *d*, *alimentation solide*.

a. Diète absolue. — Les malades soumis à ce régime ne reçoivent que des liquides non alimentaires et des tisanes.

b. Diète simple au bouillon. — Dans ce cas, les malades reçoivent par jour quatre portions de 25 centilitres chacune (en tout 1 litre) de bouillon gras; les enfants 800 centilitres.

c. Malades aux potages. — Avec ce régime, les adultes hommes reçoivent par 24 heures :

Bouillon gras.......	500 cc
Potages gras........	600
Vin...............	120

1. *Règlement sur le régime alimentaire des hôpitaux et hospices civils de Paris*, 1867 (Husson, rapporteur).

Nous verrons plus bas comment sont obtenus ce bouillon et ce potage.

d. Malades au régime des aliments solides. — A leur tour, ces malades, qui reçoivent de la viande et du pain, sont alimentés à *quatre degrés* différents suivant leur état, depuis le *premier degré,* pour ceux qu'on alimente le moins, jusqu'au *quatrième* qui répond à l'alimentation des convalescents en pleine guérison. Les second et troisième degrés sont du reste très rarement utilisés par les médecins. J'indiquerai, pour chaque degré, dans les tableaux qui suivent, seulement les quantités d'aliments distribués aux hommes, le régime correspondant pour les femmes étant le même, mais diminué d'un quart à un sixième, suivant les cas, et celui des enfants le double de celui que nécessite un même poids d'adulte. Je n'indiquerai aussi, dans ces tableaux, que le poids des *mets préparés* : on admet que la viande rôtie ou bouillie correspond à un poids double de viande crue; que les fruits cuits perdent un quart de leur poids, le poisson un tiers, les légumes frais un tiers après épluchage et cuisson; que les légumes secs augmentent au contraire de moitié; que le riz cuit quintuple de poids en absorbant de l'eau. Ces coefficients permettront de passer, quand on le voudra, des poids indiqués ci-dessus à ceux de chacun des aliments avant cuisson. Les assaisonnements ne sont pas comptés dans ces tableaux.

Voici donc, d'après le *Règlement administratif,* dit de M. Husson, la composition des quatre régimes des hôpitaux parisiens, pour les malades mis à une, 2, 3 et 4 portions.

A. MALADES AU 1ᵉʳ DEGRÉ (OU MALADES A UNE PORTION)

			Hommes.	Adolescents (12 à 15 ans).
a. *Pour la journée.*	Pain blanc		120ᵍʳ	90ᵍʳ
	Vin		240ᶜᶜ	160ᶜᶜ
b. *Petit déjeuner avant la visite.*	Lait		250ᶜᶜ	200ᶜᶜ
c. *Repas du matin.*	Potage gras		300ᶜᶜ	250ᶜᶜ
	Viande rôtie		60ᵍʳ	40ᵍʳ
d. *Repas du soir.*	1° Potage gras		300ᶜᶜ	250ᶜᶜ
	2°	Volaille (2 fois par semaine)...	60ᵍʳ	40ᵍʳ
		ou viande rôtie (2 fois —)...	60ᵍʳ	60ᵍʳ
		ou poisson (2 fois —)...	80ᵍʳ	50ᵍʳ
		ou œufs frais (1 fois —)...	1 *œuf*	1 *œuf*

B. MALADES AU 2ᵉ DEGRÉ (OU MALADES DITS A 2 PORTIONS)

		Hommes.	Adolescents (12 à 15 ans).
a. Pour la journée.	Pain blanc	240 gr	180 gr
	Vin	240 cc	160 cc
b. Petit déjeuner avant la visite.	Soupe maigre	300 cc	»
	ou lait	»	200 cc
c. Repas du milieu du jour.	Soupe maigre	»	250 cc
1°	Viande rôtie (5 fois par semaine)	60 gr	40 gr
	ou ragouts (2 fois —)	60 gr	40
2°	Œufs frais (2 fois —)	1 œuf	1 œuf
	ou fruits cuits (1 fois —)	100 gr	60 gr
	ou pruneaux (2 fois —)	90 cc	60 cc
	ou riz au lait (2 fois —)	100 gr	50 gr
d. Repas du soir. 1°	Soupe grasse	300 cc	250 cc
2°	Viande bouillie (5 fois par semaine)	60 gr	40 gr
	ou poisson (2 fois —)	80 gr	50 gr
3°	Légumes de saison (5 fois —)	80 cc	»
	(Enfants, 4 fois)	»	50 cc
	ou pommes de terre au lait (2 fois par semaine)	120 gr	80 gr
	ou confitures (1 fois par semaine)	»	30 gr

Chaque soupe ou potage comprend 300 cc. de bouillon, 30 gr. de pain ou 20 gr. de pâtes, pour les adultes ; 250 cc. de bouillon, 20 gr. de pain et 10 gr. de pâtes, pour les enfants.

C. MALADES AU 3ᵉ DEGRÉ (OU MALADES DITS A 3 PORTIONS)

		Hommes.	Adolescents (12 à 15 ans).
a. Pour la journée.	Pain blanc	360 gr	270 gr
	Vin	360 cc	240 cc
b. Petit déjeuner du matin.	Soupe maigre	300 cc	250 cc
c. Repas du milieu du jour.	Soupe maigre	»	250 cc
1°	Viande rôtie (3 fois par semaine)	60 gr	40 gr
	ou abats (1 fois —)	80 gr	50 gr
	ou viande bouillie accommodée (3 fois par semaine)	60 gr	40 gr
2°	Légumes de saison (1 fois par semaine)	120 cc	80 cc
	ou légumes secs (5 fois —)	120 cc	80 cc
	ou œufs accommodés (1 fois —)	1 œuf 1/2	1 œuf
d. Repas du soir. 1°	Soupe grasse	300 cc	250 cc
2°	Viande bouillie (6 fois par semaine)	90 gr	60 gr
	ou poisson (1 fois —)	120 gr	80 gr
3°	Légumes frais (3 fois —)	120 cc	88 cc
	ou pommes de terre (2 fois —)	180 cc	120 cc
	ou riz au lait ou au gras (2 fois —)	150 cc	75 cc

D. MALADES AU 4° DEGRÉ (OU MALADES DITS A 4 PORTIONS)

		Hommes.	Adolescents (12 à 15 ans).
a. *Pour la journée.*	Pain blanc	480gr	360gr
	Vin	480cc	240cc
b. *Petit déjeuner du matin.* Soupe maigre		300cc	250cc
c. *Repas du milieu du jour.*	1° Soupe maigre	»	250cc
	2° Viande rôtie (3 fois par semaine).	90gr	60gr
	ou abats (1 fois —).	120gr	80gr
	ou bouilli accommodé (3 fois —).	90gr	60gr
	3° Légumes de saison (1 fois —).	160cc	100cc
	ou légumes secs (5 fois —).	160gr	120gr
	ou œufs accommodés (1 fois —).	2 œufs	1 œuf 1/2
d. *Repas du soir.*	1° Soupe grasse	300cc	250cc
	2° Viande bouillie (6 fois par semaine).	120gr	80gr
	ou poisson (1 fois —).	160gr	100gr
	3° Légumes frais (3 fois —).	160cc	100cc
	ou pommes de terre (2 fois —).	240cc	160cc
	ou riz au lait ou au gras (2 fois —).	200cc	100cc

Alimentation des valides, des infirmes et des vieillards. — Les valides, infirmes, vieillards incurables, aliénés, reçoivent dans nos hospices les quantités suivantes d'aliments[1] :

NOURRITURE DES ADULTES (HOMMES) VALIDES OU ALIÉNÉS, DANS LES HOSPICES DE PARIS

		Valides.	Aliénés.
a. *Pour la journée.*	1° Pain pour soupe	100gr	100gr
	2° Pain blanc	500gr	570gr
	3° Vin	140cc	120cc
b. *Déjeuner.*	Bouillon maigre	500cc	500cc
	ou lait	250cc	250cc
c. *Dîner.*	1° Légumes secs	200cc	200cc
	ou légumes frais	220gr	220gr
	ou pommes de terre	330gr	330gr
	ou riz	200gr	200gr
	2° Fromage	40gr	40gr
	ou pruneaux	150cc	150cc
	ou raisiné	60gr	60gr
d. *Souper.*	1° Bouillon gras pour soupe	450cc	450cc
	2° Viande bouillie	120gr	140gr

1. On rappelle encore que ces quantités sont calculées pour *l'aliment préparé* et pour les adultes hommes; que, pour les femmes, il y a une différence de 1/4 à 1/6 en moins.

Les *assaisonnements*, dans aucun cas, ne sont comptés dans ces poids.

Alimentation des femmes enceintes et des nourrices. — Le régime dans les hôpitaux spéciaux parisiens de femmes enceintes et de nourrices peut être, comme toujours, spécialement modifié par ordonnance du médecin, mais dans les cas ordinaires il est ainsi constitué :

RÉGIME DES FEMMES ENCEINTES ET DES NOURRICES

a. *Pour la journée.*	{ Pain blanc		720^{gr}
	{ Vin		200^{cc}
b. *Déjeuner.*	Bouillon maigre pour soupe		600^{cc}
c. *Diner.*	1° Bouillon gras pour soupe		600^{cc}
	2° Viande bouillie		140^{gr}
	3°	Légumes secs	360^{cc}
		ou légumes frais	440^{cc}
		ou pommes de terre	660^{cc}
		ou riz	350^{ce}
d. *Souper.*	Viande bouillie accommodée		120^{gr}

Régime des jeunes enfants hospitalisés. — A ces régimes concernant les adultes, les adolescents de 12 à 15 ans atteints de maladies aiguës, les infirmes, les convalescents, les valides, les femmes enceintes et les nourrices, nous ajouterons le régime alimentaire des jeunes enfants de nos hospices.

RÉGIME DES JEUNES ENFANTS DE 2 A 6 ANS

a. *Pour la journée.*	{ Pain pour soupe		100^{gr}
	{ Pain blanc		300^{gr}
	{ Vin		
b. *Déjeuner.*	Bouillon maigre pour soupe		300^{cc}
c. *Diner.*	1° Bouillon gras pour soupe		300^{cc}
	2° Viande bouillie		70^{gr}
d. *Souper.*	1°	Légumes secs	120^{cc}
		ou légumes frais	140^{cc}
		ou pommes de terre	210^{cc}
		ou riz	200^{cc}
	2°	Fromage	40^{gr}
		ou pruneaux	12^{cc}
		ou raisiné	50^{gr}

De six à douze ans le régime des garçons et des filles est augmenté d'un tiers par rapport au régime précédent.

Résumé relatif au régime des hospitalisés. — Étant entendu que les quantités indiquées aux tableaux ci-dessus sont bien celles des aliments *après préparation*, et non celles des aliments frais dont les poids sont plus élevés dans les rapports indiqués plus haut (p. 613), il est évident que l'alimentation de nos hôpitaux fournit aux malades une nourriture réparatrice sous une forme convenable et très suffisante. En effet, si nous calculons en *aliments frais* et en principes nutritifs fondamentaux correspondants, l'alimentation moyenne du malade ou du convalescent à quatre portions, qui se trouve dans des conditions comparables à celles de l'adulte non hospitalisé, nous trouverons qu'il reçoit par jour :

Aliments.		Contenant :		
		Albumine.	Graisses.	Hydrates de carbone.
Pain blanc	540^{gr}	44^{gr},8	5^{gr},9	275^{gr},4
Viande fraîche	420	88 ,2	21 ,46	1 ,9
Légumes verts	170	2 ,4	0 ,51	10 ,2
Légumes secs	126	28 ,22	2 ,4	70 ,0
Beurre ou huile	30	"	28	"
Vin	480^{cc}	"	"	78 (1)
Total		163^{gr},62	57^{gr},36	435^{gr},5

On voit (si les rations distribuées aux malades sont bien celles portées sur les cahiers administratifs) combien est riche cette alimentation en albuminoïdes aussi bien qu'en aliments ternaires dont le poids s'élève, comme il convient, à près de quatre fois celui des aliments azotés. L'alimentation à 4 portions de nos hôpitaux est apte à développer 2 900 Calories par jour. Les quantités d'aliments dont disposent nos malades et convalescents à 4 portions sont donc amplement suffisantes, la ration d'entretien de l'homme sain ne lui fournissant, en moyenne, que 2 400 Calories.

Aux données précédentes, et pour que l'on puisse trouver ici les indications pratiques nécessaires pour calculer et, au besoin, reproduire le régime alimentaire de nos malades, nous ajouterons les déterminations suivantes empruntées aussi au travail de l'ancien directeur de l'Assistance publique à Paris :

1. Calculés en sucre correspondant.

Bouillons gras pour malades.

		I. Bouillon pour malades à la diète mitigée (sans aliments solides)	II. Bouillon pour malades à 1, 2 et 3 portions	III. Autre formule.
Viande......	Bœuf...... 60^{kg} Porc...... 36 Foie ou os. 4	100^{kg} (1)	100^{kg}	100^{kg}
Sel........................		3 ,0	3 ,5	3 ,6
Légumes verts................		20	36	27
Caramel sec.................		0 ,150	0 ,180	0 ,200
Eau....................		240 litres	300 litres	350 litres

Laisser réduire, à une faible ébullition, de un douzième à un quatorzième.

Soupes maigres des hôpitaux parisiens.

	Soupe aux légumes secs.	Soupe aux poireaux et pommes de terre.	Julienne.
Eau....................	100 litres	100 litres	100 litres
Beurre et graisse........	2^{kg},75	2^{kg},75	3^{kg}
Sel....................	1 ,20	1 ,20	1 ,20
Poivre..................	0 ,005	0 ,005	0 ,005
Légumes secs............	10 litres	0 ,00	4 (carottes, navets, etc.)
Légumes frais...........	0^{kg},00	0 ,00	4 ,00
Poireaux...............	0 ,500 (oignons)	6 ,00	0 ,00
Pommes de terre........	0 ,00	12 ,00	4 ,00

A ces données nous ajouterons, réunis dans le tableau suivant, la composition des régimes à quatre portions, ou régimes maximum, de quelques hôpitaux français non parisiens, en nous bornant à donner ici les nombres relatifs seulement à l'alimentation des malades adultes du sexe masculin.

1. Dans le cas des malades à la diète, le bouilli est fait avec de la viande sans abats et comptée sans os.

Régime à quatre portions de divers hôpitaux français.

PAR JOUR	FRANCE MARINE	FRANCE GUERRE	LYON	LILLE	ROUEN	DIJON	BOR-DEAUX	MAR-SEILLE
Pain..........	750^{gr}	750^{gr}	500^{gr}	310^{gr}	480^{gr}	500^{gr}	600^{gr}	450^{gr}
Vin	230^{cc}	250^{cc}	400^{cc}	0 ,0	600^{cc} (cidre)	500^{cc}	400^{cc}	380^{cc}
Viande........	280^{gr}	280^{gr}	250^{gr}	130^{gr}	180^{gr}	250^{gr}	238^{gr}	150^{gr}
Soupe.........	937^{cc}	100^{cc}	300^{cc}	250^{cc}	300^{cc}	500^{cc}	550^{cc}	400^{cc}
Légumes frais.	0 ,0	0 ,0	300^{cc}	250^{cc}	240^{cc}	250^{cc}	0 ,00	120^{cc}
Légumes secs..	250^{cc}	250^{cc},0	300^{cc}	100^{cc}	240^{cc}	150^{cc}	0 ,00	750^{cc}
Lait..........	0 ,0	0 ,0	0 ,0	200^{cc}	0 ,0	500^{cc}	200^{cc}	125^{cc}

On voit la grande différence qui existe entre les régimes des hôpitaux des diverses régions, comme pain, viande, vin, lait, etc.

Il est presque inutile de répéter encore que, dans tous les cas, le médecin peut, sur prescription particulière, modifier ou augmenter l'alimentation de ses malades avec inscription au cahier de visite[1].

1. Les médecins français, et particulièrement la *Société médicale des hôpitaux de Paris*, ont formulé des objections contre la réglementation du régime des malades dite *de Husson* que nous venons d'exposer. Ils objectent que le 2e et le 3e degrés compliquent leurs prescriptions et ne sont pour ainsi dire jamais employés en pratique; que les viandes bouillies et les potages gras sont trop prédominants dans l'alimentation des malades ainsi comprise; que le régime lacté partiel ou intégral n'est qu'exceptionnellement prévu et reste insuffisant; qu'il en est de même des œufs dont on ne dispose que difficilement; qu'au contraire le vin semble concédé trop abondamment. Ils objectent surtout que, dans ce règlement, les degrés d'alimentation sont plutôt fondés sur les quantités d'aliments que sur leur nature; qu'il convient cependant, pour régler la ration hospitalière des malades, de faire une large part à la nature des aliments. En conséquence, par l'organe de leur Rapporteur, M. A. Chauffard, les médecins des hôpitaux parisiens proposent de prévoir et porter sur le cahier de visite les sept régimes alimentaires spéciaux qui suivent :

A. *Régime mixte ou normal.* Pour les sujets bien portants, serviteurs des hôpitaux, ou internés impotents, tabétiques au début, syphilitiques secondaires, déments, etc.
B. *Régime des convalescents.*
C. *Régime de suralimentation.*
D. *Régime des diabétiques.*
E. *Régime des dyspeptiques.*
F. *Régime lacto-végétarien.*
G. *Régime lacté intégral.*

Voici la composition de chacune de ces 7 sortes de régimes :

A. RÉGIME MIXTE OU NOMINAL.

Repas avant la visite. Soupe au lait ou avec légumes 300 cc., ou café au lait 300 cc.
Repas du matin. Viande rôtie 100 gr., ou abats hachés 100 gr. — Légumes secs 150 gr., légumes de saison 130 gr. En plus, un œuf.

Voyons comparativement comment se fait l'alimentation des malades dans les hôpitaux étrangers.

Repas du soir. Soupe grasse ou maigre, 300 cc. — Poisson, 160 gr., ou viande rôtie (ou bouillie accommodée), 100 gr. — Pommes de terre, 240 gr. — Légumes frais, 160 gr., ou riz au gras ou au lait, 200 cc., ou pâtes. — Pain à discrétion. — Vin : hommes, 300 cc. ; femmes, 250 cc. (ou lait, 1 litre) ; ou bière ou cidre, 1 litre.

B. RÉGIME DES CONVALESCENTS.

Repas avant la visite. Lait ou café au lait, ou potage au lait, ou bouillon, 300 cc.

Repas du matin. Côtelette, ou 1/6 poulet rôti. — Purée de pommes de terre ou légumes secs, 150 cc.

Repas du soir. Potage au lait ou au bouillon, 300 cc. — Poisson maigre, 160 gr., ou 2 œufs, ou cervelle. — Fruits cuits ou compote, riz au lait. — Lait, 1 litre. — Vin, 200 cc. — Pain à discrétion.

C. RÉGIME DES DYSPEPTIQUES.

Repas avant la visite. Soupe au lait, 300 cc.

Repas du matin. Viande rôtie, moulinée ou non, 100 gr. — Purées de légumes verts ou féculents, 150 gr., ou pâtes alimentaires, 120 gr., ou 2 œufs.

Repas du soir. Même composition, plus une soupe au lait ou aux légumes, 300 cc. — Lait, 1 litre et demi.

D. RÉGIME LACTO-VÉGÉTARIEN. — Lait 2 litres, 4 œufs, 2 potages au lait. — On pourra remplacer 2 œufs par 100 cc. de légumes verts cuits, ou 150 cc. de purées féculentes, ou 120 gr. pâtes alimentaires.

E. RÉGIME LACTÉ INTÉGRAL. — *Hommes*, 3,5 litres de lait. — *Femmes*, 3 litres.

F. RÉGIME DE SURALIMENTATION. — Il comprendra un des régimes fondamentaux ci-dessus avec supplément constitué par 2 œufs, ou sardines à l'huile, ou 100 à 150 gr. viande crue pulpée, ou fromage et beurre.

G. RÉGIME DES DIABÉTIQUES. — Nature des aliments appropriée à cet état, mais quantité essentiellement variable en chaque cas.

Quel que soit le régime adopté, le médecin conservera la faculté de recourir, grâce aux bons exceptionnels signés de lui, à telle modification, ou tel supplément spécial qui lui paraîtrait utile.

Pour les enfants, sur le Rapport de M. le D᷊ Sevestre, la Commission a demandé par jour :

A. *Pour les nourrissons*. Lait naturel stérilisé, 1 litre.

B. *Enfants sevrés*. Lait, 1 litre et demi ; farines pour bouillies, 50 gr. ; sucre, 25 gr. — Un œuf.

C. *Petits enfants*. Lait, 1/2 litre.

Le matin. Soupe au lait, soupe maigre ou chocolat 2 fois par semaine. — 2 œufs ou poisson, volaille, viande rôtie, 80 gr. — Purée de légumes, 80 gr., ou pomme de terre ou légumes verts, 100 gr. — Compotes de fruits, 50 gr.

Dîner. Soupe grasse ou maigre, 250 cc. — Légumes, pâtes, ou crèmes, 60 à 80 gr. — Compotes ou confitures, 50 gr.

D. *Enfants au-dessus de 8 ans*. Lait, 1/2 litre, ou eau rougie, 750 cc. — Pain à discrétion.

Le matin, soupe au lait ou soupe maigre. — Café au lait ou chocolat (2 fois par semaine), 250 cc.

Déjeuner. 1° viande rôtie, 80 gr., ou ragoût ou poisson, 100 gr. ; — 2° légumes secs (ou riz ou pâtes), 100 gr., ou pommes de terre ou légumes de saison, 120 gr. — Fromage (gruyère) ; compotes de fruits.

Dîner. Potage gras ou maigre, 250 cc. — 2 œufs, ou 80 gr. poisson, ou 60 gr. viande. — Légumes comme le matin.

E. *Régime lacté*. Lait, 2 litres.

F. *Régime des enfants convalescents*. Régime B ou Régime C avec adjonction de viande ou de volaille, 60 gr.

G. *Régime de suralimentation*. Régime C ou D avec addition de viande crue, 100 à 150 gr. [1].

1. *Extrait des Annales d'hygiène publique et de médecine légale*, sept. 1902.

A l'hôpital de la Charité, à Berlin, il y a cinq sortes de régimes. Nous en empruntons le détail à Ewald (*Die naturwissenschaftlichen und medicin Staatsanstalten*, Berlin, 1886, p. 354).

Les régimes I et II qui suivent s'appliquent aux fébricitants ; les régimes III, IV et V sont pour les non-fébricitants et les convalescents :

Régimes des fébricitants (Même hôpital de la Charité de Berlin).

		I	II
Matin.	Café au lait............	500cc	500cc
Midi.	Bouillon....................	250cc	500cc
Après-midi.	Café au lait.............	500cc	500cc
Soir.	Soupe à la farine ou au lait.	250cc	500cc
En outre pour la journée.	Pain blanc..............	80gr	250gr

Régime des non-fébricitants (Hôpital de la Charité à Berlin).

		III	IV	V
Matin.	Café au lait..........	500cc	500cc	500cc
Midi.	Bouillon	500cc	0 ,00	0 ,00
	Légumes cuits.......	500cc	500cc	1000cc
	Viande	167gr	167gr	167gr
Après-midi.	Café au lait..........	500cc	500cc	500cc
Soir.	Soupe..............	500cc	500cc	1000cc
En outre pour la journée	Pain blanc ou grossier.	250gr	375gr (1)	500gr (1)

A l'hôpital Moabit, de Berlin, il y a quatre degrés d'alimentation :

Le premier, le plus substantiel, est celui du petit personnel et des convalescents : ils ont à midi un plat de viande avec légumes, le soir des œufs, des harengs, des saucisses ; en tout 40 à 45 grammes d'albuminoïdes correspondant à 200 ou 220 gr. de viande fraîche. Ils reçoivent en plus :

Pain de seigle.........................	250gr
Pain de froment......................	150gr
Beurre...............................	50gr
Bière	330cc

Dans l'alimentation au 2e degré, les soupes prédominent : le soir, on ne donne que 200 gr. de pain, généralement du pain de froment ; les viandes et légumes indigestes sont mis de côté.

—————

1. Pain grossier.

Les bouillons gras au riz, vermicelle, œufs, etc., composent principalement le 3ᵉ degré. Pour le 4ᵉ degré, le moins substantiel, on distribue presque uniquement au malade du lait et des soupes au lait, le médecin ajoutant en chaque cas ce qu'il juge nécessaire.

Les quantités calculées d'albumine et de matières ternaires correspondant à ces quatre degrés sont les suivantes :

	Albumine.	Graisses.	Hydrates de carbone.	Alcool.	Calories correspondantes.
1ᵉʳ degré...	83	85	340	10	2 600
2ᵉ degré [1]..	70	80	300	»	2 260
3ᵉ degré [1]..	»	»	»	»	800
4ᵉ degré...	»	»	»	»	600

A l'hôpital de Halle (Saxe prussienne) l'alimentation des malades comporte aussi quatre degrés. Le plus riche leur fournit par jour 103 gr. d'albuminoïdes, 96 de graisses et 314 d'hydrates de carbone. Il répond à 2 600 Calories.

La composition moyenne des quatre sortes de rationnement des hôpitaux militaires bavarois comprend, tous calculs faits, les quantités de principes alimentaires suivantes [1] :

	1ʳᵉ ration.	2ᵉ ration.	3ᵉ ration.	4ᵉ ration.
Albumine...............	110^{gr}	90^{gr}	70^{gr}	20^{gr}
Graisse...............	42	40	45	19
Hydrates de carbone...	370	340	230	21

La ration la plus élevée est bien comprise ; un peu faible peut-être pour des convalescents. Elle ne fournit à des hommes jeunes et vigoureux que 2 300 Calories, alors que l'adulte qui n'a pas à refaire ses tissus dépense, au repos, de 2 200 à 2 400 Calories.

Il est facile de voir que nos malades français, et particulièrement les malades des hôpitaux de Paris, sont mieux nourris que les malades allemands, aujourd'hui surtout où, grâce aux efforts des médecins et de l'Administration, un peu plus de variété et de recherche s'est introduite dans nos régimes hospitaliers.

ALIMENTATION DANS LES PRISONS

Il est évident que l'on ne doit pas le confortable au prisonnier, mais seulement l'entretien ; encore faut-il que le condamné

1. Non compris les additions facultatives du médecin.

soit placé dans des conditions normales d'hygiène et suffisamment alimenté. Au point de vue de l'équité et de l'humanité, nul ne saurait s'attribuer le droit d'ajouter à la juste peine qu'il subit de par la loi, une punition nouvelle provenant d'une alimentation impropre à le substanter, qui aurait bientôt fait, dans les conditions trop souvent déplorables où il doit vivre, d'altérer sa santé et d'en faire bien vite un malade à charge à l'Administration en raison des soins qui lui seraient plus que jamais nécessaires.

Puisqu'on doit au prisonnier une nourriture d'entretien suffisante, il suffit de revenir aux considérations exposées, p. 96 et suivantes, pour remarquer qu'à un adulte placé dans les conditions de l'homme au repos relatif (c'est le cas du prisonnier s'il ne travaille pas) il faut au minimum 80 gr. d'albuminoïdes, 40 gr. de corps gras et 400 gr. de matières amylacées. Cette ration lui fournit 2 150 Calories théoriques, en réalité à peine 1 950 réelles. S'il travaille, et surtout s'il est astreint à un travail fatigant, le prisonnier doit être nourri comme un ouvrier ordinaire avec un minimum de 135 gr. d'albuminoïdes et de 500 à 700 gr. de matériaux ternaires. Exiger du travail d'un homme, même condamné, sans le nourrir suffisamment c'est une faute grave au point de vue moral et social, une erreur fâcheuse au point de vue économique et physiologique. Le prisonnier doit payer sa peine par la perte de sa liberté, mais non par celle de sa santé ou de sa vie, ce qui n'arrive que trop souvent avec le système irrationel en vigueur, ainsi que le démontrent les statistiques.

En effet, ce n'est jamais de la nourriture de première qualité qu'on donne aux condamnés et leurs aliments sont comptés à l'état brut; or dans ces viandes, légumes, pain de seconde et souvent de troisième catégorie, les déchets sont considérables; l'aliment végétal qui domine dans la nourriture des prisons tient moins l'estomac, on l'a vu, et donne moins de force que l'aliment animal. D'ailleurs le régime est fort peu varié; de sorte que pour toutes ces raisons, les quantités de principes ci-dessus rappelées doivent être considérées comme bien au-dessous des nécessités réelles.

Le régime administratif des prisons, en France, est le suivant, calculé par jour moyen :

	Quantités à l'état frais.	Contenant :		
		Albumine.	Graisses.	Hydrates de carbone.
Pain................	820gr	68gr,0	8gr,2	311gr
Légumes frais.......	70	1 ,8	0 ,2	4
Pommes de terre....	110	1, 8	"	20
Viande.............	38	7 ,6	2 ,0	"
Riz.................	19	0 ,5	"	7 ,2
Légumes secs........	60	14 ,1	1 ,2	31
Oignons......... ...	10	"	"	1
Graisse.............	12	0	11	0
		93gr,8	22gr,6	374gr,2

Ce régime, trop pauvre en viande, contiendrait la dose d'albu-
noïdes nécessaire s'il était fourni par des aliments de bonne
qualité, s'il était plus animalisé, s'il ne péchait pas par la nature
de ses principes azotés presque tous empruntés au pain, enfin
s'il ne manquait trop de corps gras. Il ne répond *théoriquement*
qu'à 2 074 Calories, dont à peine 1 750 Calories sont réalisables,
énergie qui n'est pas suffisante pour l'adulte qui ne travaille pas,
a fortiori s'il vient à travailler. En effet, le calcul théorique de
ces calories doit être d'ailleurs réduit d'un cinquième au moins,
si l'on tient compte des coefficients de digestibilité des aliments
herbacés (dont se compose surtout la ration des prisonniers) par
rapport aux aliments d'origine animale, ainsi que des déchets
qui sont considérables pour une nourriture principalement
végétale et de seconde qualité.

En Angleterre, les prisonniers militaires condamnés à plus
de 2 mois reçoivent par jour 283 gr. de farine d'avoine, 340 gr.
de riz, 226 gr. de pain, 678 gr. de lait. S'ils sont obligés à un
travail fatigant, ils ont, trois fois par semaine, 266 gr. de farine
d'avoine, 900 gr. de pommes de terre, 226 gr. de viande, 450 gr.
de lait et 220 cc. de bière. Ces régimes sont bien mieux compris
que le nôtre.

En Prusse, dans les prisons du ressort du Ministère de la
Justice, on donne en moyenne par jour : pain 650 gr., viande
43 gr., graisse 25 gr. C'est là un régime tout à fait insuffisant.

Dans les prisons de Belgique, les condamnés disposent par
jour en moyenne de 625 gr. de pain, 12 gr. de graisse et 57 gr.
de viande. En outre ils reçoivent le matin du café au lait à la
chicorée ; à midi et le soir une bouillie de pommes de terre,
des légumes et de la viande, quatre fois par semaine. Cette dernière est ici comptée par jour moyen.

Le plus souvent, ces malheureux, dont la nourriture est d'une invariable monotonie, affaiblis, dyspeptiques, anémiés, finissent par prendre leurs aliments en dégoût et par souffrir de la faim à côté de mets que leur estomac repousse. Il serait logique, il serait humain et d'un intérêt bien entendu, de mettre un peu de variété dans leur alimentation, ne fût-ce que pour qu'elle soit mieux utilisée par eux. Les légumes, le fromage, le vin, la bière, les condiments à bon marché (sel, poivre et moutarde) devraient entrer d'office dans leur menu. Ce serait autant de frais d'hôpital épargnés, et autant de plaintes de moins contre un régime qui semble fait pour venir à bout des santés les plus solides.

Le pain bien cuit, et de bonne qualité, les légumes secs relevés de sel, de poivre, de graisse; un peu de viande supplémentaire; des légumes herbacés communs mais très nourrissants, tels que choux, pommes de terre, carottes, navets; des fromages à pâte cuite; du poisson salé (morues, harengs), du lait, etc., ajoutés à la nourriture des prisonniers et dans les faibles proportions que nous avons dit, permettraient de mettre dans leur régime un peu de cette variété qui conserve l'appétit, de leur donner plus de force au travail, plus de résistance comme santé, tout en diminuant leurs révoltes intérieures, et leur mauvais vouloir, ainsi que les frais de surveillance et ceux d'hôpital.

Il est triste de constater que ces desideratum ont été déjà bien des fois exprimés par les médecins des prisons, par les personnes honorables qui s'occupent du sort moral et matériel de ces malheureux, par la Presse, par l'Administration elle-même. Au point de vue de l'hygiène, de la bonne tenue des prisons, on a fait des progrès notables. On reste sourd à toutes les réclamations qui concernent l'alimentation. On craint des frais supplémentaires; on croit aussi, peut-être, mieux mater par une nourriture débilitante le caractère souvent difficile du prisonnier. On ne peut cependant laisser mourir ces malheureux condamnés parce qu'ils n'ont pas la possibilité de se plaindre!

XLIX

Il est des cas où l'homme ne peut ou ne veut pas s'alimenter par la voie ordinaire, soit qu'il y ait ulcération, rétrécissement de l'œsophage ou des cordes vocales, comme dans la tuberculose laryngée par exemple; soit qu'il y ait menace d'hémorragies ou d'ulcère stomacal; soit que le sujet souffre de vomissements incoercibles; soit qu'il refuse absolument de s'alimenter, comme le font quelques aliénés; soit qu'il ne sache plus manger ou qu'il ne puisse plus déglutir; soit enfin que le malade ait subi l'une des opérations intestinales qui demandent le repos absolu du tube digestif.

Suivant les cas, on peut alimenter alors le patient, ou par la sonde œsophagienne, ou par une fistule stomacale, ou par la voie rectale, ou par la méthode des injections hypodermiques, ou par injection directe dans le sang de certaines substances nutritives.

Alimentation par la sonde stomacale. — Son emploi est indiqué chez les aliénés qui refusent toute nourriture; chez les malades atteints de paralysie des muscles présidant à la déglutition; enfin dans certaines affections de la langue, du pharynx ou de l'œsophage qui rendent la déglutition très douloureuse ou impossible.

On se sert dans ces cas d'une sonde molle qu'on introduit soit par la bouche, soit même par les fosses nasales, s'il y avait impossibilité de faire autrement. Grâce à cet instrument, deux fois par 24 heures, les aliments sont versés directement dans l'estomac, en général préalablement lavé. On peut y introduire sous cette forme des jaunes d'œuf, du lait, des bouillies claires, du bouillon, du jus de viande, des solutions de peptones, des laits de poule, des graisses émulsionnées, des sirops sucrés, du vin, de la bière en petite quantité.

L'estomac supporte facilement 500 à 600 cc. d'abord, puis un litre de ces liquides nutritifs.

S'il y a ulcération du pharynx ou de la gorge, spasme ou rétrécissement très marqué de l'œsophage, il faut n'introduire la sonde qu'avec grande précaution ; au besoin cocaïniser d'avance légèrement toutes les parties douloureuses. En général, chez ces malades, le repos au lit est nécessaire.

L'insalivation des matières ainsi introduites, même lorsqu'elles sont riches en amidon, paraît superflue.

Alimentation par fistule stomacale. — Elle a sa raison d'être chez les individus qui, à la suite de plaie avec cicatrisation de l'œsophage, sont dans l'impossibilité absolue de recevoir les aliments par la bouche, même au moyen de la sonde œsophagienne.

L'indication de pratiquer la fistule stomacale est plus délicate s'il s'agit d'un cancer de l'œsophage et du cardia.

L'alimentation se fait avec les mêmes substances que dans le cas précédent.

Alimentation par le rectum. — Dans les cas où il faut ménager l'estomac, soit que cet organe repousse absolument toute nourriture, soit qu'il y ait impossibilité d'y faire pénétrer les aliments, soit qu'il y ait hémorragie stomacale, ulcère rond, etc., et qu'il faille laisser entièrement l'organe au repos, on a recours à la voie rectale. Mais ce mode d'alimentation ne saurait se prolonger indéfiniment. Cependant, j'ai pu, dans un cas d'ulcération de l'estomac chez un goutteux, le nourrir 22 jours par le rectum. Le patient garda tout ce temps ses forces et son embonpoint. On a parlé de malades entretenus ainsi en bon état durant deux mois et plus.

L'observation clinique montre donc qu'on peut nourrir les patients par cette voie détournée.

Les analyses d'Ewald faites sur des sujets en équilibre azoté ont démontré qu'on peut, grâce aux lavements nutritifs bien composés, conserver cet équilibre pendant des semaines, et qu'il est possible de les nourrir ainsi très suffisamment tout en laissant l'estomac au repos complet [1]. Avant lui, Voit et Bauer [2] avaient établi que les peptones, les jus de viande, les albuminates alcalins sont absorbés par les parois du rectum, et la fécule cuite elle-même s'y transforme en sucre qui est ensuite résorbé. Les propeptones, la caséine du lait, les globulines, l'albumine de l'œuf, à la condition qu'elle soit légèrement salée ou mélangée de pepsine (*Catillon*), disparaissent assez vite [3]; mais les matières albumineuses peptonisées par la pancréatine, surtout lorsqu'elles sont bien préparées et sans amertume, sont préférables. Köhlenberger a montré que même les albumines solubles non digérées étaient directement absorbées par les parois du rectum. Boas a fait une semblable démonstration pour les hydrates de carbone lorsqu'ils ont été cuits et délayés dans l'eau.

A son tour, l'absorption des émulsions graisseuses a été établie pour l'homme et les animaux par Czerny et Latschenberger et par Eichhorst. J'ai remarqué que le vin (bordeaux, porto) est très rapidement résorbé par les parois rectales.

On doit, une heure avant l'injection alimentaire, donner au malade un lavement ordinaire de propreté avec 8 gr. de sel marin par litre pour vider le rectum.

Pour y faire pénétrer la solution nutritive, on devra se servir d'une longue canule molle qui puisse monter très haut dans le gros intestin. On peut donner 4 à 5 lavements nutritifs dans la journée, un chaque trois heures. Leur volume peut être de 200 à 300 cc. suivant la tolérance du rectum qui finit par les bien supporter surtout grâce à l'addition de quelques gouttes de laudanum au début. Avec les lavements de propreté qui concourent eux-mêmes à faire absorber l'eau par les parois intestinales, on voit que le malade peut absorber ainsi jusqu'à 2 litres de liquide par jour.

On se servira comme liqueur nutritive fondamentale d'une solution au 10e ou au 15e de peptones pancréatiques ou pepsiques. On peut aussi faire une émulsion avec 2 jaunes d'œufs ou 2 œufs entiers au besoin [4], auxquels on ajoute peu à peu, en

---

1. Ewald, *Zeitsch. f. klin. Med.*, Bd. XII.
2. *Zeitschr. f. Biolog.*, Bd. V.
3. Arnim Huler, *Deutsch. Arch. f. klin. Med.*, Bd. LXVII.
4. Les œufs battus et peptonisés (en présence de 1,5 milligr. de HCl), ou mieux

mélangeant par battage, une solution de glycose ou de sucre de canne dans 8 parties d'eau [1], une cuillerée de farine, une cuillerée de vin et 2 gr. de sel, le tout à 36°. Au besoin un peu de lait tiède peut remplacer la glycose et la farine. Je pense que les émulsions huileuses (facilitées par addition de jaune d'œuf) sont moins bien absorbées que l'amidon de la farine qui joue le même rôle.

Maragliano a donné la formule suivante pour lavements nutritifs :

Muscles de bœuf pulpés par raclage au couteau	300^{gr}
Pancréas *frais* de bœuf haché.	150
Après avoir mêlé, on ajoute :	
Fiel de bœuf...	25
Un litre d'eau contenant : bicarbonate sodique..........	5

On abandonne 2 heures à la température de la chambre. On injecte en 4 à 5 fois.

Le lait mélangé de 1 gr. 50 de bicarbonate de soude par litre est très bien supporté par l'intestin, mais, dans ce cas surtout, il faut que le lavement de propreté qui précède soit très minutieusement administré, et même qu'il soit antiseptique (0 gr. 3 de benzonaphtol), sinon le colibacille coagulerait la caséine qui ne s'absorberait plus que très difficilement.

Le malade qu'on nourrit au moyen de lavements doit demeurer au repos, couché et bien couvert pour éviter le plus possible l'intolérance rectale et les besoins alimentaires qu'augmentent les pertes de chaleur et les réflexes dus au froid. Les substances liquides injectées doivent avoir une température de 37 à 38°.

Chez les femmes grosses atteintes d'intolérance stomacale, deux lavements par jour, chacun de 600 gr. d'eau et 4 gr. de sel marin, ou bien 400 gr. d'eau et 200 gr. de bouillon, donnés à 38°, après un lavement de propreté, permettent de conserver longtemps les forces et souvent de laisser calmer l'estomac qui peut arriver alors à supporter des mets de facile digestion, tels que la viande crue ou le jambon râpé, déglutis sans les mâcher.

---

pancréatisés, sont absorbés plus facilement que les œufs simplement émulsionnés (*Catillon; Hüber*). On peut, si le blanc de l'œuf n'est pas toléré, ne mettre que les jaunes (3 à 4) qu'on émulsionne avec soin.

1. La glycose trop concentrée irrite le rectum et rend ensuite l'alimentation plus difficile. Il vaut mieux remplacer un peu de sucre par de la farine de blé ou de riz ou par un peu de dextrine.

Les lavements nutritifs bien composés et bien administrés permettent d'alimenter longtemps les malades par la voie rectale; mais il ne faut pas trop compter sur eux s'il s'agit des enfants, des nerveux, ou de ceux chez qui une tumeur ou une, cicatrice de l'œsophage empêche toute alimentation naturelle.

Alimentation par injections sous-cutanées. — Il avait paru naturel d'essayer d'alimenter les malades par injections hypodermiques; mais cette méthode est loin d'avoir tenu ce qu'elle semblait promettre. Il fut reconnu impossible de faire absorber utilement les matières albuminoïdes par cette voie. Ou bien les matières ainsi introduites provoquent des troubles locaux, des indurations, des abcès; ou bien elles ne sont qu'en très faible partie résorbées; ou bien, après avoir pénétré dans le sang, elles passent telles quelles dans les urines. L'albumine, les diverses peptones, les albuminates alcalins, les propeptones, etc., rien n'a réussi. On n'arrive ainsi qu'à irriter considérablement les reins et à provoquer de l'albuminurie.

Nous avons, en effet, vu (p. 122) qu'avant de nourrir les tissus, les albuminoïdes doivent passer, en traversant le tube digestif et les ganglions lymphatiques de l'intestin, par une série de transformations et de dédoublements qui permettent leur assimilation définitive. Ce sont ces dédoublements qui, dans le cas des injections hypodermiques, manquent à la matière albumineuse injectée sous la peau, et cette condition indispensable suffit pour empêcher l'utilisation du plus grand nombre de principes alimentaires.

La glycose en solution à 80 ou 90 gr. par litre, avec addition de 5 à 6 gr. de sel marin, est bien résorbée par la voie sous-cutanée. Mais on ne saurait en injecter ainsi des quantités suffisantes.

Les injections sous-cutanées de graisses ou d'huile d'olive répétées à deux ou trois reprises par jour, à raison de 20 à 30 gr. chaque fois, sont bien utilisées par l'économie (*Leube*). L'injection doit être faite lentement. On peut même recourir à ces corps gras comme véhicules de produits médicamenteux, de la créosote par exemple (*Burlureaux*), mais on ne saurait ainsi nourrir bien efficacement. Les corps gras à injecter doivent avoir été stérilisés au préalable.

Alimentation par injections intraveineuses. — Dans les cas très graves, on a quelquefois tenté de soutenir le malade par injections intraveineuses soit de sang défibriné, soit de sérum naturel, soit de sérum artificiel. Le sang peut être injecté de veine à veine, mais il doit être pris sur un animal de même espèce, ce qui rend cette méthode à peu près inapplicable chez l'homme. Le sérum naturel doit être stérilisé ; il n'est pas sans inconvénients ni même sans danger. Le sérum artificiel vaut mieux. Il se prépare en dissolvant 7 gr. de sel marin, 1 gr. de phosphate de soude et 0 gr. 5 de phosphate de potasse par litre d'eau et portant à l'ébullition. On peut aussi se contenter de dissoudre 8 gr. de sel marin dans un litre d'eau qu'on stérilise ensuite par ébullition et laisse refroidir à l'abri des poussières de l'air.

L'injection de ce sérum artificiel, par voie sous-cutanée, à la dose de 500 à 1 000 cc. et plus, dans les 24 heures, constitue un des moyens les plus puissants dont dispose le médecin pour relever rapidement les forces du malade et ramener le fonctionnement normal.

L

Bien portant ou malade l'individu soumis à tel ou tel mode d'alimentation ou de traitement en est influencé, soit en bien, soit en mal, et il importe beaucoup de pouvoir suivre, pour ainsi dire jour par jour, les effets du régime ou de la médication qu'on a institué.

Méthode d'observation clinique. — Dans ce but le médecin peut recourir à l'examen purement clinique du malade, méthode consistant à se rendre compte des signes caractéristiques de l'état des diverses fonctions : l'appétit, la digestion, les excrétions, le pouls, le rythme du cœur, la tension vasculaire, la température, le mode respiratoire, les variations de la sensibilité, la puissance musculaire, l'aspect général du patient, etc.

Quoique pleine d'intérêt et fournissant les plus précieuses indications, cette méthode d'observation, la vieille méthode médicale clinique, donne surtout des impressions générales, quelquefois aussi des mesures précises, mais qui ne permettent pas toujours une appréciation exacte, détaillée et journalière des progrès de la maladie ou du retour vers la santé, encore moins des pertes ou des gains faits par chacun des principaux organes ou tissus. La méthode clinique ne saurait indiquer que d'une façon générale le sens dans lequel on doit modifier telle ou telle partie du régime. Toutefois, tout ce qui se mesure exactement, se traduit en courbes dont on peut déduire les composantes et la signification est on ne peut plus importante en médecine. C'est ainsi que l'état des forces pris au dynamomètre, le nombre des battements du cœur, du pouls, le rythme des mouvements respiratoires, la mesure de la tension artérielle, celle de la température, la numération des globules rouges ou blancs du sang, le volume et la couleur des urines, etc., toutes ces données sont précieuses pour apprécier les effets d'un régime, ou même d'un agent médicamenteux, parce qu'ensemble, quelquefois même séparément, elles apportent des indications nettes et précises. L'abaissement continu de la température chez un fiévreux, un typhique, un tuberculeux, etc., s'il se produit en dehors de toute autre intervention que le changement de régime, en démontre les bons effets; l'élévation ou l'arrêt dans l'accroissement du nombre des globules rouges du sang chez un anémié ou un convalescent, suivant qu'il recourt à tel remède ou à telle alimentation, peut suffire à guider le médecin dans le choix des agents médicamenteux ou nutritifs.

Il est un autre signe qui donne aussi des indications précises sur la valeur du régime alimentaire adopté, c'est la variation de poids du sujet. La pesée des malades se pratique, pensons-nous, beaucoup trop rarement. On n'y recourt guère que pour les tuberculeux et les malades chroniques. Il serait cependant facile de peser les malades ordinaires, placés dans un fauteuil taré sur la bascule Roberval, qui peut donner le poids d'un homme à 30 ou 40 grammes près. Ce poids pris chaque jour, ou de deux en deux jours, permettrait un contrôle sérieux des effets du régime suivi, de l'efficacité de telle ou telle médication et de l'état général du patient. Toutefois la pesée elle-même, comme les autres signes généraux, ne nous donne qu'une indication globale : elle n'indique ni quel organe peut avoir gagné ou perdu en substance, ni quels tissus, ou quelle nature de principes, azotés, gras, etc., se sont accumulés dans les organes ou bien ont disparu. D'ailleurs des modifications assez importantes peuvent se produire sans que la pesée les accuse : par exemple une perte de tissu musculaire compensée par un gain à peu près égal de graisses ou d'eau.

Autrefois le médecin s'inquiétait de l'aspect des urines et des matières excrémentitielles; il savait en tirer des conclusions plus ou moins précises sur le régime et sur le traitement. Cet examen peut, en effet, donner quelques renseignements sommaires sur la digestibilité ou l'indigestibilité de telle ou telle matière alimentaire, ou relativement à son influence sur la sécrétion urinaire, mais aujourd'hui, ce n'est plus en tenant compte simplement de l'aspect superficiel des excrétions, mais bien en examinant leur composition totale, prenant leur volume ou leur poids, les comparant à la composition et aux poids normaux, etc., c'est surtout en faisant le bilan détaillé et complet de l'ensemble des excrétions et des aliments introduits, que le chimiste biologiste et le physiologiste modernes arrivent à suivre, jour par jour et presque organe par organe, l'effet d'un traitement ou d'un régime. A cette heure nous pouvons, non seulement déterminer exactement l'influence que possède sur la santé générale tel ou tel régime, mais en connaître les effets en détail, et, suivant l'alimentation adoptée, préciser le bénéfice ou la perte journalière de l'économie en matière musculaire, en graisses, en eau, en sels, etc.

Pour obtenir ces indications précises on se sert de diverses méthodes que nous allons exposer.

Méthode fondée sur la détermination complète du bilan nutritif. — La méthode qui permet d'établir à chaque instant l'état de la nutrition par le bilan nutritif complet correspondant à un régime déterminé est fondée sur les considérations suivantes :

Il a été établi d'abord, en particulier par les expériences de J.-B. Boussingault, puis de V. Regnault et Reiset, plus tard de Bidder et Schmidt, de Voit, etc., que la presque totalité de l'azote alimentaire se retrouve dans les urines, les matières fécales et les produits de desquamation. Encore la perte par l'épiderme et les poils ne représente-t-elle journellement chez l'homme que 0 gr. 3 à 0 gr. 4 d'azote, sur 16 à 18 gr. d'azote total éliminé. Quant à l'exhalation d'azote, soit en nature, soit à l'état de produits azotés volatils plus ou moins complexes par la peau et le poumon, elle est presque nulle, comme les auteurs précédents, puis Ranke, Pettenkoffer et Voit, etc., l'ont établi[1]. Si donc on détermine la quantité d'azote qui existe dans la totalité des aliments d'un sujet en expérience, et si, d'autre part, recueillant l'ensemble de ses excrétions, on y dose l'azote total, la différence en plus ou en moins donnera l'azote retenu ou perdu par les tissus au cours de la période que l'on considère. Or comme la très grande partie de cet azote existe chez les animaux et chez l'homme à l'état de principes albuminoïdes et que ces substances contiennent en moyenne 16 p. 100 de cet élément, il s'ensuit que pour chaque

1. Un homme élimine, il est vrai, par jour, 4,5 à 5 litres d'azote par la peau et le poumon, mais cet azote est en partie d'origine aérienne et non alimentaire.

gramme d'azote disparu de la totalité des excrétions par rapport à celui qu'ont introduit les aliments dans le même temps, l'économie a bénéficié de $\frac{100}{16}$ grammes ou 6 gr. 25 d'albumine; elle aura perdu cette quantité au contraire par chaque gramme d'azote apparu dans les excrétions en plus de celui que les aliments auraient introduit dans le même temps.

Tenant compte de ce que les muscles forment chez l'animal le tissu albuminoïde de beaucoup le plus important, on peut, comme l'a fait Voit, calculer l'azote gagné ou perdu non plus en albumine sèche, mais en chair musculaire fraîche. Or, celle-ci renfermant, pour cent parties, 3,35 d'azote en moyenne, il suffira de multiplier le chiffre de la perte ou du gain d'azote observé sur un animal ou un malade en expérience par le coefficient 29,9 (ou 30 en chiffre rond) pour obtenir, relativement à la période de temps que l'on considère, le gain ou la perte en chair musculaire du sujet en observation.

Quant à la quantité d'albumine alimentaire absorbée, elle est égale au poids de l'azote total des aliments diminué de celui qui se retrouve dans les excréments intestinaux, différence multipliée par le coefficient 6,25 ci-dessus. En général pour 18 gr. d'azote alimentaire, les excréments retiennent par jour 1 gr. 4 d'azote. Mais on comprend que ce rapport soit très variable suivant le mode d'alimentation et l'état de santé des individus.

Le carbone de l'organisme étant éliminé à l'état d'acide carbonique par le poumon et par la peau, et sous forme de matières organiques très variées, par les urines et les matières fécales, si grâce aux méthodes de Reiset, de Pettenkoffer et Voit, de Richet et Hanriot, d'Atwater, etc., on détermine en grammes la quantité d'acide carbonique CO^2 expiré ou perspiré, et si l'on multiplie cette quantité par 0,273 (coefficient de transformation pondérale proportionnelle de CO^2 en C correspondant), on aura le carbone perdu par le poumon et la peau dans l'intervalle de temps où le sujet a été mis en observation. Si l'on ajoute à ce carbone celui qui a été excrété au cours de cette période par les urines et les fèces (on le connaît par une analyse élémentaire du résidu urinaire et des matières fécales), on obtiendra la totalité du carbone perdu au cours de l'observation. En déduisant ce poids de celui du carbone fourni par les aliments, on aura, par différence, le poids du *carbone total* fixé ou perdu par le sujet pendant cette période. D'autre part, si l'on a dosé, comme on l'a dit plus haut, l'azote perdu ou gagné par le sujet dans le même temps, il sera facile d'en déduire le carbone assimilé à l'état de substances protéiques, car la presque totalité de l'azote fixé l'est sous cette dernière forme, et l'on sait que ces substances contiennent pour 16 d'azote 54 de carbone. Si donc on multiplie le gain ou la perte d'azote par $\frac{54}{16}$, c'est-à-dire par le coefficient 3,4, on aura *le carbone fixé sous forme d'albuminoïdes*. Ainsi calculé, ce carbone distrait de la perte ou du gain de *carbone total*, donnera par différence celui qui a été perdu ou gagné sous toute autre forme que celle de corps protéiques. Admettons, pour la clarté de notre exposition, que nous représentions ce poids de *carbone non albuminoïde* par p.

Remarquons maintenant que l'animal n'emmagasine sensiblement dans ses tissus, comme matériaux organiques, que du muscle et de la graisse (le glycogène et les autres substances ternaires n'existent chez lui qu'en très minimes proportions). On peut donc admettre que l'excès de carbone p, c'est-à-dire celui qui ne répond pas aux matières albuminoïdes gagnées ou perdues dans le temps considéré, est le carbone qui correspond aux graisses; à celles qui se sont formées si ce poids p est positif, ou détruites, s'il est négatif. Et comme ces graisses contiennent en moyenne 76,5 p. 100 de carbone, il s'ensuit que l'on aura le poids P des graisses assimilées ou désassimilées en multipliant p par $\frac{100}{76,5}$ ou par le coefficient 1,310.

Comme application de ce qui vient d'être dit, prenons des exemples : soit d'abord le cas où l'azote des aliments des 24 heures dépasserait, par exemple, l'azote excrété de 3 gr. par jour, et où, en même temps, le carbone expiré ou rejeté par les excrétions de toute sorte serait inférieur de 22 gr. au carbone alimentaire. L'économie a donc emmagasiné dans ce temps 3 gr. $\times$ 6,25 = 18 gr. 75 de matières albuminoïdes. Le carbone qui correspond à ces 18 gr. 75 de ces matières est égal à 3 gr. $\times$ 3,4 = 10 gr. 2. Il y a donc eu dans ce même temps 22 gr. — 10 gr. 2 = 11 gr. 8 de carbone fixé par l'économie sous forme de graisses, ce qui répond à 11 gr. 8 $\times$ 1,31 = 15 gr. 45 de corps gras. Nous con-

clurons donc qu'au cours de la période considérée, il y a eu :
gain en albuminoïdes $=$ 18 gr. 75 ; ou, calculé en chair musculaire, 3 gr. $\times$ 29,9 $=$ 89 gr. 70. Le gain simultané en graisses a été de 15 gr. 45.

Soit au contraire le cas, très différent, où un excès de 3 gr. d'azote se rencontrerait dans les excrétions du sujet en observation par rapport à l'azote de la totalité des aliments de la journée et supposons aussi qu'il y ait eu 22 gr. de carbone de moins dans les excrétions que dans l'ensemble des aliments consommés. Dans ce second cas, il a été perdu 3 gr. $\times$ 6,25 $=$ 18 gr. 75 de matières albuminoïdes qui contenaient 10 gr. 2 de carbone. Ces 10 gr. 2 de carbone ont disparu de l'économie avec les albuminoïdes ; et pour que celle-ci ait bénéficié cependant d'un gain de 22 gr. de carbone il faut qu'elle ait comblé le déficit en carbone correspondant aux albuminoïdes perdus, soit 10 gr. 2, et gagné 22 gr. encore en plus ; en un mot, il faut qu'elle ait fixé, à l'état de graisses, le carbone correspondant à 22 gr. $+$ 10 gr. 2 $=$ 30 gr. 2. Ce nombre multiplié par 1,31 donne 39 gr. 56, qui répond par conséquent au poids de corps gras gagnés par l'économie au cours de cette période où le sujet perdait néanmoins 18 gr. 75 d'albuminoïdes.

C'est ainsi que le relevé ou bilan exact de l'azote et du carbone alimentaires, comparé au poids total des mêmes éléments trouvés dans les excrétions liquides ou gazeuses du sujet permet de calculer, comme on le voit, la quantité d'albuminoïdes ou (en multipliant ce poids par 5 environ) le poids de chair musculaire et la quantité de graisses gagnées ou perdues en un temps donné par le sujet en observation.

Quant au bilan de l'eau gagnée ou perdue par les tissus, il se déduit de la différence entre l'eau introduite par les boissons et les aliments et celle qui est contenue dans la totalité des excrétions, y compris les perspiration et expiration cutanées et pulmonaires.

Le bilan des matières minérales s'établit de façon tout à fait semblable d'après la différence entre la quantité qui en est introduite par l'ensemble des aliments et celle qui est excrétée par les diverses voies.

Supposons maintenant que l'on veuille, par exemple, expérimenter l'influence que peut exercer telle matière alimentaire ou médicamenteuse déterminée sur les échanges azotés et carbonés, par exemple sur l'assimilation des albuminoïdes, on commencera par mettre l'organisme en état d'équilibre azoté, c'est-à-dire qu'on arrivera par tâtonnements successifs à donner au sujet en observation une quantité d'aliments azotés et ternaires de composition et de poids connus, tels que, par 24 heures, les pertes et les gains de l'économie en azote se compensent à peu près exactement. Après avoir établi le bilan nutritif exact, ne comportant dès lors plus qu'une faible perte ou gain d'azote et de carbone répondant au mode d'alimentation ainsi déterminé, s'il s'agit de l'étude d'une matière alimentaire azotée par exemple, on substituera à une certaine proportion des aliments azotés de la ration d'équilibre précédente une quantité de la matière azotée qu'on veut mettre à l'étude, quantité contenant le même poids d'azote que celle qu'on supprime, et l'on déterminera la perte ou le gain d'azote correspondant à cette période. Cette perte ou ce gain permettra de comparer l'utilisation de la matière nouvelle à celle de la matière à laquelle on l'a substituée. Que l'on veuille, d'autre part, déterminer quelle est l'influence qu'une matière ternaire, sucre ou graisse, par exemple, exerce sur l'assimilation de l'azote comparativement à l'action d'une autre substance ternaire, on ajoutera ce sucre ou cette graisse à la ration, ou mieux on les substituera à un poids équivalent de sucre ou de graisse à comparer, et l'on déterminera les échanges d'azote qui s'effectueront sous l'influence de la nouvelle alimentation, en ayant soin toutefois de ne déterminer le taux des échanges qu'après qu'une période de trois jours du nouveau régime se sera écoulée, l'état de la nutrition antérieure influençant le mode de désassimilation durant à peu près cette période de temps (*Moreigne*). Du taux des échanges azotés nouveaux on conclura quelle est l'influence relative des graisses ou des sucres ainsi introduits, sur l'assimilation ou la désassimilation des corps protéiques de la ration mise à l'étude.

Si l'on veut examiner, non plus l'influence comparée de deux substances, mais l'action d'une même substance suivant son poids, chez un sujet en équilibre azoté, on ajoutera à une ration constante d'aliments un poids croissant ou décroissant de la substance à l'étude, et l'on établira, par le bilan des pertes et des gains d'azote, l'influence, sur l'assimilation des principes azotés, de ces quantités successivement croissantes ou décroissantes de la matière ternaire surajoutée.

On fera de même l'étude de l'engraissement ou des pertes en graisses du sujet, suivant qu'interviennent tels ou tels aliments dans son régime, les substances ou agents dont on veut apprécier l'influence pouvant être d'ailleurs azotés ou non, alimentaires ou médicamenteux, ou même consister en de simples agents physiques tels que le repos, l'exercice, le froid, l'hydrothérapie, etc.

Méthode fondée sur la détermination du coefficient respiratoire. — La grandeur des échanges nutritifs, et jusqu'à un certain point leur nature, peuvent être déterminées d'après la considération des quantités d'oxygène consommé, et d'acide carbonique exhalé par les poumons. Ces quantités dépendent, il est vrai, de la nature de l'alimentation, mais pour chaque individu elles varient peu avec une alimentation mixte déterminée; et soit que les conditions extérieures de travail, de repos, de température, de santé viennent à changer, soit que, dans des conditions bien définies, on fasse varier le mode d'alimentation, la grandeur des échanges pulmonaires et leur nature donneront des indications assez précises sur les phénomènes de métabolisme qui se passent dans les organes du sujet dont on étudie la nutrition ou du malade en traitement.

Au point de vue de la technique, bien des moyens ont été proposés pour mesurer les échanges respiratoires. En général, un appareil à soupapes [1] et compteur, servant à mesurer les quantités d'air inspiré et expiré, et à faire autant de fois qu'on le veut, au cours de l'expérience, des prises successives de l'air qui sort du poumon et qu'on soumet ensuite à l'analyse, permet de se rendre compte de la quantité d'air inspiré, de la composition des gaz expirés, de l'acide carbonique (CO_2) produit, et de l'oxygène (O) disparu dans le même temps. Le coefficient $\dfrac{CO_2}{O_2}$ (exprimé en volumes) est ce qu'on nomme le *coefficient respiratoire*. On sait qu'il varie à l'état normal de 0,80 à 0,88; il est en moyenne de 0,84. Un adulte bien portant de poids ordinaire et au repos, en respirant librement, enlève à l'air ambiant de 530 à 560 litres d'oxygène par 24 heures, et exhale 450 à 470 litres d'acide carbonique.

---

1. On peut faire des soupapes à eau, ou en mica, qui font disparaître à peu près tout frottement et toute pression (*Dr Bidet*).

Le coefficient respiratoire $\dfrac{CO_2}{O_2}$ augmente durant le travail, ainsi que les quantités absolues de CO_2 et de O_2 produites ou consommées.

Après avoir établi quel est, pour un malade ou un valide au repos, la valeur de son quotient respiratoire et les quantités absolues de CO_2 et de O_2 expirées et consommées par lui, on peut, en introduisant dans son régime tels ou tels aliments, déterminer leur influence sur la valeur de ce coefficient respiratoire et sur les quantités d'acide carbonique formé et d'oxygène disparu dans les 24 heures par exemple. Lorsque la désassimilation produite au sein des tissus porte particulièrement sur le sucre ou sur les matières amylacées, le quotient respiratoire peut égaler et dépasser même l'unité (*Hanriot*). Il tombe à 0,72 ou 0,73 avec l'alimentation purement carnée et à 0,70 lorsque les graisses se désassimilent plus particulièrement.

Les nombres absolus et relatifs d'acide carbonique produit et d'oxygène absorbé sont très variables d'un individu à l'autre. Mais, dans des conditions moyennes et surtout à l'état de repos et de vacuité de l'intestin, ces nombres varient fort peu pour un même individu. Lorsque ses constantes respiratoires auront été déterminées dans ces conditions, il sera possible alors d'examiner l'influence que peut avoir sur ces données l'absorption de tel ou tel principe alimentaire.

Semblable étude se ferait, par la même méthode, s'il s'agissait de déterminer l'influence de tel ou tel médicament sur les échanges pulmonaires.

Méthode des coefficients urinaires. — Il est une autre méthode pour étudier les effets des divers régimes, aussi bien que des traitements médicamenteux, est fondée sur la détermination des *coefficients urinaires*. Cette méthode consiste à doser les principaux éléments des urines et à tirer de leurs valeurs et particulièrement de leurs rapports pondéraux l'indication du mode de fonctionnement de l'économie. On ne mesure pas ainsi, comme on peut le faire par les méthodes précédentes, la grandeur absolue des phénomènes nutritifs, mais bien la qualité, pour ainsi dire, du fonctionnement organique.

L'examen des coefficients urinaires peut aussi permettre de

déterminer quelquefois la nature des échanges, et même les organes qui en sont le siège.

Mais avant de faire connaître la signification de ces coefficients urinaires et leur utilisation, je crois utile de rappeler encore que lorsqu'on passe d'un régime (dont on a déterminé les constantes) à un régime nouveau, ce n'est que trois jours au moins après la substitution de celui-ci à l'ancien qu'on peut considérer le nouvel état d'équilibre fonctionnel comme atteint. Alors seulement il est permis de comparer les données ainsi obtenues avec les données précédentes.

Les rapports les plus utiles à connaître entre les poids des principes journellement excrétés par les reins sont les suivants :

Le rapport entre l'azote excrété sous forme d'urée et l'azote total des urines ou coefficient azoturique;

Le rapport du carbone urinaire total à l'azote total;

Le rapport de l'acide phosphorique à l'azote total;

Le rapport du poids de l'urée à celui des matières fixes totales;

Le rapport de l'acide urique à l'urée;

Le rapport des matières minérales des urines aux matières fixes totales.

a. **Le coefficient azoturique** $\frac{\text{azote de l'urée}}{\text{azote total}}$, qu'on appelle aussi *coefficient d'utilisation azotée,* mesure *l'utilisation des produits azotés assimilables.* On admet qu'il atteint son maximum quand tout l'azote qui peut se transformer en urée dans l'économie est passé sous cette dernière forme. A l'état normal, ce rapport est égal à 0,87 : il ne monte jamais à plus de 0,92 ou 0,93 chez l'homme sain; c'est-à-dire que pour 100 parties d'azote provenant de la désassimilation des tissus, ou reçu par les aliments et éliminé par les reins, 87 (et 93 au maximum), se retrouvent dans les urines sous forme d'urée.

Chez un même sujet, le rapport azoturique peut varier d'un jour à l'autre, mais la nature de l'alimentation l'influence assez peu. Toutefois si les quantités d'aliments ingérés dépassent les limites normales, l'économie n'a pas le temps de les utiliser, et l'urée produite diminuant relativement à l'azote alimentaire total, ce rapport tombe au-dessous de 0,80 et même de 0,79. Il s'abaisse aussi dans toutes les maladies où s'affaiblissent les oxydations intraorganiques : anémie, rhumatisme, neurasthénie, hystérie, leucémie, pneumonie, tabès, etc. L'eau et toutes les boissons aqueuses, surtout les boissons alcalines, relèvent le rapport azoturique. Il s'élève avec le régime carné, et s'abaisse avec le régime végétarien.

D'autre part, les matières azotées *qui ont échappé à l'oxydation*, peuvent se révéler et se mesurer par les variations des quantités pondérales que les acides phosphomolybdique, phosphotungstique, ou silicotungstique, précipitent dans les urines acidifiées au préalable par l'acide chlorhydrique. Le réactif phosphomolybdique qui précipite ces composés azotés, et qu'on peut même utiliser au lit du malade, s'obtient de la façon suivante :

$$
\begin{aligned}
&\text{Acide phosphomolybdique}\ldots\ldots &&1^{gr} \\
&\text{Acide chlorhydrique}\ldots\ldots\ldots\ldots &&20 \\
&\text{Eau}\ldots\ldots\ldots\ldots\ldots\ldots\ldots\ldots\ldots &&150
\end{aligned}
$$

On ajoute 15 cc. de ce réactif à 25 cc. d'urines à essayer. Pour une détermination exacte, on laverait à l'acide chlorhydrique étendu de son volume d'eau le précipité qui se forme, on le sécherait et on le pèserait.

Ce réactif entraîne en particulier tous les alcaloïdes urinaires.

b. Le rapport $\dfrac{urée}{mat.\ organiques\ totales}$ constitue le vrai coefficient d'*utilisation organique*. Il mesure la richesse relative des déchets organiques urinaires en urée. Il est à l'état normal de 89 à 90 p. 100. Les 10 p. 100 de matières organiques qui normalement ne se changent pas en urée sont :

$$
\begin{aligned}
&\text{L'acide urique}\ldots\ldots\ldots\ldots\ldots\ldots\ldots\ldots &&\text{pour } 1{,}60 \text{ sur } 10 \\
&\text{L'acide hippurique}\ldots\ldots\ldots\ldots\ldots\ldots\ldots &&-\quad 1{,}80 \quad- \\
&\text{Les matières urinaires colorantes et extractives.} &&-\quad 6{,}60 \quad-
\end{aligned}
$$

Ce rapport varie à peu près comme le précédent.

c. Le rapport $\dfrac{carbone\ total}{azote\ total}$, ou *rapport de Ch. Bouchard*, a été surtout étudié par ce savant. Il a fait remarquer qu'à l'état normal le foie est l'organe qui agit avec le plus d'efficacité pour oxyder le carbone en relation avec l'azote circulant et le détourner, soit vers la voie intestinale, en l'hydrolysant, soit vers la voie pulmonaire en l'oxydant. Ce rapport paraît donc varier en sens contraire de l'activité hépatique et en donner par conséquent la mesure inverse. Il change avec l'âge : entre quinze et quarante ans, il est de 0,76; plus tard il se relève et, dans la vieillesse, il monte à 0,91. Il est en moyenne égal à 0,87, entre quarante et soixante ans. Il baisse si le carbone enlevé par le foie venant à augmenter, le carbone urinaire diminue. L'insuffisance hépatique fait croître ce rapport aussi bien que l'alimentation exagérée.

d. Le rapport urinaire $\frac{acide\ phosphorique\ [1]}{azote\ total}$ ou *rapport de Zuelzer*, traduit le régime de déphosphoration de l'économie, c'est-à-dire les pertes de phosphore répondant à un certain état ou à un poids déterminé d'aliments phosphorés. Chaque fois que le phosphore se fixe dans les tissus ce rapport diminue; il augmente dans le cas contraire. Le rapport de Zuelzer est d'environ 0,18 à l'état normal; il est assez peu variable chez une même personne en santé si le régime varie peu. Il augmente avec le régime lacté, ainsi que par l'ingestion des aliments riches en phosphore tels que le pain, les œufs, etc. Il permet donc de suivre la fixation ou la désassimilation du phosphore chez un malade ou chez des sujets soumis à un régime déterminé.

e. Le rapport $\frac{acide\ urique}{urée}$ mesure la proportion des matières nucléiniques désassimilées par rapport à l'urée formée en même temps. Il s'élève si l'alimentation s'enrichit en composés albuminoïdes azotés et phosphorés et il est proportionnel à ceux-ci. A l'état de santé et pour une nourriture moyenne, il est au moins égal à $\frac{1}{40}$ ou 0,025, c'est-à-dire que, normalement, pour chaque gramme d'urée éliminée, les urines contiennent 0 gr. 025 d'acide urique. Ce rapport baisse par l'usage des eaux alcalines chlorurées, des boissons aqueuses, et généralement de toute alimentation qui fait croître l'excrétion de l'urée. Il s'élève si l'on fait usage du café, du thé, du chocolat, de l'alcool, par l'abus du pain, des aliments gélatineux ou oxaliques et des autres substances qui accroissent l'excrétion de l'acide urique. Il croît chaque fois qu'il y a chez le patient des troubles digestifs, cutanés ou pulmonaires.

f. Le rapport $\frac{soufre\ des\ sulfates}{soufre\ total}$, ou *rapport de Baumann*, varie à l'état normal de 0,80 à 0,90. Il représente le coefficient d'oxydation du soufre, ou celui des albuminoïdes qui l'apportent, car on sait que la majeure partie du soufre alimentaire provient des principes protéïques qui en contiennent 1 p. 100 en moyenne

---

1. Exprimé en P^2O^5.

et qui introduisent, par jour, dans l'économie 1 gramme au moins de soufre correspondant à 2 gr. 5 et plus de SO^3. Le coefficient de Baumann mesure donc indirectement l'oxydation plus ou moins complète des substances albuminoïdes ; il doit suivre et suit généralement, en effet, les oscillations du coefficient azoturique.

g. Enfin le rapport $\frac{matières\ minérales}{matières\ fixes\ totales}$ est appelé *coefficient de déminéralisation.* Il a été particulièrement signalé par A. Robin. Il oscille à l'état de santé entre 0,30 et 0,32 ; c'est-à-dire que, normalement, les matériaux salins des urines représentent en poids 30 à 32 p. 100 de la totalité des substances fixes de cette excrétion. L'augmentation de ce coefficient est l'indication d'une perte exagérée de sels minéraux, que cette perte ait sa cause dans l'alimentation même qui peut, en quelque cas, introduire surabondamment ces substances salines, par exemple chez le végétarien, ou qu'elle soit provoquée par un état de déchéance de l'économie tel que la tuberculose, la phosphaturie, le diabète, le phosphorisme, etc. On a vu (p. 606) ce coefficient urinaire s'élever à 48,5 p. 100 dans certains cas d'anémie avec déminéralisation rapide du sang et des tissus, et redescendre à 35,6, c'est-à-dire presque à sa valeur normale, après quelques semaines d'un régime de reminéralisation.

Méthode fondée sur la détermination du poids moyen de la molécule élaborée. — Le poids de la molécule des albuminoïdes de nos tissus varie suivant sa nature de 3 000 à 18 000 et plus. Le poids de la molécule d'urée est de 60, celui de l'acide urique de 168, celui de l'acide hippurique de 179, etc. A mesure que l'albumine de nos organes est soumise à une désintégration plus complète, les poids moléculaires de ses dérivés successifs diminuent ainsi en se rapprochant de plus en plus de celui de l'urée terme définitif de cette désassimilation. Si donc on pouvait obtenir le *poids moléculaire moyen* des molécules urinaires, on aurait un nombre d'autant plus petit et plus rapproché de 60 que la désassimilation ou le métabolisme vital auraient été plus parfaits.

Les procédés cryoscopiques de Raoult permettent de résoudre ce problème. On sait que l'eau distillée se congèle à 0°. Or, Raoult a établi que si l'eau contient des substances en dissolution, les abaissements des points de congélation des diverses solutions sont proportionnels à la concentration *moléculaire*, quelle que soit la nature des substances dissoutes. Des abaissements égaux indiquent donc que les liqueurs contiennent le même nombre de molécules. Pour une molécule-gramme par litre d'eau, cet abaissement, qui est, disons-nous, le même quelle que soit la nature de la substance dissoute, est égal à $1°,85$. Ceci dit, soit Δ l'abaissement du point de congélation observé pour une solution aqueuse, on aura pour exprimer le nombre N des molécules en solution $N = \dfrac{\Delta}{1,85}$. Supposons que la solution contienne par 100 centimètres cubes p grammes de substance dissoute, l'abaissement du point de congélation, si la solution n'en contenait que 1 gramme, serait donc $\dfrac{\Delta}{p}$, c'est ce qu'on appelle l'abaissement spécifique du point de congélation. Pour une solution contenant le poids M d'une molécule exprimée en grammes ou M grammes pour 100 centimètres cubes, l'abaissement sera $\dfrac{M\Delta}{p} = 1,85$, équation d'où l'on tire le poids M de la molécule en fonction de Δ et de p, ou $M = \dfrac{p \times 1,85}{\Delta}$.

S'il s'agit d'une urine, le poids moléculaire moyen *de la molécule élaborée* que nous représenterons par μ est défini par Ch. Bouchard : le *poids moyen des molécules organiques de l'urine* (abstraction faite du chlorure de sodium [1] et, s'il y avait lieu, de l'albumine et du glycose qui donneraient séparément d'autres indications). Pour obtenir μ on détermine : 1° les matériaux solides de 100 cc. d'urine; 2° le chlorure de sodium de ces 100 cc.; 3° le point de congélation Δ de l'urine. Du poids des matériaux solides de 100 cc., on soustrait celui du chlorure de sodium correspondant; la différence donne le poids des matières élaborées [2]. On multiplie par 0,6 (abaissement du point de congélation d'une solution de sel marin au 1/100°), le poids trouvé du chlorure de sodium (soit d ce produit), et l'on retranche du Δ trouvé, l'abaissement d ainsi calculé qui correspond au chlorure de sodium; on a ainsi $\Delta - d = \delta$ pour l'abaissement du

---

1. Considéré dans ce cas comme représentant presque à lui seul l'influence totale des sels minéraux non élaborés.

2. On retrancherait de même, s'il y avait lieu, les poids de l'albumine et du sucre.

point de congélation relatif aux matières réellement élaborées. La formule $\mu = \dfrac{p \times 1,85}{\delta}$ permet de calculer le poids moyen de la molécule urinaire élaborée.

Ch. Bouchard a ainsi trouvé qu'en général, pour l'état normal, le poids moyen de la molécule urinaire élaborée est de 76, avec des oscillations s'étendant de 82 à 68.

Le poids moléculaire moyen μ s'élève au moindre trouble de la santé et augmente très notablement chez les malades.

On voit combien sont nombreuses et précises les indications qu'on peut tirer de chacune de ces méthodes de contrôle des régimes alimentaires relativement à l'état des divers organes et à l'influence précise que peuvent exercer sur le fonctionnement vital les médications ou les régimes que l'on met en œuvre.

FIN

TABLE ANALYTIQUE

313-04. — Coulommiers. Imp. PAUL BRODARD. — 6-04.